Kohlhammer

Der Autor

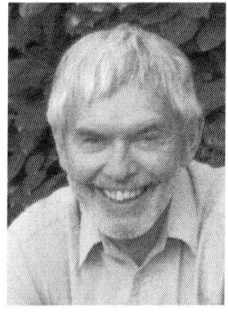

Dr. Arthur Günthner ist Facharzt für Psychiatrie und Psychotherapie, Klinische Geriatrie, Suchtmedizin. Psychologischer Psychotherapeut. Studium der Psychologie und der Humanmedizin an der Eberhard-Karls-Universität Tübingen; Fulbright-Stipendiat an der University of Miami, Florida, USA (1975/76). Weiterbildung zum Arzt für Psychiatrie am Universitätsklinikum Tübingen (1986–1991). Oberarzt an der Universitätsklinik für Psychiatrie und Psychotherapie Tübingen (1993–2001). Chefarzt der Fachklinik Eußerthal der Deutschen Rentenversicherung Rheinland-Pfalz (2001–2010). Leitender Medizinaldirektor, Stabsstelle Evaluation und Begleitforschung, Deutsche Rentenversicherung Rheinland-Pfalz, Speyer (2010–2016). Seit 2016 im Ruhestand.
Schwerpunkte: Psychotherapie (Verhaltenstherapie), Suchtmedizin, Stressmedizin.

Arthur Günthner

Stress und Burnout

Ein verhaltenstherapeutisches Lehrbuch zu
Stressmanagement und Burnout-Prävention

Verlag W. Kohlhammer

Dieses Werk einschließlich aller seiner Teile ist urheberrechtlich geschützt. Jede Verwendung außerhalb der engen Grenzen des Urheberrechts ist ohne Zustimmung des Verlags unzulässig und strafbar. Das gilt insbesondere für Vervielfältigungen, Übersetzungen und für die Einspeicherung und Verarbeitung in elektronischen Systemen.

Pharmakologische Daten verändern sich ständig. Verlag und Autoren tragen dafür Sorge, dass alle gemachten Angaben dem derzeitigen Wissensstand entsprechen. Eine Haftung hierfür kann jedoch nicht übernommen werden. Es empfiehlt sich, die Angaben anhand des Beipackzettels und der entsprechenden Fachinformationen zu überprüfen. Aufgrund der Auswahl häufig angewendeter Arzneimittel besteht kein Anspruch auf Vollständigkeit.

Die Wiedergabe von Warenbezeichnungen, Handelsnamen und sonstigen Kennzeichen berechtigt nicht zu der Annahme, dass diese frei benutzt werden dürfen. Vielmehr kann es sich auch dann um eingetragene Warenzeichen oder sonstige geschützte Kennzeichen handeln, wenn sie nicht eigens als solche gekennzeichnet sind.

Es konnten nicht alle Rechtsinhaber von Abbildungen ermittelt werden. Sollte dem Verlag gegenüber der Nachweis der Rechtsinhaberschaft geführt werden, wird das branchenübliche Honorar nachträglich gezahlt.

Dieses Werk enthält Hinweise/Links zu externen Websites Dritter, auf deren Inhalt der Verlag keinen Einfluss hat und die der Haftung der jeweiligen Seitenanbieter oder -betreiber unterliegen. Zum Zeitpunkt der Verlinkung wurden die externen Websites auf mögliche Rechtsverstöße überprüft und dabei keine Rechtsverletzung festgestellt. Ohne konkrete Hinweise auf eine solche Rechtsverletzung ist eine permanente inhaltliche Kontrolle der verlinkten Seiten nicht zumutbar. Sollten jedoch Rechtsverletzungen bekannt werden, werden die betroffenen externen Links soweit möglich unverzüglich entfernt.

1. Auflage 2022

Alle Rechte vorbehalten
© W. Kohlhammer GmbH, Stuttgart
Gesamtherstellung: W. Kohlhammer GmbH, Stuttgart

Print:
ISBN 978-3-17-036252-9

E-Book-Formate:
pdf: ISBN 978-3-17-036253-6
epub: ISBN 978-3-17-036254-3

Geleitwort von Prof. Dr. Anil Batra

Man fragt sich oft: Was sind Ursachen meines Stresses? Der Alltag, selbstgesteckte Ziele, das moderne Leben, die Gesellschaft, das Klima, die Corona-Pandemie, Familie und Beruf …? Ursachen für Stress gibt es fast so viele, wie es Menschen gibt, die ihren Alltag gestalten und Herausforderungen meistern.

Grundsätzlich sind wir Menschen als komplexe Wesen aber anpassungsfähig: Wir gestalten unsere inneren und äußeren Lebenswelten, um unter den unterschiedlichsten Bedingungen überleben zu können. Doch dies ist Arbeit, bedeutet Anforderung und geht auch mit der Überforderung unseres Systems bei anhaltender Beanspruchung unter Ausnutzung aller Ressourcen einher. Wir verbrauchen Reserven, die wir angehäuft haben. Insbesondere der Stress durch eine mangelnde oder eingeschränkte subjektive oder objektive Anpassung an soziale Herausforderungen (über-)fordert den Einzelnen und führt bei suboptimalen Anpassungsreaktionen zu noch mehr Stress.

Störfaktoren für etablierte Regelwerke gibt es vielfältige in unserem Alltag: Veränderung von privaten Umgebungsbedingungen, Veränderungen in der Familie, berufliche Herausforderungen, neue Hierarchien, unterschiedliche Verhaltensprogramme für Wochenendtage und Werktage, der permanente Kampf im Computerspiel, die Vorliebe für aufregende Thriller, Störung des Nachtschlafs durch permanente Lichtexposition, Homeoffice in Pandemie-Zeiten, Jetlag und vieles mehr: in einer Welt, in der wir jederzeit »online« und verfügbar sind, überfordert dies unsere Kapazitäten noch mehr, als dies schon zu »Modernen Zeiten« der Fall war.

Der Abbau von Stress durch die Reduktion von Stressoren, die Suche nach alternativen Nischen, der Ausbau von Fähigkeiten und die Erweiterung durch neue Kompetenzen sowie die Einführung neuer operanter Verstärkermechanismen für Verhaltensanpassungen sind Teil effektiver Stressbewältigungsverfahren und Kompensationsmechanismen.

Die Ursachen von Stress und wirksame Vorgehensweisen zur Bewältigung finden wir in diesem unterhaltsam und in ausgezeichneter Weise anschaulich geschriebenen Lehrbuch von Arthur Güntner zum Thema Stress und Burnout.

Der erfahrene Psychologe, Arzt und Psychotherapeut vermittelt lernpsychologische Grundlagen und therapeutisches Know-how und verknüpft dies mit Alltagserfahrungen, die uns allen zugänglich sind.

Ob für den eigenen Gebrauch, für die Behandlung von Patienten oder zum Verständnis der eigenen Lebenssituation – dieses Buch bietet allen Lesenden, die eine stressfreie Work-Life-Balance durch ein Gleichgewicht von Belastungen und Ressourcen und einen Ausbau von Kompetenzen anstreben, eine hervorragende Einführung in das Thema. Wenn dieses Buch gefällt, so sei als Fortsetzung das therapeutische Manual des gleichen Autors empfohlen, in welchem ganz behandlungspraktisch und stressfrei Anleitungen zur Behandlung von Stress im Alltag aber auch im Kontext mit anderen psychischen Störungen gegeben werden.

Dem Autor gebührt Dank und Anerkennung für die lesenswerte Aufarbeitung von Stress und Burnout! Dem Werk wünsche ich Akzeptanz und Erfolg in der Fachwelt.

Anil Batra
Reihenherausgeber Störungsspezifische Psychotherapie (Kohlhammer Verlag)

Inhalt

Geleitwort von Prof. Dr. Anil Batra		**5**
1	**Einleitung**	**11**
	1.1 Was Zauberer und Frohnaturen uns lehren	11
	1.2 Allgemeine Ratschläge für einzigartige Individuen	12
	1.3 Ein bisschen Wissenschaftstheorie muss sein	14
	1.4 Der verhaltenstherapeutische Ansatz	18
	1.4.1 Die Eigenschaften dieses Ansatzes	19
	1.4.2 Ein Vergleich mit anderen Bereichen	21
	1.4.3 Stressmanagement individuell und auf Systemebene	21
	1.4.4 Stress als gesellschaftliches Phänomen	22
	1.4.5 Stressmanagement für Therapeuten und interessierte Laien	23
	1.5 Das Relationale Stress-Modell (RSM)	24
	1.6 Psychotherapie: Von der Kontrolle zum Chaos und wieder zurück	26
2	**Grundlagen**	**34**
	2.1 »Stress« – Geschichte und Bedeutung eines Begriffs	34
	2.2 »Burnout« – wenn das Feuer erloschen ist	38
	2.3 »Stress« und »Burnout« – aus lernpsychologischer Sicht	39
	2.3.1 Stress	39
	2.3.2 Burnout	43
	2.4 Stressmanagement und Burnout-Prävention – Modifikation des Verhaltens oder der Verhältnisse?	45
	2.5 Stressmanagement – eine Aufgabe für Verhaltenstherapeuten?	47
3	**Diagnostik von Stress und Burnout – funktionale Verhaltensanalyse**	**49**
	3.1 Stimulus – Situation – Setting (S)	51
	3.2 Reaktion (R)	62
	3.3 Organismus (O)	68
	3.4 Konsequenzen (C)	79
	3.4.1 Die Konsequenzen des Verhaltens im Einzelnen	81
	3.5 Kontingenzen (K)	91
	3.5.1 Kontingenzen individuellen Verhaltens	93
	3.5.2 Kontingenzen des Verhaltens in sozialen Systemen	102

	3.6	Funktionale Verhaltensanalyse und hypothetisches Bedingungsmodell	123
		3.6.1 Kontingenzen und das Problem der Verhaltensänderung	125
4		**Klärung der Ziele und motivationalen Grundlagen der Veränderung**	**129**
5		**Kurzfristiges Stressmanagement**	**133**
	5.1	Was können wir an der Situation ändern?	133
	5.2	Was können wir am Verhalten ändern?	143
	5.3	Was können wir an der Person ändern?	147
	5.4	Was können wir an den Konsequenzen ändern?	149
	5.5	Was können wir an den Kontingenzen ändern?	154
6		**Langfristiges Stressmanagement**	**162**
	6.1	Was können wir an der Situation ändern?	162
	6.2	Was können wir am Verhalten ändern?	168
	6.3	Was können wir an der Person ändern?	180
	6.4	Was können wir an den Konsequenzen und Kontingenzen ändern?	191
7		**Aufrechterhaltung erfolgreicher Verhaltensweisen**	**200**
8		**Burnout-Prävention und -Behandlung**	**202**
	8.1	Diagnostik und die funktionale Verhaltensanalyse bei Burnout	202
		8.1.1 Burnout: systematische und klassifikatorische Einordnung	203
		8.1.2 Besonderheiten bei der funktionalen Verhaltensanalyse von Burnout	206
		8.1.3 Der Einsatz systematischer und standardisierter Diagnostik-Verfahren zu Burnout	212
	8.2	Klärung der Ziele und motivationalen Grundlagen der Veränderung bei Burnout	213
	8.3	Kurzfristige Maßnahmen bei Burnout	216
	8.4	Langfristige Maßnahmen bei Burnout	218
	8.5	Burnout-Prävention	226
	8.6	Burnout und Langeweile: zwei Pole einer Dimension?	230
9		**Stressmanagement in ausgewählten Anwendungsgebieten**	**232**
	9.1	Stressmanagement in bestimmten Lebensbereichen/-situationen	236
		9.1.1 Stressmanagement in der heutigen Arbeitswelt	236
		9.1.2 Stressmanagement bei Finanzfragen	248
		9.1.3 Stressmanagement bei der Ernährung	253

		9.1.4	Stressmanagement in sozialen Beziehungen	264
		9.1.5	Stressmanagement bei Erkrankungen	278
	9.2	\multicolumn{2}{l}{Stressmanagement in bestimmten Lebensphasen (Entwicklungsaufgaben) ....}	286
		9.2.1	Kindheit und Jugend	287
		9.2.2	Erwachsenenalter	289
		9.2.3	Alter	290

10	\multicolumn{3}{l}{**Stressmanagement – jenseits von Glück und Zufriedenheit?** ....}	**296**
	10.1	\multicolumn{2}{l}{Stress, Stressmanagement und Gesundheit – ein dynamischer Zusammenhang ....}	296
		10.1.1	Gesundheit als Gleichgewicht – die Grenzen der Natur und unseres Verhaltens	297
		10.1.2	Stress und Gesundheit im Querschnitt – die Bedeutung der Bezugssysteme	298
		10.1.3	Stress und Gesundheit im Längsschnitt – die Bedeutung der Entwicklung	300
		10.1.4	Stressmanagement – universal, global und nachhaltig	300
	10.2	\multicolumn{2}{l}{Stress und Stressmanagement als persönliche Erfahrung – die Bedeutung der Biografie ....}	303
	10.3	\multicolumn{2}{l}{»Jeder ist seines Glückes Schmied« – Stressmanagement mit Hammer und Amboss? ....}	304

Arbeitsmaterial zum Download **311**

Literatur **312**

Stichwortverzeichnis **323**

1 Einleitung

1.1 Was Zauberer und Frohnaturen uns lehren

Lassen Sie sich gerne verzaubern? Was fasziniert uns, wenn wir *Zauberern*[1] zuschauen, wie sie fast Unglaubliches mit nahezu größter Selbstverständlichkeit und anscheinender Mühelosigkeit bewerkstelligen? Dabei ist es weniger das, *was* sie tun, was uns fasziniert, denn dies nehmen wir ja mit unseren Sinnen wahr. Es ist vielmehr das *Wie* und *Warum*. Wie stellen sie es bloß an, dass sie all diese Phänomene so verblüffend und anscheinend mühelos in Szene setzen? Warum funktioniert das überhaupt, und warum gelingt uns dies nicht in gleicher Weise?

Finden Sie es nicht auch zauberhaft, Menschen zu begegnen, die fröhlich und leichten Herzens, engagiert und leidenschaftlich, selbstbewusst und voller Zuversicht selbst an die schwierigsten und unüberschaubarsten Situationen herangehen und diese anscheinend mühelos und stressfrei meistern? Wie schaffen die das eigentlich, und warum gelingt uns das nicht in gleicher Weise?

Nun, am Ende dieses Buches werden Sie vermutlich immer noch nicht zaubern können. Auch habe ich Zweifel, ob Sie sich nur durch die Lektüre dieses Buches zu einer souveränen und stressresistenten Frohnatur entwickeln. Und doch geben Ihnen diese beiden Beispiele einen Hinweis, um was es in diesem Stressmanagement-Ansatz geht: Nicht nur zu wissen, *was* man tut oder tun sollte, sondern auch *warum*, und wie wir angesichts schwieriger oder belastender Situationen scheinbar mühelos in der Balance bleiben, unsere Ziele erreichen und uns dabei auch wohl fühlen. Wie soll dieses Kunststück gelingen?

Blicken wir für die Antwort noch einmal auf das Beispiel unseres Zauberers. So mühelos und selbstverständlich uns die Zauberkunststücke eines Magiers zum Zeitpunkt der Darbietung erscheinen mögen, sie sind es nicht. Sie setzen voraus, dass der Zauberer sich akribisch auf diese Darbietung vorbereitet. Dazu gehört nicht nur, dass er uns Ereignisse präsentiert, sondern auch, dass er trickreich verbirgt, wie diese Ereignisse zustande kommen und durch welche Faktoren sie kontrolliert werden. Auch muss er sich in die Erwartungen seiner Zuschauer hineinversetzen können, um verblüffende Effekte zu produzieren, die diesen Erwartungen widersprechen. Die Illusion der Leichtigkeit, Selbstverständlichkeit und Mühelosigkeit basiert also auf

---

1 Zugunsten einer lesefreundlichen Darstellung wird im Band bei personenbezogenen Bezeichnungen in der Regel die männliche Form verwendet. Diese schließt, wo nicht anders angegeben, alle Geschlechtsformen (weiblich, männlich, divers) ein.

sorgfältiger *Analyse und Kontrolle der Situation und des eigenen Verhaltens*, ggf. unter Einbeziehung des Verhaltens assistierender Personen. Selbst Zuschauer können dabei mit einbezogen werden, ohne dem Geschehen seinen verblüffenden Zauber zu nehmen. Der scheinbar mühelosen Darbietung geht eine Zeit intensiver, detaillierter und oft mühsamer Arbeit im Großen wie im Kleinen voraus, verbunden mit reichlich *Übung* und dem Sammeln von *Erfahrungen* im Detail. Auch der bewussten *Gestaltung der Situation* kommt große Bedeutung zu, sei es dem Spiel mit den Perspektiven oder den Lichtverhältnissen, oder dem passenden Einsatz sichtbarer und nichtsichtbarer technischer Hilfsmittel, z. B. eines Spiegels. Nicht jede Bühne ist jedoch gleich, ebenso wenig jede Zuschauerschaft, und auch das eigene Befinden des Zauberers unterliegt Schwankungen. Was von außen oft so mühelos aussieht, vollzieht sich unter konzentrierten und kontrollierten Bedingungen, auch wenn sich diese unserer Sicht und unserer Kenntnis oft entziehen.

Auch bei unserer oben beschriebenen stressresistenten Frohnatur können wir eine Lerngeschichte unterstellen, u. U. gleichfalls mit Zeiten mühevoller, intensiver Vorbereitung und Übung in den verschiedensten Situationen. Auch Zeiten ernsthafter, konzentrierter Arbeit, Rückschläge sowie Lernen aus Fehlern können dazu gehören. Oft kennen wir diese Lerngeschichte nicht oder nur kleine Ausschnitte davon. Und doch ist sie, in Verbindung mit der nahezu unendlichen Vielfalt an Situationen, denen wir in unserem Leben begegnen können, mitentscheidend dafür, wie wir mit den Belastungen des Alltags und mit Krisensituationen umgehen und wie mühelos uns dies gelingt.

> **Leitsatz »Zauber«:**
>
> Hinter jedem Zauber steckt oft harte Arbeit im Verborgenen.

1.2 Allgemeine Ratschläge für einzigartige Individuen

Diese *nahezu unendliche Vielfalt an Lebenssituationen, individuellen* Biografien *und* Lerngeschichten ist auch der Grund, warum appellative, gut gemeinte und auch prinzipiell richtige *allgemeine Ratschläge* oft nicht ausreichen.

»Nimm Dir Zeit!«, »Gehe Dinge mit Ruhe und Besonnenheit an!«, »Verliere nicht die Geduld!«, »Gehe achtsam mit Dir und Deiner Umwelt um!«, »Ernähre Dich gesund!«, »Bleib in Bewegung, treibe Sport!«, »Achte auf ausreichenden Schlaf!«, »Gönne Dir regelmäßige Pausen!«, »Mach, was Dir Spaß und Freude bereitet!«, »Pflege Deine Beziehungen!«, »Sei zuversichtlich und denke positiv!«. Wer würde vielem von dem nicht zustimmen? Und als Leitsätze mögen sie für manche von uns in bestimmten Situationen auch nützlich sein. Doch sind sie aus verhaltenspsychologischer Sicht zu allgemein und unbestimmt, zu losgelöst von den Situationen und

Bedingungen unseres Verhaltens, um uns hinreichend vor Stress zu bewahren. Auch unserem Zauberer wäre mit Ratschlägen wie »Gehe trickreich vor!«, »Verblüffe Deine Zuschauer!«, »Spiele mit Illusionen!« kaum hinreichend gedient.

Allerdings gibt es für viele der oben aufgeführten Ratschläge durchaus brauchbare *Ratgeber*, die ausführlich darauf eingehen, wie die damit verbundenen Verhaltensziele in bestimmten Situationen zu erreichen sind. Ob diese jedoch auf unsere individuellen Lebens- und Stresssituationen oder die unserer Klienten bzw. Patienten übertragbar und persönlich brauchbar sind, müssen wir in der Regel selbst herausfinden. Die Ausführungen in diesem Buch können dabei Unterstützung bieten, indem sie auf Aspekte und Prinzipien hinweisen, die bei der Veränderung des *Verhaltens-in-einer-Situation* aus lernpsychologischer Sicht wichtig sind. Hierfür werden wir uns zu Beginn mit den Besonderheiten des verhaltenspsychologischen und verhaltenstherapeutischen Ansatzes beschäftigen und anschließend der Frage nachgehen, wie und inwieweit wir Verhaltensprozesse, sei es beim Stressmanagement oder in der Psychotherapie, im erwünschten Sinne kontrollieren können und wo die Grenzen dieser Prozesskontrolle liegen. Dabei werden wir die *Kontrolle des Verhaltens* in einen allgemeineren Zusammenhang stellen, indem wir uns anschauen, wie *Prozesse in der unbelebten und belebten Natur* generell ablaufen und inwieweit diese kontrollierbar sind. Wir werden für manche Leser vielleicht verblüffende Parallelen und Analogien behandeln zwischen Prozessen wie dem sanften Dahingleiten des Wassers in einem Fluss, dem plötzlichen Auftreten von Turbulenzen und schließlich dem unvorhersagbaren chaotischen Verlauf einerseits, und dem Geschehen bei Verhaltensprozessen andererseits, die einer ähnlichen Dynamik folgen, bis hin zu den Veränderungsprozessen im Rahmen einer Psychotherapie, bei der wir uns nicht selten bemühen, chaotische Prozessverläufe zu verhindern oder wieder in geordnete Bahnen zu lenken.

Aber bei aller Verblüffung kann ich nicht zaubern. Auch kann ich kein »Handbuch zur Lebensbewältigung« für jeden schreiben. Dies ist, wie wir bei der Betrachtung dynamischer Prozesse, zu denen auch unser Verhalten gehört, sehen werden, prinzipiell unmöglich. Ich überlasse es deshalb Ihnen, meinen Kolleginnen und Kollegen sowie allen interessierten Laien, herauszufinden, mit welchen Werk- und »Denkzeugen« aus diesem Buch oder aus der Vielzahl möglicher Ratgeber oder aber aus Ihrer persönlichen Erfahrung Sie sich und anderen helfen können, den Belastungs- und Stresssituationen des Alltags wirkungsvoll zu begegnen, mitzuhelfen, dass die Turbulenzen im Leben nicht zu chaotischen Verläufen führen, und selbst bei chaotischen Verläufen wieder zurück in geordnete und stabile Bahnen zu finden, die wir mit Gesundheit, Wohlbefinden, Freude und persönlichem Glück verbinden.

Leitsatz »Ratschläge«:

Auch Ratschläge können »Schläge« sein, besonders wenn sie den Falschen treffen.

1.3 Ein bisschen Wissenschaftstheorie muss sein

Dieses Lehrbuch zu Stress und Stressmanagement ist wissenschaftlich ausgerichtet. Ich werde jedoch darauf verzichten, jede Aussage mit einer Fülle experimenteller oder sonstiger empirischer Studien höchsten Evidenzgrads zu untermauern. Stattdessen werde ich mich bei umschriebenen Fragestellungen auf ausgewählte Studien und Quellen beschränken. Dasselbe gilt auch für die Präsentation ausführlicher Reviews oder Metaanalysen, auf die ich zugunsten der Darstellung zahlreicher Beispiele und Hinweise weitgehend verzichte. Warum folge ich dieser Strategie?

Nun, zum einen hat die *Stressforschung* in den letzten einhundert Jahren zu zahlreichen Ergebnissen geführt, die belegen, wie Stress entsteht, wie er sich äußert, mit welchen Folgen er verbunden ist und wie man ihm begegnen kann.

Dies gilt vor allem für die *experimentellen Arbeiten* unter kontrollierten Bedingungen, wo bereits Hans Selye (1936, 1978), einer der Urahnen der Stressforschung, gezeigt hat, wie sich Stress- und Adaptationssyndrome auf der physiologischen Ebene manifestieren.

Ebenso belegen zahlreiche *naturalistische Studien*, mit welchen Reaktionen und Folgen umschriebene Stresssituationen in unserer Lebens- und Arbeitswelt verbunden sein können und welche Interventionen dabei von Vorteil sind. Auch wenn diese Studien nicht (im experimentellen Sinne) »kontrolliert« sind, so unterliegen sie doch auch gewissen Rahmenbedingungen, die die Objektivität, Reliabilität, Validität, Repräsentativität und den Geltungsbereich ihrer Ergebnisse bestimmen bzw. einschränken. Selbst einfache Beobachtungsstudien sowie die systematische Betrachtung von »Best Practice«-Beispielen unterliegen zahlreichen Einflüssen wie z. B. situativen oder populationsbezogenen Selektionseffekten.

Landen wir also doch wieder bei unserer sprichwörtlichen »*Intuition*«? Keinesfalls, und ganz im Gegenteil, wenn wir uns vergegenwärtigen, dass Wissenschaftlichkeit sich auch am *Einzelfall* zeigen kann und nicht nur auf der Basis populations- bzw. stichprobenbezogener Studien. Während letztere einem sog. *nomothetischen Ansatz* huldigen, bei dem abstrahierend überindividuelle Gesetzmäßigkeiten gesucht werden, die für alle Mitglieder einer Population gelten (gr. nomos = Gesetz; thesis = aufbauen), folgen Einzelfallstudien einem sog. *idiographischen Ansatz* (gr. idios = eigen; graphein = beschreiben), bei dem die Beschreibung und Analyse konkreter Einzelfälle und Individuen mit ihrer jeweiligen Biografie im Vordergrund stehen.

Diese Forschungsansätze sind keine Gegensätze, sondern stellen komplementäre Strategien dar. Die Ergebnisse experimenteller Studien unter eng kontrollierten Bedingungen erlauben uns die Formulierung mehr oder minder allgemeiner Gesetze. Die Bedingungen naturalistischer Studien sind nicht oder nur teilweise kontrollierbar, so dass wir diese fehlende experimentelle Kontrolle durch eine »statistische Kontrolle« ersetzen und uns mit Wahrscheinlichkeiten begnügen müssen. In der freien Wildbahn dagegen sind angesichts der riesigen Streubreite möglicher Lebensräume und Lebenssituationen viele Bedingungen im Einzelfall nicht durch (nomothetisch-)wissenschaftliche Studien abgedeckt bzw. nicht abdeckbar.

> **»Das ›biopsychosoziale Modell‹ in der Medizin und Therapie«:**
>
> Auch das von George Engel (1977) sogenannte »biopsychosoziale Modell« kann als Ausdruck der Komplementarität von Nomothetik und Idiographie angesehen werden. Engel führte dieses Modell als Reaktion auf das bis dahin vorherrschende biomedizinische Modell ein, das ihm als klassisches naturwissenschaftliches und reduktionistisches Modell zu eng erschien, indem es die molekularbiologischen Aspekte von Krankheit (engl. disease) in den Vordergrund stellte und psychosoziale Aspekte ausklammerte. Er dagegen forderte in seinem biopsychosozialen Modell die explizite Einbeziehung psychosozialer Faktoren, mit dem Krankheitserleben (engl. illness) des Individuums im Vordergrund und der Anerkennung der therapeutischen Beziehung als eigenen Wirkfaktor.
>
> International hat das biopsychosoziale Modell besondere Bedeutung erlangt, indem die Weltgesundheitsorganisation dieses Modell als Grundlage nahm zur Entwicklung ihrer »Internationalen Klassifikation der Funktionsfähigkeit, Behinderung und Gesundheit« (engl. International Classification of Functioning, Disability and Health, ICF) (World Health Organization 2001).

Was folgt daraus für die wissenschaftliche Erklärung von Kausalzusammenhängen bei Stress und Stressmanagement?

Nach dem *deduktiv-nomologischen Modell*, auch als »Hempel-Oppenheim-Schema« bekannt (Hempel und Oppenheim 1948), leitet sich die deduktiv-nomologische Erklärung eines Sachverhalts aus zwei Komponenten ab: Allgemeinen Gesetzen und speziellen (Rahmen-)Bedingungen. Im Experiment werden die Bedingungen so gut wie möglich vereinfacht und kontrolliert, so dass die Gesetze erkennbar werden, die maßgeblich für die Ergebnisse sind. In naturalistischen Studien und vor allem im alltäglichen Leben ist es die nahezu unüberschaubare Vielfalt der speziellen Bedingungen, die (wissenschaftlich) unkontrolliert einen Sachverhalt bzw. Prozess bestimmen und das Erkennen von Gesetzen erschweren.

> **Beispiel »Stressmanagementtraining am Arbeitsplatz«:**
>
> Pars pro toto mag als Beispiel die Metaanalyse quasi-experimenteller Studien zur betrieblichen Gesundheitsförderung durch Stressmanagementtraining (SMT) dienen, in der die Autorinnen Bamberg und Busch (1996, S. 127) zusammenfassend anmerken:
>
> »Die Programme und die Effektvariablen berücksichtigen vor allem individuelle Stressreaktionen. … Bei betrieblichen SMT bleiben somit wesentliche Elemente von Streß am Arbeitsplatz ausgeklammert: Stressoren und eine mögliche Reduzierung von Stressoren werden vernachlässigt. Ferner werden die Möglichkeiten von Streßmanagementinterventionen, die nicht das Individuum, sondern Merkmale des Arbeitsplatzes oder der Organisation betreffen, wie z. B. Arbeitsplatzgestaltung, weitgehend ignoriert.«

Die Ergebnisse dieser Metaanalyse betreffen ein Grundproblem der Stressforschung, das auch heute noch gilt und sich auf zwei Teilprobleme zurückführen lässt:

1. Das *Problem diagnostischer Abbildbarkeit*: Individuen und deren Eigenschaften lassen sich diagnostisch viel leichter und abgrenzbarer abbilden als Situationen (z. B. in der Arbeitswelt) in ihrer unendlichen Vielfalt und Erscheinungsform.
2. Das *Problem der Zurechnung von Verantwortung*: Unsere ethischen und rechtlichen Überzeugungen tragen dazu bei, dass wir Verantwortung und Schuld eher auf Personen attribuieren als auf Institutionen oder gar auf Verhältnisse.

Das Problem diagnostischer Abbildbarkeit ähnelt formal der *Geschichte vom verlorenen Schlüssel* (Watzlawick 2009), in der ein Betrunkener seinen Schlüssel nicht dort im Dunkeln sucht, wo er ihn verloren hat, sondern unter einer Straßenlaterne, weil dort Licht ist. Unser diagnostisches Dunkelfeld ist die unüberschaubare Menge situativer Gegebenheiten, die sich noch dazu ständig ändern können, während wir Individuen im Scheinwerferlicht leicht und rasch »dingfest« machen und abbilden können.

Das Problem der Zurechnung von Verantwortung zeigt sich auch darin, dass wir bei Fehlern eher »nach dem Schuldigen«, dem »*Sündenbock*«, suchen als uns mit den oft komplexen und unüberschaubaren Rahmenbedingungen zu beschäftigen, die diese Fehler überhaupt erst ermöglicht haben (siehe Reason 1990, 2000a, 2008).

> **»Stress und persönliche Verantwortung«:**
>
> Um beim oben erwähnten Bild vom verlorenen Schlüssel zu bleiben: Personenzentrierte Ansätze beim Stressmanagement suchen den Schlüssel oft bei den Eigenschaften und Verhaltensweisen der Betroffenen, da diese im Laternenlicht leichter erkennbar sind als die vielleicht passenderen Schlüssel im Dunkelfeld der Lebenssituationen der Betroffenen. Dadurch kann der Eindruck entstehen »Wenn Du achtsam bist, positive Selbstwirksamkeitserwartungen entwickelst und Dir Skills wie systematische Entspannung, soziale Kompetenz und Zeitmanagement aneignest, kriegst Du Deinen Stress in den Griff«.
>
> In der Tat können solche personenzentrierte Empfehlungen helfen, wenn sie verhaltensnah sind und zur Situation des Betroffenen passen. Aber wenn es dann doch nicht klappt? Dann kann im Umkehrschluss der Eindruck entstehen, der Betroffene sei selbst schuld an seinem Stress, z. B. weil er den Empfehlungen nicht oder nicht ausreichend oder nicht richtig gefolgt ist. In diesem Fall kämpft der Betroffene nicht nur weiter mit seinem Stress, sondern auch mit seinem Versagen beim Stressmanagement.

So sehr wir für unser Stressmanagement nach allgemein gültigen Wahrheiten, Gesetzen, Regeln, Rezepten und Empfehlungen suchen: Die Antwort liegt meist nicht auf dem asphaltierten Boden im gut einsehbaren Lichtkegel der Laterne, sondern im Dunkelfeld oft komplexer Lebenssituationen. Und dort stolpern wir bei unserer

Suche nach dem Schlüssel nicht selten über Steine oder bleiben im Gebüsch hängen und können bei unserer Suche die Orientierung verlieren oder uns verirren. Doch wenn der Schlüssel wirklich in diesem Dunkelfeld liegt, kann es sich lohnen, gerade dort zu suchen, verbunden mit Hypothesen, wo er am wahrscheinlichsten liegen könnte und ggf. mit passenden Hilfsmitteln.

Stressmanagement ist also oft Arbeit im Detail, sei es bei der Analyse der speziellen Bedingungen für den Stress gerade dieser einzelnen Person, sei es bei der Entwicklung von Hypothesen zu einem passenden Modell für eben diese Person, wie sie mit diesem Stress am besten umgehen kann, oder sei es bei der Überprüfung und Evaluation dieses Modells an der Lebenswirklichkeit des Betroffenen.

Vergleichen wir hierzu abschließend (und etwas vereinfacht) noch einmal unsere beiden wissenschaftlichen Ansätze:

Nomothetiker und Statistiker orientieren sich bei der Betrachtung des Verhaltens eines Systems an Wahrscheinlichkeitsräumen und an Erwartungswerten. Wenn sie eine Wette abgeben müssten, würden sie sich im Einzelfall nach dem »*Durchschnittswert*« richten, denn dieser Wert ist im Rahmen eines probabilistischen Modells der beste Schätzwert, allerdings nur dann, wenn man sonst keine weiteren maßgeblichen Informationen über diesen Einzelfall hat. Wenn Sie also einem neuen Brieffreund, von dem sie nur wissen, dass er erwachsen und Deutscher ist, mit einem Anzug als Geschenk eine Freude machen wollten, würden Sie sich als Nomothetiker nach der Durchschnittsgröße und dem Durchschnittsgewicht der männlichen deutschen Erwachsenen richten und mit etwas Glück das »passende« Geschenk finden.

Der *Idiograph* dagegen ist eher ein Maßschneider. Aus alter Freundschaft zu seinen nomothetischen Kollegen mag er sich vielleicht vorab und allgemein sogar am Durchschnitt orientieren, z. B. wenn er für die nächsten 100 Business-Anzüge, die er anfertigen will, den Stoff bestellt. Dann jedoch beginnt seine eigentliche Arbeit im Detail, wobei sich weniger am Durchschnitt, sondern vor allem an der *Streuung* der Einzelfälle orientiert und idealerweise jedem Einzelfall seinen eigenen Anzug schneidert. Der perfektionistische Maßschneider geht sogar noch weiter und ordert auch den passenden Stoff erst im Einzelfall, denn er überlegt weiter: Zu welchen Anlässen dient der Anzug? In welcher Jahreszeit soll er getragen werden? Soll er pflegeleicht sein? Nachhaltig? Mit jeder weiteren Frage bzw. Information kann sich das Bild vom »passenden Anzug« ändern bzw. weiter differenzieren, u. U. unter Eingehen von Kompromissen, wenn Entscheidungen zur Priorität bestimmter Auswahlkriterien getroffen werden müssen. Unser perfektionistischer Schneider geht sogar noch einen Schritt weiter und fragt seinen Kunden: »Möchten sie den Anzug auch noch in zehn Jahren tragen?« Falls die Antwort »Ja« lautet, erkundigt sich der idiographische Maßschneider bei seinen Kollegen in der Nomothetik-Abteilung, um wieviel sich der Bauchumfang eines männlichen Erwachsenen in dieser Altersklasse im Verlauf der nächsten zehn Jahre wahrscheinlich ändern wird. Diese nomothetische Information kann ihm dann für die Wahl einer entsprechend variablen Bundweite im Einzelfall helfen.

Wie nachfolgend deutlich wird, folgen wir hier dem Ansatz des idiographischen Maßschneiders, allerdings gerne mit einem gelegentlichen Besuch bei unseren nomothetischen Kollegen.

1 Einleitung

> **Leitsatz »Wissenschaft und Wissenschaftstheorie«:**
>
> Die Wissenschaft beschäftigt sich damit, *was* wir bei unserer Suche nach Erkenntnis tun. Die Wissenschaftstheorie beschäftigt sich damit, *warum* wir dies *so und nicht anders* tun.

1.4 Der verhaltenstherapeutische Ansatz

Betrachtet man sich die Flut vergangener und aktueller Publikationen zum Thema Stress und Stressmanagement, so könnte man meinen, dass hierzu eigentlich genug gesagt bzw. veröffentlicht wurde. Warum also noch ein Buch zum Thema »Stressmanagement«?

Nun, der Untertitel dieses Buchs liefert hierfür bereits einen ersten Hinweis: »Ein verhaltenstherapeutisches Lehrbuch«. Damit soll die Zielsetzung deutlich werden, ein praxisrelevantes Lehrbuch zu schreiben, das auf etablierten und (sofern möglich) evidenzbasierten lernpsychologischen und verhaltenstherapeutischen Prinzipien basiert. Es geht über einfache Pauschal-Empfehlungen (»Rezepte«) für Stressmanagement hinaus, indem es den Stellenwert einer vorausgehenden Verhaltensdiagnostik (hier v. a. einer *funktionalen Verhaltensanalyse*) und eines *persönlichen* Veränderungsplans betont und somit prinzipiell ein »maßgeschneidertes« *individualisiertes Stressmanagement auf verhaltenstherapeutischer Grundlage* ermöglicht.

Das *Burnout-Syndrom* wird als Sonderform von Stress sowohl theoretisch als auch praxisbezogen im selben verhaltenstherapeutischen Rahmen beschrieben, wobei seine Besonderheiten in Diagnostik und Behandlung explizit dargestellt werden. Ebenso wird seine Einordnung im Rahmen gängiger Klassifikationssysteme (ICD-10/-11 bzw. DSM-IV/-5) behandelt.

Natürlich gibt es auch im psychotherapeutischen bzw. verhaltenstherapeutischen Umfeld bewährte Ansätze, die sich mit dem Thema Stress und/oder Stressmanagement befassen (z. B. Meichenbaum 1985, 2012a/b; Kaluza 2018). Ich werde deshalb dort, wo bereits ausführliche Darstellungen zu Prinzipien, Strategien und Techniken zum Stressmanagement existieren, gerne darauf verweisen. Dies gilt auch für die Darstellung gängiger Stress-Theorien (z. B. Selye 1936, 1978; Cannon 1935; Lazarus 1997), die in der Literatur ausführlich beschrieben werden, sowie für die vielfältigen Beschreibungen typischer Stress-Reaktionen, nicht selten im Rückgriff auf den sprichwörtlichen »Säbelzahntiger«, der in vorvergangenen Zeiten unsere Ahnen in Angst und Schrecken versetzt haben soll.

1.4.1 Die Eigenschaften dieses Ansatzes

Dieser Ansatz verfolgt das Ziel der Entwicklung eines *allgemeinen Modells zum Umgang mit Belastungen und Stress*, das wir weiter unten als »Relationales Stress-Modell« genauer kennenlernen werden, und zwar mit folgenden Charakteristika:

1. »*Stress*« wird in diesem Modell als ein *Ungleichgewicht* in einem System definiert, auf das Anforderungen einwirken und dessen Bewältigungsmöglichkeiten nicht ausreichen, um angesichts dieser Einwirkungen und Belastungen seine Stabilität bzw. Funktionalität aufrecht zu erhalten. Das heißt, wir gehen bei jedem System, sei es in der unbelebten Welt oder in der belebten Welt, davon aus, dass es sich unter seinen üblichen Existenzbedingungen grundsätzlich in einer stabilen Balance (»Gleichgewicht«) befindet zwischen den Einflüssen, denen es von außen ausgesetzt ist und seinen Eigenschaften, aufgrund derer es seine Stabilität aufrechterhält. Diese Stabilität kann primär struktureller Art sein, z. B. bei unbelebten Systemen wie einer Brücke oder anderen Bauwerken, oder funktioneller Art, z. B. in biologischen Systemen, wo ein stabiler Zustand wie unser Blutdruck oder unsere Körperkerntemperatur auch angesichts vielfältiger Einflüsse von außen in einem »*Fließ-Gleichgewicht*« innerhalb bestimmter Grenzen aufrechterhalten bzw. an Anforderungen flexibel angepasst wird. Bei speziellen biologischen Systemen mit Bewegungs- und Handlungseigenschaften, wie es Tiere und Menschen darstellen, kommt dem Verhalten-in-einer-Situation eine wichtige Funktion zu, wenn es um die Aufrechterhaltung ihres Gleichgewichts geht, bis hin zu kognitiven Funktionen, die wir als Sonderform des Verhaltens verstehen.
2. Da wir uns hier primär mit dem menschlichen Verhalten in seinen unterschiedlichsten Facetten und Ausprägungsformen beschäftigen, wozu wir auch körperliche Reaktionen sowie Denken (Kognitionen) und Emotionen zählen, sind Grundlage dieses Ansatzes die vielfältigen Entwicklungen und empirischen Ergebnisse der Lerntheorie, wie sie sich in Ansätzen zur Verhaltensmodifikation und Verhaltenstherapie niedergeschlagen haben. Viele dieser Erkenntnisgrundlagen beruhen auf tierexperimentellen Studien, was uns allerdings nicht veranlassen muss, den Menschen (nur) als Tier anzusehen, sondern uns eher Hochachtung vor den zum Teil unglaublichen Lernleistungen unserer Mitgeschöpfe lehren kann.

Verhalten werden wir stets als »Verhalten-in-einer-Situation« verstehen und darstellen, ggf. und genauer auch als »*Verhalten-einer-Person-in-einer-Situation*«. Dabei orientieren wir uns an dem in der Verhaltensanalyse und Verhaltenstherapie bewährten sog. »*SORKC–Modell*«, das F. Kanfer und andere (z. B. Kanfer und Philipps 1975; Kanfer et al. 2012; Kanfer und Saslow 1965, 1974) in Anlehnung an die theoretischen und experimentellen Arbeiten von B. F. Skinner (1953) und anderen Verhaltenspsychologen für die Belange der klinischen Psychologie und Verhaltenstherapie als Arbeitsmodell entwickelt haben. Auch hier mögen uns andere Experten nachsehen, dass wir bei der Interpretation und Anwendung dieses Modells eine sehr verhaltens- und situationsnahe Orientierung einnehmen, wo sich eifrige Anhänger der sog. kognitiven Wende oder der dritten Welle der Verhaltenstherapie vielleicht eine häufigere Verwendung kognitiver Konstrukte gewünscht hätten. Da sich jedoch viele kognitive Konstrukte (z. B. »Selbstwirksamkeitsüberzeugung«, »Achtsamkeit«, »Schemata«) funktional aus der Lerngeschichte eines Menschen herleiten lassen, werden wir bei der Behandlung von »Kognitionen« (als besondere Form des Verhaltens) darauf näher eingehen.

Nach diesem universal anwendbaren Modell für »Verhalten-in-einer-Situation« werden wir im Hinblick auf Belastungen und Stress sowohl das jeweilige Verhalten einer Person als auch die jeweilige Situation sowie deren *funktionalen Zusammenhang* betrachten und die Ergebnisse dieser funktionalen Verhaltensanalyse zum Leitfaden für die *Entwicklung »alternativer« Situationen und Verhaltensweisen* im Rahmen des Stressmanagements nutzen.

Stress und Stressmanagement sind sehr individuelle Angelegenheiten, ausgenommen vielleicht bei Katastrophen oder anderen Extremsituationen, die nahezu jeden von uns »an den Rand« der Bewältigung bringen. Wie ein Mensch mit Anforderungen umgeht, hängt wesentlich von seiner Lerngeschichte ab. Glücklicherweise weisen viele Menschen, die in einem gemeinsamen Kulturraum leben, für alle praktischen Zwecke ähnliche Lerngeschichten auf, nicht zuletzt aufgrund ähnlicher Lebenssituationen, sodass wir diese Gemeinsamkeiten für unsere Betrachtungen nutzen können (z. B. Anforderungen und Bewältigungsstrategien in verschiedenen Berufen, Tätigkeitsfeldern oder Beziehungen). Allerdings kann Stress auch eine sehr individuelle oder persönliche Note aufweisen, die ohne die Kenntnis der jeweiligen Lerngeschichte und Lebenssituation nicht verstanden werden kann, was gerade allgemeinen Ratgebern zum Stressmanagement (»gut für Jeden und Alles«) Grenzen setzt.

Dementsprechend bedeutet dieser universale Ansatz für das Stressmanagement nicht, dass unsere Betrachtungen und insbesondere mögliche Empfehlungen für »Alle« gelten (im Sinne einer allgemeinen Norm), sondern im Gegenteil: ein effektives Stressmanagement setzt in der Regel die Berücksichtigung der Lerngeschichte eines Menschen voraus, vor allem bei komplizierten oder gar einzigartigen Entwicklungen. *Universal* sind dagegen die Gesetzmäßigkeiten des Lernens, die bei einem Menschen mit seinen Anlagen dazu führen, dass er Belastungen gerade so und nicht anders bewältigt. Diese *Universalität der Gesetzmäßigkeiten des Lernens* einerseits und die *Individualität des Menschen* auf der Basis seiner persönlichen Lerngeschichte und Lebens- bzw. Verhaltenssituationen andererseits stellen eine zentrale Grundlage dieses Ansatzes dar.

Dieser Betrachtungsansatz rechtfertigt auch, ein solches Buch für Verhaltenstherapeuten zu schreiben, die es gewohnt sind, bei ihren Patienten und Klienten Verhalten-in-einer-Situation funktional zu analysieren und für den Einzelfall die angemessenen Interventionen abzuleiten. Dabei dient das Ergebnis der jeweiligen Analyse als *Hypothese* für das weitere Vorgehen. Stimmt unsere Analyse, dann sind wir in der Lage, den positiven Effekt einer Intervention genauer vorherzusagen, als es eine blinde Vorhersage auf zufälliger Basis erlauben würde.

Dieser universale Ansatz erlaubt es uns auch, phänomenal völlig unterschiedliche Bereiche von Stress und Stressmanagement zu betrachten, solange sich die betrachteten Phänomene als *Verhalten-einer-Person-in-einer-Situation* darstellen lassen (z. B. bei der Betrachtung möglicher Stressquellen wie Krankheit, Arbeitsüberforderung, Katastrophen und andere schicksalshafte Lebensereignisse; oder möglicher Stressmanagement-Strategien wie Entspannung, Achtsamkeit, aktives Coping, Problemlösen).

1.4.2 Ein Vergleich mit anderen Bereichen

Im Folgenden werden wir nicht selten über unseren verhaltenstherapeutischen Tellerrand hinausblicken und sehen, dass sich der Blick auf *andere* Wissenschaftsbereiche wie Physik und Biologie, aber auch auf die *Situationen des Alltags* durchaus lohnt. Menschen haben sich schon immer darüber Gedanken gemacht, wie sie mit Anforderungen und Belastungen am besten fertig werden, und sie haben im Lauf der stammesgeschichtlichen Evolution durchaus bewährte, ja manchmal geradezu elegante Strategien entwickelt, Belastungen zu verhindern, ihnen rechtzeitig auszuweichen oder sie anderweitig zu bewältigen. Interessant ist, wie gerade in der jüngsten Zeit die Entwicklungen in der Computerwissenschaft, und hier besonders im Bereich lernender Maschinen und künstlicher Intelligenz, darauf hinauslaufen, die *situative Bedingtheit jeden Verhaltens* und die große Bedeutung der Lerngeschichte anzuerkennen und zu versuchen, Maschinen zu lernenden Systemen in ihrer jeweiligen Umgebung weiter zu entwickeln (Valiant 2013). Vielleicht hängen manche Stressquellen in unserer heutigen gesellschaftlichen Entwicklung sogar damit zusammen, dass wir, auf der Grundlage falscher Annahmen über menschliches Verhalten, lernenden Menschen zumuten, eher wie Maschinen zu funktionieren. Ein solch »mechanistisches« Bild menschlichen Verhaltens kann z. B. in der Arbeitswelt dann zu Problemen führen, wenn normative Anforderungen an das menschliche Verhalten gestellt werden, die unangemessen oder gar schädlich sind.

Aber nicht nur ein Blick auf aktuelle oder künftige Entwicklungen ist lehrreich, sondern auch ein Blick in die Vergangenheit: Die Natur hat immer schon vor dem Problem gestanden, wie sie »*belastbare*« *Strukturen* entwickelt. Dabei hat sie bei biologischen Systemen aus gutem Grund oft weiche, dehnfähige Strukturen (z. B. Sehnen und Muskeln) entwickelt, die aufgrund ihrer Elastizität im Verbund mit festeren Strukturen (z. B. Knochen) an die Belastungen, denen Pflanzen und Tiere ausgesetzt sind, bestens angepasst sind. Während die Euphorie der frühen Ingenieurskunst mit der Bevorzugung fester, z. B. »stählerner« Strukturen zwar Erfolge feierte, aber auch eine Serie von Unfällen und Katastrophen nach sich zog, bedient sich die moderne Materialwissenschaft zunehmend der Erfahrungen aus der Natur, da sich bio-mechanische Strukturen im wahrsten Sinne des Wortes oft als tragfähiger erwiesen haben als bis dahin verwendete rein mechanische Strukturen (Gordon 1988).

1.4.3 Stressmanagement individuell und auf Systemebene

Vielleicht wäre es angebracht, wenn auch die *Sozial-Ingenieure* der heutigen Zeit die evolutionären Erfahrungen der Natur und die Gesetzmäßigkeiten menschlichen Verhaltens und Lernens mehr berücksichtigen würden, vor allem, wenn sie gesellschaftliche Strukturen schaffen, die hinsichtlich des Verhaltens der Menschen, die in diesen Strukturen leben, arbeiten oder wohnen, tragfähig sein sollen und nicht zu

Unfällen oder Katastrophen führen. Dies gilt insbesondere für *globale Strukturen* (Umwelt- und Klima-Schutz, Wirtschaft, Finanzen und Handel usw.), bei deren mangelnder Tragfähigkeit große Teile der Menschheit, wenn auch z. T. in unterschiedlichem Ausmaß, großen Belastungen ausgesetzt werden können.

Damit sind zugleich auch die *Grenzen eines individuellen, personenbezogenen Stressmanagements* aufgezeigt. Wenn z. B. eine ganze Organisation »im Stress« ist, hat es wenig Sinn, nur am individuellen Verhalten Einzelner anzusetzen, es sei denn, dieses hätte entscheidenden Einfluss auf die stressrelevanten Organisationsbedingungen. Stattdessen sind hier *organisationsbezogene Ansätze* gefragt, etwa im Rahmen der Organisationsentwicklung und Unternehmensberatung. Auch wenn ganze Gesellschaften oder globale Strukturen »im Stress« sind, z. B. im Rahmen einer Weltwirtschaftskrise oder einer Pandemie, sind Lösungen auf den entsprechend *globalen System-Ebenen* wie Politik und Wirtschaft erforderlich. Dies schließt nicht aus, dass bei den zentral handelnden Personen bzw. Entscheidungsträgern ein persönlicher Stressmanagement-Ansatz sinnvoll sein kann, da auch diese Entscheidungsträger als Handelnde in einem System jeweils ein Verhalten zeigen, das mit entsprechenden Konsequenzen verbunden ist, wobei diese Konsequenzen viele Menschen betreffen und durchaus globaler Art sein können.

1.4.4 Stress als gesellschaftliches Phänomen

Da wir Stress im Rahmen eines Verhalten-in-einer-Situation-Ansatzes verstehen, folgt daraus, dass neuzeitliche Situationen, die nur in einer zivilisatorischen Gesellschaft wie der unsrigen denkbar sind (z. B. medial vermittelte Wirklichkeiten mit Informationsüberflutung, neue Arbeitsanforderungen durch technologischen Fortschritt wie z. B. Bildschirmarbeit) zu anderen Stressformen führen wie noch vor ein paar Hundert Jahren, wo natürliche (im Sinne von naturnahen) Lebensbedingungen und die unmittelbare Erfahrung (im Vergleich zu medial vermittelter) den Alltag bestimmten. Ob der *Design heutiger gesellschaftlicher Strukturen und Lebenswelten* insgesamt im Vergleich zu früher zu einem größeren Ungleichgewicht im Hinblick auf unsere Verhaltensmöglichkeiten führt, ist eine spannende Frage, die wir am Ende unserer Betrachtungen unter dem Aspekt der Gesundheit nochmals aufgreifen werden.

Das Thema Stress wird in unserer Gesellschaft oft thematisiert, bis hin zur politischen Forderung nach Anti-Stress-Verordnungen oder anderen Maßnahmen zur Eindämmung oder Prävention von Stress. Oft wird dabei impliziert, dass Stress krank mache, und der Anstieg psychischer Erkrankungen mit dem zunehmenden Stress in unserer Gesellschaft verbunden sei. Nun lassen sich *psychische Störungen* und Erkrankungen durchaus in einem Diathese-Stress-Modell interpretieren (Davison und Neale 2014), indem entsprechende Dispositionen auf Seiten des jeweiligen Individuums ins Verhältnis gesetzt werden zu den Anforderungen in seiner Lebenswelt. So gesehen können wir im Rahmen unseres generellen Ansatzes auch psychische Störungen als eine spezielle Ausprägungsform stressbezogener Reaktionsformen ansehen, und zwar dann, wenn die jeweiligen Anforderungen die Bewältigungsmöglichkeiten eines Menschen so stark überfordern, dass dieser unter Konsequenzen

(Symptomen) leidet, denen wir aufgrund ihrer Schwere oder ihrem Muster Krankheitswert beimessen.

Natürlich steigt in einer Gesellschaft insgesamt der *Stress-Pegel*, wenn viele Menschen unter Stress oder psychischen Erkrankungen leiden, wie immer dieser Anstieg gesehen oder interpretiert wird. Wenn dieser Anstieg zu einer zunehmenden Zahl frühzeitiger Berentungen führt, die betroffenen Menschen also nicht mehr in gesellschaftliche Arbeits- und Teilhabeprozesse eingebunden sind, kann dies zu weiteren gesellschaftlichen Problemen führen. Da in Deutschland von Seiten des Gesetzgebers im Rahmen des Arbeitsschutzgesetzes gefordert wird, auch psychische Belastungen in entsprechende Gefährdungsbeurteilungen am Arbeitsplatz mit einzubeziehen, werden wir uns auch diesem Thema widmen.

Bei der gesellschaftlichen Diskussion zum Thema Stress sollten sich die Angehörigen der Berufe, die sich mit dem Thema menschlichen Verhaltens und/oder seiner Störungen beschäftigen (»*Psycho*«-*Berufe*), aufgrund ihrer speziellen Ausbildung und Erfahrungen einbringen, damit nicht naiv-psychologische oder unwissenschaftliche Konzepte das gesellschaftliche Handeln bestimmen. So gesehen soll auch das vorliegende Werk dazu beitragen, den Stellenwert der Stressmedizin, der Psychotherapie und der Verhaltenstherapie bei der Entwicklung und dem Einsatz von Stressmanagement-Programmen zu verdeutlichen.

Darüber hinaus sind wir in unserer doppelten Rolle als Verhaltensexperten einerseits und als Staatsbürger andererseits auch dazu aufgerufen, auf gesellschaftliche Umstände und Prozesse hinzuweisen, die für die *Entstehung von Stress und den Umgang damit* wichtig sind. Hierfür werden wir die wesentlichen Kontingenzen und Lebensbedingungen betrachten, die auf den verschiedenen Systemebenen (soziale Beziehungen privat und bei der Arbeit; Institutionen und Organisationen; Gesellschaft und Kultur; globale Lebensräume) unser eigenes, individuelles Verhalten und den damit verbundenen Stress maßgeblich bestimmen. Denn im Gegensatz zu Naturvölkern, die auf relativ engem Lebensraum in ihrem Existenzkampf den Naturgewalten und naturgegebenen Stressoren wie dem Säbelzahntiger trotzen mussten, sind es heute vor allem die von uns geschaffenen gesellschaftlich-kulturellen Lebensbedingungen, die räumlich übergreifend immer universaler und globaler unser Leben beeinflussen. Diese »modernen« Lebensbedingungen stehen in enger Wechselwirkung mit der Natur, deren Gesetze wir nicht ungestraft übergehen können und denen wir mit Achtsamkeit und Achtung begegnen müssen, um unser Überleben und das nachfolgender Generationen zu sichern.

1.4.5 Stressmanagement für Therapeuten und interessierte Laien

Damit auch Leser ohne explizite psycho- bzw. verhaltenstherapeutische Ausbildung die wesentlichen Aussagen nachvollziehen können, habe ich Vieles ausführlicher dargestellt und mit Alltags-Beispielen unterlegt, oft auch umgangssprachliche Formulierungen gewählt; die Experten in Psychotherapie und Verhaltenstherapie mögen mir dies nachsehen. Gleichermaßen gehe ich hier nicht auf alle möglichen Psychotherapie-«Schulen« ein, da ich prinzipiell der Ansicht bin, dass die Verhaltenstherapie einen geeigneten Rahmen darstellt, um auch die Ansätze anderer Schulen zu berücksichtigen. Deren Anhänger, die diese wissenschaftstheoretische Position nicht teilen, mögen mir auch dies nachsehen, ja vielleicht sogar motiviert werden, bessere Alternativmodelle für ein praktikables Stressmanagement im Rahmen ihres Ansatzes zu entwickeln.

Auch das Manual, das begleitend zu diesem Lehrbuch veröffentlicht wird, beruht auf verhaltenspsychologischen Prinzipien und soll durch viele praxisbezogene Hinweise, Anleitungen und Übungen die Umsetzung eines verhaltenstherapeutischen oder verhaltensmodifikatorischen Stressmanagements im Alltag unterstützen (Arthur Günthner, Anil Batra (2022) Stressmanagement und Burnout-Prävention. Kohlhammer Verlag; Link zum Shop: shop.kohlhammer.de/burnoutpraevention).

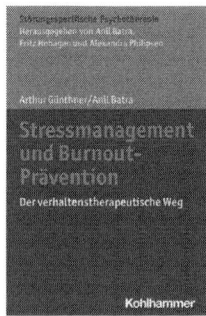

1.5   Das Relationale Stress-Modell (RSM)

Auf der Grundlage der bisherigen Ausführungen und mit Blick auf das, was folgt, wollen wir bereits an dieser Stelle das Relationale Stress-Modell betrachten, auf dem der hier vorgestellte verhaltenstherapeutische Ansatz basiert (▶ Abb. 1.1). Dieses Modell ist hier noch sehr allgemein, formal und stringent formuliert, wird jedoch durch die nachfolgenden Beschreibungen und vielen »lebendigen« Beispiele in seiner inhaltlichen Bedeutung klarer werden.

Das *Relationale Stress-Modell (RSM)* ist die Anwendung verhaltenswissenschaftlicher Grundlagen und Prinzipien auf Anforderungen und Belastungen, denen ein System (im engeren Sinn ein Organismus, ein Individuum, eine Person) bei seinem Verhalten-in-einer-Situation ausgesetzt ist. »*Relational*« bedeutet hierbei, dass die Eigenschaften der Umwelt stets »in Relation« zu den Eigenschaften des Systems (des Organismus, des Individuums) und dessen Verhalten gesehen werden müssen, sowohl auf der biologischen als auch auf der psychischen, der sozialen sowie der ökologischen Ebene.

Im engeren Sinn bezieht sich »relational« auf das Verhältnis der Anforderungen der Umwelt zu den Belastungen des Systems oder Organismus, d. h. auf die Frage,

1.5 Das Relationale Stress-Modell (RSM)

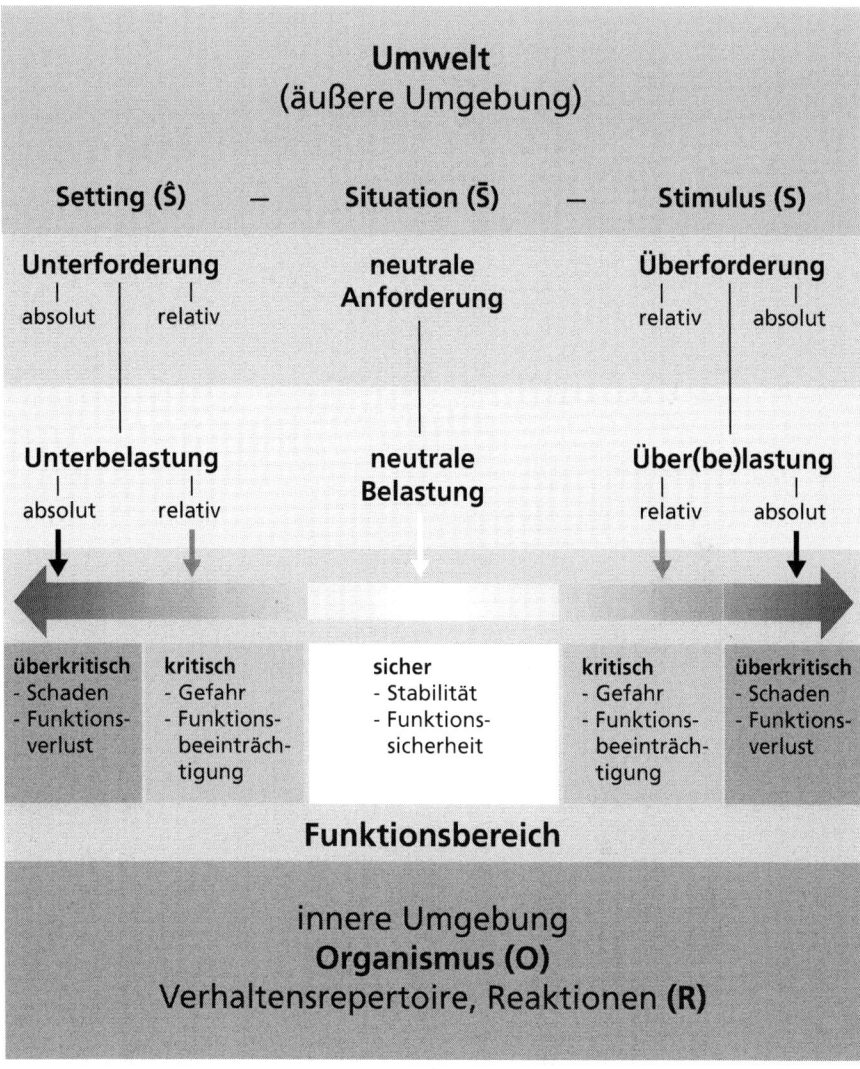

Abb. 1.1: Das Relationale Stress-Modell (RSM)

inwieweit ein System oder Organismus bei Anforderungen der Umwelt sein stabiles Gleichgewicht aufrechterhalten kann, indem es oder er aufgrund seiner System- oder Organismuseigenschaften und seines Verhaltensrepertoires adaptiv seine Funktionen innerhalb eines sicheren Bereichs hält und bewahrt.

»*Stress*« entsteht dann, wenn die Anforderungen der Umwelt zu einer relativen oder absoluten Unter- oder Überbelastung führen, bei der das System oder der Organismus in einen kritischen Bereich gerät, in dem seine Funktion beeinträchtigt und sein Gleichgewicht gefährdet sind, oder in einen überkritischen Bereich, in dem es zum irreparablen Funktionsverlust und Schaden kommt.

Diagnostisch basiert das Relationale Stressmodell vor allem auf einer lernpsychologisch fundierten funktionalen Verhaltensanalyse. Aus den Ergebnissen dieser Analyse werden Hypothesen abgeleitet, welche Interventionen für das Stressmanagement im Rahmen einer Verhaltensmodifikation oder Verhaltenstherapie indiziert sind.

Bevor wir uns den Grundlagen von Stress und Stressmanagement zuwenden, wollen wir zuvor noch einen Aspekt betrachten, der in der Wissenschaftsgeschichte relativ neu ist, jedoch überaus bedeutsam, wenn es um *Gleichgewicht* und Stabilität geht, sei es in der unbelebten Natur, wie beim Wetter, oder in der belebten Natur, z. B. in der Psychotherapie.

1.6 Psychotherapie: Von der Kontrolle zum Chaos und wieder zurück

Den *Fluss des Lebens* hat Heraklit mit seinem Spruch »Alles fließt, nichts bleibt« (gr. panta rhei, ouden menei) versinnbildlicht. Wir alle kennen das sanfte Dahingleiten des Wassers in einem Fluss, das uns an heißen Tagen zum Baden einlädt. Doch kennen wir auch das plötzliche Auftreten von Turbulenzen und wissen um die Gefahren, die einem Badenden durch Strudelbildung und Strömungen unter der Wasseroberfläche drohen können.

Wie in einem Fluss verläuft auch der Großteil unseres Lebens in ruhigen, kontrollierten und vorhersehbaren Bahnen, doch kann es immer wieder zu mehr oder minder heftigen Turbulenzen kommen, deren Entstehung und Verlauf unvorhersehbar sind und die wir in unserem Zusammenhang als »Chaos« und sinnbildlich für Stressphänomene ansehen.

Wenn Menschen uns aufgrund solcher Turbulenzen in ihrem Leben aufsuchen und uns im Rahmen einer *Psychotherapie* um Hilfe bitten, um nicht unterzugehen, stehen wir vor der Aufgabe, weitere chaotische Prozessverläufe zu verhindern oder wieder in geordnete, kontrollierte bzw. kontrollierbare Bahnen zu lenken.

Wieviel *Kontrolle* haben wir aber wirklich als Psychotherapeuten über das Verhalten derjenigen, die wir beraten, psychoedukativ begleiten, coachen oder behandeln? Bereits der Begriff »Kontrolle« mag manchen von uns stören, verbinden wir damit doch oft negative Assoziationen wie Einengung, Unfreiheit, Fremdbestimmung usw. Andererseits erschrecken wir, wenn wir daran denken, dass unser Herz außer Kontrolle geraten könnte, wie es z. B. bei Herzrhythmusstörungen geschieht. Auch möchten wir nicht, dass der Hochgeschwindigkeitszug, in dem wir gerade sitzen, außer Kontrolle gerät. Und auch bei dem Gedanken, dass das globale Finanzsystem ins Wanken und außer Kontrolle gerät, wird uns nicht ganz wohl sein.

Wenn wir uns einer Operation unterziehen, lassen wir es zu, ja vertrauen geradezu darauf, dass Andere, wie Chirurgen und Anästhesisten, die weitgehende Kontrolle über unsere Existenz ausüben, zumindest über eine bestimmte Zeitspanne. Dabei haben die Bedingungen eines Operationssaals eine gewisse Ähnlichkeit mit dem, was wir als Laborbedingungen mit »*experimenteller Kontrolle*« bezeichnen. Unser psychotherapeutisches Handeln jedoch findet in der bunten Vielfalt realer Lebenswelten statt, definiert durch natürliche, klimatische, kulturelle, gesellschaftliche und sonstige Lebensbedingungen, die das Verhalten entscheidend beeinflussen. Was können wir als Psychotherapeuten in diesen natürlichen Lebenswelten bewirken? Und was hat dies mit »Chaos« zu tun?

Nun, bereits der Begriff »natürlich« kann hinterfragt werden. Wir haben der Natur im Rahmen unserer kulturellen und industriellen Entwicklung viele ihrer unbarmherzigen Konsequenzen wie Hunger, Erfrieren oder durch eine Epidemie dahingerafft werden weggenommen, zumindest in Teilen, und haben uns dadurch viel »natürlichen« bzw. naturgegebenen Stress erspart. Unsere schützenden, klimatisierten Behausungen, unsere befestigten, geebneten und vernetzten Transportwege, unsere Gesundheitssysteme, unsere Agrar- und Wirtschaftssysteme und vieles andere mehr sind oft weit von den natürlichen Verhaltens- und Stressbedingungen entfernt. Doch haben auch diese relativ neuen Bedingungen einen wesentlichen Einfluss auf uns, indem sie, aus lernpsychologischer Sicht, unser Verhalten »kontrollieren«. Natürlich ist diese *Kontrolle des Verhaltens* unendlich vielfältiger und auch schwerer zu fassen geschweige denn zu messen im Vergleich zu experimentellen Laborbedingungen. Ja, selbst wenn wir davon ausgehen, dass unser Verhalten wie alle physikalischen Prozesse in der Natur deterministisch bestimmt ist, könnten wir es angesichts der Vielfalt unterschiedlicher und sich stetig ändernder Lebensbedingungen in vielen Fällen unmöglich vorhersagen.

Damit sind wir bei einem *Grundproblem* angelangt. Wie können wir zum einen davon ausgehen, dass viele Prozesse in der Natur und in unserer Gesellschaft weder vorhersehbar noch kontrollierbar sind und sogar im »Chaos« enden können, dennoch aber annehmen, dass unser eigenes Handeln eine vorhersagbare Wirkung hat, sogar auf das Verhalten anderer Menschen, die sich uns anvertrauen? Verfügen wir nicht über evidenzbasierte Interventionsstrategien, die uns leitliniengerecht nahelegen, wie wir was bei wem in welcher Zeit bewirken können? Zumindest folgen wir diesem Ansatz beim Umgang mit klinisch definierten psychischen Störungen wie z. B. Angsterkrankungen, Depressionen, Psychosen etc. Gilt dies nicht auch für Störungen im Erleben und Verhalten von Menschen, die sich im Stress fühlen?

Es wäre sicher schön, als Orientierung eine allgemein gültige Leitlinie »Stress und Burnout« zu haben, mit der wir den Überlastungen unseres täglichen Lebens gegenübertreten könnten. Sie könnte auf den Grundlagen der experimentellen und klinischen Forschung zum Stressgeschehen aufbauen, die seit den Untersuchungen von Hans Selye eine stürmische Entwicklung durchlaufen hat. Sobald wir jedoch in die Alltagswelten eintreten, sehen wir, dass Grundlagenforschung und evidenzbasierte klinische Forschung auch hier ihre Grenzen haben. Dies liegt, wie wir bereits oben bei unseren wissenschaftstheoretischen Überlegungen angesprochen haben, zum einen an der nahezu unendlich großen Menge möglicher Prozesse und Bedingungen, die mit dem Stressgeschehen in der Alltagswelt verbunden sein können, und zum anderen an der unvermeidbaren Kopplung jeder Art von Stress an die individuelle Lebens- und Lerngeschichte bei uns allen.

1 Einleitung

Wie gehen wir mit dieser individuellen Einzigartigkeit einerseits und unserem Bemühen um Kontrolle, sei es als Kontrolle unserer selbst (Selbstkontrolle) oder als Kontrolle Anderer oder unserer Umwelt, um?

Eine mögliche Antwort findet sich dort, wo man eher das Gegenteil von Kontrolle vermutet: im Chaos, genauer gesagt in der Chaos-*Theorie*, die sich wissenschaftlich mit sog. nichtlinearen, dynamischen Prozessen beschäftigt (Peitgen et al. 1992, 1994). Nichtlineare Prozesse waren lange Zeit nicht unbedingt das Lieblingskind der Wissenschaften, und erst mit dem Aufkommen der modernen Computerwissenschaft und Informationstechnologie in der zweiten Hälfte des 20. Jahrhunderts nahm ihre Entwicklung Fahrt auf. Auch viele Psychotherapeuten dürften bei dem Wort »Chaos« wohl eher an die vielen Begebenheiten im Alltag denken, die ihnen von ihren Klienten bzw. Patienten berichtet bzw. dargeboten werden. Und doch behandelt die Chaostheorie Prozesse, die in verblüffender Weise an das Geschehen bei Stress erinnern und auch im Rahmen psychotherapeutischer Prozesse zu beobachten sind. Vielleicht haben diese Prozesse sogar eine noch allgemeinere und wesentliche Bedeutung für die Entwicklung menschlichen Verhaltens überhaupt, auch wenn deren Beschreibung, Analyse und Modellierung im psychosozialen Bereich bei weitem nicht die methodische und mathematische Stringenz erreicht wie dies in der Physik, der Chemie oder der Biologie der Fall ist.

Der berühmte »Schmetterlingseffekt« aus der Chaos-Theorie hat es inzwischen auch schon in die allgemeine Medienlandschaft geschafft und dürfte vielen bekannt sein. Er wurde als Begriff im Zusammenhang mit den Forschungen des Meteorologen Edward N. Lorenz (1972) geprägt und steht als Bild für die hypothetische Frage, ob schon der Flügelschlag eines Schmetterlings in Brasilien ausreichen könnte, um in Texas einen Tornado auszulösen. Allgemein wird damit beschrieben, dass bei manchen nichtlinearen dynamischen Prozessen bereits sehr kleine Änderungen in den Ausgangsbedingungen zu großen, prinzipiell nicht vorhersehbaren Auswirkungen bzw. Prozessverläufen führen können (chaotische Sensitivität). Solche Prozesse finden sich z. B. bei den bereits erwähnten Turbulenzen, beim Wettergeschehen, bei chemischen Reaktionen, physikalischen Phänomen und selbst bei medizinisch relevanten Phänomenen, z. B. bei der Erregungsausbreitung im Herzen, die für unseren periodischen und regelmäßigen Herzrhythmus sorgt und in manchen Fällen, z. B. beim Herzflimmern, einen chaotischen Verlauf nehmen kann.

Dass solche chaotischen Prozesse, auch wenn sie deterministischen Gesetzen folgen, letztlich und prinzipiell unvorhersagbar sind, muss uns keinesfalls zum Fatalismus führen. So hat bereits Lorenz in seinem berühmten Vortrag darauf hingewiesen, dass der Flügelschlag eines Schmetterlings ebenso ausreichen könnte, einen Tornado zu verhindern: »If the flap of a butterfly's wings can be instrumental in generating a tornado, it can equally well be instrumental in preventing a tornado« (Lorenz 1972, S. 1).

Wenn wir dieses Bild mit aller Vorsicht auf unsere psychotherapeutische Praxis bzw. auf das Stressmanagement übertragen, so könnten in Überlastungssituationen, die wir mit Stress verbinden und die in ihrem Verlauf chaotischer Art sind, u. U. bereits kleine Änderungen der Ausgangssituation eine große Auswirkung im Hinblick auf wünschenswertere Konsequenzen haben. Und in der Tat lässt sich bei vielen dynamischen Prozessen zeigen, dass sie gegenüber unterschiedlichsten Anfangsbedingungen ein nichtsensitives, stabiles Verhalten zeigen und auch bei unterschiedlichen Anfangsverläufen schließlich den gleichen Endzustand erreichen. Somit können wir für unser therapeutisches Handeln, auch hier mit aller Vorsicht, annehmen, dass beim Stressmanagement manchmal geringe Änderungen in der Situation oder in unserem Verhalten ausreichen können, um *vom Chaos zur Stabilität* zu gelangen.

Was tun wir, wenn unser periodischer, regelmäßiger Herzschlag unvorhergesehen in ein chaotisches Herzflimmern übergeht? Wir führen absichtlich eine Defibrillation durch, bei der die chaotische Bahn des Erregungsverlaufs wieder in ein stabiles, periodisches Muster überführt wird. Auch die Elektrokrampftherapie, die wir bei der Behandlung besonders schwerer, therapieresistenter Depressionen oder katatoner Zustände bei Schizophrenie einsetzen, kann als Versuch angesehen werden, chaotisch verlaufende Prozesse wieder in stabilere Bahnen zu überführen. In ähnlicher Weise könnten Pharmaka wirken sowie psychotherapeutische Interventionen oder durch Selbsthilfe-Manuale angestoßene Verhaltensänderungen. Dieses *Einschwingverhalten dynamischer Prozesse* auf den gleichen gemeinsamen Endpunkt bei unterschiedlichen Ausgangsbedingungen könnte nicht nur verständlich machen, weshalb unterschiedliche Modalitäten der Verhaltenskontrolle (chemisch/pharmakologisch, physikalisch/elektrisch, situativ/psychotherapeutisch usw.) in gleicher oder ähnlicher Weise wirksam sind, sondern auch, warum unterschiedliche psychotherapeutische Methoden zu einem gemeinsamen Endpunkt führen können.

Was bedeutet dies für unser Stressmanagement und unser psychotherapeutisches Handeln? Zum einen machen diese Ausführungen deutlich, dass Standardempfehlungen, seien sie noch so evidenzbasiert auf der Basis wissenschaftlicher Studien unter kontrollierten Bedingungen, schon bei geringen Änderungen der Ausgangsbedingungen im Alltag zu völlig verschiedenen Konsequenzen führen können (chaotische Sensitivität). Andererseits können bei definierten Prozessen ganz unterschiedliche Bedingungen herrschen und wir erhalten am Ende dennoch dasselbe Ergebnis (*Konvergenz zu einem stabilen Verhalten*).

Damit sind wir bei der Frage, ob wir Chaos *kontrollieren* können, und wenn ja, wie. Auch hier zeigt die Forschung, die sich vor allem physikalischen, chemischen, und biologischen Prozessen widmet, überraschende Parallelen zu Prozessen, die uns beim Stressmanagement und in der Psychotherapie begegnen. So lässt sich zeigen, dass selbst bei chaotisch verlaufenden Prozessen *Inseln der Ordnung* existieren, so wie wir z. B. auch im Inneren eines Orkans ruhige Zonen finden können. Das Prinzip der Kontrolle chaotischer Prozesse besteht nun darin, abzuwarten, bis der chaotische Prozess in seiner Bahn einer anderen Bahn nahekommt, die wir präferieren oder als wünschenswert ansehen. Man kann nun versuchen, durch eine geeignete »Perturbation« (Störung, Unordnung) bewusst eine Änderung der unerwünschten Bahn hin zu der erwünschten Bahn zu induzieren und so im günstigen Fall das System zu stabilisieren (Boccaletti et al. 2000). Dies entspricht dem Prinzip der Sensitivität, von dem Edward N. Lorenz sprach, als er hypothetisch davon ausging, dass ein (geeigneter) Flügelschlag eines Schmetterlings einen Tornado auch verhindern könne. Nun stellt sich für die Chaos-Forscher aber ein Problem: Wie können sie wissen, wann die Nachbarschaft einer chaotischen und unerwünschten Bahn zu einer erwünschten, periodischen bzw. stabilen Bahn erreicht ist? Und von welcher Art und

Intensität muss die Perturbation sein, um ein Einschwingen des Systems auf die neue, erwünschte Bahn zu erreichen? Analoge Fragen stellen sich auch dem Psychotherapeuten bzw. den von Stress geplagten Zeitgenossen: Wann ist eine Änderung der Überlastungssituation oder der Stressreaktion am wahrscheinlichsten, und wie bzw. in welcher Intensität muss die Intervention erfolgen, damit eine stabile Änderung der Stresssituation bzw. des Verhaltens erreicht wird? In der Chaos-Forschung nennt man das die *Frage der adäquaten Zielfindung (engl. targeting)*. Und wieder finden wir eine verblüffende Analogie zwischen dem Vorgehen bei der Erforschung klassisch naturwissenschaftlicher Prozesse einerseits und der Analyse von Verhaltensprozessen in der Psychotherapie andererseits. Diese Analogie liegt darin begründet, dass man in beiden Fällen empirisch vorgeht und sich genau ansieht, wie der jeweils individuelle Prozess abläuft. Bei physikalischen bzw. mathematischen Prozessen erstellt man hierzu eine Zeitserie zum Verlauf einer dynamisch relevanten Variablen und prüft dann experimentell, inwieweit dieser Prozess durch externe Kontrolle beeinflussbar ist. Die Erfahrungen in dieser *Zeit des Lernens* (engl. learning time) nutzt man dann, um die richtige Perturbation auszuwählen. Analog hierzu führen wir beim verhaltenstherapeutisch orientierten Stressmanagement eine hypothetische funktionale Verhaltensanalyse durch, bei der wir das Zielverhalten und dessen Abhängigkeit von äußeren Bedingungen über einige Zeit erfassen und als Grundlage für unsere Intervention benutzen.

> **Beispiel »Chaos-Prävention und der kleine Stupser in Beziehungen«:**
>
> Der kleine Stupser zur rechten Zeit, wohl dosiert und in die richtige Richtung, lässt sich auch in Partnerschaftsbeziehungen beobachten, sei es körperlich, verbal (z. B. als kleiner Hinweis) oder auf andere Weise. Er hilft uns als »Perturbation«, von einer (drohenden) chaotischen Bahn wieder zurück in geordnete Bahnen zu gelangen. Unser Partner weiß oft sehr wohl, wann solch ein Stupser angezeigt ist, verfügt er oder sie doch über ausreichende Erfahrungen im Rahmen der gemeinsamen Lernzeit, sprich Partnerschaft.

Doch die Analogie geht noch weiter, denn wir haben bei der Auswahl einer Perturbation bei mathematisch-physikalischen Prozessen zwei Möglichkeiten (Boccaletti et al. 2000).

Zum einen können wir an der *äußeren Kontrolle* ansetzen und die Art der zur Stabilisierung eines Systems erforderlichen Perturbation aus den experimentellen (gelernten) Daten herausrechnen: »Selection of the perturbation is done by means of a reconstruction from experimental data of the local linear properties of the dynamics around the desired point« (Boccaletti et al. 2000, S. 108) (»Die Auswahl der Perturbation erfolgt mittels Rekonstruktion der lokalen linearen Eigenschaften des dynamischen Verlaufs um den erwünschten Punkt herum auf der Basis der experimentellen Daten«; Übersetzung durch den Verfasser).

Zum anderen aber können wir auch an der *inneren Kontrolle* eines Systems ansetzen. So können wir z. B. bei einem System, das instabil bzw. aus einer stabilen Bahn geworfen zu werden droht, durch negative Rückkopplung des Systemverhaltens erreichen, dass es wieder in einen stabilen Zustand zurückkehrt. Hierfür brauchen wir in diesem System eine Zustandsvariable, die uns während seines Betriebs zugänglich ist und die bei einer kritischen Abweichung des Systemverhaltens von einer stabilen Bahn dafür sorgt, dass stabilisierende Perturbationen im Rahmen des Feedbacks das gefährdete System proportional zu den festgestellten Abweichungen wieder auf einen stabilen Kurs zurückführen. Mit den Worten der Autoren (Boccaletti et al. 2000, S. 108): »In some practical situations, however, it may be desirable to perform perturbations on a state variable accessible to the operator« (»In einigen Situationen jedoch mag es wünschenswert erscheinen, Perturbationen bei einer Zustandsvariable anzuwenden, die dem Systembetreiber zugänglich ist«; Übersetzung durch den Verfasser).

> **Beispiel »Auch Uhren leiden unter Stress«:**
>
> Die alten Römer hatten es nicht so leicht, pünktlich zu sein. Für die Zeitmessung wurden im Römischen Reich Sonnen- und Wasseruhren benutzt, deren Werte abgelesen und zu dem Ort gebracht werden mussten, wo sie gebraucht wurden, wozu man oft Sklaven als Kuriere einsetzte. Die Zeitmessung war relativ ungenau, aber auf Minuten oder Sekunden kam es damals wohl weniger an.
>
> Mechanische Uhren verfügen für die Zeitanzeige über Schwingsysteme mit einer Unruh und einer eingebauten Hemmung, wobei letztere wichtig ist für die »Kontrolle« der Drehfrequenz. Quarz-Uhren nutzen als Taktfrequenz die piezoelektrischen Schwingungen eines Quarzkristalls. Stimmen die Frequenzen bei diesen Uhren nicht überein mit der »echten« Referenzfrequenz (z. B. einer Atomuhr), so können immer größere Abweichungen auftreten. Deshalb ist eine *externe Kontrolle* erforderlich, bei der man z. B. die Abweichung mittels eines Drehrädchens manuell korrigiert.
>
> Auch Funkuhren sind Quarzuhren, die zusätzlich eine Antenne enthalten, mit der sie ein von einem Zeitzeichensender per Funk ausgestrahltes Zeitsignal empfangen können. Weicht der interne Zeitwert der Quarzuhr vom Wert dieses zyklisch gesendeten Zeitsignals ab, so wird nachreguliert. Diese *interne Kontrolle* und Synchronisation macht ein Eingreifen von außen nicht erforderlich, das System bleibt stabil.
>
> Auch wenn Abweichungen bei mechanischen und quarzgesteuerten Uhren nicht gleich zum Chaos führen, kann dieses Beispiel zumindest die Funktion und Bedeutung externer vs. interner Kontrolle in Systemen illustrieren.
>
> Doch selbst Funkuhren können unter »Stress« kommen: Zum einen führt der gesteigerte Komfortbedarf an Bedienung und Zusatzfunktionen zu komplexerer Software, was zu mehr Fehlermöglichkeiten führt. Zum anderen werden diese Uhren immer mehr in Umgebungen mit hohem Störpegel eingesetzt, was eine Verschlechterung der Empfangsverhältnisse und vermehrt EMV-Probleme (Elektromagnetische Verträglichkeit) zur Folge hat (Mohr und Schubert 2000).

Solche abstrakte chaostheoretische Aussagen von Physikern und technische Beispiele können einen lebensnah orientieren Psychotherapeuten wahrlich verschrecken. Deshalb rasch zurück zu unserem stressgeplagten Klienten, der neben der Spur (bzw. auf einer chaotischen Bahn) läuft und sich in einem verzweifelten Anspannungszustand befindet. Wir können externe Kontrolle anwenden, z. B. ihn in eine ruhige Umgebung bringen, mit ruhigen Worten zu ihm sprechen, ihm die Hand halten oder sonst wie beruhigend auf ihn einwirken. Oder aber wir können seinen inneren Zustand beeinflussen, indem wir ihn Achtsamkeit und systematische Entspannung lehren, so dass er destabilisierende Anspannungen rechtzeitig bemerkt und durch gezielte und dosierte Entspannung wieder selbst ein stabiles Niveau erreichen kann. Noch schneller, aber weniger nachhaltig geht es, indem wir ihm ein Beruhigungsmittel geben, das ihn wieder in die Lage versetzt, ruhiger zu reagieren.

Natürlich haben wir unter Alltagsbedingungen nicht die Möglichkeit, in exakt gleicher und quantifizierbarer Weise dynamische Prozesse so zu analysieren und zu beeinflussen, wie dies mathematisch oder physikalisch möglich ist. Doch helfen uns diese qualitativen, prinzipiellen Vergleiche und Analogien bei unserem Bemühen, einerseits psychologische Gesetzmäßigkeiten des Lernens und Verhaltens systematisch zu erforschen, evidenzbasiert zu formulieren und schließlich anzuwenden (z. B. unter Verwendung des unten dargestellten SORKC-Schemas), andererseits aber die Besonderheiten des individuellen Einzelfalls und die mögliche Sensitivität dynamischer Prozesse gegenüber leicht veränderten Ausgangsbedingungen zu berücksichtigen. Die große Bedeutung, die bei chaotischen Prozessen den Anfangsbedingungen und der Lerngeschichte beigemessen wird, kann uns in analoger Weise verdeutlichen, wie wichtig die situativen Ausgangsbedingungen und die Lerngeschichte einer bestimmten Person für ihr Verhalten-in-einer-Situation sein können und welche Möglichkeiten der Einflussnahme wir haben.

Die vorherigen Ausführungen machen deutlich, warum wir unser verhaltenstherapeutisch orientiertes Stressmanagement nicht als manualisierte Rezeptsammlung verstehen, sondern eher als wissenschaftlich basierten, für die Praxis im Einzelfall jedoch flexibel handzuhabenden *Werkzeugkoffer* zur *Analyse individueller Stressprozesse eines Menschen in seiner Alltagswelt*. Je differenzierter, erfahrungsgeleiteter und enger an dieser Alltagswelt orientiert wir dabei vorgehen, umso eher werden wir bei der Zielfindung dessen, was wir ändern wollen und können, erfolgreich sein. Letztlich steht unser aller Handeln stets unter dem Vorbehalt, dass die Annahmen und Modelle für unsere Interventionen eine hinreichend genaue Abbildung der Wirklichkeit darstellen und unsere Hypothesen richtig sind. Bewusst sollte uns auch sein, dass bereits kleine Abweichungen entscheidend sein können. Der Weg von der Ordnung zum Chaos ist manchmal nicht weit. Glücklicherweise gilt auch das Umgekehrte sowie die Tatsache, dass viele Prozesse trotz unterschiedlichster Ausgangsbedingungen auf stabile Endzustände konvergieren, die sich im besten Fall mit unseren psychotherapeutischen oder Stressmanagement-Zielen decken.

Zusammenfassung

1. »Stress« ist ein Ungleichgewicht in einem System, auf das Anforderungen einwirken und dessen Bewältigungsmöglichkeiten nicht ausreichen, um angesichts dieser Einwirkungen und Belastungen seine Stabilität bzw. Funktionalität aufrecht zu erhalten.

2. Im »Relationalen Stress-Modell« (RSM) wird Stress als Störung und Bedrohung des Gleichgewichts einer Person (allgemein: eines Systems) aufgefasst und im Rahmen einer funktionalen Verhaltensanalyse beschrieben. Aus den Ergebnissen dieser Analyse werden Hypothesen abgeleitet, welche Interventionen für das Stressmanagement im Rahmen einer Verhaltensmodifikation oder Verhaltenstherapie indiziert sind.
3. Verhalten ist immer »Verhalten-einer-Person-in-einer-Situation«.
4. »Burnout« ist ein Sonderfall von Stress mit besonderen (zusätzlichen) Charakteristika.
5. Bei Prozessen, sei es in der Natur, in sozialen Institutionen oder im individuellen Verhalten, hat »Kontrolle« eine zentrale Bedeutung.
6. Unter experimentellen Bedingungen strebt man hierfür die Reduktion prozesswirksamer Bedingungen auf ein Minimum bzw. auf definierte Variablen an.
7. In der natürlichen bzw. kulturell und industriell geprägten Lebenswelt herrscht dagegen eine Vielfalt unterschiedlichster Einflussbedingungen für physikalische, soziale und individuelle Verhaltensprozesse, die unser Wohlbefinden oder unser Stresserleben bestimmen können.
8. Nichtlineare, dynamische Prozesse in der unbelebten und belebten Natur können äußerst sensitiv auf Änderungen in den Ausgangsbedingungen reagieren und einen instabilen, chaotischen Verlauf nehmen (Schmetterlings-Effekt).
9. Andererseits können dynamische Prozesse, die sich in ihren Ausgangsbedingungen wesentlich unterscheiden, zum gleichen stabilen Endzustand führen (Konvergenz).
10. Dynamische mathematisch-physikalische, chemische und biologische Prozesse zeigen in ihrem Verhalten Muster und Prinzipien, wie wir sie auch bei individuellen und sozialen Verhaltensprozessen finden können, so auch beim Stressmanagement und bei psychotherapeutischen Prozessen.
11. Chaos und Ordnung liegen oft nahe beieinander. Dies ist für Verhalten unter Stressbedingungen und bei psychischen Störungen ein Risiko, allerdings auch eine Chance für Interventionen beim Stressmanagement oder in der Psychotherapie, wenn man maßgebliche Wirkfaktoren, seien diese in der Situation oder im Zustand der Betroffenen begründet, gezielt beeinflussen kann.
12. Dabei ist die individuelle Lerngeschichte von zentraler Bedeutung. In ihr spiegeln sich die deterministischen Gesetzmäßigkeiten des Verhaltens ebenso wieder wie die spezifischen Ausgangs- und Verlaufsbedingungen. Sie hilft uns auch, die Einzigartigkeit eines einzelnen Menschen und seines Verhaltens besser zu verstehen.

2 Grundlagen

2.1 »Stress« – Geschichte und Bedeutung eines Begriffs

»Stress« gibt es nicht nur bei uns Menschen. So monieren wir mit Recht den Stress, dem unsere Mitgeschöpfe in Schlachtbetrieben und in nicht artgerechten Lagerhaltungen ausgesetzt sind. Auch Pflanzen leiden unter Stress, was sich in offenem »Verhalten« wie Wachstum und Vermehrung bis hinunter zu molekularen Reaktionen ausdrücken kann.

Im deutschen Sprachraum verwenden wir den aus dem Angelsächsischen stammenden Begriff »Stress« häufig bei der Beschreibung *biologischer* Systeme, vor allem in Bezug auf Überlastungssituationen und -reaktionen beim Menschen. Doch ist dieser Begriff auch auf *unbelebte Materie* und frühe Formen des Lebens anwendbar, wenn man die Frage von Strukturen und deren Stabilität unter Belastung naturgeschichtlich und evolutionär behandelt.

So zeigt sich in unserer Erdgeschichte, dass selbst das, was uns phänomenologisch als starre, feste, fast unveränderliche Strukturen erscheint (z. B. Gebirge, Kontinente), einem steten Wandel als Reaktion auf Belastungen unterliegt (z. B. Kontinentaldrift), auch wenn die Kräfte, die dabei wirken, oft nicht völlig aufgeklärt sind.

Auch die von Menschenhand geschaffenen *Bauten und Konstruktionen*, von Handwerkern und Baumeistern mit Geschick auf der Basis von Erfahrungsregeln und oft ohne explizites Wissen um die maßgeblichen physikalischen Gesetze erstellt, zeugen von »Bewegung« im Sinne von Reaktionen auf Belastungen, die mit Begriffen wie »Spannung«, »Dehnung« und »Elastizitätsmodul« beschrieben werden können. Bereits Leonardo da Vinci und Galilei untersuchten wissenschaftlich die Belastbarkeit von Balken, Bändern, Säulen oder Stäben. Dass »feste« Materialien auf äußere Kräfte adaptiv reagieren können und »elastisch« sind, wurde im 17. Jahrhundert als »*Hookesches Gesetz*« formuliert. Dass es sinnvoll sein kann, bei der Frage der Belastbarkeit nicht nur das jeweilige Material zu betrachten, sondern auch den Einfluss der jeweiligen Struktur, war ein weiterer Fortschritt, ebenso wie die Betrachtung unterschiedlicher Kräfte, die auf ein Material bzw. eine Struktur wirken können, z. B. Druck-, Zug- und Scherungskräfte. Dabei wurden bzw. werden Begriffe aus dem Englischen verwendet, die wir auch heute noch benutzen. So bezieht sich der englische Begriff »*Stress*« auf »Spannung« (auch auf Bruchspannung) und der englische Begriff »*Strain*« auf »Dehnung« (Gordon 1989, Rossmann und Dym 2009).

Die Natur hat immer schon vor dem Problem gestanden, »*belastbare*« *Strukturen* zu entwickeln. Schon die primitivsten Einzeller standen vor der Herausforderung, ihr inneres Milieu durch eine Zellwand zu schützen, die einerseits widerstandsfähig gegenüber Einwirkungen von außen sein musste, andererseits flexibel und kompatibel mit Zellteilungsprozessen. In der stammesgeschichtlichen Evolution stellten ständig neue Situationen auch stets neue Anforderungen an die Entwicklung von Strukturen, die auf die Bewältigung eben dieser Anforderungen angepasst waren, wobei sich in biologischen Systemen die Entwicklung weicher, dehnfähiger Strukturen oft als die bessere Alternative erwies im Vergleich zu den stählernen Strukturen, die wir bei unbelebten Systemen mit Stabilität verbinden.

Die Dynamik bei der Aufrechterhaltung eines *Fließ-Gleichgewichts* biologischer Prozesse geht natürlich über die Frage der strukturellen Stabilität unter Belastung hinaus. Diese Dynamik zeigt sich bereits bei dem o. g. Einzeller und setzt sich fort bis zu den am weitesten entwickelten Lebewesen. Basierend auf Vorarbeiten, z. B. von *Claude Bernard* (1813–1878), führte *Walter Cannon* (1932, 1935) den Begriff bzw. das Konzept der »Homöostase« ein, um damit die Aufrechterhaltung eines Gleichgewichtszustands in einem offenen dynamischen System durch interne Regelungsprozesse zu beschreiben (Cooper 2008). Viele biologische Subsysteme unseres Körpers wie das Herz-Kreislauf-System (z. B. Blutdruck) oder das hormonelle System (z. B. Blutzuckerspiegel) können als Ausdruck einer homöostatischen Selbstregulation angesehen werden. Auch auf der Ebene beobachtbaren Verhaltens werden wir im Rahmen unseres Stressmanagement-Programms auf Prinzipien der Selbstregulation eingehen, wobei wir dann eher von »Selbstkontrolle« (im Sinne von selbstkontrollierendem Verhalten) sprechen. Wie wir sehen werden, ist auch hier das Gleichgewicht bzw. die Balance wichtig, was ansprechende Zielformulierungen in der Literatur wie »Work-Life-Balance« belegen. Natürlich lassen sich solche modernen Formulierungen heutzutage wohl besser vermarkten als z. B. ein Titel wie »Leben in Homöostase«.

Kritik am Homöostase-Konzept, allerdings aufgrund einer wohl zu engen Interpretation, kam von P. Sterling (2012, 2020), der das Homöostase-Konzept Bernards als unvereinbar ansah mit der Evolutionstheorie Darwins zur »Fitness« (engl.), d. h. zur Anpassung oder Adaptation eines Individuums oder einer Spezies an seine Umwelt: »Thus, in accepting Darwin's theory, one must logically reject Bernard's« (Schulkin und Sterling 2019, S. 740). Sein Konzept der »Allostase« (engl.: stability through change) versteht er als Ergänzung zu dem der Homöostase, um adaptive Anpassungsreaktionen an aktuelle und künftige Anforderungssituationen besser beschreiben zu können. Dabei schrieb er dem Gehirn eine zentrale Funktion zu, v. a. für die vorwärts gerichtete Regulation hinsichtlich künftiger Anforderungen (»brain-centered feed-forward regulation« bzw. »predictive control«) (Schulkin und Sterling 2019, S. 741).

Einen umfassenderen Ansatz entwickelte Ludwig von Bertalanffy mit seiner Allgemeinen Systemtheorie (Bertalanffy 1972, 1976; Hammond 2003). Als Biologe lehnte er eine reduktionistische Sichtweise der Naturwissenschaft ab und sah auch Darwins Evolutionstheorie nicht als ausreichend an, um die Entstehung lebender Organismen auf der Basis zufälliger Mutationen und natürlicher Selektion hinreichend zu erklären. Stattdessen orientierte er sich an der bekannten Aussage von

Aristoteles, dass das Ganze mehr sei als die Summe seiner Teile, und fasste den lebenden Organismus als »Gestalt« im Sinne der Gestalt-Theorie und der Gestalt-Psychologie auf. Dabei sah er die gesamte Natur, von den subatomaren Elementarteilchen bis hin zur belebten Natur und zur Biosphäre, als ein Kontinuum hierarchisch geordneter System- und Organisationsebenen an, bei dem jede Einheit zugleich ein Ganzes und ein Teil eines übergeordneten Systems ist. Mit ansteigender Komplexität verfügt das Ganze auf jeder Organisationsebene über jeweils eigene Systemeigenschaften, die sich nicht auf die Eigenschaften seiner isolierten Elemente reduzieren lassen. Dieses Prinzip war auch schon in früheren Theorien unter dem Begriff »Emergenz« (lat. emergere = auftauchen, zum Vorschein kommen, sich zeigen) beschrieben worden. Von Bertalanffy verstand die Allgemeine Systemtheorie eher als ein neues Paradigma zur Betrachtung der Welt, zusammen mit vielen anderen ähnlichen Ansätzen wie Kybernetik, Synergetik oder Chaos-Theorie. Zu den Trends dieser offenen Menge verschiedener Ansätze gehören neben der Systemwissenschaft und mathematischen Systemtheorie die Systemtechnologie sowie die Systemphilosophie. Von Bertalanffy selbst beschäftigte sich vor allem mit der dynamischen Systemtheorie, die offene und lebendige Systeme untersucht, wobei er den Begriff des »Fließgleichgewichts« einführte.

In wohl kaum einem wissenschaftlich orientierten Werk zu Stress wird der Name *Hans Selye* unerwähnt bleiben. Selye (1936, 1978, 1984) hat im Rahmen einer biologisch orientierten *Stresstheorie* auf wissenschaftlicher Ebene die allgemeinen und unspezifischen Reaktionsmuster eines Organismus auf schädliche Reize bzw. Einflüsse beschrieben, vor allem im Hinblick auf das neuroendokrine System, und auch im Hinblick auf Entwicklungs- und Phasen-Verläufe. Sein »Allgemeines Adaptationssyndrom« (engl. General Adaptation Syndrome, GAS) beschreibt als erste Stressreaktion die sog. »*Alarmreaktion*«, gefolgt vom »*Widerstandsstadium*« und schließlich von der »*Erschöpfungsphase*«. Darüber hinaus hat er seine Betrachtungen auf die gesamte Medizin ausgeweitet, indem er *Stress* als gemeinsamen Nenner biologischer Aktivität auffasste, und zwar als »die unspezifische Reaktion des Körpers auf jede Art von Anforderung« (Selye 1984, S. 93). Dabei unterschied er »*Hyperstress*« (übermäßigen Stress) von »*Hypostress*« (zu geringem Stress), denen er gleichermaßen destruktive Kräfte attestierte, sowie weiterhin »*Eustress*« (guten Stress), den es zu genießen gilt, von »*Distress*« (schlechtem Stress), den es gering zu halten gilt (Selye 1984, S. 127). Stressbedingte Störungsbilder bei seinen Versuchstieren bezeichnete er als »*Stresskrankheiten*« oder »Anpassungs*krankheiten*« (Selye 1984, S. 96). Dabei blieb er nicht stehen, sondern zog auch philosophische Folgerungen aus seinen Arbeiten und äußerte sich zu grundlegenden Fragen der Lebensführung (Selye 1984).

> **Leitsatz »Sonnenuhr«:**
>
> Zu der Tatsache, dass es ihm gelang, aus dem Auf und Ab des Lebens unbeschadet hervorzugehen, merkte Hans Selye (1984, S. 16) an:
> »Ich befolge eine alte österreichische Bauernregel:
> *Mach es wie die Sonnenuhr,*
> *zähl die heiter'n Stunden nur!*«

Von der Vielzahl stresstheoretischer Ansätze mit verhaltenspsychologischer Perspektive seien beispielhaft noch die Ansätze von Lazarus sowie von Meichenbaum aufgeführt, da diese einen engen Bezug zur Verhaltenstherapie aufweisen.

Lazarus vertrat ein *psychologisches Stressmodell* und hob dabei besonders die Funktion der kognitiven *Einschätzung* und *Bewertung* (engl. appraisal) von Stresssituationen hervor sowie die damit einhergehenden *Emotionen*. Des Weiteren stellte er die große Bedeutung der *Stressbewältigung* (engl. coping) heraus, insbesondere als Schutz vor Kontrollverlust und der Entwicklung einer psychischen Störung. Dabei war er sehr an den Auswirkungen alltäglicher Stresssituationen interessiert und übertrug seine Forschungen zu Stress und Coping vom Labor auf das Feld, d. h. auf die realen Lebensbedingungen. Insbesondere sein »*transaktionaler Ansatz*«, in dem er die Wechselwirkung zwischen der Situation und der Person bei der Betrachtung von Stress hervorhob, fand große Beachtung (Lazarus 1966, 1991, 1997, 1999, 2000; Lazarus und Folkman 1984).

Zugleich betonte Lazarus (1997, 2000) auch die Grenzen einer experimentellwissenschaftlichen Betrachtungsweise in der Feldforschung (im Vergleich zur Laborforschung) und sprach sich zur Erforschung von Stress und Coping für den Einsatz einer breiten Palette an Forschungsdesigns aus, darunter auch naturalistische Langzeit- und Einzelfallstudien.

Meichenbaum, ein amerikanischer Psychotherapeut und Verhaltenstherapeut, dessen Ideen auch die Entwicklung der kognitiven Verhaltenstherapie und Verhaltensmodifikation beeinflussten, entwickelte ein Interventionsprogramm zu Stress, das sog. »Stressimpfungstraining« (Meichenbaum 1985), das auch im deutschen Sprachraum Verbreitung fand (Meichenbaum 2012a). Dabei legte er Wert auf das frühzeitige Erkennen von Stresssituationen und schloss in seine Bewältigungsstrategien neben Entspannung und Reizkonfrontation in der Realität viele kognitive Ansätze (z. B. kognitive Umstrukturierung) ein. Die Breite seines kognitiv-therapeutischen Ansatzes deckt auch die Behandlung von Patienten mit *posttraumatischer Belastungsstörung* ab, wobei er einen konstruktiv-narrativen Ansatz vertritt, um Patienten von einer Perspektive des Opfers zu einer Perspektive des Überlebenden zu bewegen (Meichenbaum 1999). Auf dem Hintergrund seiner Arbeiten zur Gewaltprävention und seiner Erfahrungen mit traumatisierten Patienten im militärischen sowie im privaten Bereich widmete er sich immer mehr Fragen der Resilienz und entwickelte einen Leitfaden für Traumaopfer und deren Angehörige. Dabei ermutigt er seine Leser zur Entwicklung eines Werkzeugkoffers für resilienzfördernde Verhaltenskompetenzen, um in sechs Bereichen Fitness zu erreichen: körperlich, interpersonell, emotional, kognitiv, verhaltensmäßig und spirituell (Meichenbaum 2012b).

Auch andere Stresstheorien legen den Fokus auf persönliche Ressourcen, z. B. das salutogenetische *Modell der Gesundheit* (Antonovsky 1979), das Modell der Widerstandsfähigkeit (engl. hardiness) (Kobasa 1979) oder die Theorie der Ressourcenerhaltung (engl. conservation of resources theory) (Hobfoll 1989).

Prinzipiell lassen sich alle hier und im Weiteren angesprochenen Stress-, Ressourcen- und Coping-Theorien mit dem hier beschriebenen Relationalen Stress-Modell vereinbaren bzw. darauf abbilden. Hierbei kann man sich für die Hypothesenbildung im Einzelfall durchaus an diesen Theorien orientieren, vor allem wenn sie manche Komponenten und funktionalen Zusammenhänge detailliert und systematisch beschreiben.

2.2 »Burnout« – wenn das Feuer erloschen ist

Das »*Ausgebranntsein*« (engl. Burnout) von Menschen in bestimmten Lebenssituationen findet in der Literatur seinen Niederschlag in zahlreichen Beschreibungen. Einer der am häufigsten zitierten Autoren hinsichtlich der Einführung und Verwendung dieses Begriffs ist *Herbert J. Freudenberger*, der hierfür auch ein *Phasenmodell* entwickelt hat (Freudenberger 1974, Freudenberger und Richelson 1980).

Eine verbindliche, allgemein und wissenschaftlich akzeptierte bzw. international definierte *Definition* des im Umgangssprachlichen sehr populären Begriffs »Burnout« gibt es nicht (Kaschka et al. 2011). Ursprünglich diente dieser Begriff der Beschreibung von emotionalen Erschöpfungssyndromen, begleitet von deutlich verminderter Leistungsbereitschaft bzw. -fähigkeit, bis hin zu Depersonalisation und anderen Zeichen einer psychischen Destabilisierung. Besonders Menschen in Hilfeberufen bzw. Ehrenamtliche mit diesbezüglich hohem Engagement wurden als gefährdet angesehen. Dies fand seinen Niederschlag in populären Umschreibungen wie »Nur wer brennt, kann auch ausbrennen!«. Ein semantisch ähnliches Konzept verbirgt sich auch unter anderen Begriffen, wie das sog. »*Helfer-Syndrom*«. Wie viele Konzepte erfuhr auch der Begriff »Burnout« im Laufe der Zeit eine Bedeutungsausweitung und wird heute nicht selten im Zusammenhang mit gesellschaftlichen Entwicklungen wie zunehmenden Arbeitsanforderungen, wachsender Konkurrenz, bzw. sozialem Druck in vielen Lebensbereichen, gebraucht, in deren Rahmen sich Menschen zunehmend bemühen (müssen), diesen Anforderungen gerecht zu werden. Auf der Seite der Betroffenen werden neben der bereits angesprochenen Helfer-Orientierung und einem starken oder übermäßigen Engagement oder Ehrgeiz oft auch unrealistische Zielsetzungen angeführt, deren Verfolgen die persönlichen Ressourcen dieser Personen überfordert.

Neben zahlreichen populären Darstellungen und Fallbeschreibungen gab es auch wissenschaftliche Ansätze, das Konstrukt »Burnout« diagnostisch zu erfassen, z. B. mittels standardisierter Verfahren wie dem *Maslach Burnout Inventory, MBI* (Maslach et al. 1996, 2001, 2009). Für Therapeuten und Ärzte ist es wichtig, Menschen mit »Burnout« einer sorgfältigen klinisch-psychologischen bzw. psychiatrischen Diagnostik zuzuführen, da sich hinter diesem Begriff nicht selten eine definierte psychische Störung (nach ICD-10 oder DSM-5) verbergen kann, v. a. Formen einer Depression. Kann man im Rahmen einer solchen klinischen Diagnostik keine Diagnose stellen, so bleibt im Rahmen der Internationalen Klassifikation psychischer Störungen (ICD-10) die Möglichkeit, den mit Burnout bezeichneten *Zustand* »*der totalen Erschöpfung*« nicht als eigenständige Diagnose, sondern als Problem mit Bezug auf Schwierigkeiten bei der Lebensbewältigung zu klassifizieren (ICD-10: Z73.0), wobei hierfür eindeutige klassifikatorische Kriterien nicht definiert sind. Im Entwurf der Weltgesundheitsorganisation WHO (2020) für die ICD-11 wird Burnout (ICD-11: QD85) als Syndrom aufgefasst, als Folge von chronischem Stress am Arbeitsplatz, der nicht erfolgreich bewältigt werden konnte. Im Diagnostic and Statistical Manual of Mental Disorders (DSM-5) der American Psychiatric Association (2013) ist Burnout nicht als eigenständige Krankheit codiert. Doch auch im amerikanischen Raum wird bei der Diskussion über das Burnoutsyndrom die Bedeutung von chronischem Stress bei der Arbeit hervorgehoben (Bianchi et al. 2015).

In unserem universalen Ansatz werden wir Burnout als eine *Sonderform von Stress* betrachten, deren Erscheinungsform als »Verhalten-in-einer-Situation« nicht selten als Endstrecke einer langen persönlichen Entwicklung, z. B. vom Engagement bis hin zur Erschöpfung, auftritt und eng mit der jeweiligen Lebenssituation und Lebensführung verbunden ist. Oder anders ausgedrückt: Wir verstehen »Burnout« als ein Konstrukt, das im Rahmen unseres universalen Ansatzes einer Präzisierung und Operationalisierung bedarf, z. B. im Rahmen einer funktionalen Verhaltensanalyse bei einer bestimmten Person in einer bestimmten Lebenssituation.

2.3 »Stress« und »Burnout« – aus lernpsychologischer Sicht

Bevor wir zur Diagnostik und Praxis des Stressmanagements kommen, betrachten wir zunächst die lernpsychologische Perspektive von Stress und Burnout. Dabei behalten wir im Rahmen eines Verhalten-einer-Person-in-einer-Situation-Ansatzes immer alle Ansatzpunkte für das Stressmanagement im Blick.

2.3.1 Stress

Die *Aufrechterhaltung eines (biologischen) Gleichgewichts* ist für alle Lebewesen von zentraler Bedeutung. Im weiteren Sinne gilt dies auch für soziale Systeme wie Gemeinschaften und Kulturen.

Auch aus lernpsychologischer Sicht geht es beim Erwerb und bei der Aufrechterhaltung von *Verhalten* stets darum, den *Organismus im Gleichgewicht mit den Anforderungen aus seiner Umgebung* zu halten. Dies gilt bereits für unsere vorgeburtliche Entwicklung in der intra-uterinen Umgebung. Mit einer völlig neuen Umgebung werden wir dann durch den Geburtsprozess konfrontiert. Haben wir das Kleinkindalter hinter uns, so warten in neuen sozialen Umgebungen wie Kindergarten und Vorschule neue Herausforderungen auf uns. Auch das weitere Leben, von der Schule über Lehre, Ausbildung, Studium usw. bis hin zur konkreten beruflichen Tätigkeit, kann als fortwährend existenzsicherndes Verhalten in aufeinander folgenden Lebenssituationen interpretiert werden, das unsere biologischen und kulturellen Bedürfnisse zu befriedigen hilft. Natürlich können wir ein solch »allgemeines« Verhalten, das sich über lange Zeiträume und viele unterschiedliche

(Lebens-)Situationen erstreckt, nicht zum direkten Ziel unseres Stressmanagement-Programms machen. Wir können aber die jeweiligen *Lebenssituationen und die mit diesen verbundenen Verhaltensanforderungen* betrachten, z. B. aus einer entwicklungspsychologischen Perspektive, und dabei analysieren, wie wir es jeweils schaffen, mit diesen Anforderungen zurecht zu kommen und im Gleichgewicht zu bleiben. Auch dieses Prinzip gilt nicht nur für uns Menschen oder allgemein für biologische Systeme, sondern auch für technische Systeme. So spricht man in der Computerwissenschaft von sog. »Skalierbarkeit«, wenn man die Fähigkeit eines Systems beschreibt, sich wachsenden Ansprüchen an die Leistungsfähigkeit anzupassen, sei es hardware- oder softwaremäßig. Dabei kann man sogar einen sog. »Skalierbarkeits*faktor*« bestimmen, der das Verhältnis von zusätzlicher Leistung zu zusätzlich eingesetzten Ressourcen beschreibt. Auch menschliches Verhalten in seiner Entwicklung kann als »skalierbar« angesehen werden, z. B. bezüglich des schulischen und beruflichen Werdegangs, da viele Etappen einer Beschreibung, auch im Rahmen einer funktionalen Verhaltensanalyse (siehe unten), zugänglich sind.

> **»Wachstum und die Skalierungsfalle«**
>
> Nicht nur wir selbst wachsen, sondern auch viele Systeme, denen wir im Laufe unseres Lebens angehören. Und überall lauern dabei Skalierungsfallen.
>
> Sobald wir z. B. krabbeln können, erobern wir ein Stück mehr Welt, begegnen aber auch mehr potenziellen Gefahren, z. B. wenn wir eine Treppe hinunterpurzeln. Steigen wir als Single in eine Partnerschaft ein oder gründen wir gar eine Familie, müssen wir uns bei diesem »Wachstum« mit allen möglichen Skalierungsfallen des Beziehungs- und Familienstresses herumschlagen.
>
> Nehmen wir einen Partner in unsere Firma oder Praxis auf oder gehen wir vom Familienunternehmen über in ein börsennotiertes Aktienunternehmen, sind zahlreiche Anpassungen unseres Verhaltens und die aktive Gestaltung neuer Rahmenbedingungen erforderlich. Gleiches gilt für einen Sportverein, der von der Amateur- in die Profiliga aufsteigt und sich vielfältigen Skalierungsaufgaben gegenübersieht.
>
> Skalierungsfallen lauern auch beim globalen Wachstum, wie uns Ökokatastrophen, Klimawandel und Pandemien zeigen.

Die Gefahr bei Skalierungsfallen besteht darin, dass die Stressfolgen eines bestimmten Verhaltens zunächst gar nicht unbedingt sichtbar werden, ja sogar mit Vorteilen verbunden sein können. Erst ab einer bestimmten Größenordnung »kippt« das System, indem sich zunächst positive Folgen in negative Folgen umkehren.

> **Beispiel »Wirtschaftswachstum und Gewichtszunahme«:**
>
> In den Nachkriegsjahren nach dem 2. Weltkrieg entwickelte sich im Rahmen des »Wirtschaftswunders« aus der anfänglichen Warenknappheit und der Hungersnot ein Überangebot an Waren und an Nahrungsmitteln, was von vielen Men-

schen der damaligen Generation zunächst positiv aufgenommen wurde. Erst später wurde deutlich, dass wachsende Müllberge, wachsende Umweltverschmutzung und das Breitenwachstum der Bürger mit Gewichtszunahme und vermehrten Zivilisationskrankheiten negative Folgen dieses Wirtschaftswachstums (im Sinne kollektiven wirtschaftlichen Verhaltens) waren.

Erforderliche Verhaltensänderungen zur Stressprävention und zum Stressmanagement werden dann erschwert, wenn das letztlich dysfunktionale Verhalten bereits über Jahrhunderte und Jahrtausende bestanden hat und somit über Generationen hinweg als selbstverständlich oder »natürlich« galt.

Beispiel »Umweltsünder in prähistorischen Zeiten«:

Die Alpenlandschaft mit ihren idyllischen Weideflächen, Bergwäldern und Bächen erscheint vielen von uns als ein Beispiel unberührter Natur, die man kaum in Verbindung bringen möchte mit Umweltzerstörung. Doch deuten archäologische Funde und die Rekonstruktion prähistorischer Siedlungsverhältnisse wie die im Montafon darauf hin, dass bereits in der vorchristlichen Bronze- und Eisenzeit der Mensch durch ausgedehnten Bergbau und großflächige Brandrodung Raubbau an der Natur betrieb und massive Landschaftsveränderungen verursachte. Doch nicht nur die Natur, sondern auch der Mensch selbst war von den Stressfolgen betroffen, indem z. B. Hänge abrutschten und Siedlungen unter sich begruben (Krause 2015).

Wandern Umweltverschmutzung und Umweltzerstörung von der lokalen Ebene auf die globale Skalierungsebene, kann es beim Stressmanagement zu einem Wettlauf mit der Zeit kommen, ob das System noch rechtzeitig sein Verhalten ändern und gegensteuern bzw. überleben kann.

»**Artensterben**«:
»Werden die Menschen Opfer ihres eigenen Massenaussterbens werden?«
»Ich möchte nicht behaupten, dass wir den Verlust von sehr vielen Arten nicht überleben können. Wir haben bereits bewiesen, dass wir dazu in der Lage sind. Wir sind sehr anpassungsfähig. Die Sache ist jedoch: Das möchten Sie gar nicht herausfinden.«
Elizabeth Kolbert, Pulitzer-Preisträgerin 2017 in der Kategorie Sachbuch, im Interview mit Nadia Drake (2017).

Der größte Teil unseres Verhaltens zur Bewältigung externer Anforderungen wurde bereits in grauer Vorzeit im Rahmen der stammesgeschichtlichen *Evolution* »programmiert«, sprich genetisch fixiert. So wissen wir, dass die Vielzahl unserer körperlichen Funktionen zur Aufrechterhaltung unseres Lebens *autoregulativ* ablaufen, ohne dass wir diese bewusst steuern oder gar die zugrundeliegenden Mechanismen kennen. Und selbst in unserer frühen Lerngeschichte vor der Geburt und nach der Geburt entwickeln wir uns in unserer intrauterinen und später externen Umgebung so, dass die notwendigen *adaptiven Entwicklungsprozesse* nahezu gesetzmäßig ablaufen. Die wenigsten von uns werden sich noch im Detail daran erinnern, wie sie den

Anforderungen und Fallstricken der Schwerkraft getrotzt haben, als sie laufen lernten. Und doch: In der Regel haben wir es alle geschafft, in den meisten Fällen sogar ohne (bewussten) Stress.

Dies Prinzip gilt für unseren gesamten Lebenszyklus, den wir als eine Abfolge verschiedenster Entwicklungen auffassen können. Manche Entwicklungen laufen gesetzmäßig und mehr oder minder vorhersehbar ab, z. B. Älterwerden mit phasenhaften Änderungen im Hormonhaushalt (Pubertät, Menopause), andere Entwicklungen dagegen sind zeitlich und situativ nicht oder nur bedingt vorhersehbar, z. B. Stufen der beruflichen Karriere, oder die Entwicklung sozialer Beziehungen inklusive Partnerschaft, Elternschaft und Familie usw. Viele, wenn nicht gar die meisten, dieser Entwicklungen sind mit bestimmten Anforderungen verbunden, die wir hier zusammengefasst als »*Entwicklungsaufgaben*« bezeichnen wollen. Wenn diese Entwicklungsaufgaben prinzipiell jeden Menschen betreffen (z. B. Älterwerden, auch im Rahmen verschiedener Phasen), sprechen wir von »*universellen*« Entwicklungsaufgaben. Betreffen diese Entwicklungsaufgaben nur einen einzigen oder relativ wenige Menschen, so können wir sie »*singulär*« nennen. Dazwischen liegen die »*spezifischen*« Entwicklungsaufgaben, die Menschen mit spezifischen Eigenschaften (personen-spezifisch) betreffen oder aber Entwicklungsaufgaben, die sich aus den Anforderungen spezifischer Situationen (situations-spezifisch) ergeben.

Stress bei singulären Entwicklungsaufgaben lässt sich durch eine individuelle Einzelintervention oder -therapie angehen. Bei spezifischen Entwicklungsaufgaben können wir dagegen Personen mit ähnlichen Eigenschaften (z. B. Perfektionisten, ängstlich-vermeidende Personen) oder Personen, die in ähnlichen Situationen leben (z. B. alleinstehende Mütter/Väter, Arbeitslose, Flüchtlinge) zu einer Gruppe zusammenfassen, was den Vorteil bietet, dass die Gruppe selbst als »Lernumgebung« mit den Möglichkeiten zum »Lernen am Modell« bzw. Lernen vom Anderen dienen kann.

Der *Umgang mit Anforderungen und Belastungen* ist eine *kontinuierliche Lebens- und Entwicklungsaufgabe*, bei der es jederzeit, oft jedoch in Phasen oder bei Veränderungen (der Person oder der Situation) zu einem Ungleichgewicht kommen kann, bei dem die vorhandenen Möglichkeiten der Person nicht ausreichen, um ihr Gleichgewicht aufrechtzuerhalten oder wiederherzustellen.

Auch den Begriff »Gleichgewicht« oder Balance verstehen wir im Rahmen unseres Verhalten-in-einer-Situation-Modells. Unser »*inneres Gleichgewicht*« bezieht sich auf die körperlichen Prozesse und Reaktionen, die die Funktionsfähigkeit unseres Organismus aufrechterhalten, sowie auf unsere privaten, nur uns selbst unmittelbar zugänglichen Prozesse und Reaktionen, seien diese kognitiv (z. B. Denken) oder emotional (z. B. Stimmungen, Gefühle). Unser offenes Verhalten rechnen wir dagegen zum »*äußeren Gleichgewicht*«, da es unmittelbar mit der äußeren Situation selbst verbunden ist. Der Unterschied ist nur graduell, da wir uns auch imaginativ oder, mit technischen Mitteln, in virtuellen Welten »verhalten« können. Es kann aber aus praktischer Sicht sinnvoll sein, zwischen einem »inneren Gleichgewicht« (z. B. emotionale Ausgeglichenheit) und einem äußeren Gleichgewicht (z. B. erfolgreiche Bewältigung einer Arbeitsaufgabe oder einer sportlichen Herausforderung) zu unterscheiden.

Der Fokus dieses Ansatzes liegt auf einem *personen-* oder zumindest *gruppenbezogenen Stressmanagement*. Gleichwohl werden wir auch größere Gemeinschaften und deren Entwicklung betrachten, da sich Wachstum, Globalisierung und die Grenzen des Gleichgewichts bei der Entwicklung größerer Gemeinschaften und unseren Eingriffen in naturgegebene Lebensgrundlagen auch auf der persönlichen Ebene niederschlagen können.

Eine weitere Grenze dieses universalen Ansatzes wurde bereits angesprochen: Die Individualität menschlicher Existenz lässt eine *Normierung* des Verhaltens als unnatürlich erscheinen. Vermutlich ist ja gerade diese Unterschiedlichkeit menschlichen Verhaltens, bis hin zu Wissen, Überzeugungen, Einstellungen und Gewohnheiten, der Motor unserer Evolution. Oder in statistischen Begriffen ausgedrückt: Beim menschlichen Verhalten und Lernen ist in vielen Fällen nicht nur der Mittelwert relevant, sondern vor allem die Streuung. Und vielleicht macht gerade dies auch den Reiz einer psycho- bzw. verhaltenstherapeutischen Tätigkeit aus.

Der individualbezogene Ansatz dieses Stressmanagement-Programms hat eine wichtige Implikation: »Den Stress« gibt es nicht, sondern immer nur ein personenbezogenes »Verhalten-in-einer Situation«, das wir im Sinne einer Bewertung aufgrund der negativen Konsequenzen für das »Gleichgewicht dieser Person« als »*Stressverhalten*« bezeichnen.

Ob sich der betroffene Mensch dabei wie eine Palme bei starkem Wind elastisch »verbiegt«, nach Abflachen des Windes aber wieder in sein ursprüngliches Gleichgewicht zurück schwingt, oder aber »bricht«, mit irreversiblen oder nicht mehr kompensierbaren Schädigungen, hängt von seinen Verhaltensmöglichkeiten im Rahmen seiner Biografie und Lerngeschichte ab, ebenso von der Gesamtheit und Dauer situativer Anforderungen und Belastungen, aber auch von den jeweiligen Kompensationsmöglichkeiten, die ihm persönlich oder situativ zur Verfügung stehen. Dies mag zumindest in der Grobperspektive verständlich machen, warum Menschen selbst in Extremsituationen wie einem Konzentrationslager unterschiedliche Reaktionen zeigen, von der gelernten Hilflosigkeit, Verzweiflung und Resignation bis hin zur Widerstandsfähigkeit (Resilienz) und zum unbedingten Lebenswillen.

Aus diesem Ansatz folgt auch, dass mit unserem Tod jegliches Stressmanagement ihr natürliches Ende findet. Beim Sterben verbleiben uns keine Möglichkeiten mehr, den Anforderungen, die das Leben an uns stellt, noch etwas entgegen zu setzen.

Mit dieser Endgültigkeit wollen wir jedoch an dieser Stelle nicht schließen, sondern einen erfreulichen Sachverhalt betonen, der verständlich macht, warum gerade (auch) Verhaltenstherapeuten zur Zielgruppe dieses Buches gehören: Stressmanagement lässt sich lernen, sei es in Form aktiver Bewältigung (Coping) oder in Form von Gelassenheit oder anderen passiven oder palliativen Bewältigungsformen. D. h. Stress ist kein unbedingtes Schicksal, sondern wir können die Grenze, an der unser Gleichgewicht gefährdet ist, hinausschieben.

2.3.2 Burnout

Dass keine international verbindliche Definition des Begriffs »Burnout« existiert, muss uns nicht stören. Vielleicht ist es gerade die *Vielfalt situativer Lebensbedingungen und Erscheinungsformen* bei den Betroffenen, die es erschwert, alle Phänomene auf nur einen Nenner zu bringen. Wir können davon ausgehen, dass Freudenberger und andere versucht haben, ihre Beobachtungen und Erfahrungen mit Menschen und deren Verhalten in bestimmten Situationen begrifflich auf einen gemeinsamen Nenner zu bringen. Wenn ihnen hierbei zur Beschreibung typischer Belastungen und Reaktionsmuster der Begriff »Stress« nicht ausgereicht hat, können wir annehmen, dass sie für ein Burnout *zusätzliche Merkmale* der Situation, der Person oder des Verhaltens bzw. der Symptome postulieren, die nicht für alle, sondern nur für einen Teil der Belastungen und Überlastungen in unserem Leben zutreffen. In diesem Sinne begreifen wir Burnout als echte *Teilmenge* der Gesamtheit aller Stressphänomene, d. h. als Sonderform von Stress.

> **»Erscheinungsformen von Stress«:**
>
> Ähnliche Differenzierungen und Unterteilungen von Stressformen finden wir auch bei Begriffen wie »Boreout« »Mobbing«, »Stalking«, oft auch in Verbindung mit dem Suffix »-stress«, wie z. B. Beziehungsstress, Arbeitsstress oder Prüfungsstress. Letzterer wird oft auch als »Prüfungsangst« bezeichnet, was darauf hinweist, wie eng Stress und psychische Störungen beieinanderliegen können.

Schauen wir uns einige der *zusätzlichen Merkmale* an, wie sie für Burnout beschrieben werden, z. B. den Zeitfaktor: Gehen wir von der Ebene des Verhaltens aus, so können Entwicklungen über längere Zeit auftreten, bei denen sich Menschen anfänglich mit großem Engagement einer Sache (Herausforderung) widmen, ohne dies als Belastung zu empfinden. So würden wir den Begriff Burnout eher nicht verwenden, wenn eine solche Herausforderung innerhalb einer einzigen Woche zur »Erschöpfung« geführt hat. D. h., wir gehen davon aus, dass wir es mit länger und kontinuierlich bestehenden Herausforderungen zu tun haben. Des Weiteren würden wir auch zögern, den Begriff Burnout zu verwenden, wenn ein Laborant nach jahrelanger Routine-Arbeit im Labor, meist allein und in Ruhe, über »Erschöpfung« klagen würde. Dagegen würden wir den Begriff bereitwilliger verwenden, wenn eine Krankenschwester, die nebenbei noch ehrenamtlich in einem Hospiz arbeitet, nach Jahren immer mehr darüber klagt, wie anstrengend sie ihre Arbeit empfindet und ihr stark gesunkenes Arbeitsvermögen als Ausdruck eines Burnouts ansehen. Hier würden wir die Kriterien eines helfenden Berufes sowie eines starken Engagements ebenso wie die längere Entwicklungsdauer der Symptomatik als Beleg anführen. Wir könnten auch generell der Überzeugung sein, dass berufliche, ehrenamtliche oder sonstige Tätigkeiten, die mit einer hohen Dichte sozialer Beziehungen verbunden sind, zu einem solchen Burnout beitragen können. Vielleicht gelingt es einer künftigen epidemiologischen, naturalistischen oder klinischen Forschung, solche Zusammenhänge zu belegen. Bis dahin aber ist denkbar, dass dieser Begriff in unterschiedlicher Weise, und auch unterschiedlich über verschiedene Generationen hinweg, gebraucht wird, ja, dass es sogar verschiedene Formen des Burnouts geben kann, definiert durch unterschiedliche Kombinationen von Kriterien, die für das Vorliegen eines Burnouts angegeben werden.

Was folgt daraus für unseren Stressmanagement-Ansatz? Wir können all diese Kriterien und Merkmale des »Ausgebranntseins« für eine konkrete Person zunächst als *Hypothesen* auffassen, die zu ihrem »Ungleichgewicht« beitragen. Bei der o. g. Krankenschwester könnten wir im Rahmen unserer funktionalen Verhaltensanalyse (siehe unten) überprüfen, ob sie während der Entwicklung ihres »Ausgebranntseins« zunehmend befriedigende Aktivitäten, die ihr früher Spaß gemacht haben und die sie als Ausgleich zu den beruflichen Anstrengungen empfunden hat, zurückgestellt bzw. vernachlässigt hat. Wenn dies zutrifft, könnte eine Empfehlung sein, solche für sie befriedigenden Aktivitäten geplant, systematisch und nachhaltig wieder in ihr Leben einzubauen, ggf. mit der Unterstützung eines Therapeuten bzw. ihrer sozialen Umgebung. Wenn diese Intervention, ggf. im Verbund mit weiteren Interventionen aufgrund weiterer Hypothesen, zum Erfolg führt, könnte dies als Beleg (im Sinne einer Interpretation, nicht einer Erklärung) für die Richtigkeit der Hypothese angesehen werden.

Wir betrachten demnach das Vorliegen von beobachteten oder berichteten Burnout-Symptomen als vorläufige Hypothese, dass diese Merkmale bei den Betroffenen zum Entstehen eines Ungleichgewichts beitragen. Betroffene und Therapeuten können sozusagen als »lernende Systeme« aufgefasst werden, die schrittweise, systematisch und zusammen durch gemeinsame Analyse und Probehandeln (Interventionen) herausfinden, ob die angenommenen Bedingungen zu dem festgestellten Ungleichgewicht beitragen bzw. ob sich das Gleichgewicht wiederherstellen lässt.

2.4 Stressmanagement und Burnout-Prävention – Modifikation des Verhaltens oder der Verhältnisse?

Einem Menschen, der in einen starken Regenschauer gerät, wird man wohl eher gerecht, wenn man ihm einen Regenschirm gibt, anstatt den Ratschlag, die Gewalten der Naturereignisse schicksalhaft und mit Gelassenheit zu ertragen.

Andererseits kann man im Sinne der Selbstverantwortung dem durchnässten Zeitgenossen vermitteln, dass sich bei nahendem oder zu vermutendem Unwetter die Mitnahme eines Regenschirms in der Zukunft lohnen könnte.

Die Frage, wo man bei Veränderungsprozessen im Rahmen des Stressmanagements ansetzt, beim Verhalten und/oder bei den Verhältnissen (sprich: der Situation), ist implizit in unserem Verhalten-in-einer-Situation-Ansatz enthalten und wird uns ständig begleiten. Natur- und kulturgeschichtlich lassen sich viele Entwicklungen der menschlichen Zivilisation als *Verhältnismodifikation* bzw. Verhältnisprävention auffassen, um Stresssituationen zu begegnen oder diesen vorzubeugen. So lässt sich der Übergang vom Nomadentum zu sesshaften Siedlungen mit Ackerbau und Viehzucht auch als Stresspräventionsmaßnahme auffassen, um Belastungen des Nomadenlebens entgegen zu wirken und durch feste Unterkünfte und systematischen Anbau und Bevorratung von Nahrungsmitteln das Überleben zu sichern. Auch unsere Sozialsysteme dienen letztlich dem Zweck der Existenzsicherung und dem Abwenden von Gefährdungen für unseren Lebensunterhalt. Auf der anderen Seite stellen auch Gesellschaften mit gut entwickelten Sozialsystemen an ihre Mitglieder durchaus die Forderung nach Selbstverantwortung im Sinne des eigenen Bemühens um existenzsicherndes Verhalten.

In unserer Gesellschaft existieren viele Institutionen, die sich um den Ausgleich bzw. das Gleichgewicht zwischen dem, was vom Einzelnen erwartet wird und dem, was die Gemeinschaft leisten soll, kümmern. Neben unserem System der sozialen Sicherung gilt dies auch für den Umwelt- und Verbraucherschutz, für das Versicherungswesen, für die Arbeitswelt, und vieles andere.

Die Existenz solcher Systeme ist für unseren Stressmanagement-Ansatz von Belang. Wenn für uns »selbstverständliche« Sicherungssysteme wegfallen, z. B. die Kostenübernahme in Fällen von Krankheit oder Pflege, entstehen rasch existenzbedrohende Stresssituationen, die den einzelnen Betroffenen überfordern können. Die zentrale Bedeutung dieser sozialen Sicherungssysteme wurde gerade wieder in der COVID-19-Pandemie deutlich, die uns als globaler Stress-Test aufzeigt, wie wichtig unsere Kultur für unser Stressmanagement ist, auch im Kulturvergleich.

Während viele Stressmanagement-Ansätze am Verhalten der Betroffenen ansetzen (z. B. Training von Kompetenzen und Problemlösungsfähigkeiten, Änderung unrealistischer Erwartungshaltungen oder Überzeugungen), kann es sich lohnen, den Fokus auf eine Änderung der Verhältnisse zu legen, v. a. wenn viele Betroffene unter den gleichen oder ähnlichen Bedingungen leben oder wenn das Setting vergleichbar ist. Dies gilt z. B. für unsere Wohn- und Arbeitsverhältnisse, die einen großen Einfluss auf unseren Stress und unsere Lebensqualität haben. So können Organisationen und Unternehmen nachhaltigen Einfluss auf unseren persönlichen Stresslevel nehmen, wenn sie eine positive Unternehmenskultur pflegen und stresspräventive Arbeitsbedingungen schaffen, z. B. mit flexiblen Arbeitszeiten, einem betrieblichen Gesundheitsmanagement, einer stufenweisen Wiedereingliederung nach längerer Krankheit. Auch das politische Handeln in einem funktionierenden Staat ist ein wichtiges Beispiel für unser Stressmanagement auf Gemeinschaftsebene, von dem nicht nur frühere Generationen während der Wirtschaftswunderjahre profitiert haben, sondern auch heutige Generationen profitieren, etwa wenn man vergleicht, wie verschiedene Staaten mit den Stressoren einer Pandemie umgehen und zurechtkommen.

Globale Verhältnisse bestimmen zunehmend über unser Leben, unsere Lebensqualität und unseren persönlichen Stresslevel. Dabei bestimmen wir diese globalen Verhältnisse ebenfalls zunehmend durch unser eigenes Verhalten, mit dem wir immer mehr in die naturgegebenen Verhältnisse eingreifen und mit Konsequenzen konfrontiert werden, die auf unser Verhalten zurückwirken und mit Stress bis hin zu lebensbedrohlichen Gefahren verbunden sein können.

2.5 Stressmanagement – eine Aufgabe für Verhaltenstherapeuten?

Die Evolution hat uns bereits für eine ganze Reihe von Anforderungen und Belastungen mit effektiven Bewältigungsstrategien versorgt. Ebenso haben sich während unserer Kulturgeschichte zahlreiche Strukturen und Institutionen entwickelt, die unserem gemeinsamen Stressmanagement dienlich sind. Und auch in unserer individuellen Lerngeschichte erwerben wir viele Verhaltensweisen, die uns vor übermäßigen Belastungen schützen. Wozu also verhaltenstherapeutische Unterstützung, die es in früheren Zeiten in dieser Form sowieso nicht gab?

Nun, gesellschaftliche Institutionen, die sich der psychischen Gesundheit und dem Seelenheil der Menschen annahmen, gab es schon immer, seien es die Mitglieder eines Stammes oder Clans, z. B. in der Funktion eines Schamanen, oder der Familie, oder aber die »Seelsorge« durch hierfür legitimierte Mitglieder der Gemeinschaft.

Auch die Psychotherapie kann als Beispiel gesellschaftlicher Problemlösung durch Professionalisierung und Institutionalisierung angesehen werden. Professionelle Hilfesysteme wie die Psychotherapie sind dann mögliche Ansprechpartner für Menschen in belastenden Situationen, wenn deren persönliche Bewältigungsmöglichkeiten nicht ausreichen oder keine ausreichenden kompensatorischen Hilfen in ihrem natürlichen bzw. sozialen Umfeld zur Verfügung stehen. Dies kann in folgenden Fällen der Fall sein:

1. *Allgemeine Lebensbelastungen* (engl. daily hassles), z. B. Wechsel des Arbeitsplatzes mit Aufgabe sozialer Bindungen.
2. *Spezifische Lebensbelastungen* bzw. bedeutsame Lebensereignisse (engl. significant life events), z. B. Tod eines nahen Angehörigen.
3. *Traumatische Lebenserfahrungen/Traumata*, z. B. Gewalterfahrungen in der Kindheit und Jugend.
4. *Chronische Erkrankungen*, z. B. koronare Herzerkrankung, Rheuma, Diabetes, und damit einhergehende Behinderungen und Teilhabestörungen.
5. Altersassoziierte *Entwicklungsaufgaben*, z. B. körperliche Veränderungen und Übernahme neuer Rollen in der Pubertät, oder Ausscheiden aus dem Beruf bei Erreichen der Altersgrenze.
6. Umschriebene »*Stresssituationen*« in einem bestimmten Setting, z. B. Stress im Betrieb oder Beruf (z. B. Pflegekraft in einem Hospiz).
7. *Sonderformen von Stress*, z. B. Burnout, Mobbing.

Da nicht nur akute, sondern vor allem chronische Erkrankungen wie koronare Herzerkrankung, Rheuma usw. die Betroffenen zu adaptiven Änderungen ihrer Gewohnheiten und ihrer Lebensführung zwingen und nicht wenige Erkrankungen zusammen mit psychischen Begleitstörungen oder -erkrankungen auftreten, kann in diesen Fällen eine psycho-edukative oder psychotherapeutische Unterstützung hilfreich sein.

2 Grundlagen

Zusammenfassung

1. Der Begriff »Stress« wird sowohl auf lebende biologische Systeme (bis hin zu sozialen Gebilden wie menschliche Gemeinschaften) als auch auf unbelebte Materie angewendet.
2. Viele Prozesse, die uns im »Gleichgewicht« halten, laufen autoregulativ ab.
3. Stress kann unseren ganzen Lebenszyklus begleiten und ist mit »Entwicklungsaufgaben« verbunden.
4. Beim Umgang mit Stress kann man an zwei generellen Einflussgrößen ansetzen: an den Verhältnissen (Situationen) und am Verhalten-in-einer-Situation.
5. Sowohl die Natur (Evolution) als auch die Kultur (soziale Entwicklungen) haben uns mit einer Vielzahl angepasster, effektiver Bewältigungsmöglichkeiten versorgt.
6. Stressmanagement i. R. eines Coachings oder einer Psychotherapie kann als sozial vermitteltes Problemlösen angesehen werden, wenn in einer Lebenssituation andere, bzw. »natürliche«, Bewältigungsmöglichkeiten nicht (direkt) zur Verfügung stehen oder in Anspruch genommen werden können.

3 Diagnostik von Stress und Burnout – funktionale Verhaltensanalyse

Vor jeder Intervention sollte stets eine gezielte und situationsangemessene Diagnostik erfolgen. Da wir den individuellen Menschen mit seinem Verhalten-in-einer-Situation und seiner einzigartigen Biografie betrachten, muss diese Diagnostik auch diese Individualität und Einzigartigkeit in ihrem funktionalen Zusammenhang mit der Lerngeschichte und der jeweiligen Situation abbilden. In der Verhaltenstherapie hat sich hier das sog. *SORKC-Schema* zur Beschreibung des Verhaltens in einer Situation und zur Erstellung einer funktionalen Verhaltensanalyse bewährt (Kanfer und Philipps 1975; Kanfer et al. 2012; Kanfer und Saslow 1965, 1974), vor allem wenn es um Verhalten geht, das gelernt wird und für die Selbstregulation bzw. Selbstkontrolle eines Menschen wichtig ist. Dabei geht es primär um eine Ist-Analyse gegenwärtigen Verhaltens und der Situationen, in denen dieses Verhalten auftritt. Hierfür können prinzipiell alle verfügbaren Informationsquellen genutzt werden, z. B. Selbst- oder Fremdbeobachtung, Mitteilungen oder schriftliche Berichte usw. Auch nach testtheoretischen Kriterien konstruierte, systematische und standardisierte psychometrische Verfahren können eingesetzt werden, vor allem wenn es um den Vergleich mit einer Normpopulation geht. Was dabei situationsangemessen ist, hängt von den verfügbaren Mitteln ab, vor allem aber von den Zielsetzungen sowie von der Compliance und Belastbarkeit des vom Stress Betroffenen.

Primäres Ziel der Diagnostik ist dabei die *Erstellung und Überprüfung eines (vorläufigen) persönlichen funktionalen Bedingungsmodells* zu stress-assoziiertem Verhalten-in-einer-Situation, das für eine konkrete Person mit ihrer Lerngeschichte gilt.

Im Folgenden werden die Komponenten des SORKC-Schemas näher erläutert, unter Bezug auf einen *Selbstbeobachtungs- und Selbstbeschreibungs-Bogen*, den wir den Betroffenen aushändigen und auf dem diese, nach entsprechender Instruktion, ihre persönliche Stresssituation schildern sollen (siehe folgenden Kasten), zunächst in möglichst freien Worten, da wir daraus ersehen können, wie sie ihre Stresssituation sehen und bewerten. Im Anschluss daran fragen wir im Rahmen der SORKC-Analyse detailliert und gezielt nach den funktionalen Beziehungen zwischen den einzelnen Komponenten.

Arbeitsbogen zur Erfassung der persönlichen Stresssituation (nach Günthner A 2013), mit freundlicher Genehmigung des Thieme Verlags

Meine persönliche Stresssituation (PSS)

(Falls der Platz zur Beschreibung nicht ausreicht, bitte Rückseite benutzen!)

1. Beschreiben Sie zunächst die Situation, in der Sie sich im Stress fühlen! (Versuchen Sie bitte, so konkret bzw. bildhaft wie möglich Ihre typische Stresssituation zu beschreiben, etwa nach Art eines Drehbuchs: Was ereignet sich wo, wann, mit wem, wie usw.)

…

2. Welche Gedanken gehen Ihnen in dieser Stresssituation durch den Kopf? (Welche innere Einstellung haben Sie in dieser Situation? Was sagen Sie dabei zu sich selbst?)

…

3. Welche Gefühle haben Sie in dieser Stresssituation?
(z. B. Ärger, Wut, Enttäuschung, Angst, Niedergeschlagenheit, Lustlosigkeit oder andere Gefühle)

…

4. Welche körperlichen Empfindungen verspüren Sie in dieser Stresssituation?
(z. B. Verspannung bestimmter Muskeln, Kopfweh, Magendrücken, Schweißausbruch, schneller Puls etc.)

…

5. Wie verhalten Sie sich in dieser Stresssituation?
(Bitte beschreiben Sie Ihr »beobachtbares« Verhalten, also das, was andere in dieser Situation bei Ihnen beobachten können oder könnten, z. B.: Ich ziehe mich in mein Zimmer zurück; ich schreie den anderen an; ich sitze tatenlos in meiner Wohnung herum; oder anderes.)

…

6. Was sind die Konsequenzen Ihres Verhaltens in dieser Stresssituation?
(Bitte beschreiben Sie möglichst konkret, wie die Situation endet, d. h. was schließlich unmittelbar aus dieser Situation wird, z. B.: Ich sitze allein in meinem Zimmer, gehe schließlich verärgert ins Bett und kann nicht einschlafen.)

…

Hinweis »Arbeitsbögen und Fragebögen zum Stressmanagement«:

Im begleitenden Manual zu diesem Lehrbuch sind Arbeitsbögen enthalten, die eine differenziertere Darstellung der persönlichen Stresssituationen und der entsprechenden Veränderungsziele erlauben. Für unsere Überlegungen hier reicht der angeführte Arbeitsbogen aus.

Auf spezielle, standardisierte bzw. normierte diagnostische Verfahren wird ebenfalls im Manual eingegangen.

Wenn wir mit dem SORKC-Schema arbeiten, verwenden wir die Komponenten dieses Modells in einem interpretativen, hypothesenbildenden Sinn und nicht in einem experimentellen, da wir in den seltensten Fällen die Kontrolle über die Bedingungen der betrachteten Stresssituationen haben. Dennoch ist es gerade für Verhaltenstherapeuten wichtig, die experimentelle Verankerung *(Operationalisierung)* dieser Begrifflichkeiten zu kennen, sei es in tierexperimentellen Konditionierungsstudien oder in Experimenten zum sozialen Lernen beim Menschen oder in kognitionspsychologischen oder klinisch-psychologischen Studien. Denjenigen unter Ihnen, die mit diesen experimentellen Grundlagen nicht so vertraut sind, sollen die zahlreichen Beispiele in diesem Lehrbuch und im begleitenden Manual helfen, die (vor allem funktionale) Bedeutung dieser Begriffe zu verstehen.

Kommen wir nun zu den einzelnen Komponenten unseres SORKC-Schemas, die jeweils mit einem Buchstaben dargestellt werden, wobei jeder dieser Buchstaben als Abkürzung für einen dahinterstehenden englischen Begriff steht. Wir werden diese international verbreitete Konvention beibehalten und jede Komponente mit entsprechenden deutschen Begriffen erläutern, wobei aus didaktischen Gründen die R-Komponente (Reaktion) vor der O-Komponente (Organismus) behandelt wird.

3.1 Stimulus – Situation – Setting (S)

Was genau ist es eigentlich, das uns »in Stress« versetzt? Oder: Was löst bei uns eigentlich eine Stressreaktion aus?

Wenn der sprichwörtliche Säbelzahntiger auf unsere Vorfahren zuraste oder ein Tsunami auf uns zurollt, ist diese Frage nicht schwer zu beantworten, und wahrscheinlich würden wir von allen Betroffenen die gleiche Antwort erhalten. In anderen Situationen jedoch ist die Antwort nicht so einfach, vor allem wenn diese Situationen komplex sind oder mit großer Unsicherheit verbunden sind. Fragt man z. B. Menschen, die sich durch die COVID-19-Pandemie gestresst fühlen, nach dem Grund ihres Stresserlebens, wird man eine ganze Bandbreite unterschiedlicher Antworten erhalten. Diejenigen, die von einer Infektion betroffen waren und ernsthafte Komplikationen bis hin zur künstlichen Beatmung durchlebt haben, können wohl am ehesten die »natürlichen« bzw. konkreten und naturgegebenen Umstände angeben, die mit ihrer Stressreaktion verbunden waren. Auf der anderen Seite stehen diejenigen, die keiner Risikogruppe angehören, Coronaviren sowie COVID-19-Erkrankungen nur aus den Medien kennen und sich eher durch die Kontaktbeschränkungen, den Ausfall ihrer geliebten Fußballspiele in einer Großarena oder durch andere Maßnahmen des Infektionsschutzes gestresst fühlen.

Für unser Stressmanagement ist es wichtig, die genauen Umstände herauszuarbeiten, die eine Stressreaktion auslösen. Diese werden als sog. »Stressoren« bezeichnet. Eigentlich müssten wir genauer formulieren: »Stressoren-für-diese-Person«, denn ob und wie eine Gegebenheit eine Stressreaktion auslöst, kann von Person zu Person höchst unterschiedlich sein.

3 Diagnostik von Stress und Burnout – funktionale Verhaltensanalyse

> **Beispiel »Personengebundene Stressoren«:**
>
> So kann für viele, die am Rand einer tiefen Schlucht stehen, deren Anblick zu einer Stressreaktion führen, während ein Freeclimber dabei vielleicht in helles Entzücken gerät.
>
> Und die Aufforderung, zu einem Thema öffentlich Stellung zu beziehen, kann bei dem einen Politiker Stress auslösen, weil er weder in ein Fettnäpfchen treten noch seine Wahlchancen mindern will, wohingegen ein anderer Politiker hocherfreut die Chance zur Selbstdarstellung ergreift, um seine Popularität weiter zu steigern.

Im *Relationalen Stress-Modell* sind Stressoren situative Gegebenheiten, die als Über- oder Unterforderung eine Person, relativ oder absolut, über- oder unterbelasten, so dass ihr funktionales Gleichgewicht gestört wird, sei es kritisch im Sinne einer Funktionsbeeinträchtigung oder überkritisch im Sinne eines Funktionsverlustes oder irreparablen Schadens.

Wir können jede Gegebenheit, auf die wir reagieren, als Reiz betrachten. Der lateinische sowie der englische Begriff für Reiz ist »*Stimulus*«, und wir verwenden den Buchstaben »S«, um damit die erste Komponente unseres SORKC-Schemas zu kennzeichnen. Der Plural für mehrere Reize heißt »Stimuli« und der Endung kann man ansehen, dass dieser Begriff ursprünglich aus dem Lateinischen stammt.

Wir können für jede Person die Gesamtmenge aller Stimuli unterteilen in Stimuli, auf die diese Person mit einer Stressreaktion reagiert (= Stressoren) und Stimuli, auf die diese Person ohne Stress reagiert.

> **Beispiel »Rote Ampeln«:**
>
> Wenn wir zum Beispiel auf eine Kreuzung zufahren und sehen, dass die Ampel auf »rot« schaltet, dann ist diese rote Ampel ein Reiz für unser nachfolgendes Verhalten, in diesem Fall der Tritt auf die Bremse.
>
> Für einen Fahrschüler bei seiner ersten Autofahrt können diese rote Ampel oder die Vielzahl der Verkehrszeichen mit Stress verbunden sein, wohingegen der Fahrlehrer neben ihm dieselbe Situation ohne jegliche Aufregung wahrnimmt, dabei gleichzeitig noch auf das Verhalten des Fahrschülers achtet und mit diesem plaudert.

Der Begriff »Stressor« weist uns also auf eine *Funktion* hin, die ein Stimulus für eine bestimmte Person hat, nämlich dass er bei dieser Person zu einer Stressreaktion führt.

Diese *funktionale Bedeutung* eines Stimulus als Stressor ist ein Spezialfall für Stimuli, die in unserer Stammes- und Lerngeschichte mit unangenehmen, aversiven, negativen Bedingungen und Konsequenzen unseres Verhaltens verbunden waren und uns deshalb eine mögliche Bedrohung, Gefahr oder Überforderung signalisieren. Wenn wir z. B. in einem Erdbebengebiet wohnen und eines Tages plötzlich ein leichtes Beben (Stimulus) wahrnehmen, wäre dies ein aversiver Stimulus, der uns

3.1 Stimulus – Situation – Setting (S)

gemäß unserer Erfahrung oder Erziehung warnt. Dieselbe Funktion hätte das unruhige Verhalten von Haustieren, die ein herannahendes Erdbeben oft früher wahrnehmen können als wir Menschen.

Einen »*aversiven Stimulus*« kennzeichnen wir mit einem »S^-«. Das Minuszeichen steht dabei für die negative, aversive Qualität dieses Stimulus. Die Klasse der aversiven Stimuli und ihre Unterklasse der Stressoren umfassen sowohl »*natürliche*« Stressoren als auch »*soziale*«.

> **Beispiel »Natürliche und soziale Stressoren«:**
>
> Wenn Sie beim Wandern plötzlich einer gefährlichen Giftschlange begegnen, wäre deren Anblick, deren Zischen oder sonstiges Drohverhalten für Sie vermutlich ein »natürlicher« Stressor.
>
> Wenn Ihr Chef mit hochrotem Kopf in ihr Zimmer stürmt und Sie zur Schnecke macht, wäre dies für Sie vermutlich ein »sozialer« Stressor.

Glücklicherweise gibt es nicht nur die Klasse der aversiven Stimuli und der mit diesen assoziierten negativen Konsequenzen, die wir als »Bestrafungen« bezeichnen, sondern auch die Klasse der sog. »*diskriminativen Stimuli*«, die wir mit »S^D« kennzeichnen. Das kleine »D« steht dabei für »Diskriminativ« (lat. discriminare = unterscheiden). Diskriminative Stimuli weisen uns darauf hin, dass ein entsprechendes nachfolgendes Verhalten mit angenehmen, positiven Konsequenzen verbunden ist, also *belohnt (positiv verstärkt)* wird. So hilft uns das Hinweisschild »Bahnhof« (diskriminativer Stimulus S^D), die richtige von der falschen Richtung zu unterscheiden (discriminare), um rechtzeitig an unser gewünschtes Ziel zu kommen.

> **»Wenn Verhalten ›verstärkt‹ wird«:**
>
> Wenn ein Verhalten »*verstärkt*« wird, tritt es zukünftig (unter den gelernten Bedingungen) häufiger auf, d. h. seine Auftrittswahrscheinlichkeit steigt. Umgangssprachlich sprechen wir oft davon, dass dieses Verhalten »*belohnt*« wird.
>
> Den Vorgang des Belohnens bezeichnen wir als »*Verstärkung*«, die Belohnung selbst als »*Verstärker*«.
>
> **Beispiel »Wie heißt das ›Zauberwort‹?«:**
>
> Der 6-jährige Max quengelt und will von seiner Mutter unbedingt ein Eis. Erst als er nach einigem Hin und Her einmal »Bitte« sagt, bekommt er es. In den kommenden Wochen sagt er immer öfters »Bitte«, wenn er ein Eis möchte. Und wenn er es einmal vergisst, erinnert ihn die Mutter: »Wie heißt das ›Zauberwort‹?«
>
> Hier ist das Eis der Verstärker (die Belohnung) für das Bitten, das Überreichen des Eis nach seiner »Bitte« die Verstärkung. Und die Frage der Mutter nach dem Zauberwort ist der diskriminative Reiz für die Reaktion »Bitte«.

Eine weitere Klasse von Stimuli weist uns darauf hin, dass ein entsprechendes Verhalten nicht belohnt wird, also ohne positive Verstärkung bleibt. Diese Stimuli kennzeichnen wir mit einem »S^Δ« (das kleine »Δ« steht dabei für den Buchstaben »Delta« aus dem griechischen Alphabet, weshalb wir hier von »S-Delta = S^Δ« sprechen, im Gegensatz zu dem »diskriminativen Reiz S^D«).

> **Beispiel »Nicht immer ist ein ›Hund‹ ein Hund – S^D und S^Δ«:**
>
> Wenn ein kleines Kind gelernt hat, das Haustier der Familie korrekt mit »Hund« zu benennen und dabei von den begeisterten Eltern gelobt und geknuddelt wird, wird es beim Besuch der Großeltern deren Haustier vielleicht auch mit »Hund« ansprechen, zum Entsetzen der gar nicht begeisterten Eltern und Großeltern, die sich beeilen, dem Kind beizubringen, dass es sich bei diesem Haustier der Großeltern um eine »Katze« handelt. Nach ein paar Probeläufen, z. B. beim Haustier der Nachbarn oder bei Freunden, wird das Kind bald zielsicher unterscheiden können, bei welchen Stimuli der Ausruf »Hund« (sozial) belohnt wird (S^D) und bei welchen nicht (S^Δ). Dasselbe gilt für den Ausruf »Katze«, so dass das Kind schließlich zwischen diesen verschiedenen Stimuli mit angemessenem Verhalten sicher *diskriminieren* kann.

Fehlende oder mangelnde Diskrimination kann eine häufige Stressquelle darstellen, vor allem in sozialen Stresssituationen.

> **Beispiel »Ein ›Nein‹ ist ein Nein«:**
>
> Wenn beim Umgang der Geschlechter der eine Sozialpartner die wechselseitigen Signale des Miteinander als »Flirt« (S^D) ansieht, der andere dies jedoch als »sexuelle Belästigung« *(S-)* wahrnimmt, ist der Konflikt vorprogrammiert. Auch wenn in der Mehrzahl aller Fälle die Unterscheidung klar sein dürfte und ein klares »Nein« auch als Nein verstanden wird, so kann es doch Fälle geben, in denen die entsprechende Diskrimination nicht von den Beteiligten in gleicher Weise geteilt wird und ggf. erst im Rahmen der Rechtsprechung geklärt werden muss.
>
> Konstellative Faktoren wie eine Abhängigkeitsbeziehung oder eine hierarchische Arbeitsbeziehung oder ambivalente Reaktionsmuster sind zu beachten. Da nicht wenige strittige Fälle im Arbeitsleben auftreten, tun Verantwortliche in Unternehmen gut daran, zur Vorbeugung sexueller Belästigung am Arbeitsplatz entsprechende Regelungen (z. B. im Rahmen einer Workplace Policy) festzulegen.

Da die adäquate Wahrnehmung, Diskrimination und Interpretation sozial relevanter Stimuli in hohem Maß von der jeweiligen Kultur abhängen, in der wir aufwachsen und leben, kann es zu sozialem Stress und zu sozialen Konflikten kommen, wenn diesbezüglich unterschiedliche Kulturen aufeinandertreffen. So können Stimuli wie eine Burka, ein Bikini oder ein Minirock für Angehörige verschiedener Kulturen eine gänzlich unterschiedliche Stimulusqualität darstellen und mit sehr unterschiedlichen Reaktionsmustern verbunden sein. Es ist deshalb nicht verwunderlich, dass es in zunehmend multikulturellen Gesellschaften zunehmend zu sozialen Stressentwicklungen kommt, wenn je nach Subkultur Stimuli unterschiedlich wahrgenommen werden und mit konflikthaften Reaktionsmustern verbunden sind.

Die verschiedenen Stimulus-Klassen haben enorme Bedeutung für unsere Lerngeschichte und helfen uns, unser Verhalten adaptiv den jeweiligen Bedingungen (engl. conditions) unserer Umwelt und Kultur anzupassen. Deshalb sprechen wir in diesem Zusammenhang auch von »*konditioniertem Verhalten*«, wobei dem sog. »*operanten Lernen*« (siehe unten), insbesondere dem Diskriminationslernen, eine große Bedeutung zukommt. Denn natürlich wissen wir bei unserer Geburt und in unseren frühen Lebensphasen noch nicht, welche »*Stimulusqualitäten*« (d. h. welche funktionale Bedeutung für das Verhalten) die verschiedenen Reize in unserer Umwelt haben. Wir wachsen in unsere Kultur hinein, werden Teil von ihr und teilen mit den anderen Mitgliedern dieser Kultur eine gemeinsame Lerngeschichte. Die emotionale Komponente dieser Entwicklung schlägt sich z. B. im Heimatgefühl oder in der Begeisterung nieder, wenn der Heimatverein oder die Nationalmannschaft ein entscheidendes Spiel gewinnen.

Eine weitere Stimulus-Klasse sind die sog. »*unbedingten Stimuli*«, auch »*unkonditionierte Stimuli*« genannt, die als »*UCS*« (engl. unconditioned stimulus) abgekürzt werden. Jeder, der schon vom Pawlow'schen Hund und dessen »klassischer Konditionierung« gehört hat, kennt die Bedeutung dieses Begriffs. Unkonditionierte Stimuli lösen reflexhaft und »unbedingt« eine Reaktion aus. Wenn wir z. B. unser Lieblingsgericht genießen, führen die Speisen in unserem Mund bzw. Verdauungssystem zu unbedingten Reaktionen wie vermehrtem Speichelfluss. Dass uns auch bereits ein schön gedeckter Tisch voller Leckereien das Wasser im Mund zusammenlaufen lässt, obgleich wir noch keineswegs zugelangt haben, hängt mit der »*respondenten oder klassischen Konditionierung*« zusammen. Durch diese Form des Lernens können ursprünglich für uns neutrale Reize die Fähigkeit erhalten, ähnliche bzw. gleichartige Reaktionen auszulösen wie unbedingte Stimuli. Dann sind es natürlich keine neutralen Reize mehr, sondern aufgrund des Lernvorgangs der Konditionierung sog. »*konditionierte Stimuli*«, die wir mit »*CS*« (engl. conditioned stimulus) abkürzen. Solche konditionierten Reize können je nach Lerngeschichte für gehörigen Stress sorgen, z. B. wenn ein alkoholkranker Mensch nach einer Therapie abstinent lebt und beim Gang durch den Supermarkt beim Anblick seines Lieblingsgetränks plötzlich akutes Alkoholverlangen verspürt. Dies kann ihm auch passieren, wenn er auf einer Geburtstagsparty das frohe Klingen der Gläser hört, das ihm von früheren Alkoholeskapaden her vertraut klingt.

Konditionierungseffekte können auch bei sozialem Stress während einer Pandemie beobachtet werden, z. B. wenn ein krankmachendes (und somit aversives) Virus sich zu Beginn vor allem in einer bestimmten Volksgruppe ausbreitet und deren Mitglieder, selbst wenn sie nicht infiziert sind, von Menschen aus anderen Volksgruppen nicht mehr wie bisher freundlich oder neutral, sondern plötzlich feindlich behandelt werden. In diesem Beispiel kann übrigens nicht nur eine aversive klassische Konditionierung angenommen werden, sondern ggf. auch eine mangelnde Diskriminationsfähigkeit wie oben beschrieben.

Für die Tatsache, dass unser Verhalten in weiten Teilen und kontinuierlich durch verschiedene Klassen von Stimuli beeinflusst wird, hat sich in der Lernpsychologie und Verhaltenstherapie der Begriff »*Stimuluskontrolle*« etabliert. Im Deutschen mögen wir vielleicht den Begriff »Kontrolle« nicht, vor allem, wenn er sich auf unser Verhalten bezieht. Und vielleicht denken die wenigsten von uns daran, dass eine rote Ampel ihr Verhalten »kontrolliert«, wenn sie beim Autofahren bremsen. Doch sollten wir uns der kontrollierenden Funktion von Umweltreizen bewusst sein. Vielleicht wundern wir uns dann weniger, wenn wir nach einem Stadtbummel zuhause überlegen, warum zum Teufel wir schon wieder einen blödsinnigen Einkauf getätigt haben oder warum wir trotz des festen Vorsatzes, Sport zu machen, stattdessen doch wieder zwei Stunden vor dem Fernseher verbracht haben.

Es wäre schön, wenn wir für jedes Verhalten angeben könnten, durch welche konkreten Stimuli bzw. durch welche Klasse von Stimuli es »kontrolliert« wird. Wissen Sie bei Ihrer Begegnung mit fremden Menschen sofort, wer Ihnen auf Anhieb sympathisch oder aber unsympathisch ist und warum? Manche Menschen können sehr genau angeben, auf welche Merkmale oder Stimuli sie mit Sympathie oder Antipathie reagieren, z. B. wenn sie davon sprechen, wer zu ihrem »Beuteschema« passt und wer nicht.

Die *Identifikation und Diskrimination stressrelevanter Stimuli* und die entsprechende Stimuluskontrolle unseres Verhaltens können sich je nach Umgebung unterscheiden.

So können wir unter *experimentellen Laborbedingungen* die Stimuluskontrolle operational gut nachvollziehen bzw. durch das Design des Experiments bestimmen, sozusagen »programmieren«. Auch die Computerwissenschaft beschäftigt sich mit der Frage, wie ein »lernender Automat« sich in einer für ihn zunächst fremden Umgebung zurechtfindet und was sein Verhalten kontrolliert (Valiant 2013). Einfache Algorithmen helfen hier nicht weiter, da bei diesen die Umgebung unwichtig ist. Im Gegenteil, der Programmierer muss vorab alle Verhaltensmöglichkeiten des Systems und die hierfür notwendigen bzw. hinreichenden Bedingungen kennen bzw. definieren, um nicht Gefahr zu laufen, dass sein System abstürzt oder in einer Endlosschleife hängen bleibt. Man hat deshalb bei lernenden Automaten den zu Algorithmen analogen Begriff Ökorithmen (engl. ecorithm) verwendet, um deutlich zu machen, dass das Verhalten eines lernenden Automaten durch situative Elemente der Umwelt gesteuert, sprich »kontrolliert« wird.

> **Beispiel »Ökorithmen – wenn Maschinen wie Menschen lernen«:**
>
> Ein Beispiel für Ökorithmen ist der »*perception algorithm*« (Valiant 2013, S. 44 ff.), bei dem ein Automat aufgrund seiner Erfahrungen mit einer für ihn bisher unbekannten Welt lernt, die Dinge dieser Umwelt in zwei Kategorien einzuteilen. Dabei bildet er ständig, d. h. mit jeder neuen Erfahrung, Hypothesen, die er bei der nächsten Erfahrung auf ihre Richtigkeit überprüft.

> Die Analogie zu einem Kind, das seine Erfahrungen mit Tieren in »Hund« und »Nicht-Hund« einteilt und dabei immer präzisere »Hypothesen« bildet, bis es schließlich jedes Tier zuverlässig in diese beiden Kategorien einteilen kann, liegt nahe.
> Auch wer seinem Partner ein Geschenk machen will, das ihr oder ihm gefällt, durchläuft ab der ersten Begegnung einen Prozess, der diesbezüglich die Welt möglicher Geschenke in S^D (»gefällt ihr/ihm«), S^Δ (»hm, na ja«) oder gar S- (»um Gottes willen, wie kannst Du nur …«) einteilt.

Im Gegensatz zu der experimentell kontrollierten oder digital simulierbaren Umgebung sind die Anforderungen an die Identifikation und Diskrimination stressrelevanter Stimuli in *natürlichen Umgebungen* breiter gestreut. Bei einfachen Stimuli lernen wir sehr schnell zwischen verschiedenen Stimulusqualitäten zu unterscheiden. Starke physikalische Reize, z. B. ohrenbetäubender Lärm, grelles Licht oder heftiges Unwetter bei einer Wanderung in den Bergen lösen als Stressoren *(S-)* wohl bei den meisten von uns Stressreaktionen aus, unabhängig von unserer kulturellen Herkunft. Dagegen kann der Anblick eines anscheinend ruhig vor sich hinfließenden Flusses im Sommer unkundige Menschen dazu verleiten, ein kühles Bad zu nehmen, was nicht selten mit tödlichen Konsequenzen verbunden sein kann, wenn Gefahren durch Strömungen, Wirbel und andere Stimuli nicht adäquat wahrgenommen werden. Auch hören wir immer wieder von leichtsinnigen Touristen, die als Flachlandbewohner ihren Urlaub in den Bergen verbringen und dabei in bedrohliche Lagen geraten. Begriffe wie »unkundig«, »leichtsinnig«, »gedankenlos« u. ä. weisen uns darauf hin, dass entsprechende Warnreize prinzipiell vorhanden, wahrnehmbar und identifizierbar bzw. diskriminierbar sind, jedoch nicht beachtet bzw. nicht mit der adäquaten Reaktion beantwortet werden, mit u. U. tödlichen Folgen.

Natürliche Umgebungen enthalten im Gegensatz zu Laborbedingungen meist eine exorbitant große Anzahl von Stimuli. Welche dieser Stimuli dabei für ein bestimmtes Individuum eine funktionale Verhaltensbedeutung haben, ist nicht immer einfach herauszufinden. Möglicherweise reagieren wir auf eine Vielzahl kombinierter Stimuli, z. B. wenn wir ein Auto oder ein Haus kaufen. Oder die Stimuli, auf die wir reagieren, sind uns nicht explizit bewusst, z. B. wenn wir vor einem großen Buffet stehen und uns für verschiedene Speisen »entscheiden«. Oder wenn wir in einer fremden Umgebung, z. B. einer fremden Stadt, uns plötzlich unbehaglich fühlen. Nicht selten »erklären« wir dann unsere »Entscheidungen« mit Begriffen wie »Intuition« oder »Gefühls-« oder »Bauchentscheidung«. In solchen Fällen, wenn nicht klar identifizierbare oder verschiedene Stimuli zugleich unser Verhalten kontrollieren, können wir die Komponente »S« im Sinne einer »*Situation*« verwenden, wobei aus lernpsychologischer Sicht Stimuli identifizierbar sein könnten, die in dieser »Situation« verhaltenswirksam sind. Noch weiter könnte man die Komponente »S« interpretieren, wenn wir von einer Klasse von Situationen sprechen, die ein sog. »*Setting*« charakterisieren. Dies könnte z. B. eine von Wettbewerb und hohem Konkurrenzdruck geprägte Arbeitsumgebung sein, oder eine Schulumgebung oder eine Klinik oder eine therapeutische Praxis. Sofern hier gemeinsame, verhaltenskontrollierende Stimuli wirksam sind, die diese Klasse von Situationen prägen, können wir diese Setting-Bedingungen als S-Komponente in unsere Analyse einbeziehen.

Die Frage des Settings leitet über zu der Betrachtung *sozialer Umgebungen*. Diese enthalten oft mehrdeutige Stimuli, deren Interpretation (im Sinne von eindeutigen Verhaltensreaktionen) abhängig ist vom kulturellen Kontext bzw. von sozialen Konventionen, die man kennen muss, um situationsangemessen reagieren zu können. Dies merken wir, wenn wir in ein uns fremdes Land kommen, wo Gesten oder Begrüßungs- und andere Rituale uns schnell in Verlegenheit bringen können, wenn wir die gewohnten Umgangsformen nicht kennen. So muss das erste Preisangebot eines Händlers auf einem arabischen Basar nicht unbedingt dem Festpreis-Angebot eines deutschen Ladenbesitzers entsprechen, sondern kann eine Einladung zu einem sozialen Handelsaustausch unter zwei Verhandlungspartnern darstellen. Wer hier den Kontext oder den Verhandlungsspielraum nicht kennt, wird vermutlich und im wahrsten Sinne des Wortes »draufzahlen«.

Auch sprachvermittelte Reize können Mehrdeutigkeiten enthalten. So wird sich ein Berufsanfänger vielleicht darüber freuen, dass ihm sein Vorgesetzter ein »stetiges Bemühen« attestiert, bevor ihm später klar wird, dass solche Formulierungen, die auf den ersten Blick semantisch positiv erscheinen, bei Arbeitszeugnissen konventionell eher eine unterdurchschnittliche Leistung signalisieren. Manche Sprachumgebungen sind sogar so abstrakt und bewusst mehrdeutig »konstruiert«, dass nahezu jeder das für ihn passende heraussuchen kann. Davon leben die Autoren von Horoskopen, aber auch mancher politische Redebeitrag.

Die »*Konstruktion von Wirklichkeiten*« stellt gerade in der heutigen Zeit eine nicht unbedeutende potenzielle Stressquelle dar. Viele unserer heutigen »Erfahrungen« sind »*stellvertretende*« oder »*medienvermittelte*« Erfahrungen, d. h. wir haben diese Erfahrungen, die sich auf natürliche Umgebungen beziehen können, nicht selbst gemacht, sondern sie in einer medialen Umgebung vermittelt bekommen, sei es durch Berichte in Zeitschriften oder Büchern, oder durch audiovisuelle Medien oder durch interaktiven Informationsaustausch in einer digitalisierten Welt. Zwar wurde auf dieses Problem schon früh hingewiesen, besonders von Marschall McLuhan (1964, McLuhan und Fiore 1967). Seitdem jedoch durch die digitale Revolution nicht nur die Vielfalt der Medien und die Geschwindigkeit und Ausbreitung von Informationen zugenommen haben, sondern gesellschaftlich auch die Grenzen zwischen sachlicher Berichterstattung, Public Relations, Werbung und (Gegen-)Propaganda immer mehr verschwimmen, findet sich der heutige Mensch einer Vielzahl medienvermittelter Szenarien ausgesetzt, die sein Verhalten kontrollieren können. Da diese Entwicklung zunehmend die Möglichkeit bietet, selbst auszuwählen, was man liest, anschaut, kommuniziert oder spielt, entwickeln sich immer mehr eigene *mediengestützte Welten oder Subkulturen*, die mit der äußeren »natürlichen« Realität u. U. nur wenig zu tun haben oder hinsichtlich ihrer Verhaltensanforderungen sogar zu Konflikten mit dieser äußeren Realität führen. Wenn virtuelle Umgebungen jedoch verhaltensrelevante Auswirkungen auf den Betroffenen oder die äußere natürliche Umgebung haben, stellen sie einen Teil der realen Lebenswelt dar, z. B. wenn Jugendliche nur noch stundenlang mit ihren Online-Spielen im virtuellen Raum verbringen und alltägliche (reale) Anforderungen des Alltags vernachlässigen.

Konstruierte bzw. medial vermittelte »Wirklichkeiten« bestimmen heutzutage in nahezu globalem Maßstab unsere Sicht und unsere emotionalen Reaktionen auf die

Welt. Dabei verschwimmen nicht selten die Grenzen zwischen evidenzbasierten Wahrheiten, eigenen Erfahrungen und ideologischen Verschwörungstheorien, wie sich am Beispiel der COVID-19-Pandemie zeigen lässt. Zu der Frage »Wie nehmen wir die Wirklichkeit wahr?« gesellt sich zunehmend die Frage »Was nehmen wir als Wirklichkeit wahr?« Das *Stresspotenzial fehlender Diskrimination* zwischen dem, wie die Welt »wirklich ist« und dem, was wir (kognitiv) für wahr und wirklich »halten«, mit allen emotionalen Begleitreaktionen, ist gewaltig und reicht bis hin zu globalen Zerreißproben bei unserer Sicht auf den Klimawandel, die Weltordnung und die Staatsformen, die global verschränkte Real- und Finanzwirtschaft und die Pandemien der Gegenwart und der Zukunft. Wenn Wissenschaftler Drohbriefe erhalten wegen ihres Engagements und ihren Stellungnahmen im Rahmen der COVID-19-Pandemie, so ist das kein isoliertes Stressereignis mehr, sondern Ausdruck einer sozialen Stresssituation, die mit einer Spaltung der Gesellschaft einhergeht, verbunden mit der Frage, wie wir bei der Suche nach Wahrheit mit der Wissenschaft, mit Anderen und Andersdenkenden und mit uns selbst umgehen.

Aber selbst, wenn man wissenschaftlich orientiert ist, schützt dies nicht immer vor Denkfallen und Fehleinschätzungen. Der verstorbene Hans Rosling, ehemaliger Professor für Internationale Gesundheit am schwedischen Karolinska-Institut und Berater für die Weltgesundheitsorganisation und das Kinderhilfswerk UNICEF, hat in seinem Bestseller »Factfulness« (Rosling et al. 2018) gängige »Fakten« hinterfragt, inwieweit sie durch entsprechende Daten belegbar sind. Dass manche Ergebnisse dabei überraschen, ist nicht verwunderlich.

Da das, was als »wahr« angesehen wird, gesellschaftlich und wissenschaftlich immer das Ergebnis eines sozialen Dialogs darstellt, bei dem im Widerstreit der Interessen dem Erkenntnisinteresse nicht selten nur eine kleine Statistenrolle zugedacht wird oder man es gleich gänzlich ausschließt, wird es für die Menschheit immer schwieriger, sich bei ihrer Antwort auf globale Fragen auf ein *gemeinsames Weltbild* zu stützen. Zwischen spezifischen und klar umrissenen Stimuli wie einer roten Ampel, die uns »Vorsicht, Halt!« signalisiert und der Weltsituation, die auf globaler Ebene, z. B. beim Klimawandel oder Artensterben, das gleiche Signal aussendet, finden wir unzählige Stimuli, Situationen und Settings, die unser Verhalten kontrollieren und für unser Stressmanagement maßgeblich sind.

Abbildung 3.1 illustriert zusammenfassend die genannten Ordnungsrelationen zwischen Setting, Situation, und Stimuli (bzw. Stimulusklassen und Stimulusqualitäten) (▶ Abb. 3.1).

Die Abbildung 3.1 zeigt, dass eine Situation, z. B. ein plötzlicher Stromausfall, in verschiedenen Settings auftreten kann, z. B. zuhause oder bei einer abendlichen Großveranstaltung oder in einem Krankenhaus. Je nach Setting können die Konsequenzen sehr verschieden sein. Andere Situationen, z. B. ein Tsunami, kommen nur in einem einzigen Setting vor, nämlich in Meeresregionen. Ebenso können bestimmte Stimuli, z. B. die Bedrohung mit einer Schusswaffe, in verschiedenen Situationen (Überfall, Streit) und verschiedenen Settings (zuhause, im Freien, in der U-Bahn) auftreten, andere Stimuli wiederum sind nur mit einer einzigen Situation oder einem einzigen Setting assoziiert (z. B. der laute Überschallknall bei einem Flugobjekt mit Überschallgeschwindigkeit).

3 Diagnostik von Stress und Burnout – funktionale Verhaltensanalyse

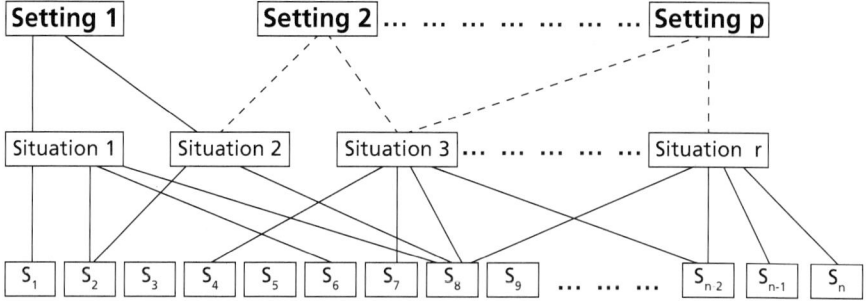

Abb. 3.1: Ordnungsrelationen der S-Komponente des SORKC-Schemas

> **»Die S-Komponente – Stimulus, Situation, Setting«:**
>
> Für die systematische Verhaltens- und Stressanalyse kann es hilfreich sein, die drei Ebenen der Interpretation der S-Komponente des SORKC-Schemas in der Notation jeweils mit einem eigenen Kürzel zu versehen, z. B.:
> - S = Stimulus (konkreter, spezifischer Reiz);
> - $\overline{S}$ = Situation (komplexe Situation, die ggf. mehrere Reize enthalten kann);
> - $\hat{S}$ = Setting (bestimmte Umgebung).
>
> **Beispiel »Notfall«:**
>
> Auf der Intensivstation eines Krankenhauses (Setting, $\hat{S}$) tritt bei einem Patienten ein plötzlicher Herzstillstand auf (Notfallsituation, $\overline{S}$), wobei das Überwachungsgerät ein deutlich hörbares akustisches Alarmsignal (Stimulus, S) aussendet.

Wenn wir uns durch den Stich einer asiatischen Tigermücke mit dem Dengue-Virus infizieren, dürfte es uns egal sein, ob wir diesen Stich in Südostasien, in Südamerika oder in Europa erhalten haben, die wesentlichen Konsequenzen des Dengue-Fiebers sind die gleichen. Doch sind bei anderen Stress- und Überlastungssituationen nicht selten alle Ebenen der S-Komponente zu berücksichtigen. Und nicht immer ist dabei der spezifische Stimulus oder Sachverhalt, der das Stressgeschehen bestimmt, so einfach festzustellen.

> **Beispiel »Raumfähre Columbia – zur Diskrimination der Schadensursachen«:**
>
> Als 2003 beim tragischen Unglück der Columbia-Raumfähre die gesamte Besatzung den Tod fand, war zu Beginn weder den Astronauten noch dem Bodenpersonal klar, dass ein Schaumstoffteil, das sich bereits beim Start gelöst und ein Loch in das Hitzeschild der Raumfähre geschlagen hatte, bereits in dieser Phase

das Schicksal der Besatzung besiegelt hatte. Sowohl beim Start (Situation 1) von der Erdoberfläche (Setting 1) als auch beim Aufstieg (Situation 2) in die Atmosphäre (Setting 2) sowie beim Flug (Situation 3) im Weltall (Setting 3) stellte dieses Loch keine unmittelbare Gefahr dar. Anders jedoch beim Wiedereintritt (Situation 4) in die Erdatmosphäre (Setting 2), in der dieses Loch im Schutzschild zu einer Überhitzung im Innern der Tragfläche und so schließlich zu der tödlichen Katastrophe führte.

Dabei war vom Bodenpersonal anhand der Kameraaufzeichnungen bemerkt worden, dass sich beim Start ein Teil gelöst hatte und davongeflogen war. Dieser visuelle Stimulus jedoch wurde vom Bodenpersonal nicht als kritisch angesehen, so dass auf eine prinzipiell mögliche, aber überaus teure Umprogrammierung der Laufbahn von Satelliten, die eventuell näheren Aufschluss durch zusätzliche Informationen erlaubt hätte, verzichtet wurde.

Das gleiche Setting, eine ähnliche Situation, aber mutmaßlich andere Stimuli waren auch 17 Jahre zuvor bei der Explosion der Raumfähre Challenger die maßgeblichen Ausgangsbedingungen (zum Vergleich siehe Hall 2003).

Beispiel »Die Challenger-Katastrophe – kleine Ursachen, große Wirkungen«:

Als am 28.01.1986 die Raumfähre Challenger kurz nach ihrem Start explodierte, wurde von US-Präsident Reagan eine Untersuchungskommission (»The Rogers Commission«) zur Klärung der Ursachen eingesetzt. Der Physiker und Nobelpreisträger Richard Feynman zeigte dabei nahezu im Alleingang, dass ein einfacher Abdichtungsring (O-Ring) am Raketentriebwerk ursächlich gewesen sein könnte, weil dieser unter den extrem kalten Wetterbedingungen am Starttag seine Elastizität verloren hatte. Dies demonstrierte Feynman bildhaft und eindrücklich, indem er ein Stück Material dieses O-Rings einige Zeit in Eiswasser legte und beim Herausnehmen nachwies, dass dieses Material unter dieser thermalen Stressbedingung seine Elastizität und Fähigkeit zum Ausgleich einer Deformation verloren hatte. Die Ergebnisse seiner Recherchen und Überlegungen wurden als Anhang in den offiziellen Untersuchungsbericht aufgenommen (Feynman 1986).

Diese beiden Beispiele zeitlich abgegrenzter, relativ überschaubarer und gut dokumentierter Stressereignisse verdeutlichen, dass zu deren Verständnis eine sorgfältige Analyse notwendig ist, die das jeweilige Setting, die Situation, die Stimuli, das physikalische Geschehen, die soziale und mediale Kommunikation und die technischen Gegebenheiten in einen nachvollziehbaren Zusammenhang stellen und interpretieren muss.

3.2 Reaktion (R)

Kampf oder Flucht sind adäquate Stressreaktionen – wenn wir wissen, mit wem oder gegen was wir wo und wie kämpfen müssen oder vor wem oder vor was wir wie und auf welchem Weg und wohin fliehen müssen, um erfolgreich zu sein.

> **Leitsatz »Säbelzahntiger der Neuzeit«:**
>
> Die Welt steckt auch heute noch voller Säbelzahntiger – sie sehen nur anders aus als früher!

Bei der Begegnung eines Steinzeitjägers mit einem Säbelzahntiger mag es für den Jäger noch einfach gewesen sein, sich bei der Wahl seiner Stressreaktion zwischen Kampf oder Flucht zu entscheiden. Doch in unserer heutigen Kultur erfordern komplexe Lebensverhältnisse oft entsprechend komplexe Stressmanagementstrategien.

> **Beispiel »Die alleinerziehende Mutter – von Säbelzahntigern umzingelt« (Teil 1):**
>
> Wie sieht das Stressmanagement bei der alleinerziehenden Mutter aus, die mit drei kleinen Kindern in einer kleinen Wohnung in einem sozialen Brennpunkt wohnt, mit dem Vater ihrer Kinder wegen ausstehender Zahlungen im Rechtsstreit steht und an einer chronischen Erkrankung mit Behinderung leidet, die es ihr erschwert, adäquat für ihre Kinder zu sorgen?

Damit kommen wir zu der Frage, wie wir auf Stressoren *reagieren* bzw. uns in Stresssituationen *verhalten*. Die Reaktionen der oben genannten Mutter auf ihre Situation als alleinerziehender Elternteil sind nicht nur von ihrer eigenen Persönlichkeit und ihren Kompetenzen, sondern in hohem Maß auch von den Bedingungen ihrer sozialen und kulturellen Umgebung und den damit verbundenen Ressourcen abhängig. Bevor wir auf dieses Beispiel noch einmal zurückkommen, wollen wir uns zunächst jedoch die Grundlagen unseres Verhaltens-in-einer-Situation ansehen, besonders in Bezug auf Anforderungs- und Belastungssituationen.

In unserem SORKC-Schema kennzeichnen wir die Komponente der »*Reaktion*« (engl. Response) mit »*R*«. Diese Komponente bezieht sich auf das Verhalten, das »in Reaktion« bzw. als »Antwort« auf einen Stimulus (oder allgemeiner auf eine Situation oder noch allgemeiner auf ein Setting) auftritt. Im Relationalen Stress-Modell zählen wir zu den *inneren Reaktionen* alle Reaktionen, die in der inneren Umgebung des Organismus ablaufen, also »unter seiner Haut«, und zu den *äußeren Reaktionen* alle Verhaltensweisen, die außerhalb des Organismus in der äußeren Umgebung auftreten.

Sehen wir uns zunächst Objekte in der *unbelebten Natur* an. Auch diese sind auf sie einwirkenden Kräften und Belastungen ausgesetzt. Selbst Strukturen, die wir als materielle Gebilde mit Unverrückbarkeit, Unveränderbarkeit und Ewigkeit verbinden (zumindest über ein paar Generationen menschlicher Existenz hinweg), »reagieren« auf Einflüsse ihrer Umwelt. Seien es Gebirge oder Berge, die auf Grund klimatischer oder tektonischer Einflüsse ihre Erscheinungsform ändern, seien es Brücken aus Stahl, die unter Druck- und Zugspannungen plötzlich instabil werden und zusammenbrechen, wenn wir den Beobachtungszeitraum ausreichend groß wählen und die möglichen Einflüsse der Umgebung in Rechnung stellen, stets können wir »Reaktionen« feststellen und sehen, dass der bekannte Spruch von Heraklit »Alles fließt« auch für die unbelebten Strukturen der Natur gilt, wenn sie bestimmten Kräften ausgesetzt sind. Selbst einfache »Anpassungsprozesse« lassen sich in der unbelebten Natur beobachten.

> **Beispiel »Rissbildung als ›Stressmanagement‹ in der Natur und Technik«:**
>
> Wenn wir an unserem Haus einen Riss entdecken, sind wir nicht unbedingt glücklich darüber. Doch viel schlimmer wäre es, wenn gleich das ganze Haus über uns zusammenbrechen würde.
>
> Risse können als »kleine« Katastrophen die »größeren« Katastrophen verhindern. Denn viele Objekte reagieren bei großen Spannungsunterschieden mit Rissbildungen, die (zunächst) verhindern, dass eine Struktur bei Belastung zusammenbricht.
>
> Und mancher Autofahrer dürfte froh sein, wenn bei einem Steinschlag auf seine Frontscheibe sich zunächst nur ein Riss bildet und ihm nicht gleich die ganze Scheibe um die Ohren fliegt.

In *biologischen Systemen* beobachten wir viel flexiblere Anpassungsprozesse, z. B. wenn wir in Abhängigkeit von Belastungen unseren Blutdruck und Puls über die Pumpfunktion unseres Herzen und die Elastizität unserer Blutgefäße kontinuierlich und sehr fein abgestimmt regeln, und dies sogar »automatisch«, d. h. ohne die Erfordernis bewusster Steuerung. Selbst bei Pflanzen, besonders jedoch bei mobilen Systemen wie den meisten Tieren und Menschen, die prinzipiell der Fortbewegung fähig sind, lassen sich viele solcher Anpassungsprozesse finden. Dabei sind besonders diejenigen Anpassungsprozesse wichtig, die auf *Lernvorgängen* beruhen.

Bereits zuvor haben wir die Funktion unbedingter Stimuli (UCS) beim klassischen Konditionieren kennengelernt. Wenn Reaktionen unmittelbar und reflexhaft auf einen unbedingten Reiz (UCS) folgen, sprechen wir von einer »unkonditionierten, *unbedingten Reaktion*« bzw. einem »*unkonditionierten Reflex*« (*UCR*). Wenn diese bzw. eine (funktional) ähnliche Reaktion dann im Rahmen eines klassischen Konditionierungsprozesses auch auf einen ursprünglich neutralen Reiz erfolgt, dann nennen wir dies entsprechend eine »*konditionierte, bedingte Reaktion*« bzw. einen »*konditionierten Reflex*« (*CR*), wie wir es vom Pawlow'schen Hund kennen, der gelernt hat, auf einen Glockenton (ursprünglich neutraler Stimulus, der durch den Lernprozess zu einem konditionierten Stimulus (CS) wird) mit Speichelfluss (CR) zu reagieren.

Auch wir reagieren mit unkonditionierten Reflexen, die sich im Rahmen unserer stammesgeschichtlichen Entwicklung herausgebildet haben, sowie mit klassisch konditionierten Reflexen, die wir im Rahmen unserer Lerngeschichte erworben haben. Jedoch sind für unsere Lerngeschichte auch andere Lernprozesse, die uns eine einzigartige Anpassung an unsere jeweilige Umwelt ermöglichen, von zentraler Bedeutung.

Wenn wir in unserem SORKC–Modell mit der Komponente »R« (Reaktion) ein Verhalten-in-einer-Situation beschreiben, gehen wir stets davon aus, dass dieses Verhalten auf einen Reiz (bzw. eine Kombination von Reizen) folgt und mit diesem Reiz über einen Lernprozess funktional verbunden ist. Während dieses Verhalten sich in Lernexperimenten mit Tieren auf unmittelbar beobachtbare Verhaltens-Reaktionen bezieht und sich unter kontrollierten Bedingungen auch »erklären« lässt, verwenden wir diesen Begriff des Verhaltens bei der Verhaltensmodifikation und in der Verhaltenstherapie in einem sehr viel weiteren, »interpretativen« Sinn. Denn da wir die Bedingungen unseres alltäglichen Lebens oft nicht kontrollieren können, sind wir zunächst auf Vermutungen und Hypothesen angewiesen, wie die jeweiligen Bedingungen mit dem Verhalten zusammenhängen.

Bei der Betrachtung des Verhaltens unterscheiden wir zwischen verschiedenen »Verhaltensebenen«. Zu diesen gehört das unmittelbar *beobachtbare Verhalten* eines Menschen, das als »öffentliches Ereignis« prinzipiell von jedem anderen Mitmenschen seiner Umgebung wahrgenommen werden kann. Da sich dieses beobachtbare Verhalten in der Regel auf das »*motorische Verhalten*« unter Einsatz der Skelettmuskulatur bezieht, verwenden wir das Kürzel »R_M«, wobei das »R« für Reaktion steht und das tief gestellte »M« für »motorisch« bzw. »Motorik«. Gewöhnlich fällt alles, was wir an Handlungen bzw. Aktionen bei Menschen beobachten können, unter diese Kategorie motorischer Reaktionen, sei es eine Begrüßung durch Handgeben, das Zugehen auf einen Freund, das Davonrennen vor einem Hund, oder die Über-Kopf-Arbeit eines Arbeiters in der Produktion, kurz alles, was durch die Bewegung und den Einsatz des motorischen Systems gekennzeichnet ist.

Eine zweite Verhaltensebene bezieht sich auf unsere Reaktionen im Innern unseres Körpers, die wir hier zusammengefasst als »*physische bzw. physiologische Reaktionen*« mit dem Kürzel »R_P« bezeichnen wollen, wobei das »R« wiederum für Reaktion steht und das tief gestellte »P« für »physisch« bzw. »physiologisch«. Diese physiologischen Reaktionen sind nicht so unmittelbar und direkt unserer Beobachtung zugänglich wie die motorischen Reaktionen, sondern höchstens indirekt, sei es durch ihre Konsequenzen (z. B. beim Erröten), oder durch Dazwischenschalten eines Messgeräts, z. B. bei der Erfassung von Gefäßreaktionen, der elektrischen Hirnwellen, der Hautleitfähigkeit usw. Dennoch lassen sich diese nicht direkt beobachtbaren Reaktionen eines Menschen dann im Rahmen operanter Lernprozesse konditionieren bzw. kontrollieren, wenn man die gemessenen *Biosignale* (Reaktionen) als Stimuli der Wahrnehmung diesem Menschen zugänglich macht (als Rückmeldung, engl. Feedback) und er somit, im Rahmen eines Lernprozesses, seine Reaktion entsprechend dieser Rückmeldung der jeweiligen Situation anpassen kann. Dies ist das Prinzip des sog. »Biofeedbacks«, das als therapeutische Intervention bereits etabliert ist und mit der zunehmenden Verbreitung von Biosensoren aller Art nicht nur beim Sport, sondern auch bei der Kontrolle gesundheitsbezogenen Verhaltens an Bedeutung gewinnen könnte.

Die dritte Verhaltensebene gilt den »*kognitiven Reaktionen*«, abgekürzt »R_K«, wobei das tiefgestellte »K« für »kognitiv« bzw. »Kognition« steht und alle informationsverarbeitenden Prozesse eines denkenden Menschen umfasst, von der Aufmerksamkeit und Wahrnehmung bis hin zu schlussfolgerndem Denken und den höchsten Abstraktionsebenen menschlichen Denkens. Mit diesen Reaktionen haben wir den Raum »öffentlicher Ereignisse« verlassen und sind in den Raum »*privater Ereignisse*« eingetreten. Was wir denken, ist nur uns selbst unmittelbar und direkt zugänglich, und sonst keinem anderen Menschen. Über den Umweg unmittelbar wahrnehmbarer Ereignisse können wir anderen Menschen durchaus unsere »Denkprozesse« vermitteln, umso mehr, wenn wir in einer gemeinsamen Umwelt leben. Zentrales Hilfsmittel ist hierfür die Sprache in ihren unterschiedlichsten Ausprägungen, bis hin zu nonverbalen Gesten. Auch für uns selbst können wir diese Sprachen benutzen, z. B. wenn wir zu uns selbst sprechen, oder wenn wir unsere »Gedanken« in ein Tagebuch schreiben. Oder wir teilen unsere Gedanken einem Außenstehenden mit. Dabei ermöglicht uns eine gemeinsame Lernumgebung, ähnliche Erfahrungen zu machen und gemeinsame Sprachmuster zu entwickeln, die die Basis unserer gemeinsamen Konzepte repräsentieren.

Die vierte Verhaltensebene sind die »*emotionalen Reaktionen*«, abgekürzt »R_E«, wobei das tiefgestellte »E« für »emotional« bzw. »Emotion« steht. Damit sind alle gefühlsmäßigen Empfindungen gemeint, die wir als Reaktion auf bestimmte Stimuli oder Situationen verspüren, seien diese angenehmer oder unangenehmer Art. Auch unsere emotionalen Reaktionen sind als »private Ereignisse« nur uns selbst unmittelbar zugänglich. Dabei können wir gegenüber anderen Geschöpfen mittelbar ein »Mitgefühl« entwickeln, wobei uns dies bei Mitmenschen, denen wir aufgrund einer gemeinsamen Stammes- und ähnlichen Lerngeschichte verbunden sind, leichter fallen dürfte als bei stammesferneren Geschöpfen wie z. B. einem Krokodil oder einer Fliege.

Die grundlegende Unterscheidung zwischen kognitiven (informationellen) Reaktionen einerseits und emotionalen (gefühlsmäßigen) Reaktionen andererseits findet sich auch in anderen Disziplinen, z. B. in der Sprachwissenschaft. Dort wird bei der Bedeutung sprachlicher Zeichen unterschieden zwischen »denotativ« und »konnotativ«. Dabei betrifft denotativ »nur den begrifflichen Inhalt eines sprachlichen Zeichens ... ohne Berücksichtigung von Nebenbedeutungen«, konnotativ dagegen »die assoziative, emotionale, stilistische, wertende (Neben)bedeutung« (www.duden.de). Wenn wir zum Beispiel das Wort »Spinne« vor uns sehen, so können wir denotativ dessen lexikalische Definition bzw. Bedeutung angeben (»zu den Gliederfüßlern gehörendes ...«), während wir konnotativ eher die emotionale Ebene (»etwas angstauslösend Krabbelndes, was mir unheimlich ist ...«) ansprechen.

Auch in der Psychologie und Psychotherapie wird bei der Betrachtung von Kommunikation zwischen der »Sachebene« einerseits und der »Beziehungsebene« andererseits unterschieden (Schulz von Thun 1981; Bühler 1982; Watzlawick et al. 1969).

3 Diagnostik von Stress und Burnout – funktionale Verhaltensanalyse

> **Beispiel »Ein ›Bad‹ ist nicht immer ein Bad«:**
>
> Wenn eine Mutter mehrerer kleiner Kinder am Ende eines lebhaften und stressigen Kindergeburtstags zu ihrem Partner sagt »Ich nehm' jetzt mal ein Bad!«, ist auf der Sachebene (informationeller Aspekt) klar, was mit dem intendierten Reinigungsvorgang gemeint ist. Auf der Beziehungsebene (emotionaler Aspekt) könnte die entsprechende Nachricht lauten »Ich brauch jetzt endlich mal ein paar Minuten nur für mich und möchte nicht gestört werden« oder »Pass Du mal auf die Kinder auf, ich brauche dringend 'ne Pause!«.
>
> Nicht selten basiert ein Konflikt oder eine Stresssituation auf (funktional) falschen Reaktionen, indem die funktionale Ebene der Verständigung nicht wahrgenommen bzw. berücksichtigt wird.
>
> In unserem Beispiel wäre es nicht gerade beziehungsförderlich, wenn der Partner auf den Wunsch der Mutter nach einem Bad (sprich Pause) mit einer Bemerkung antworten würde wie: »Muss das denn jetzt sein? Du hast doch heute Morgen schon geduscht!« Und selbst eine freundliche Bitte wie »Kannst Du vorher noch die Kleine ins Bett bringen?« könnte je nach Gemütszustand der Mutter weitere emotionale Begleitreaktionen hervorrufen, wenn die ersehnte Erholungspause noch weiter nach hinten verschoben wird.
>
> **Beispiel »Wenn bei der vertrauensvollen Zusammenarbeit das Vertrauen fehlt«:**
>
> Besonders kritisch kann es werden, wenn Nachrichten auf den beiden Ebenen *inkongruent* sind, d. h. zueinander in Widerspruch stehen. Dies wäre z. B. dann der Fall, wenn in einem Unternehmen ein Vorgesetzter zu einem Mitarbeiter von »vertrauensvoller Zusammenarbeit« spricht (Sachebene), durch starre organisatorische Kontrollmaßnahmen aber erkennen lässt, dass er dem Mitarbeiter dieses besagte Vertrauen gerade nicht entgegenbringt (Beziehungsebene).

Während die Sachebene meist durch entsprechende sprachliche Signale (d. h. sprachliche Stimuli) vermittelt wird, basieren die Signale auf der Beziehungsebene häufig auf kontextabhängigen nichtsprachlichen Stimuli. Während natürliche Situationen und Settings meist ziemlich eindeutig sind, bieten von Menschen konstruierte soziale Situationen und Settings oft weite und z. T. mehrdeutige Interpretationsspielräume mit nicht selten inkongruenten Nachrichten.

> **Beispiel »Inkongruenz als Stressquelle in der Arbeitswelt und im öffentlichen Leben«:**
>
> Das Stresspotenzial inkongruenter Kommunikation in sozialen Umgebungen ist nicht zu unterschätzen. So können sich Unternehmen, selbst wenn sie sich demselben Leitbild und denselben Grundsätzen verschrieben haben (Sachebene),

auf der Beziehungsebene unterscheiden, z. B. wenn dieses Leitbild nicht gelebt wird, sich also nicht kongruent im Verhalten der Mitarbeiter wiederfindet.

Auf der Vorgesetztenebene wurden solche hinsichtlich einer vertrauensvollen Zusammenarbeit inkongruenten Verhaltensweisen schon angesprochen (z. B. Einführung starrer Kontrollsysteme, Aufbau von Droh- oder Bestrafungs-Kulissen).

Auf der Mitarbeiterseite können das Streuen von Gerüchten, das Unterlaufen von Regelungen, die Entwicklung informeller Kommunikations-Strukturen mit Ausgrenzung anderer usw. zu solchen inkongruenten Verhaltensweisen zählen. Nicht selten bilden sich dann komplementäre Sub-Systeme, die den Konflikt auf der Ebene der Organisation im Sinne eines Teufelskreises aufrechterhalten und den Kern von Mobbing-Prozessen darstellen können.

In solchen Fällen, wenn z. B. eine ganze Institution »im Stress« ist, reicht ein individuell orientiertes Stressmanagement nicht aus, sondern muss auf institutioneller Ebene ergänzt werden durch organisatorische Analysen und Maßnahmen.

Dies gilt auch für das öffentliche Leben, z. B. wenn ein Politiker als Abgeordneter nicht nur die Interessen des Volkes vertritt, sondern als Berater auch die Interessen eines Unternehmens und es dabei sowohl auf der Sachebene als auch auf der Beziehungsebene zu Konfliktlagen kommen kann.

Diese Beispiele verdeutlichen, dass unser Sozialverhalten selbst eine Stressquelle sui generis ist, wenn wir auf verschiedenen Ebenen bzw. in verschiedenen Situationen inkongruentes oder miteinander inkompatibles Verhalten zeigen. Wenn z. B. in Institutionen *formelle* Verhaltensregelungen umgangen oder unterlaufen werden und stattdessen *informelles* Verhalten die Oberhand gewinnt, sind Konflikte oder gar Katastrophen nicht selten vorprogrammiert. Dasselbe gilt für soziale Situationen, in denen »nach außen« andere Nachrichten gesendet werden als »nach innen« und man erst dann Klartext redet, wenn die Türen geschlossen sind. Wenn der Versuch, die Welt nach außen von der nach innen sauber zu trennen, misslingt, kann der soziale Stress bis zu internationalen Verwicklungen führen. Dies gilt auch für private Beziehungen.

Beispiel »Stresspräventionsstrategien beim Seitensprung«:

Ein Seitensprung birgt erhebliches Stresspotenzial in sich. Eine Stresspräventionsstrategie kann darin bestehen, den Seitensprung seinem Partner gegenüber einfach zu verschweigen, nach dem Prinzip ›Was er/sie nicht weiß, macht ihn/sie nicht heiß‹. Eine weitere Strategie könnte das Führen einer sog. »offenen Beziehung« sein, bei dem sich beide Partner gegenseitig Seitensprünge zugestehen. Und schließlich könnte man auch der Strategie folgen, auf Seitensprünge zu verzichten, selbst wenn sich die Gelegenheit dazu bietet, z. B. um bisherige und langfristige positive Konsequenzen treuen partnerschaftlichen Verhaltens nicht durch kurzfristig als positiv erlebbare, aber langfristig potentiell negative Konsequenzen eines Seitensprungs zu gefährden.

Doch selbst wenn das Verhalten auf mehreren Ebenen kongruent zueinander ist, kann die Komplexität einer Stresssituation auch beim Stressmanagement Anforderungen an unsere Fähigkeit zum Multitasking stellen, denen wir oft nur durch Berücksichtigung der Verhältnisse und durch soziale Unterstützung begegnen können.

> **Beispiel »Die alleinerziehende Mutter – von Säbelzahntigern umzingelt« (Teil 2):**
>
> Kommen wir noch einmal auf das Beispiel der alleinerziehenden Mutter zurück.
> Ihre Reaktionen können auch hier in Kampf oder Flucht eingeordnet werden, z. B. ihr voller Einsatz tagtäglich bei der Versorgung ihrer Kinder, mit frühem Aufstehen, Zubereiten des Frühstücks, Begleiten der Kinder in die Kita oder in die Schule, Nachgehen einer beruflichen Tätigkeit, Organisieren einer Mitbetreuung ihrer Kinder, Helfen bei den Hausaufgaben, Erledigen der vielen Haushaltsanforderungen, zu Bett bringen ihrer Kinder und vieles andere mehr.
> Auch ihre Teilnahme an einer Selbsthilfegruppe für alleinerziehende Mütter und Väter und andere übergeordnete Aktivitäten können zu diesem »Kampf«-Verhalten gerechnet werden.
> Auf der anderen Seite kann die »Flucht« in Passivität, Selbstmitleid, Hoffnungslosigkeit, Alkohol- oder Drogenkonsum usw. stehen, bis hin zur Übergabe der Kinder in andere Hände.
> Allerdings würden wir bei der Beschreibung, wie eine Mutter mit dem Stress der Alleinerziehung umgeht, nicht bei einer einfachen Dichotomisierung im Sinne von Kampf-oder-Flucht stehen bleiben, sondern ihr Verhalten im funktionalen Zusammenhang mit ihren konkreten Alltagsbedingungen betrachten, unter Berücksichtigung der anderen Komponenten des SORKC-Modells.

Wir sehen also, dass die R-Komponente sowohl für eng umschriebene Reaktionen auf einzelne Stimuli als auch für komplexe Reaktionsmuster, z. B. in unserem Lebensalltag, stehen kann und sich auf verschiedenen Verhaltensebenen beschreiben lässt. Des Weiteren ist die Kongruenz unseres Verhaltens selbst für die Entstehung von Stress entscheidend, vor allem in sozialen Situationen.

3.3 Organismus (O)

> **Leitsatz »Biografien«:**
>
> Biografien sind einzigartig – und lehren uns die Achtung vor unseren Mitmenschen.

Die Natur zeigt uns auf beeindruckende Weise, wie Objekte der unbelebten und der belebten Welt auf Anforderungen und Belastungen, d. h. auf die Einwirkung von Kräften, reagieren. So kann ein Hurrikan Häuser zerstören, Masten zerbrechen und große Gegenstände durch die Luft schleudern, während Palmen seiner Kraft widerstehen können, indem sie sich verbiegen und nach dem Abflauen des Hurrikans wieder in ihre ursprüngliche Ausgangslage zurückkehren. Die Elastizität und andere Eigenschaften von Objekten entscheiden also darüber, ob ein Objekt bei einer Krafteinwirkung unverändert bleibt, ob es sich verbiegt und danach wieder in seine Ausgangslage zurückkehrt oder aber verbogen bleibt, oder ob es bricht, d. h. einen bleibenden Schaden erleidet.

Auch bei Menschen sprechen wir davon, dass sie unter Belastungen sie selbst, d. h. unverändert bleiben, sich verbiegen oder daran zerbrechen, in Abhängigkeit von ihren *Personen- oder Persönlichkeitseigenschaften.*

Persönlichkeitseigenschaften und die mit ihnen verbundenen Verhaltensmuster können als *Schutz-* oder als *Risikofaktor* wirken.

> **Beispiel »Perfektionismus – Schutz- oder Risikofaktor«:**
>
> Ein klassisches Beispiel ist der Perfektionist, der sich mit dieser Eigenschaft ceteris paribus zu einem virtuosen und hochbezahlten Pianisten mit Weltruhm entwickeln könnte, als Handwerker jedoch bald Konkurs anmelden müsste, wenn seine perfekt ausgeführten Arbeiten von seinen Auftraggebern nicht entsprechend geschätzt und vergütet würden. Seine perfektionistische Grundeinstellung könnte ihm auch deutlich weniger Kunden bescheren als die alternative Grundeinstellung »So viel wie nötig!«.
>
> Ein und dasselbe Persönlichkeitsmerkmal kann also je nach Kontext und Situation stressmindernd oder stressverstärkend sein.

Aber können wir den »Perfektionismus« eines Pianisten überhaupt mit dem eines Handwerkers vergleichen? Können wir »Persönlichkeitseigenschaften« unter Abstraktion von der Person überhaupt postulieren?

Dies führt uns zu der Frage, wie sich die unzählbare Vielfalt lebender Organismen in ihrer Individualität überhaupt erfassen lässt. Wenn wir von einem Menschen als »*Persönlichkeit*« sprechen, meinen wir damit die Kombination aller wesentlichen Merkmale und Eigenschaften, die diesen bestimmten Menschen kennzeichnen und anhand derer wir diesen Menschen (wieder-)erkennen können. Diese Kombination kann Eigenschaften auf allen Verhaltensebenen umfassen, von äußeren oder körperlichen Merkmalen wie der Augen- oder Hautfarbe bis hin zu »typischen« Verhaltensmustern und emotional gefärbten Vorlieben wie »geschüttelt, nicht gerührt« bei der Bestellung eines bestimmten Mixgetränks.

Wobei wir bei den *Typologien* angelangt sind. Denn selbst die Zahl der Persönlichkeiten ist unüberschaubar, so dass es immer wieder Versuche gegeben hat, diese Vielfalt auf ein praktikables Maß zu reduzieren. Ordnete z. B. Galenos von Pergamon im 2. Jahrhundert n. Chr. verschiedenen Körpersäften korrespondierende Temperamente zu, so versuchen heute Psychologen mit den sog. »Big Five«-Persönlichkeitsmerkmalen den Charakter aller Menschen zu beschreiben (Hagemann et al. 2016). Auch beim Theater kennt man typische Persönlichkeiten, z. B. die Charaktere oder Figuren der Comedia dell'arte. Und Seifenopern benutzen Persönlichkeitstypen als Handlungsträger ihrer Geschichten.

Wissenschaftstheoretisch stellen Persönlichkeitsmerkmale sog. *Konstrukte* dar, die entweder theoretisch auf rationaler Basis oder aber empirisch aufgrund der Aggregation statistisch zusammenhängender Eigenschaften (Faktoren) postuliert werden.

Sowohl bei rational postulierten Typologien als auch bei statistisch ermittelten Faktoren wird immer eine Reduktion der Informationen auf das angenommene »Wesentliche« oder Gemeinsame angestrebt. Das kann für alle praktischen Zwecke angemessen sein, jedoch auch zu logischen Fehlschlüssen führen, oder zu Generalisierungen, die im Einzelfall unzutreffend sind. Dies gilt auch für das Konstrukt der sog. »Resilienz«, mit der man die Stressresistenz bzw. Widerstandsfähigkeit gegenüber Stressbedingungen und Stressoren beschreibt. Funktional und zweckmäßig ist dieser Begriff bei Personen, die in bestimmten oder vielen Belastungs- und Anforderungssituationen ein adäquates Bewältigungsverhalten zeigen ohne dabei überfordert oder geschädigt zu werden. Falsch wäre es jedoch, dies als ein Persönlichkeitsmerkmal zu interpretieren, das universal und in gleicher Weise über alle Belastungssituationen hinweg Widerstandsfähigkeit repräsentiert. Auch hier müssen wir die verschiedenen Verhaltensebenen berücksichtigen. So hat die COVID-19-Pandemie gezeigt, dass ein potenzieller Stressor wie das SARS-CoV-2-Virus auf der körperlichen Verhaltensebene die ganze Bandbreite individueller Reaktionen bewirken kann, von fehlenden Symptomen bis hin zu massivsten Entzündungsreaktionen und Todesfolgen. Zwar gibt es Hinweise, dass expositionelle sowie alterskorrelierte Faktoren für diese Unterschiede eine bedeutsame Funktion haben, jedoch, bis auf die Exposition mit dem Erreger selbst, nicht eine notwendige (da auch über 100-Jährige eine Infektion überleben und auch junge Menschen daran versterben) und keinesfalls eine hinreichende (da viele Exponierte nicht erkranken).

Auch für psychische und soziale Stressoren im Zusammenhang mit der COVID-19-Pandemie sehen wir eine ganze Bandbreite individueller Reaktionsmuster, die von der Gelassenheit bis hin zur Verzweiflung, von der wissenschaftlichen Neugier bis hin zu Verschwörungstheorien reichen.

Wie kommt es, dass Menschen je nach ihrer Persönlichkeit in so unterschiedlicher Weise auf Stressoren bzw. Stresssituationen reagieren?

Die *stammesgeschichtlichen Wurzeln* unserer Persönlichkeit reichen als Erklärung nicht aus. Zwar hat die Natur jedem von uns evolutionsbiologisch ein Verhaltensrepertoire mit auf den Lebensweg gegeben, das für alle (lebens-)praktischen Zwecke an grundlegende Belastungssituationen, denen wir und unsere Vorfahren begegnet sind, angepasst ist. Dabei kann auf der körperlichen Ebene die stammesgeschichtliche Entwicklung individueller Unterschiede durchaus von evolutionärem Vorteil sein. Denn wären wir biologisch alle gleich, hätte ein Virus, das einen von uns dahinrafft, auch mit allen anderen von uns leichtes Spiel. So aber muss sich selbst das Virus je nach »Wirt« mit unterschiedlichen »Wirtsbedingungen« herumschlagen, was seine Durchschlagskraft einschränkt.

Zu den stammesgeschichtlichen Wurzeln der Persönlichkeit kommen die dazu, die wir im Rahmen unserer *persönlichen Lerngeschichte* erwerben und die zu unserer

Einzigartigkeit beitragen. Diese Einzigartigkeit findet sich auch bei (anderen) Tieren. So hat Martin E. Seligman (1970, 1971) in seiner Theorie der »Biological Preparedness« darauf hingewiesen, dass sich grundlegende Lernprozesse, z. B. die Konditionierung einer Angstreaktion, vorrangig auf die Konfrontation mit Stimuli beziehen, denen schon in früheren Phasen der Evolution eine erhebliche Bedeutung zukam. Und Forschungsergebnisse zur Epigenetik (Bird 2007) zeigen, dass auch situative Einflüsse, denen sich ein Organismus i. R. seiner Lernerfahrungen gegenüber sieht, seine genetischen Aktivitäten kontrollieren. Auch das Verhalten von Genen ist also von deren »Umgebung« abhängig.

Die früheste *Lernumgebung* in unserem Leben ist der Körper unserer Mutter und deren Uterus, in dem wir uns entwickeln, und natürlich unterliegt auch eine Mutter während einer Schwangerschaft weiterhin den Einflüssen ihrer eigenen Lebensumgebung. Stressfaktoren wie Krankheitskeime können dabei nicht nur die Mutter belasten, sondern auch die Entwicklung des Embryos oder Fötus. Auch problematisches Verhalten der Mutter wie Alkohol- oder Drogenkonsum können zu Schäden führen, die einen Menschen auch nach seiner Geburt noch sein ganzes Leben beeinträchtigen können, wie das Beispiel der alkoholischen Embryopathie zeigt. Bereits in unserer pränatalen Zeit können wir also schon »im Stress« stecken. In dieser Zeit können auch Lern- bzw. Konditionierungsprozesse unsere Entwicklung beeinflussen. Nach unserer Geburt nehmen diese Lern- und Konditionierungsprozesse eine geradezu atemberaubende Geschwindigkeit auf. Dass die frühen Lebensjahre für unsere ganze weitere Entwicklung entscheidend sind, ist schon lange bekannt. Die entwicklungspsychologische Forschung zeigt, dass »Früherfahrungen« (engl. early experiences) im Leben des Menschen und anderer Säugetiere eine zentrale Weichenstellung für das weitere Leben und die Entwicklung der Persönlichkeit darstellen. Das gilt nicht nur für die Entwicklung von Persönlichkeitsmerkmalen und grundlegenden Verhaltensdispositionen auf allen Verhaltensebenen, die wir je nach sozialer Norm als Varianten einer gesunden Person oder »normalen« Persönlichkeit ansehen, sondern auch für akzentuierte Persönlichkeitszüge bis hin zu Persönlichkeitsstörungen mit klinischer Relevanz (Gosling 2008, Hughes et al. 2020, Hoth et al. 2006). Von den vielen potenziellen Faktoren für *Stress im frühen Kindesalter* (engl. early life stress, ELS) sei beispielhaft die Trennung von der Mutter genannt, deren Effekte bis hin zu dauerhaften endokrinen Aktivitätsänderungen der HPA-Achse und der Gen-Expression reichen können (McFarlane et al. 2005).

Soziale Bindungen an die Mutter und andere enge Bezugspersonen gehören zu unserer stammesgeschichtlich angelegten Grundausstattung. So zeigen entwicklungspsychologische Experimente des Psychologen-Ehepaars Harlow aus den 1950er Jahren, dass Rhesusaffenkinder in ihrer Entwicklung auf körperliche Nähe und Kuschelbedingungen angewiesen sind und ohne diese, unter Kaspar-Hauser-Bedingungen, schwere Störungen und Schäden erleiden (Harlow 1958). Auch die verhaltenswissenschaftlichen Untersuchungen von Konrad Lorenz (1978, 1988) über die Prägung bei Graugänsen belegen die Bedeutung biologisch präformierter Wurzeln für die Entwicklung unseres Sozialverhaltens. Ebenso bezog sich der Kinderpsychiater und Psychoanalytiker John Bowlby ab den 1940er Jahren bei der Entwicklung seiner Bindungstheorie (engl. theory of attachment) auf die von Charles Darwin begründete Ethologie und die Annahmen der Psychoanalyse zu Objektbeziehungen (Bowlby 1951, Spangler und Zimmermann 2019). Nimmt man all diese wissenschaftlichen Ansätze und deren empirische Belege zusammen, so besteht kein Zweifel, dass wesentliche Bedingungen einer sog. »Deprivation« (lat. deprivare = berauben), d. h. einer Entbehrung, eines Mangels oder einer Isolation, in frühen Jahren die Entwicklung eines Individuums sowie seine physische und psychische Gesundheit nachhaltig beeinträchtigen und schädigen können.

Dies ist nicht nur für psychische Erkrankungen relevant, sondern auch für unseren Umgang mit Belastungen und Gefahren im Lebensalltag. Selbstvertrauen, Zuversicht, Frustrationstoleranz, aktive Problembewältigung, Selbstsicherheit, Selbstwirksamkeit und viele andere Grundhaltungen für unser Verhalten sind das Ergebnis entsprechend positiver und in der Regel sozial vermittelter Erfahrungen in unserer Lerngeschichte. Fehlen diese, so fehlt damit sogleich ein *Schutzschild* für unser Stressmanagement.

Sind *Fehlentwicklungen* durch negative Früherfahrungen reversibel? Diese Frage ist nicht leicht zu beantworten, da hierfür mitunter jahrzehntelange Entwicklungen betrachtet werden müssen. Zwar gibt es Studien, die belegen, dass sich selbst im späten Erwachsenenalter Zusammenhänge mit negativen Früherfahrungen bis hin zu schweren Traumatisierungen finden lassen. Jedoch stellt dies noch keinen Beweis für irreversible Entwicklungen dar. Denn zum einen ist das Bindeglied bei diesen Analysen der jeweilige Mensch mit seiner Entwicklung über die Jahre und Jahrzehnte hinweg, also die Organismus-Komponente in unserem SORKC-Modell, nicht jedoch die Vielfalt der realen und potenziellen Lebenssituationen und Kontingenzen, innerhalb derer sich ein Individuum entwickelt. So ist es denkbar, dass im Rahmen eines circulus vitiosus negative Früherfahrungen eine Weichenstellung darstellen, die auch darüber entscheidet, unter welchen weiteren negativen sozialen Bedingungen und Kontingenzen jemand aufwächst und weiter lebt, so dass diese negativen Kontingenzen für die Aufrechterhaltung des nachteiligen Verhaltens – und damit für den Zusammenhang mit den negativen Früherfahrungen – verantwortlich sind. Würde man dieses freie Spiel der Kräfte jedoch verhindern, z. B. durch entsprechende Förderung benachteiligter Kinder, könnten sich dieses Bild und der entsprechende Zusammenhang möglicherweise grundlegend ändern.

Auch der Begriff der »Prägung«, der in der Bindungstheorie verwendet wird, legt ein irreversibles Lernen im frühen Kindesalter nahe, in Analogie zu der Prägung junger Graugänse, deren Beschreibung durch Konrad Lorenz auch John Bowlby beeinflusst hat. Demgegenüber stehen jedoch beim Menschen die sehr hohe *Plastizität und Flexibilität* des Verhaltens bis ins hohe Lebensalter, die auch in späten Lebensabschnitten noch erstaunliche Lernprozesse und Verhaltensänderungen belegen. Manche Entwicklungspsychologen und Verhaltensforscher begrenzen deshalb den Begriff »Prägung« auf das Verhalten bei bestimmten Tieren und verwenden beim Menschen eher weitere Begriffe wie »sensible Phasen«, während derer bestimmte Weichenstellungen für späteres Verhalten zu erwarten sind, ggf. auch unter Verzicht auf die Annahme der Irreversibilität.

Unser individuelles Stressmanagement ist also im Rahmen unserer Persönlichkeitsentwicklung vor allem ein *sozial vermitteltes Stressmanagement* und basiert in hohem Maß auf dem *sozialen Stressmanagement* unserer Kultur und der sozialen Gemeinschaften, denen wir angehören. Dies zeigt sich besonders in globalen Krisen

und Konflikten, wenn die Persönlichkeitsunterschiede der Menschen über alle Kulturen und Subkulturen hinweg wie in einem Brennglas sichtbar werden.

> **Beispiel »Die COVID-19-Pandemie und unser soziales Stressmanagement«:**
>
> Individuelle Freiheit, Liberalität, Fernreisen bis in die entlegensten Ecken unserer Erde, soziale Kontakte aller Art bis hin zu Großveranstaltungen mit riesigen Menschenmengen: Was viele von uns als ihr angestammtes Recht für ihren individuellen Lebensentwurf angesehen haben, wird durch die COVID-19-Pandemie plötzlich in Frage gestellt. Und für unser Stressmanagement stellen sich weitere Fragen:
>
> - Verschweigen oder verdrängen wir selbst lebensgefährliche Bedrohungen und Belastungen so lange es geht oder stellen wir uns diesen früh, aktiv, kommunikativ und nachhaltig entgegen?
> - Orientieren wir uns an wissenschaftlichen medizinischen (insbesondere virologischen), ökonomischen, politischen, religiösen oder sonstigen Erkenntnissen, Mutmaßungen, Überzeugungen oder Glaubenshaltungen, bis hin zu möglichen Verschwörungstheorien?
> - Suchen und berücksichtigen wir Gegenbeweise für unsere eigenen Überzeugungen oder verteufeln und bestrafen wir jede andere Meinung?
> - Folgen wir dem Postulat maximaler individueller Freiheit und pochen dabei auf unsere angestammten individuellen Rechte oder stellen wir die Gemeinschaft in den Vordergrund, z. B. beim Blick auf Freiheitsbeschränkungen oder bei umfassenden Maßnahmen wie dem Tragen einer Schutzmaske, der Verwendung einer App oder der Akzeptanz einer Impfung?
>
> Unter psychoedukativen Aspekten leistet die COVID-19-Pandemie für unser Stressmanagement Beachtliches: Sie zwingt uns auf allen gesellschaftlichen Ebenen und über alle Generationen hinweg zur Beantwortung der Frage: »Wie gehe ich angesichts dieser Bedrohung mit mir selbst, mit den mir Nächsten, mit Fremden, mit der weiteren gesellschaftlichen und ökologischen Entwicklung, mit der Natur und ihren Ressourcen um?« Und in diesem oben angeführten Brennglas werden unsere individuellen, aber sozial vermittelten Grundhaltungen in ihrer ganzen Bandbreite offengelegt, zusammen mit der Frage, wie wir bei aller Individualität unsere Gemeinschaft erhalten wollen und können.

Während eine Pandemie unsere Persönlichkeit und unser Stressmanagement relativ plötzlich und unvermittelt auf den Prüfstand stellt, wirken die Bedingungen des *sozialen Wandels* eher allmählich und über einen größeren Zeitraum. So werden wir auf dem Weg vom Homo naturalis zum Homo digitalis immer mehr mit der Frage konfrontiert, wie wir nicht nur mit der *natürlichen* Welt zurechtkommen, sondern auch mit der *technologisierten* und der virtuellen Welt. Diese neuen Lernumgebungen, auch in Verbindung mit den neuen sozialen Medien, haben einen enormen

Einfluss auf unser Verhaltensrepertoire, unsere Persönlichkeit und die Art und Weise, welchen Stress wir erleben und wie wir damit umgehen.

> **»Persönlichkeitsentwicklung als Resultat der Umwelt«:**
>
> Auch »lernende Automaten«, die nach identischen Konstruktionsprinzipien gebaut wurden, entwickeln eine Persönlichkeit, wenn sie auf der Basis künstlicher Intelligenz »einzigartige« Entwicklungen durchlaufen, indem sie unterschiedlichen Lernumgebungen ausgesetzt werden.

Technologie prägt auch unsere Berufswelt.

> **Beispiel »Kollege Autopilot«:**
>
> Wer fliegt eigentlich ein Flugzeug? In großen Passagierflugzeugen sind der Autopilot und ausgefeilte technische Systeme im Cockpit »Kollegen« der beiden menschlichen Piloten, von denen der »Pilot Flying« den Autopiloten bedient bzw. überwacht und der »Pilot Monitoring« für die Displays und andere Systeme zuständig ist.
>
> Als Laie könnte man denken, dass Piloten vor allem das Fliegen lernen. Aber: Technologisierung und Digitalisierung verändern die Anforderungen an das Verhaltensrepertoire *(R)* der Piloten, besonders was die Sicherheit betrifft. Die Flugsteuerung an sich wird demnach nur selten trainiert. Mit den Worten der Experten (zitiert nach Schaufler 2017):
>
> Marcus Wahl, Pressesprecher der Vereinigung Cockpit e. V.:
>
> - »Der Beruf des Piloten braucht heutzutage ein hohes Maß an Überwachungsmanagement, damit gerade Fehler identifiziert werden können. Piloten müssen ein sehr gutes technisches Verständnis haben und extrem belastbar sein« (S. 2).
> - »Das größte Problem der mechanischen Cockpit-Technik ist der Verlust der Fähigkeit des manuellen Fliegens« (S. 3).
>
> Wilfried Schmitz, Produktionsleiter TE/C der Lufthansa CityLine GmbH:
>
> - »Unfälle passieren in den meisten Fällen durch menschliches Verschulden« (S. 1).
> - »Piloten lernen nicht das Fliegen an sich. Sie lernen mit Fehlern umzugehen« (S. 4).

Je mehr *Lebenswelten technologisch und virtuell gestaltet werden,* desto mehr werden von uns Anpassungsleistungen gefordert, auf die wir evolutionsbiologisch nicht vorbereitet wurden, denen wir jedoch lerngeschichtlich unter entsprechenden Bedingungen genügen können, wenn diese Umwelten auf unser bereits verfügbares Verhaltensrepertoire zugeschnitten sind bzw. ihre Anforderungen durch entsprechende Lernprozesse bewältigt werden können. Die gesellschaftliche Grunddiskussion zu »*digitaler Ignoranz*«, »*digitaler Demenz*«, »*digitaler Kompetenz*« und »*digitaler Abstinenz*« weist auf einen Spannungsbogen hin, der dafür spricht, diesen technisch gestalteten Umwelten beim Stressmanagement besondere Aufmerksamkeit zu widmen.

> **Leitsatz »Social Media und Persönlichkeit«:**
>
> Der Aufenthalt im »Cyberspace«, im Internet und in den netzgebundenen sozialen Medien, die man aufgrund der technologischen Entwicklung und Mobilität in nahezu jeden Winkel der Erde mitnehmen kann, prägt die Persönlichkeit ganzer Generationen.

Berücksichtigen wir also, dass die Organismus-Komponente nicht ohne die Umwelt-Komponente und die damit verbundene individuelle Entwicklungsgeschichte gedacht werden kann, können wir sie wie folgt definieren:

Die *Organismus-Komponente* (»O«) umfasst alle überdauernden Verhaltensweisen eines Organismus, die ihm aufgrund seiner stammes- und lerngeschichtlichen Entwicklung zu einem bestimmten Zeitpunkt und in bestimmten Situationen in seinem Verhaltensrepertoire zur Verfügung stehen und ihn als einheitliches Ganzes erscheinen lassen.

Dies klingt etwas abstrakt. Deshalb wollen wir rasch konkreter werden und schauen uns hierbei alle vier Verhaltensebenen an, die wir bereits bei der Besprechung der R-Komponente (Reaktionen) kennengelernt haben. Im Gegensatz zu den direkt situationsbezogenen Reaktionen handelt es sich bei den hier besprochenen Organismus-Verhaltensweisen um *überdauernde Verhaltensmuster*, die in erster Näherung als individuelle Verhaltensdispositionen charakterisiert werden können. Aber auch auf diese überdauernden Verhaltensmuster werden wir die vier Verhaltensebenen anwenden.

Überdauernde, gewohnheitsmäßige »*motorische Verhaltensmuster eines Organismus*« bezeichnen wir mit »O_M«. Ein einfaches Beispiel ist die Art und Weise unserer natürlichen Fortbewegung. Umgangssprachlich sprechen wir dabei von *Gehen*, Laufen, Schreiten, Schlendern usw. Unsere ersten Gehversuche als Kind waren wohl für viele von uns mit Stress verbunden, auch wenn die Fallhöhe noch gering war. In der Regel lernen wir aber alle zu laufen und denken als Erwachsene meist gar nicht mehr daran, wie wir uns fortbewegen. Doch spiegeln sich in der Art und Weise, wie wir gehen, sowohl unsere körperliche als auch unsere innere Verfassung wieder. Dies merken wir oder Außenstehende vor allem dann, wenn wir älter werden oder an bestimmten Erkrankungen leiden und darunter auch die Ausdrucksform unseres Gangbilds leidet, z. B. bei schweren Depressionen, Demenz, Morbus Parkinson, Polyneuropathie und anderen neurologischen Gangstörungen. Aber auch unter den Normalbedingungen im Alltag als gesunder Erwachsener haben wir alle unsere Art des Ausdrucks, zu der neben unserer Gestik und Mimik auch unser »typisches« *Gangbild* gehört. Dieses ist gegenüber unterschiedlichen Situationen durchaus sensitiv und variabel, je nachdem ob wir einen Spaziergang machen oder auf dem Weg zur Arbeit oder zu einem Rendezvous sind, ob wir wach oder müde sind oder ob wir entspannt oder in Eile oder im Stress sind. Auch der Catwalk eines Models gehört dazu. Eine »Ganganalyse« kann nicht nur dem Arzt wertvolle diagnostische Informationen über mögliche Erkrankungen liefern, sondern auch dem Verkehrspolizisten bei der Überprüfung mancher Nachschwärmer sowie dem Zollbeamten, der nach auffälligem Verhalten bei Schmugglern oder Verbrechern sucht, die angesichts ihres Grenzübertritts einen beobachtbaren Stresslevel aufweisen.

Auch in der Arbeitswelt sind viele Produktions- oder Bearbeitungsprozesse direkt beobachtbar, z. B. Hämmern, Feilen, Gießen etc. Würde man nur die Verhaltensweise an sich betrachten, ohne die Situation und ohne die Lerngeschichte des Organismus, so wäre die Unterscheidung zwischen »R« und »O« nicht immer einfach. Doch wissen wir, dass ein Schmied ein Eisenstück beim Schmieden aufgrund langer gewohnheitsmäßiger Erfahrungsbildung (Lerngeschichte) anders bearbeitet als ein Anfänger. Und bei der Konfrontation mit lebensbedrohenden Krankheitssituationen wird mancher Laie mit Panik reagieren, während ein Notarzt sich routiniert verhält.

> **Beispiel »Wenn die Post abgeht«:**
>
> Ein achtzigjähriger Rentner und immer noch aktiver Hobbysportler ist nicht nur bewegungsfreudig, sondern auch auffallend schnell zu Fuß unterwegs. Im Gespräch erzählt er, dass er früher während seiner langen beruflichen Laufbahn als Postbote täglich viele Kilometer zurücklegte. Das rasche Gehen stecke in ihm drin, auch wenn seine Frau ab und zu meine, dass er sich beim gemeinsamen Spazierengehen ruhig mehr Zeit nehmen könne.

Wenn wir in besonderen Situationen, z. B. im Rahmen einer beruflichen Ausbildung, spezielle Verhaltensqualifikationen erworben haben, gehören diese Fertigkeiten zu unserem Verhaltensrepertoire, genau wie die Fertigkeiten, die wir im Sport oder bei Hobbys erworben haben. Zu unserem Verhaltensrepertoire gehören auch die Reflexe, deren automatisierter Ablauf (zumindest bei den unbedingten Reflexen) uns bereits bei unserer stammes- und ontogenetischen Entwicklung mitgegeben wird.

Die zweite überdauernde gewohnheitsmäßige Verhaltensebene eines Organismus bezeichnen wir als »*physiologisches Verhaltensmuster eines Organismus*« mit dem Kürzel »O_P«. Hierzu gehören alle gewohnheitsmäßigen physiologischen Prozesse, die wir bei der Interaktion eines Organismus mit seiner Umwelt (zumindest prinzipiell oder theoretisch) beobachten (bzw. messen) können. Auch hier hat uns die Evolution gut vorbereitet: Über die meisten gewohnheitsmäßigen Körperfunktionen müssen wir uns kaum Gedanken machen, zumindest solange wir relativ gesund sind. Dies kann sich ändern, wenn durch Krankheiten, Unfälle oder andere Entwicklungen mit Beeinträchtigung unserer Gesundheit neue Bedingungen entstehen, die unser Verhalten in bisher gewohnten und gut bewältigten Situationen beeinträchtigen und in diesen Situationen zu einer möglichen Überlastung führen. So kann ein Patient mit einer koronaren Herzerkrankung seinen gewöhnlichen Alltag vielleicht gut bewältigen, doch wird er sich bisherigen sportlichen Herausforderungen oder sexueller

Aktivität nicht mehr unbedingt gewachsen fühlen. Auf der anderen Seite kann körperliche Fitness Krankheiten vorbeugen und selbst im Krankheitsfall einen gewissen kompensatorischen Schutz darstellen. Auch auf der O_P-Ebene können wir evolutionsbiologisch präformierte Verhaltensdispositionen beobachten; z. B. entscheidet unsere Enzym-Ausstattung darüber, wie wir bestimmte Substanzen wie Nahrungsmittel oder Medikamente verstoffwechseln.

Die dritte Verhaltensebene bezeichnen wir als »*kognitives Verhaltensmuster eines Organismus*«, abgekürzt »O_K«. Darunter verstehen wir alle Modi unserer Informationsverarbeitung und unseres Denkstils, z. B. unsere Intelligenz, unsere Neugier, unsere Wahrnehmung und Aufmerksamkeit, aber auch grundlegende Überzeugungen und Einstellungen. Manche dieser informationsverarbeitenden Prozesse sind für Außenstehende erkennbar, z. B. aufgrund unserer intellektuellen Leistungen oder anhand unseres Sprachstils. Auch psychotherapeutisch relevante Einstellungskategorien wie z. B. Selbstwirksamkeitsüberzeugung oder Achtsamkeit können prinzipiell zu der O_K-Verhaltensebene gerechnet werden. Intellektuelle Einschränkungen, z. B. im fortgeschrittenen Alter, können mit Behinderung und entsprechendem Stress verbunden sein; ebenso dysfunktionale Überzeugungen und Einstellungen (z. B. »Schuld sind immer die Anderen« oder »Ich muss bei allem perfekt sein!«), die bei vielen Lebensaufgaben die Gefahr des Scheiterns und somit Stress mit sich bringen.

Die vierte Ebene ist das »*emotionale Verhaltensmuster eines Organismus*«, abgekürzt »O_E«. Darunter verstehen wir Grundstimmungen oder grundlegende Befindlichkeiten von Menschen in verschiedenen Situationen, die wir umgangssprachlich mit Worten beschreiben wie »ängstlich«, »ausgeglichen«, »jovial« oder »gelassen«.

Viele Persönlichkeits- oder Charaktereigenschaften, die wir umgangssprachlich benutzen, sind nicht eindeutig definiert, beziehen sich auf mehrere der genannten Verhaltensebenen und lassen aufgrund ihrer Abstraktheit einen weiten Interpretationsspielraum. Dies ist nicht überraschend, da wir solche Persönlichkeitseigenschaften als Konstrukte betrachten können, die letztlich Abstraktionen einer Vielzahl von Einzelerfahrungen mit menschlichem Verhalten über verschiedene Situationen hinweg sind und oft überdauernde komplexe Verhaltens-Cluster auf mehreren Verhaltensebenen darstellen.

O-Komponenten können durchaus sensitiv gegenüber verschiedenen Situationen sein. So ist es möglich, dass wir den aktiven, erfolgsorientierten, durchsetzungsfähigen, selbstsicheren Manager eines Unternehmens zuhause in der Familie als fürsorglich und warmherzig oder aber als Angeklagter vor Gericht als unsicher und zurückhaltend erleben. Nicht selten ist eine O-Komponente mit einer situationsbezogenen Rolle verbunden, wobei wir »Rolle« in diesem Zusammenhang definieren als »ein Bündel von Verhaltenserwartungen, die an den Träger einer sozialen Position gestellt werden«. Ein klassisches Beispiel ist der traurige Clown, der bei seinem Zirkusauftritt vor Überschwang und temperamentvollem Humor sprüht und nach seinem Auftritt traurig und einsam in seiner Garderobe sitzt. Nicht wenige Künstler berichten von dem schwierigen Spagat, wenn sie einerseits im Scheinwerferlicht auf der Bühne in der Begeisterung des Publikums baden und ihren Erfolg aktiv, exaltiert und hochgestimmt genießen, andererseits aber kurz danach allein mit sich sind, sei es in ihrer Garderobe oder in einem unpersönlichen Hotelzimmer in einer fremden Stadt, wo die Hochstimmung den Gefühlen der Leere und Einsamkeit weicht.

Auf der anderen Seite finden wir Menschen, die eine Eigenschaft (im Sinne eines Verhaltensclusters), z. B. Optimismus, über verschiedene Situationen und Rollen hinweg zeigen. Solche Menschen, die »optimistisch durchs Leben gehen«, werden in vielen phänomenal verschiedenen Situationen ein eher aktives, zupackendes und emotional positiv getöntes Verhalten zeigen.

> **Leitsatz »Persönlichkeitseigenschaften und ihre Bandbreite«:**
>
> Die Individualität eines Menschen zeigt sich nicht nur in seinen einzelnen Persönlichkeitseigenschaften, sondern auch an deren jeweiliger Bandbreite über verschiedene Situationen hinweg.

Unsere soziale Wahrnehmung ist darauf ausgerichtet, persönlichkeitsrelevante Verhaltensmuster zu erkennen, z. B. wenn wir davon sprechen, »wie jemand tickt« bzw. »was für ein Typ er oder sie ist«. Diese wechselseitige Zuschreibung von Persönlichkeitseigenschaften und Beurteilung anderer Menschen hat für viele soziale Situationen große Bedeutung, sei es im Arbeitsleben oder in privaten Beziehungen. Auch die Literatur liefert hierzu lebendige Beschreibungen, wie das literarische Beispiel des Hochstaplers Felix Krull (Thomas Mann 1997) zeigt.

> **Beispiel »Der Hochstapler Felix Krull«:**
>
> Für Felix Krull ist es wichtig, bei seiner Musterung hinsichtlich seiner Wehrtauglichkeit nicht als »Simulant« (O-Variable) zu erscheinen. Gehen wir davon aus, dass Felix Krull genaue Vorstellungen davon hat, welche Eigenschaften (Verhaltensmuster) die Mitglieder der Musterungskommission von einem Simulanten erwarten. Hierzu gehört z. B. die Präsentation von Krankheits- oder Behinderungssymptomen, die nahelegen, warum der Betroffene nicht am Wehrdienst teilnehmen kann. Hätte Felix Krull sich entsprechend dieser »Kranken- bzw. Behinderten-Rolle« verhalten, vielleicht verbunden mit Klagsamkeit und Demonstration persönlicher Schwäche, so hätte dies vermutlich den Verdachtsvorwurf eines Simulanten begründet. Wenn man diese Rolle aber kennt, kann man sich, wie Felix Krull es tut, entsprechend vorbereiten. Dabei wählt er eine Verhaltensstrategie, die wir aus psychotherapeutischer Sicht heute wohl als paradoxe Intervention charakterisieren würden. Er stellt sich nämlich als Musterungskandidat vor, der begeistert und unbedingt wehrtauglich erscheinen will und der angesichts plötzlicher und unkontrollierbarer Krankheitssymptome verzweifelt darum kämpft, diese zu unterdrücken und zu verbergen, um die Musterungskommission von seiner Wehrtauglichkeit zu überzeugen. Dass er genau das Gegenteil dessen bezweckt und damit auch Erfolg hat, liegt in der sozialen Wahrnehmung und den Erwartungen der Mitglieder der Musterungskommission begründet.
>
> Auch in seinem weiteren Leben profitiert Felix Krull von den Eigenschaften, mit denen Hochstapler bei ihren Mitmenschen Bilder aufbauen (d. h. Verhal-

tenserwartungen wecken), die später in der Realität in sich zusammenbrechen (d. h. die Konsequenzen sind meist ganz andere als die erwarteten), natürlich meist dann, wenn sich der Hochstapler bereits rechtzeitig aus dem Staub gemacht hat. So ist es nicht verwunderlich, dass Hochstapler meist ein »gewinnendes Wesen« haben, »zuvorkommend«, »aufmerksam«, »höflich«, »redegewandt« und »gebildet« sind. Vor allem aber kennen sie in der Regel sehr genau die Erwartungen, Hoffnungen und Wünsche, die ihr Gegenüber in der jeweiligen Situation hat, und stellen sich in ihrem eigenen Verhalten mustergültig (im Fall von Felix Krull »musterungsgültig«) darauf ein. Natürlich sollte man den (unzulässigen) Umkehrschluss vermeiden, dass nämlich alle, die solche Eigenschaften haben, zugleich auch Hochstapler sein müssen.

Soziale Fähigkeiten wie die des Hochstaplers Felix Krull sind in verschiedenen Berufen lohnenswert, z. B. bei Verkäufern, Handels- oder Versicherungsvertretern, Finanzberatern oder Politikern. Auch Heilberufe können von solchen sozialen Fähigkeiten profitieren, in der Psychotherapie sprechen wir dann von der »Therapeutenvariable« oder von den positiven Effekten einer »therapeutischen Beziehung«.

Die Besonderheit der Personen- bzw. O-Komponente liegt in der Kontinuität der Person über alle Lebensphasen und Entwicklungsstufen hinweg (Ich-Kontinuität), sowohl im Erleben dieser Person selbst als auch im Wiedererkennen von Anderen, auch nach vielen Jahren. Diese *Selbstähnlichkeit* repräsentiert eine innere und äußere Ordnung, die sich in der Regel durch alle Ebenen einer Person hindurch zieht. Diese Ordnung und Kontinuität bleibt durch alle Entwicklungs- und Entfaltungsmöglichkeiten hindurch erhalten und wird durch die Erweiterung des persönlichen Kompetenzspektrums im Rahmen dieser Entwicklung zu einer »Gestalt« (im gestaltpsychologischen Sinne), die selbst in späten Jahren eine Reichhaltigkeit und Tiefe erreichen kann, die wir mit Weisheit und anderen positiven Eigenschaften verbinden. Diese Selbstähnlichkeit im Sinne einer Kontinuität sehen wir auch bei fraktalen Prozessen und Bildern, wo die innere Ordnung und Struktur durch alle Skalierungsebenen hindurch erhalten bleiben und am Ende zunehmend schönere geometrische Strukturen entstehen können.

3.4 Konsequenzen (C)

Leitsatz »Menschliches Verhalten und seine Katastrophen«:

Vom Berühren einer heißen Herdplatte bis hin zur Klimakatastrophe eines »heißen« Planeten: die negativen Stressfolgen menschlichen Verhaltens können viele Formen annehmen.

Der Vergleich der Verhaltenskonsequenzen einer heißen Herdplatte mit den Verhaltenskonsequenzen eines »heißen« Planeten mag gewagt klingen, und doch beruhen beide Stressphänomene verhaltenswissenschaftlich auf denselben Prinzipien. Zugleich wird dabei deutlich, wie einfach, direkt, unmittelbar und sicher Verhaltenskonsequenzen im Einzelfall sein können oder aber wie komplex, indirekt, zeitlich langgestreckt und variabel sowie unsicher, vor allem beim Verhalten sozialer Gemeinschaften bis hin zur Menschheit in ihrer Gesamtheit.

In diesem Abschnitt beschäftigen wir uns zunächst mit den »einfachen«, grundlegenden Konsequenzen (engl. consequences, Kürzel »C«) des Verhaltens eines einzelnen Organismus. Diese lassen sich hinsichtlich ihres Effekts auf das vorausgehende Verhalten unter kontrollierten Bedingungen gut untersuchen und darstellen, sei es im Experiment oder bei der Dressur eines Tieres.

> **»Vom Einfachen zum Komplexen – Konsequenzen und Kontingenzen«:**
>
> Im realen Leben haben wir es oft nicht mit einfachen Konsequenzen des Verhaltens zu tun, sondern mit einer Vielzahl von Konsequenzen, die in ihrer Art und Variabilität, ihrer raumzeitlichen Abfolge und ihrer unterschiedlichen Funktionalität komplexe Muster aufweisen können. Diesen Mustern werden wir uns im Abschnitt »Kontingenzen« widmen.

Beginnen wir mit der heißen Herdplatte. In der Tat ist deren Berührung mit Stress verbunden, und meist reicht eine einzige Erfahrung, ein einziger Lerndurchgang, um nach *Versuch-und-Irrtum* diese Stressquelle künftig zu meiden.

Unserer Sozialisation ist es zu verdanken, dass wir nicht alle eine heiße Herdplatte berühren müssen, um die damit verbundene aversive Konsequenz am eigenen Leib zu spüren. Wenn wir sehen, wie sich eine andere Person an einer heißen Herdplatte verbrennt, so werden wir durch ein *Lernen am Modell* bzw. durch *Beobachtungslernen* auf diese Erfahrung selbst gerne verzichten. Und man kann Kinder davor warnen, eine heiße Herdplatte anzufassen, sofern deren Verhalten bereits unter der *kognitiven Kontrolle* für regelgeleitetes Verhalten steht. Doch selbst bei Erwachsenen ist diese kognitive Kontrolle nicht immer hinreichend vorhanden.

> **Beispiel »Gibt es das SARS-2-Virus wirklich?«**
>
> Im Bundesstaat Texas, USA, verstarb jüngst ein 30-Jähriger an den Folgen einer SARS-2-Infektion. Er hatte an einer Corona-Party eines infizierten Gastgebers teilgenommen, bei der die Teilnehmer herausfinden wollten, ob es dieses Virus wirklich gibt. Und selbst wenn, so war er zudem überzeugt, könne es ihm persönlich nichts anhaben. Erst nach seiner Einlieferung in ein Krankenhaus gestand er sich kurz vor seinem Tod ein, dass er wohl einen Fehler gemacht habe. (Bericht der Tageszeitung »Die Rheinpfalz«, Jahrgang 76, Nr. 161, vom 14.07. 2020).

Dieses COVID-19-Beispiel zeigt, dass selbst klare Warnhinweise auf die Stressfolgen eines Verhaltens ins Leere laufen können. Tragisch enden oft auch andere Mutproben von Jugendlichen wie das Überqueren einer Autobahn zu Fuß, S-/U-Bahn-Surfen, Gleisroulette, illegale Autorennen usw.

Bevor wir uns komplexeren Szenarien zuwenden, wollen wir zunächst die einfachen Verhaltenskonsequenzen betrachten, wie sie in zahlreichen Experimenten untersucht und beschrieben wurden.

3.4.1 Die Konsequenzen des Verhaltens im Einzelnen

So bunt und vielfältig die Welt der Konsequenzen erscheint, so ist ihre formale Struktur doch einfach. Denn abgesehen davon, dass ein Verhalten überhaupt keine funktionalen Konsequenzen hat, was wir mit »C^0« bezeichnen wollen, gibt es prinzipiell nur vier mögliche funktionale Konsequenzen eines Verhaltens, die dessen *Auftrittshäufigkeit bzw. -wahrscheinlichkeit* »kontrollieren«.

Was aber ist überhaupt eine »*funktionale Konsequenz*«? Das lateinische Ursprungswort »consequi« (folgen, nachfolgen) weist darauf hin, dass ein Ereignis einem anderen nachfolgt. Das erste Ereignis ist das Verhalten *(R)*, das nachfolgend zweite Ereignis ist die Konsequenz *(C)*. »Funktional« bedeutet dabei, dass die beiden Ereignisse zusammenhängen. Dies kann kausal interpretiert werden, muss es aber nicht, denn ein Zusammenhang kann auch zufälliger Art sein, wie wir noch später bei der Besprechung des abergläubischen Verhaltens sehen werden.

Ein Ereignis im Sinne einer Konsequenz stellt immer eine *Änderung der zuvor bestehenden Situation* dar. Fasse ich z. B. eine heiße Herdplatte an, ist die Situation danach (für mich) mit schmerzlicher Gewissheit eine andere als zuvor. Diese Änderung der Situation ist dabei entweder (a) mit dem Einführen oder Darbieten eines Stimulus oder einer Situationskomponente, oder aber (b) mit dem Beenden oder Wegnehmen eines Stimulus bzw. einer Situationskomponente verbunden. Diese Änderung der zuvor bestehenden Situation ist dabei entweder positiv (belohnend) *(S+)* oder negativ (bestrafend oder aversiv) *(S-)*. Da diese Änderung der Situation als Konsequenz eines Verhaltens auftritt, bezeichnen wir sie mit dem Kürzel »C«, im positiven Fall mit »C+«, im negativen Fall mit »C-«.

Diese Änderung der Situation im Sinne einer Konsequenz hängt *funktional* mit dem vorausgehenden Verhalten zusammen, indem sich dadurch die *Auftrittshäufigkeit bzw. -wahrscheinlichkeit* dieses Verhaltens ändert.

Die wesentlichen Zusammenhänge, auf die wir im Folgenden näher eingehen, sind in der ▶ Tabelle 3.1 zusammenfassend dargestellt.

Die Tabelle zeigt, dass ein Verhalten *(R)* durch die nachfolgenden Konsequenzen kontrolliert wird, d. h. häufiger auftritt *(R↑)*, wenn es positiv oder negativ *verstärkt* wird, oder seltener auftritt *(R↓)*, wenn es direkt oder indirekt *bestraft* oder gar aus dem Verhaltensrepertoire gelöscht wird, wenn Konsequenzen ausbleiben.

Um diese doch sehr formale Darstellung und Systematik in ▶ Tabelle 3.1 mit Leben zu füllen, werden wir sie im Anschluss anhand einiger Beispiele veranschaulichen.

3 Diagnostik von Stress und Burnout – funktionale Verhaltensanalyse

Tab. 3.1: Verstärkung und Bestrafung von Verhalten-in-einer-Situation

Art des Stimulus (bzw. der Situation)	Änderung der Situation (Konsequenz)	
	Darbietung/Einführung	Entfernung/Beendigung
S+ positiv (belohnend)	C+ (positive Verstärkung)	¢+ (indirekte Bestrafung)
S- negativ (aversiv)	C- (direkte Bestrafung)	¢- (negative Verstärkung)

Verstärkung R ↑: Zunahme der Auftrittswahrscheinlichkeit
Bestrafung R ↓: Abnahme der Auftrittswahrscheinlichkeit
Ändert sich die Situation nach einem Verhalten (R) nicht, bleibt das Verhalten also ohne Konsequenz (C^0), kommt es zur Löschung dieses Verhaltens = Extinktion: R↓: Abnahme der Auftrittswahrscheinlichkeit für dieses Verhalten.

> **Beispiel »Wenn uns die heiße Herdplatte direkt bestraft«:**
>
> Wenn wir eine heiße Herdplatte berühren, und dies mit einem schmerzhaft aversiven Reiz *(S-)* als Konsequenz *(C-)* verbunden ist, werden wir danach mit sehr viel geringerer Wahrscheinlichkeit eine heiße Herdplatte anfassen als zuvor, in der Regel sogar überhaupt nicht mehr, d. h. die Wahrscheinlichkeit sinkt auf null.

Diesen Lernvorgang nennen wir eine »*direkte* Bestrafung«, da als direkte Folge unseres Verhaltens ein negativer Reiz *(S-)* folgt. Da dieser negative Reiz eine negative bzw. aversive Konsequenz darstellt, bezeichnen wir ihn als »*C-*« (sprich: C minus).

> **Beispiel »Auch die Natur kann unser Verhalten bestrafen«:**
>
> Wenn ein Sammler der Frühzeit Beeren sammelte *(R)*, die sich beim Verzehr als giftig herausstellten und zu Übelkeit und Erbrechen führten *(C-)*, war dies mit erheblichem Stress verbunden und führte dazu, dass der Sammler diese Beeren künftig mied (falls er überlebte). Auch die anderen Mitglieder seines Stammes werden diese Beeren wohl gemieden haben, wenn sie durch Beobachtungslernen Anlass zur Vermutung hatten, dass die Vergiftung mit den besagten Beeren zusammenhing.

Damit ist die zentrale Funktion der Bestrafung angesprochen, die zu einer Unterdrückung des vorausgehenden Verhaltens führt, bzw. dazu, dass es nur noch selten oder auch – im Sinne eines Vermeidungsverhaltens – gar nicht mehr auftritt.

> **Beispiel »Bestrafung im Arbeitsleben«:**
>
> Wenn ein Arbeiter durch einen Bedienungsfehler *(R)* an einer Maschine einen körperlichen Schmerz oder gar Schaden erleidet *(C-)*, wird er diesen Fehler (hoffentlich) nicht noch einmal machen. Auch ein Arbeitnehmer, der seinen

> Vorgesetzten beleidigt *(R)* und hierfür keine Lorbeeren, sondern eine Abmahnung *(C-)* erhält, wird in diesem Sinne bestraft, so dass er dieses Verhalten künftig unterlässt und somit eine Kündigung vermeidet.

Direkte Bestrafungen sind meist mit negativen Begleitemotionen verbunden, was sowohl ihren pädagogischen Nutzen als auch ihre Qualität als Führungsinstrument im Arbeitsleben einschränkt.

Doch gibt es auch das Gegenteil, die sog. »*direkte Belohnung*« des Verhaltens, bei der eine positive Verhaltenskonsequenz mit einer Zunahme der Auftretenswahrscheinlichkeit dieses Verhaltens verbunden ist und die wir mit dem Kürzel »*C+*« (sprich: C plus) bezeichnen.

Wie jede Verhaltenskonsequenz begleiten auch Belohnungen sowohl unsere individuelle als auch unsere Stammesentwicklung.

> **Beispiel »Belohnung – ein uraltes Wirkprinzip«:**
>
> In der Frühgeschichte des Menschen wurde das Verhalten von Sammlern und Jägern bei der Nahrungsbeschaffung durch ihre Beute belohnt, indem dadurch hungrige Mäuler gestopft oder im Tausch andere begehrte Mittel erworben werden konnten. Durch diese Belohnung wurde das vorangegangene Verhalten (hier das Sammeln und Jagen) positiv verstärkt, d. h. seine Auftrittswahrscheinlichkeit stieg, so dass unser Jäger beim nächsten Mal, wenn er wieder in eine gleiche (oder funktional gleichwertige) Situation kam (hier: Nahrungsmangel), erneut auf die Jagd ging. Diese funktionale Gleichwertigkeit hängt aber auch vom Zustand der jeweiligen Person ab. Wenn z. B. unser besagter Jäger und seine Stammesgemeinschaft über reichhaltige Lebensmittelvorräte verfügten und unter keinerlei Hunger litten, lagen sie vielleicht lieber auf ihren Bärenfellen und frönten der Muße.

Dies macht deutlich, dass eine potenzielle Belohnung, d. h. ein potenzieller »Verstärker« (hier die erlegte Beute oder gesammelte Nahrung) nur dann funktional wirksam sein kann, wenn ein entsprechendes Bedürfnis besteht, was wir verhaltenspsychologisch als »*Deprivationszustand*« bezeichnen (in unserem Fall: Hunger bzw. längere Zeit ohne Nahrung).

> **»Belohnung und positive Verstärkung«:**
>
> Während wir in der Umgangssprache den Begriff »Belohnung« verwenden, benutzen wir in der Verhaltenspsychologie den fachlich präziseren Begriff der »*positiven Verstärkung*«, da die positiven Konsequenzen unter den entsprechenden Voraussetzungen (z. B. Hunger) das vorangegangene Verhalten verstärken, d. h. zu seinem häufigeren Auftreten führen. Die positiven Konsequenzen (hier im Beispiel: die Beute) bezeichnet man dabei als »*positive Verstärker*«.

3 Diagnostik von Stress und Burnout – funktionale Verhaltensanalyse

> Ob irgendein Ereignis oder Objekt funktional einen positiven Verstärker darstellt, muss sich prinzipiell nachweisen bzw. verifizieren lassen, sei es durch Beobachtungen oder unter kontrollierten Bedingungen im Experiment.

Die Forderung, dass die funktionale Beziehung einer Konsequenz für ein Verhalten nachgewiesen werden muss, gilt nicht nur für Belohnungen, sondern auch für Bestrafungen bzw. für alle in der Tabelle 3.1 aufgeführten Zusammenhänge (▶ Tab. 3.1).

Verdeutlichen wir uns den Begriff der Belohnung bzw. der positiven Verstärkung noch anhand einiger Beispiele:

> **Beispiel »Belohnung von Kindesbeinen an«:**
>
> Ein »Säugling« wird für sein Saugverhalten belohnt, indem er dadurch in den Genuss der Muttermilch kommt. Ist er satt, d. h. nicht mehr depriviert, wird er mit dem Saugen aufhören. Bei erneuter Deprivation wird das Saugverhalten erneut auftreten.
>
> **Beispiel »Belohnungen bei Erwachsenen«:**
>
> Im Erwachsenenalter ist die Streubreite potenzieller Belohnungen deutlich größer als bei Säuglingen, sei es im Berufsleben, wenn ein Landwirt die »Früchte seiner Arbeit« erntet oder ein Arbeitnehmer für seine Leistungen ein Gehalt oder sonstige Gratifikationen erhält, oder sei es im Privaten, wenn wir für unsere Bemühungen und Hilfen ein Geschenk, eine Umarmung oder sonstige soziale Belohnungen erhalten.
>
> **Beispiel »Geld als positiver Verstärker – aber nicht für jeden!«:**
>
> In dem amerikanischen Spielfilm »Ein unmoralisches Angebot« (1993) bietet der Milliardär John Gage (gespielt von Robert Redford) dem Ehepaar David und Diana Murphy, das in finanzielle Schwierigkeiten geraten ist, eine Million US-Dollar an, wenn Diana dafür eine Nacht mit ihm verbringt. Das Ehepaar lässt sich zunächst darauf ein, auch wenn es dies später bereut.
>
> Wie wäre der Deal wohl abgelaufen, wenn John Gage diese Million dem Ehepaar Bill und Melinda Gates angeboten hätte?
>
> Verhaltenspsychologisch können wir annehmen, dass eine Million US-Dollar für ein Ehepaar in finanziellen Schwierigkeiten einen starken positiven Verstärker (C+) darstellt, sich auf den entsprechenden Deal einzulassen. Für ein reiches, selbst milliardenschweres Ehepaar dagegen, das finanziell nicht dermaßen »depriviert« ist, stellt Geld vermutlich keinen oder allenfalls einen schwachen positiven Verstärker dar, so dass hier die die Annahme eines solchen Deals unwahrscheinlich ist bzw. dieses Verhalten eher nicht verstärkt wird.

Ob ein Ereignis oder Objekt für eine bestimmte Person als »Belohnung« wirkt, hängt also sehr davon ab, ob die betreffende Person entsprechend depriviert ist bzw. über welche Ressourcen sie verfügt und welche funktionalen Verstärkungsbedingungen in ihrer Lerngeschichte bisher wirksam waren.

> **»Primäre, sekundäre und generalisierte Verstärker – oder: Geld regiert die Welt«:**
>
> Wenn durch ein Verhalten ein elementares, primäres Bedürfnis gestillt wird und sich dadurch die Auftrittswahrscheinlichkeit für dieses Verhalten (unter Deprivationsbedingungen) erhöht, sprechen wir von einem *primären Verstärker* (z. B. Nahrung). Wird solch ein primärer Verstärker durch Lernvorgänge mit einem ursprünglich neutralen Stimulus gekoppelt, wird dieser Stimulus zu einem konditionieren *sekundären Verstärker* (z. B. Essensmarken). *Generalisierte Verstärker* schließlich sind sekundäre Verstärker, die mit einer Vielzahl primärer oder sekundärer Verstärker verbunden sind, wie z. B. Geld, das für viele andere primäre oder sekundäre Verstärker »eingetauscht« werden kann.

Belohnungen an sich bedingen in der Regel keinen Stress, ihr *Ausbleiben* oder ihr *Wegfall* jedoch sehr wohl. Oder wie würden Sie als Arbeitnehmer reagieren, wenn sie für Ihre Arbeit plötzlich nicht mehr wie gewohnt ein Gehalt bekämen, sondern – »nichts«? Wie lange würden Sie ohne Gehalt oder sonstige Gratifikation weiterarbeiten? Wenn gewohnte Belohnungen (im Sinne positiver Verstärker) für ein Verhalten ausbleiben, das Verhalten also keine funktionalen Konsequenzen mehr hat – was wir mit dem Kürzel »C^0« darstellen (sprich: »C null«), sinkt seine künftige Auftrittswahrscheinlichkeit, was wir mit »Löschung« oder »Extinktion« bezeichnen.

> **»Extinktion und andere Formen von Verstärkungsplänen«:**
>
> Eigentlich gehört die Extinktion zu den sog. Verstärkungsplänen, da sie einen vorherigen Lernvorgang voraussetzt. Denn schließlich muss ein Verhalten, das »gelöscht« wird, zuvor gelernt bzw. aufgebaut worden sein. Allerdings kann man auch umgekehrt davon ausgehen, dass ein Verhalten unter Extinktionsbedingungen gar nicht erst aufgebaut werden kann, wenn bereits seine Erstmanifestation ohne jede funktionale Konsequenz bleibt.
> Der Übergang von einzelnen Konsequenzen zu Kontingenzen, die sich im Sinne eines Verstärkungsplans (siehe unten) darstellen lassen, ist eher fließend, so wie ein einzelner Pinselstrich noch kein Bild ergibt, sondern sich dieses erst durch mehrere Pinselstriche zu einem Bild zusammenfügt.

Verhaltenspsychologisch sind das Ausbleiben oder die Vorenthaltung von Belohnungen für aktives und engagiertes Verhalten schon schlimm genug. Aber es kann noch schlimmer kommen, nämlich dann, wenn es zu einer *»indirekten Bestrafung«* des Verhaltens kommt: Dabei werden bereits erhaltene oder bestehende Belohnungen als Konsequenz eines bestimmten Verhaltens wieder weggenommen.

> **Beispiel »Wenn uns die Radarfalle indirekt bestraft«:**
>
> Wenn wir mit überhöhter Geschwindigkeit »geblitzt« werden, wird unser schnelles Autofahren *(R)* mit einem Bußgeld *(₵+)* geahndet. Da Geld von uns in der Regel positiv bewertet wird und einen »positiven und generalisierten Verstärker« für unser Verhalten darstellt,, entspricht eine »Geldstrafe« einer indirekten Bestrafung, bei der uns dieser positive Verstärker, oder zumindest ein Teil davon, weggenommen wird.

Diese Wegnahme eines positiven Verstärkers, bzw. allgemeiner die Beendigung oder zumindest Abschwächung einer zuvor bestehenden positiven (belohnenden) Situation stellen wir mit dem Kürzel »₵+« dar (sprich: »C plus durchgestrichen«).

Neben der Löschung haben wir bisher an Konsequenzen die direkte Bestrafung, die indirekte Bestrafung und die direkte Belohnung (positive Verstärkung) kennengelernt. Gibt es auch eine »indirekte Belohnung«? In der Tat ja, auch wenn wir sie fachlich anders bezeichnen, nämlich als *»negative Verstärkung«*. Was ist damit gemeint?

Mit negativer Verstärkung bezeichnen wir Fälle, in denen eine Reaktion R dann häufiger auftritt, wenn durch sie eine unangenehme, *aversive Situation (S-)* oder *negative Konsequenz (C-)* eines vorausgehenden Verhaltens beendet (oder zumindest abgeschwächt) wird, was wir mit dem Kürzel ₵- (sprich: »C minus durchgestrichen«) kennzeichnen.

> **Beispiel »Kopfschmerzen und negative Verstärkung«:**
>
> Wenn unsere Kopfschmerzen *(S-)* nachlassen *(₵-)*, wenn wir ein bestimmtes Schmerzmittel einnehmen *(R)*, so steigt damit die Wahrscheinlichkeit, dass wir beim nächsten Mal, wenn wir wieder Kopfschmerzen verspüren *(S-)*, dieses Schmerzmittel erneut einnehmen.
>
> Da hier die Auftrittswahrscheinlichkeit einer bestimmten Reaktion (hier: Einnahme eines Schmerzmittels) steigt, wenn eine negative aversive Situation beendet oder zumindest abgeschwächt wird, sprechen wir von einer *»negativen Verstärkung«* dieser Reaktion bzw. dieses Verhaltens.
>
> Umgangssprachliche Sprüche wie »Ach wie schön, dass der Schmerz nachlässt« machen deutlich, warum man eine solche Beendigung einer unangenehmen, negativen Situation als *»indirekte Belohnung«* empfindet. Der Fachbegriff hierfür lautet präziser, jedoch etwas gewöhnungsbedürftig »negative Verstärkung«.

Bei der direkten Bestrafung, bei der ein Verhalten (R_1) von aversiven Bedingungen gefolgt wird *(C-)*, haben wir angemerkt, dass diese Verhaltenskonsequenz oft mit Vermeidungsverhalten (R_2) verbunden ist. Dieses Vermeidungsverhalten wiederum wird negativ verstärkt (₵-).

3.4 Konsequenzen (C)

> **Beispiel »Vermeidungsverhalten und negative Verstärkung«:**
>
> Negative aversive Reize und Situationen *(S-)* können wir durch unser Verhalten oft beenden oder abschwächen oder gar gänzlich vermeiden, z. B. wenn wir im Winter trotz eisiger Kälte und Regen ins Freie müssen und unser Griff zum Wintermantel und zum Regenschirm diese Situation zumindest erträglicher macht *(¢-)* bzw. wir dadurch die aversiven Konsequenzen der Kälte und des Regens vermeiden.

Halten wir also fest: Steigt (im Rahmen eines Lernprozesses) die Auftrittswahrscheinlichkeit einer Reaktion, so sprechen wir von einer *»Verstärkung«* dieser Reaktion. Ist diese Verstärkung durch eine positive (belohnende) Konsequenz bedingt, so sprechen wir von einer *»positiven Verstärkung«*. Ist diese Verstärkung durch die Beendigung oder Abschwächung einer negativen (aversiven) Situation bedingt, so sprechen wir von einer *»negativen Verstärkung«*.

Während die Verstärkung eines Verhaltens immer mit der *Zunahme* seiner Häufigkeit bzw. Auftrittswahrscheinlichkeit verbunden ist, ist die bereits oben angeführte »Bestrafung« immer mit der *Abnahme* seiner Häufigkeit bzw. Auftrittswahrscheinlichkeit verbunden. Dies gilt für *die »direkte Bestrafung«*, bei der ein Verhalten von einer negativen (aversiven) Konsequenz gefolgt wird, sowie für die *»indirekte Bestrafung«*, bei der ein Verhalten die Beendigung oder Abschwächung einer positiven (belohnenden) Situation zur Folge hat.

> **»Direkte Bestrafung, negative Verstärkung und die heiße Herdplatte«:**
>
> Interessierte Laien, die mit diesen Begriffen noch nicht sicher vertraut sind, verwechseln oft die Bestrafung mit negativer Verstärkung. Ein Bild kann aber bei der Unterscheidung helfen:
>
> Wenn wir eine heiße Herdplatte berühren (R_1), wird dieses Verhalten (Berühren) sofort und direkt bestraft *(C-)*. Wenn wir dann aber die Hand rasch wieder wegziehen (R_2), wird dieses Verhalten (Wegziehen) negativ verstärkt *(¢-)*, indem der Schmerz nachlässt.

Damit haben wir alle prinzipiell möglichen *Konsequenzen*, die auf ein Verhalten folgen können und seine *Auftrittshäufigkeit bzw. -wahrscheinlichkeit* »kontrollieren«, kennengelernt.

Betrachten wir diese Zusammenhänge im Hinblick auf ihre Bedeutung für Stress und Stressmanagement anhand eines Beispiels aus der Arbeitswelt.

> **Beispiel »Verhaltenskontrolle durch Konsequenzen am Arbeitsplatz«:**
>
> Wenn unser engagierter Einsatz bei der Arbeit (R_1) positiv verstärkt (belohnt) wird *(C+)*, sei es durch unser Gehalt, durch Boni, durch Wertschätzung o. a., so

werden wir mit hoher Wahrscheinlichkeit weiter diesen Einsatz zeigen. Ebenso, wenn wir hierfür negativ verstärkt werden ($\cancel{C}$-), z. B. indem wir betriebliche Unterstützung im Fall negativer Situationen erhalten, z. B. Mitbetreuung durch den betriebsärztlichen Dienst, Lohnfortzahlung und ggf. Wiedereingliederung nach einer Rehabilitation im Krankheitsfall, oder Beratung und Beistand durch den Sozialdienst bei psychosozialen Problemen, oder durch die soziale Unterstützung der Kolleginnen und Kollegen. Diese Bedingungen, die unser Arbeitsverhalten positiv und negativ verstärken, sind zugleich protektive Faktoren gegen Stress.

Ändert sich die Situation, z. B. durch einen neuen Managementstil, der den Konkurrenzdruck erhöht, so dass die gewohnte Wertschätzung und die kollegiale Unterstützung ausbleiben (C^0), so wird das freiwillige Mehr an Engagement und Leistung (R_1) gelöscht, bis nur noch das Maß an Arbeit geleistet wird (R_2), das vor direkter Bestrafung (C-) wie Abmahnung oder Kündigung schützt. Auch Gehaltskürzungen oder der Wegfall gewohnter Gratifikationen wie das Weihnachtsgeld (C^0) wirken sich als Löschung mindernd auf das frühere Engagement (R_1) aus. Wird Kritik an diesen neuen Bedingungen (R_3) mit erhöhtem sozialem Druck, bis hin zu Mobbing und Abmahnungen, direkt bestraft (C-), so sinken ggf. auch der bisherige freie und offene Austausch der Mitarbeiter untereinander und die ehrliche Kommunikation.

Die Konsequenzen eines Verhaltens entscheiden nicht nur über die Häufigkeit seines Auftretens (oder seine Löschung), sondern haben auch eine *Rückmeldefunktion*, vergleichbar mit den Feedback-Schleifen in kybernetischen Modellen. Diese Rückmeldefunktion ist zentral für Lernen und adaptives Verhalten, wie wir am Beispiel der sog. Stimuluskontrolle des Verhaltens sehen.

So kann uns eine plötzliche Erblindung schlagartig verdeutlichen, wie sehr wir bei unserer Orientierung und unserer Handlungssicherheit auf die Rückmeldung durch optische Reize angewiesen sind. Man stelle sich nur einmal vor, man würde sein Auto lenken, ohne zeitnah eine Rückmeldung über den eingeschlagenen Kurs zu erhalten.

Auch was im Innern unseres Körpers abläuft, wo wir stehen oder in welcher Körperlage wir uns befinden, wird uns rückgemeldet, z. B. von Propriozeptoren. Viele dieser Rückmeldungen erreichen nicht einmal unser Bewusstsein, sondern führen zu automatisierten Anpassungen im Rahmen biologischer Regelkreise, z. B. unsere Herz-Kreislauf-Regulation beim Sport.

Einer der spannendsten Lernprozesse vollzieht sich dann, wenn wir bisher automatisiert und »unbewusst« ablaufende körperliche Prozesse unter die *Stimuluskontrolle* externer Reize bringen können. Am Beispiel der klassischen Konditionierung haben wir gesehen, wie ein (biologisch) zunächst neutraler Reiz wie die Schritte eines Tierwärters oder der Ton einer Glocke bei einem Hund eine Speichelreaktion auslösen kann, wenn dieser neutrale Reiz regelmäßig mit einem unbedingten Reiz (UCS) wie Futter gekoppelt wird und schließlich auch ohne nachfolgendes Futter diese Reaktion der Speicheldrüsen bedingt bzw. kontrolliert.

Noch spannender ist die Entwicklung der Stimuluskontrolle beim operanten Lernen. Dass wir beim Autofahren visuelle Rückmeldungen dazu verwenden, um unser Fahrverhalten an die Gegebenheiten anzupassen, halten wir für selbstverständlich. Dass dies eine stresspräventive Funktion hat, merken wir meist erst dann, wenn die Stimuluskontrolle nicht klappt, z. B. wenn wir eine Radarfalle übersehen, ein Stoppschild überfahren, die winterliche Glättebildung auf der Fahrbahn falsch einschätzen oder einen Auffahrunfall verursachen.

> **Beispiel »Biofeedback – Feedback und Stimuluskontrolle als therapeutisches Prinzip«:**
>
> Therapeutisch machen wir uns das Prinzip der operanten Stimuluskontrolle beim »Biofeedback« zunutze. Normalerweise sind uns viele Biosignale unseres Körpers wie der aktuelle Blutdruck oder die Herzfrequenz nur schwer oder überhaupt nicht zugänglich oder bewusst. Indem wir sie durch Einsatz technischer Hilfsmittel für unsere Wahrnehmung verfügbar machen, können wir lernen, sie zu kontrollieren. Therapeutisch nutzen wir dies in vielen stressrelevanten Fällen, z. B. durch die Rückmeldung des Spannungszustands von Muskeln beim Spannungskopfschmerz oder die Rückmeldung des vasodilatatorischen Verhaltens unserer Blutgefäße, speziell der Arteria temporalis superficialis, bei drohenden Migräneanfällen oder die Rückmeldung unserer elektrischen Hirnaktivität bei ADHS oder anderen Störungsbildern.

Die Funktion der Rückmeldung ist für alle operante Lernprozesse zentral. Umgekehrt können Stress und Probleme beim menschlichen Lernen und Verhalten dann auftreten, wenn ein Mensch auf ein bestimmtes Verhalten *keine Rückmeldung* (mehr) erhält. Dies kann z. B. bei sog. *Gratifikationskrisen* der Fall sein, wenn Arbeitnehmer auf ihre Arbeitsleistung keine positive Rückmeldung mehr durch soziale oder materielle Anerkennung erhalten (Siegrist 1996, 2013; Siegrist und Dragano 2008).

Probleme kann es auch dann geben, wenn für einen Menschen das Ergebnis seines Verhaltens nicht (mehr) sichtbar ist. In der modernen Arbeitswelt kann dies v. a. bei arbeitsteiligen Prozessen auftreten, z. B. in der Medizin, wenn ein Patient aus der stationären Behandlung entlassen und zur Weiterbehandlung an niedergelassene Kollegen überwiesen wird. Der »Erfolg« der Behandlung ist für die stationär tätigen Kollegen dann nur solange sichtbar, wie sich der Patient im stationären Bereich aufhält, was danach im Verlauf passiert, kann sich dann der Kenntnis entziehen. Natürlich lassen sich solche »*Schnittstellen-Probleme*« durch entsprechende Informations- und Kommunikations-Strukturen verringern oder idealerweise verhindern. Mit anderen Worten: »Lernende Systeme« sind auf Rückmeldungen angewiesen; fehlen diese, agieren diese Systeme im Blindflug bis hin zur Bruchlandung.

Die *funktionale Qualität einer Rückmeldung* ermöglicht es vielen technischen Systemen, einen bestimmten Zustand oder Prozess in geregelter Weise aufrechtzuerhalten oder an die jeweiligen Bedingungen anzupassen. Darüber dürfte jeder Hausbesitzer im Winter froh sein, wenn er seine Heizung in Betrieb setzt und so kältebedingten Stress vermeidet, zumindest solange die Heizung funktioniert.

Die funktionale Qualität einer Rückmeldung ermöglicht es lernfähigen biologischen Systemen wie dem Menschen, ihr vorausgehendes Verhalten aufrechtzuerhalten oder an die jeweiligen Bedingungen anzupassen oder auf sonstige Weise zu kontrollieren.

Eine der Hauptleistungen der Lernforscher und Verhaltenspsychologen, insbesondere von B. F. Skinner, bestand darin, im Rahmen der sog. »operanten Konditionierung« aufzuzeigen, welch mächtige *verhaltenskontrollierende Funktion* den *Konsequenzen des Verhaltens* zukommt und wie man diese Funktion systematisch untersuchen und operationalisieren kann.

> **Beispiel »Verhaltensforschung als Detektivarbeit«:**
>
> So wie in zahlreichen Kriminal- und Detektivgeschichten empfohlen wird: »Suche nach dem Motiv!«, so könnte man bei der Frage, was menschliches Verhalten kontrolliert, die Empfehlung aussprechen: »Suche nach den Konsequenzen!«. Diese Analogie ist nicht zufällig. Der Detektiv sucht nach dem Motiv, weil er wissen will, zu welchem Ziel bzw. Zweck eine bestimmte Tat diente. In der Regel handelt es sich hierbei um die (vom Täter erwünschten) Konsequenzen seiner Tat. Wird zum Beispiel nach dem (tatbedingten) Ableben einer Person eine Versicherungssumme fällig, so geht unser Detektiv zunächst davon aus, dass alle, die von einer solchen Versicherungssumme profitieren und zuvor davon wussten, ein Motiv für diese Tat hatten.
>
> **Beispiel »Finanzberatung – wem nützt sie?«:**
>
> Bei Finanzfragen wird ein windiger Finanzberater, der uns ein hochspekulatives Finanzprodukt verkaufen will, sich bemühen, uns über sein Motiv (z. B. hohe eigene Provision oder rechtzeitiges Abstoßen riskanter Finanzpapiere) im Unklaren zu lassen und die möglichen positiven Konsequenzen für uns, z. B. eine hohe Rendite, hervorzuheben, natürlich mit Relativierung oder Verharmlosung der damit verbundenen Risiken für unsere Anlage. Manche Finanzprodukte und Schneeballsysteme sind geradezu bewusst gestaltet (»designed«), um die maßgeblichen Konsequenzen zu vertuschen, zumindest für eine bestimmte Zeit, bis die »Blase« platzt und wir die finanziellen Stressfolgen erleben.

Tarnen und Täuschen ist ein Prinzip, mit dem auch die Natur arbeitet, sei es vom Chamäleon bis zur fleischfressenden Pflanze. In der Regel aber sind die Konsequenzen unseres Verhaltens, die wir in einer natürlichen Umwelt erfahren, unmittelbarer, überschaubarer, direkter, zuverlässiger und berechenbarer, besonders, wenn wir in dieser natürlichen Umwelt aufgewachsen sind und mit ihr vertraut sind.

In unserer *sozialen und kulturellen Umwelt* dagegen sind die Konsequenzen eines Verhaltens häufig nicht so offensichtlich, unmittelbar und berechenbar und können sich u. U. gravierend unterscheiden. Dies hat für die Sicherheit unseres Verhaltens, sowohl des Einzelnen als Handelnder als auch der Gemeinschaft, große Bedeutung, wie wir im Abschnitt zu den Kontingenzen sehen werden.

3.5 Kontingenzen (K)

Bisher haben wir uns vorwiegend mit einzelnen bzw. mit bestimmten Arten von Konsequenzen beschäftigt. Wie wir im vorigen Abschnitt an Beispielen gesehen haben, können die *Konsequenzen (C)* des Verhaltens einer einzelnen Person *einmalig*, kurzfristig und in tödlichen Fällen zugleich auch endgültig auftreten.

Andererseits kann ein bestimmtes Verhalten, wenn es wiederholt wird, u. U. über längere Zeit, mit einer *Vielzahl verschiedener Konsequenzen* verbunden sein, so dass wir dann nicht nur die einzelne Konsequenz berücksichtigen müssen, sondern auch deren mögliche Vielfalt und deren mögliche *Muster* ihres Zusammenhangs, auch unter Berücksichtigung der jeweiligen Situationen, in denen dieses Verhalten auftritt. Wenn wir diese Art der Zusammenhänge, ob regelmäßig, chaotisch oder zufällig, zwischen einem Verhalten *(R)* und seinen Konsequenzen *(C)* über die Zeit und Situationen hinweg betrachten, sprechen wir von den *Kontingenzen (K)* des Verhaltens. Der Begriff »*Kontingenz*« bezieht sich also auf den funktionalen Zusammenhang zwischen einer bestimmten Reaktion R und den nachfolgenden Konsequenzen C. So können sich die Konsequenzen eines Verhaltens z. B. regelmäßig oder unregelmäßig wiederholen oder verändern oder gar ausbleiben oder aber plötzlich oder erst nach einer gewissen Zeitspanne auftreten.

Unter experimentellen Bedingungen kann man die funktionalen Zusammenhänge zwischen einem Verhalten und seinen Konsequenzen über die Zeit bzw. über mehrere Lernvorgänge hinweg gut untersuchen. In unserem Lebensalltag jedoch sind die Kontingenzen unseres Verhaltens oft sehr komplex und nicht leicht zu erkennen. Hier sind wir dann oft auf Vermutungen angewiesen, vor allem zu Beginn unserer Analyse. Allerdings erlaubt uns die experimentelle Basis zu den Kontingenzen des Verhaltens, diese Vermutungen zielgerichtet zu formulieren und sie fortlaufend mit den Beobachtungen des konkreten Einzelfalls in Einklang zu bringen, z. B. im Rahmen der funktionalen Verhaltensanalyse (siehe unten).

Die Betrachtung der Kontingenzen erlaubt es uns also, Hypothesen über die *Entstehung und Aufrechterhaltung eines Verhaltens* aufzustellen, die uns bei der isolierten Betrachtung eines einzelnen Ereignisses bzw. einer einzelnen Konsequenz u. U. entgehen könnten.

> **Beispiel »Illegales Autorennen und die Gründe des Verhaltens«:**
>
> Bei der Betrachtung eines illegalen Autorennens, bei dem es zum Tod Außenstehender kommen kann, werden als »Gründe« für dieses Verhalten oft Übermut, Unvernunft, Gedanken- oder Sorglosigkeit, Leichtsinn, Fahrlässigkeit, Unverantwortlichkeit usw. genannt.
>
> Wenn man darüber hinaus jedoch die Kontingenzen für dieses Verhalten betrachtet – und damit auch seine Entwicklung im Rahmen einer Lerngeschichte –, könnten andere »Gründe« dieses Verhalten verständlicher machen. Z. B. könnten soziale Belohnungen wie Anerkennung in der Clique, Hochgefühl bei früheren Siegen oder materielle Gewinne (z. B. Siegprämien) und vieles andere mehr eine

verhaltenskontrollierende Funktion beim Aufbau und bei der Aufrechterhaltung eines solchen Verhaltens haben.

Dieses Beispiel illustriert, dass Erklärungen für Verhaltensweisen zu kurz greifen, wenn man nicht den Kontext und die Lerngeschichte ihrer Entwicklung berücksichtigt. Dies ist im Alltag schwierig, selbst wenn man nur das Verhalten einer einzigen Person betrachtet, da deren Lerngeschichte meist nicht wie ein offenes Buch vor uns liegt. Hier sind wir auf Mutmaßungen und Hypothesen angewiesen, die wir dann im Rahmen unserer funktionalen Verhaltensanalyse durch gezielte Beobachtungen entweder bestätigen oder aber widerlegen können.

Im Folgenden betrachten wir zunächst die *Kontingenzen* des Verhaltens am *Einzelfall*, also den Zusammenhang zwischen dem Verhalten einer einzelnen Person und den jeweiligen Konsequenzen dieses Verhaltens über die Zeit hinweg. Dabei interessiert uns vor allem die Art der jeweiligen Konsequenzen und deren Verteilung über mehrere Lerndurchgänge. Für diese Muster hat sich der Begriff »*Verstärkungspläne*« eingebürgert, von denen wir uns ein paar definierte und relativ »einfache« Varianten näher anschauen werden.

Danach widmen wir uns noch komplexeren Kontingenzen und Szenarien, indem wir nicht nur das Verhalten einer einzelnen Person betrachten, sondern die *Kontingenzen des Verhaltens in sozialen Systemen*, also das Verhalten mehrerer Menschen in einer sozialen Gemeinschaft mit ihren jeweiligen Konsequenzen (▶ Abb. 3.2).

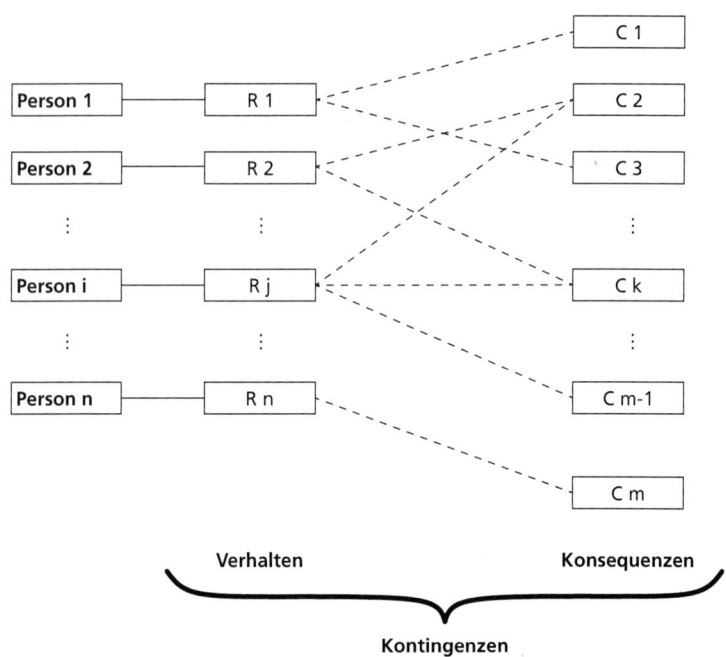

Abb. 3.2: Verhalten einzelner Personen und Verhalten einer Gemeinschaft

3.5.1 Kontingenzen individuellen Verhaltens

Unter *experimentellen Bedingungen* lassen sich die Konsequenzen für ein Verhalten genau festlegen, z. B. dass eine Taube mindestens dreimal auf eine Scheibe picken muss (Häufigkeit) oder erst 30 Sekunden warten muss (Zeit), um für ein solches Picken ein Futterkorn zu erhalten. Man kann also die Bedingungen für die Verfügbarkeit einer Belohnung durch ein bestimmtes Verhalten genau programmieren, so dass die Lernvorgänge unter diesen programmierten »*Verstärkungsplänen*« (engl. schedules of reinforcement) automatisiert ablaufen.

Die Bedeutung dieser Verstärkungspläne für die Kontrolle unseres Verhaltens kann gar nicht hoch genug eingeschätzt werden. Dass sie *in unserem Alltag* bisher nicht diese große Bedeutung erhalten haben, liegt vor allem daran, dass wir unter den relativ freiheitlichen Bedingungen und Kontingenzen einer Demokratie leben und nicht in einer hochgradig kontrollierten experimentellen Umgebung. Dies heißt nicht, dass nicht auch unser Verhalten durch Verstärkungspläne kontrolliert wird. Jedoch ist die kombinatorische Vielfalt der Verstärkungspläne von einer solchen Komplexität, dass wir die zugrundeliegenden Verstärkungspläne unseres Verhaltens »in der freien Wildbahn« oft nicht erkennen können. In autoritär geführten Staaten dagegen sind die Verstärkungspläne für die Kontrolle des Verhaltens seiner Bürger offensichtlicher, z. B. in der Volksrepublik China, in der ein Sozialkredit-Punktesystem als Mittel der sozialen Verhaltenskontrolle eingesetzt wird. Auch wenn in unserer Demokratie viele Verhaltensweisen auf »Freiwilligkeit« beruhen, werden sie doch auch durch Verstärkungspläne kontrolliert, z. B. wenn wir unser Verhalten nach einem Bonus-System ausrichten oder beim Discounter Treuepunkte einlösen. Und mit fortschreitender Digitalisierung werden auch unsere Möglichkeiten größer, Verstärkungspläne zu programmieren, die das Verhalten der Menschen kontrollieren.

Schauen wir uns nun aber zuerst die relativ einfachen Verstärkungspläne an, deren Auswirkungen auf das Verhalten unter experimentellen Bedingungen intensiv erforscht und dokumentiert wurden. Dabei werden wir anhand von Beispielen sehen, dass selbst diese relativ einfachen Verstärkungspläne unser Verhalten in Alltagssituationen kontrollieren.

Wenn wir Verstärkungspläne betrachten, schauen wir uns die Verstärkung oder Bestrafung von Verhalten-in-einer-Situation nicht nur zu einem einzigen Zeitpunkt an, sondern über *mehrere Zeitpunkte bzw. Lernvorgänge* hinweg. Dabei interessiert uns vor allem das Muster der jeweiligen Konsequenzen, die auf ein bestimmtes Verhalten folgen. Wir schauen also, ob das gleiche Verhalten stets belohnt oder stets bestraft wird, oder nur ab und zu oder nur nach einer bestimmten Zeit, oder vielleicht sogar gleichzeitig belohnt und bestraft wird, oder aber das eine Mal belohnt, ein anderes Mal aber bestraft wird usw. Die möglichen Hauptkombinationen für ein solches Muster an Verhaltenskonsequenzen sind in Abbildung 3.3 dargestellt (► Abb. 3.3).

Neben diesen Hauptkombinationen und der bereits beschriebenen Extinktion (eines bereits aufgebauten Verhaltens) gibt es weitere komplexe Verstärkungspläne, deren Effekte auf das Verhalten in einer Vielzahl experimenteller Studien belegt wurden (Ferster und Skinner 1957). Von den Verstärkungsplänen hängt die

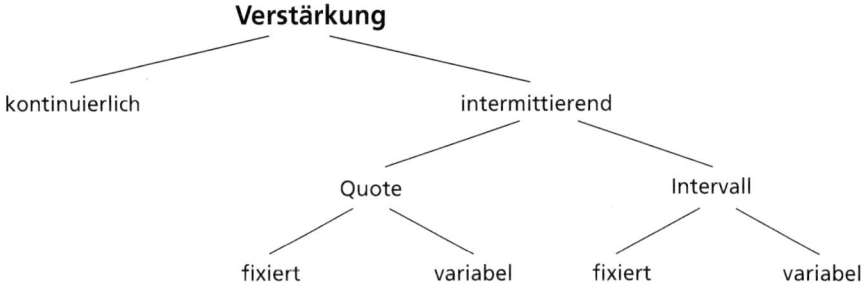

Abb. 3.3: Verstärkungspläne

funktionale Qualität unseres Verhaltens ab, z. B. wie häufig, zu welchen Zeiten oder wie stabil unser Verhalten auftritt. In kontrollierten Lernexperimenten, überwiegend mit Tieren, lassen sich die funktionalen Auswirkungen jedes Verstärkungsplans auf das Verhalten anhand charakteristischer kumulativer Aufzeichnungen (engl. cumulative records) sehr genau und anschaulich beschreiben.

Nähern wir uns diesen Verstärkungsplänen mit ein paar alltagsnahen Beispielen:

> **Beispiel »Stress, Joggen und kontinuierliche Verstärkung«:**
>
> B., ein junger Betriebswirt, ist gerade nach Hamburg umgezogen, um seine Stelle als Jung-Manager eines Start-up-Unternehmens anzutreten. Nach vier Wochen merkt er, dass er dem Berufsstress etwas entgegensetzen muss. Da sein neues Appartement in der Nähe eines Binnengewässers liegt, beginnt er, abends nach der Arbeit an der Alster entlang zu joggen *(R)*. Er merkt, wie er dabei richtig abschalten kann (C_1+), sich danach körperlich wohler fühlt (C_2+) und hat nach ein paar Wochen auch das Gefühl, nachts besser schlafen zu können (C_3+) und insgesamt fitter zu sein (C_4+) (*kontinuierliche Verstärkung*).

Wenn auf ein bestimmtes Verhalten (hier: Jogging) *jedes Mal* und zuverlässig eine positive Konsequenz folgt (positive Verstärkung) oder ein bestimmtes Verhalten jedes Mal zur Beendigung oder Abschwächung einer aversiven Situation führt (negative Verstärkung), sprechen wir von einer »*kontinuierlichen Verstärkung*« dieses Verhaltens. Wie sich unter kontrollierten Bedingungen im Tierversuch zeigen lässt, werden Verhaltensweisen, die kontinuierlich verstärkt werden, relativ rasch erworben, steigen also (in Bezug auf die jeweilige Situation) in ihrer Häufigkeit bzw. Auftrittswahrscheinlichkeit stark an. Fällt jedoch die bisherige kontinuierliche Verstärkung weg, so wird auch das betreffende Verhalten relativ rasch gelöscht (Extinktion).

3.5 Kontingenzen (K)

> **Beispiel »Stress, Joggen und Extinktion«:**
>
> Nach einem erfolgreichen Jahr übernimmt der junge Betriebswirt B. in seinem Start-up-Unternehmen mit der Kunden-Akquise ein neues Aufgabenfeld. Dadurch ist er den größten Teil der Woche auf Dienstreise und übernachtet in der Regel in einem Hotel. In den ersten Wochen versucht er auch dabei, abends joggen *(R)* zu gehen, wird aber zunehmend frustrierter. Zum einen fehlen ihm der gewohnte weite Blick auf die Alster und die dortige frische Luft (statt *C+* nunmehr C^0), zum anderen fühlt er sich genervt, weil er an jedem neuen Ort erst einmal nach geeigneten Laufstrecken suchen und dabei nicht selten längere Anfahrtswege in Kauf nehmen muss *(S-)*. Da es ihm einfach zu schwerfällt, sich unter diesen Bedingungen abends nochmals aufzuraffen, gibt er das regelmäßige abendliche Joggen schließlich auf (Extinktion).

Die ungewohnten Örtlichkeiten und der erhöhte Aufwand sind hier neutrale oder eher aversive Situationsbedingungen *(S-)*, die im Hinblick auf das Joggen und die damit verbundenen Belohnungen Barrieren darstellen.

> **»Stress und die Löschung befriedigender Aktivitäten«:**
>
> Wie in dem Beispiel des jungen Betriebswirts B. illustriert, geben viele Menschen bisherige befriedigende Aktivitäten oft auf, wenn sie in Stress geraten bzw. wenn die Wahrnehmung dieser belohnenden Aktivitäten durch neue Lebens- oder Arbeitsbedingungen erschwert wird. Dadurch beginnt nicht selten ein Teufelskreis, weil diese befriedigenden Aktivitäten bisher auch der Kompensation von Belastungen und der Erholung dienten.

Die *Löschung (Extinktion)* eines zuvor erworbenen Verhaltens ist quasi das Gegenteil vom Aufbau eines Verhaltens durch Verstärkung. Wie wir bereits oben festgestellt haben, kennzeichnen wir den Sachverhalt, dass eine Verhaltensweise überhaupt »keine (funktionale) Konsequenz« hat, d. h. weder positive noch negative, mit dem Kürzel »C^0«. Unter dieser Bedingung würden wir erst gar kein Verhalten aufbauen bzw. ein zuvor erworbenes Verhalten immer seltener zeigen.

> **Beispiel »Ein Arbeitnehmer ohne Gratifikation«:**
>
> Auch Gratifikationskrisen im Arbeitsleben folgen diesem Prinzip. Wenn ein Arbeitnehmer in unkündbarer Stellung merkt, dass seine geleistete Arbeit nicht mehr wie früher wertgeschätzt wird, weder im Gehalt noch in den Aufstiegschancen oder bei der sozialen Anerkennung, oder er auf ein Abstellgleis geschoben wird, so werden sein früheres Engagement und seine Anstrengungsbereitschaft gelöscht und er leistet nur noch Dienst nach Vorschrift oder sieht sich nach einem anderen Arbeitgeber um.

Beispiel »Ein Gastwirt ohne Gäste – Teil 1«:

Wenn ein Gastronom eines zuvor gut laufenden Restaurants während einer Pandemie seine Tische wie bisher ins Freie stellt, aber erlebt, dass unter den veränderten Kontingenzen der Pandemie deutlich weniger oder gar keine Gäste mehr kommen, wird er schließlich aufhören, Tische ins Freie zu stellen.

Nun werden wir im Leben nicht ständig bzw. kontinuierlich für unser Verhalten belohnt, sondern manchmal nur gelegentlich. Dann sprechen wir von der »*intermittierenden Verstärkung*« unseres Verhaltens. Auch diese gilt sowohl für positive als auch negative Verstärkung.

Beispiel »Wenn Spielen zum Stress wird«:

Seit er denken kann, ist F. ein begeisterter Fußball-Fan. Im Kreis seiner Kameraden im Fanclub, von denen einige voll auf Sportwetten abfahren und von ihren Wetterfolgen schwärmen, hat er sich breitschlagen lassen, sich an diesen Sportwetten zu beteiligen *(R)*. Dazu hat er gleich noch ein Startguthaben erhalten (C_1+), mit dem er loslegen kann. Und tatsächlich, bei seinen ersten paar vorsichtigen Wetteinsätzen hat er tatsächlich Erfolg (C_2+), verstärkt durch ein aufmunterndes »Siehste!« seiner Kameraden (C_3+). Leider ist ihm Fortuna nicht immer hold, aber trotz Verlusten $(\cent+)$ hat er immer noch die Hälfte seines Startguthabens übrig. Das macht ihn mutiger *(R↑)* und bald gehört er zum Kreis der wettwütigen Fußball-Fans. Der Thrill dabei gefällt ihm, wenn alle mit Spannung den Ausgang eines Fußballspiels verfolgen *(C+)* und dabei nicht nur die Punktetabelle, sondern auch ihre Wetteinsätze im Blick haben.

Nach einem halben Jahr ist F. immer noch dabei, aber mit gemischten Gefühlen. Inzwischen hat er nicht nur sein ursprüngliches Startguthaben verspielt $(\cent_1+)$, sondern ein paar Hundert Euro zusätzlich verloren $(\cent_2+)$. Seine Freundin zieht inzwischen die Augenbrauen hoch *(C-)*, wenn er Wetten abschließt und zu seinem Fanclub aufbricht. Dort hat er inzwischen gemerkt, dass die anderen wohl auch Verluste einfahren, dies aber im Rahmen der allgemeinen Begeisterung und Prahlereien rasch untergeht.

Eigentlich hat er auch schon mit dem Gedanken gespielt, wieder aufzuhören, aber irgendetwas hält ihn davon ab. Schließlich gewinnt er ja auch immer mal wieder *(intermittierender Verstärkungsplan mit variabler Quote)*. Wenn bloß nicht die Verluste wären, und der Stress mit der Freundin.

Die gesamte Spiele- und Glücksspielindustrie lebt von der intermittierenden Verstärkung. Denn wenn nicht immer, aber immer mal wieder eine positive Konsequenz folgt, das Verhalten also intermittierend verstärkt wird, steigt es hinsichtlich seiner Häufigkeit und Auftrittswahrscheinlichkeit zwar langsamer an als bei einer kontinuierlichen Verstärkung. Allerdings wird es auch nicht so schnell gelöscht, oder wie die Lernpsychologen sagen: es ist resistenter gegenüber einer Löschung (Extinktionsresistenz).

Die Spieleindustrie hat ihre treuen Anhänger voll im Griff und »kontrolliert« ihr Verhalten über diese intermittierenden Verstärkungspläne. Anfänger »fängt« sie ein, z. B. indem sie bei Geschicklichkeitsspielen die Anfangsaufgaben sehr leicht gestaltet, so dass der Anfänger fast kontinuierlich verstärkt wird und so rasch sein Spielverhalten entwickelt. Auf den nächsten Ebenen (Level x+1) wird es dann zwar schwieriger, aber es kommt immer mal wieder zu Erfolgen. Bei Sportwetten, wo man nicht so leicht eine anfänglich kontinuierliche Verstärkung realisieren kann, hilft dagegen ein zusätzlicher Anreiz, z. B. in Form eines Startguthabens.

Interaktive Spiele im Internet liefern den Spieleherstellern dazu noch wertvolle Daten über das Spielverhalten der Spieler, so dass man diesen maßgeschneiderte Szenarien mit ebenso maßgeschneiderter Verhaltenskontrolle bieten kann.

Dass Spielen, das wir eigentlich mit positiven Assoziationen besetzen, sich bis zu einer verhaltensbezogenen Sucht entwickeln kann, zeigt die Mächtigkeit der intermittierenden Verhaltensverstärkung sowie ihr Stresspotenzial, wenn die Richtung bzw. die Balance nicht mehr stimmt.

Wir können die Vielfalt der Möglichkeiten, wie verschiedene Verstärkungspläne die funktionale Qualität des Verhaltens beeinflussen, hier nur kurz streifen. Im Gegensatz zu den kontrollierten Lernexperimenten ist es im Alltag angesichts der Vielfalt der Lebenswirklichkeiten, mit denen wir es in der Psycho- und Verhaltenstherapie zu tun haben, oft nicht einfach oder nicht möglich, den Verstärkungsplan herauszufinden, der einem Verhalten unterliegt.

Doch gibt es lebensnahe Beispiele, bei denen der zugrundeliegende Verstärkungsplan ersichtlich ist. So lassen sich bei der intermittierenden Verstärkung mehrere Unterformen unterscheiden, denen eine jeweils unterschiedliche funktionale Verhaltensqualität zukommt.

> **Beispiel »Akkordarbeit und ihr Verstärkungsplan«:**
>
> So wird jeder Arbeiter, der im Rahmen eines Produktionsprozesses für seine Akkordarbeit bezahlt wird, zwar wissen, dass er nach der Stückzahl entlohnt wird, jedoch würde er einen Psychologen wohl verständnislos anschauen, wenn dieser ihm mitteilen würde, dass er auf der Basis eines »*intermittierenden Verstärkungsplans mit fester Quote*« arbeitet.
>
> **Beispiel »Auch Tennisspieler folgen einem Verstärkungsplan«**
>
> Auch der Tennisspieler würde verdutzt zur Kenntnis nehmen, dass sein vielfach geübter Aufschlag lernpsychologisch auf der Basis eines »*intermittierenden Verstärkungsplans mit variabler Quote*« erfolgt, obwohl er weiß, dass er im Durchschnitt in 70% der Fälle ins richtige Feld trifft, im Einzelnen aber nicht immer vorhersagen kann, ob sein aktueller Aufschlag den richtigen Weg findet.

Neben dieser »Quoten-Verstärkung« mit fester oder aber variabler Quote gibt es auch eine zeitabhängige »Intervall-Verstärkung«.

> **Beispiel »Ein Verstärkungsplan für Angestellte«:**
>
> Jeder Angestellter dürfte froh sein, dass seine Gehaltsüberweisung für seine Arbeitsleistung regelmäßig monatlich eintrifft, ohne sich groß darüber Gedanken zu machen, dass er auf der Basis eines »*intermittierenden Verstärkungsplans mit festem Intervall*« arbeitet.

> **Beispiel »Ein Verstärkungsplan für selbständige Handwerker und Landwirte«:**
>
> Eher Gedanken macht sich dagegen der selbständige Handwerker, der nach getaner Leistung von manchem Kunden sofort entlohnt wird, von anderen Kunden vielleicht erst eine Woche später, und von anderen wiederum erst nach mehrmaligen Erinnerungen nach einem halben Jahr. Auch der Landwirt weiß beim Bestellen seiner Felder zwar, dass es sicher wieder regnen wird und kennt vielleicht auch die zu erwartende durchschnittliche Zahl der Regentage, kann aber leider nicht genau vorhersagen, wann dies sein wird. Hier wird unser Psychologe von einem »*intermittierenden Verstärkungsplan mit variablem Intervall*« murmeln, obgleich auch dies sowohl den Handwerker als auch den Landwirt kaum interessieren dürfte.

Spannend wird es, wenn wir durch soziale oder physikalische Konstruktionen den Verstärkungsplan wechseln können.

> **Beispiel »Wie Handwerker und Landwirte ihre Verstärkungspläne aktiv mitgestalten«:**
>
> So könnte der Handwerker auf die Idee kommen, durch eine zusätzliche Vertragsbedingung Anreize (S^D) zu setzen, z. B. einen Preisnachlass, wenn der Kunde sofort nach Abschluss der Arbeiten die Rechnung bezahlt. Diese »Skonto«-Bedingung würde also, sofern sie von den Kunden angenommen wird, aus dem intermittierenden Verstärkungsplan mit »variablem Intervall« einen *Verstärkungsplan mit »festem Intervall«* machen. Ähnliches gilt für unseren Landwirt, der ein relativ umgebungsunabhängiges Gewächshaus mit Berieselungsanlage erstellt und so zu festen bzw. festgelegten Zeiten für den Erfolg seiner Arbeit (Ernte) sorgen kann.

Variable Verstärkungspläne können reizvoll und belohnend sein.

> **Beispiel »Fußball – ›the thrill has gone‹«:**
>
> Stellen wir uns vor, wir wüssten, dass bei jedem Fußballspiel stets nach jeweils zehn Minuten ein Tor fällt. Würde dies unser Zuschauerverhalten beeinflussen? Dann doch lieber ein *variabler Zeitintervall- und Quotenplan*, damit ein bisschen Spannung bleibt.

Dagegen würden wir bei einem Konzertbesuch eher darauf Wert legen, dass die Künstler ihre Musik auf einem kontinuierlichen Verstärkungsplan darbieten, weil bereits ein paar wenige schräge Töne den Genuss trüben können.

Im Alltag haben wir es nicht nur mit einfachen, sondern oft auch mit *komplexen Verstärkungsplänen* zu tun, bei denen mehrere verschiedene Konsequenzen das Verhalten kontrollieren.

> **Beispiel »Ein Gastwirt ohne Gäste – Teil 2«:**
>
> Wenn z. B. der zuvor erwähnte Gastronom sein Restaurant während einer Pandemie weiterführt *(R)*, dabei aber aufgrund laufender Kosten immer mehr Geld verliert, wird sein Verhalten aufgrund der indirekten Bestrafung, ($\mathcal{C}+$ = Wegnahme des positiven Verstärkers Geld) gleichfalls nachlassen, so dass er schließlich seinen Betrieb schießt.

Wie wir sehen, können Löschung (siehe Teil 1 des Beispiels) und indirekte Bestrafung (siehe Teil 2) gleichermaßen bzw. additiv zusammenwirken, um ein Verhalten zu kontrollieren (hier: dessen Auftrittswahrscheinlichkeit zu verringern bis hin zum Verschwinden dieses Verhaltens).

Verstärkungspläne können programmiert werden, so dass sie unter kontrollierten Bedingungen Verhalten automatisiert steuern. Was liegt also näher, als dieses Prinzip auf lernende Automaten zu übertragen und zu untersuchen, wie sich diese unter einem bestimmten Verstärkungsplan verhalten?

Genau dies haben wir bereits dargestellt und hierfür den Begriff »Ökorithmen« verwendet. Vereinfacht ausgedrückt verstehen wir darunter Algorithmen für den Aufbau und die Aufrechterhaltung von Verhalten in einer bestimmten Umwelt. Dies entspricht aber genau dem, was wir lernpsychologisch unter einem Verstärkungsplan verstehen.

Lernen setzt Erfahrungen in einer bestimmten Umwelt voraus. Unsere passiven Erfahrungen beschränken sich anscheinend auf die Wahrnehmung von Ereignissen in dieser Umwelt, ohne dass wir selbst handeln. Allerdings zeigt sich bei genauerem Hinsehen, dass sich auch unsere Wahrnehmungsorgane »verhalten«, z. B. indem Nervenzellen nur auf bestimmte Muster oder Bewegungen »reagieren«. Diese stammesgeschichtliche Codierung, was wir wie wahrnehmen, hat sich im Laufe der Evolution entwickelt, wobei unsere Wahrnehmungssysteme – wie auch die anderer Organismen – nahezu perfekt an unsere Umwelt und unsere Bedürfnisse angepasst sind.

Bei unseren aktiven Erfahrungen handeln wir und lernen dabei, welche Konsequenzen damit verbunden sind. Dies gilt für grundlegende Lernprozesse, von der einfachen klassischen sowie operanten Konditionierung bis hin zu Lernprozessen, die wir mit konkretem oder abstraktem Denken verbinden. Viele grundlegende Lernprozesse laufen unter unserer Bewusstseinsschwelle ab, sogar zu Schlafzeiten, während »höhere« intelligente Formen unseres Lernens auf bewusstem Handeln basieren, das sich auch sprachlich darstellen lässt.

> **Leitsatz »Intelligenz«:**
>
> Intelligenz ist, wenn man denselben Fehler nicht zweimal macht.

Intelligente mobile Automaten merken, wenn auf ihrem Weg ein Hindernis liegt. Je nach ihrem Wahrnehmungssystem werden sie dies »vorausschauend« bemerken und ausweichen, oder sie müssen erst die Erfahrung machen, gegen dieses Hindernis zu stoßen, um es dann zu umgehen. Beim nächsten Mal sind sie bereits gewarnt und begehen diesen Fehler nicht zum zweiten Mal (wenn sie »intelligent« sind und ihre bisherigen Erfahrungen verhaltensrelevant gespeichert haben).

Wir sehen also, dass natürliche und künstliche Intelligenz auf ähnlichen bis gleichen Prinzipien basieren können und dass die Ökorithmen lernender Automaten ebenso wie die Verstärkungspläne für lebendige Organismen Grundlage für die Lerngeschichte (oder Biografie) sind, sei es bei lernenden Automaten oder bei lebenden Organismen wie dem Menschen.

Verstärkungspläne sind auch für unser *Stressmanagement* von großer Bedeutung. Hierzu eine Frage:

Wie sicher sind Sie eigentlich, dass alle Ihre eigenen Stressmanagement-Strategien wirklich funktionieren?

Sie könnten argumentieren, dass sie schließlich bisher Erfolg mit Ihren Strategien hatten, und in der Tat wird ja das Verhalten positiv oder negativ verstärkt, was erfolgreich ist. Doch Vorsicht: diese Verstärkung kann auf *Zufall* beruhen.

> **Beispiel »Stressmanagement bei Dürreperioden: Regentänze«:**
>
> Glauben Sie, dass ein Regentanz bei Hitzestress und Dürreperioden Einfluss nimmt auf das Wettergeschehen, so dass es häufiger regnet? In etlichen Kulturen waren zeremonielle Regentänze und der Glauben an ihre regenauslösende Wirkung durchaus verbreitet.
>
> In der Tat dürfen wir annehmen, dass es in diesen Kulturen nach einem zeremoniellen Tanz tatsächlich regnete. Allerdings nehmen wir auch an, dass dies auf Zufall beruhte.

Akzidentielle Verstärkung beruht auf der zufälligen Kopplung eines Ereignisses (z. B. Regenschauer) mit einem vorhergehenden Verhalten (z. B. einem Regentanz). Solche akzidentiellen Bedingungen sind ein wesentliches Merkmal *abergläubischen Verhaltens*, was sich experimentell gut belegen lässt und schon lange bekannt ist (Skinner 1948). Bereits den alten Philosophen war der lateinische Spruch »post hoc, ergo propter hoc« (danach, folglich deswegen) bekannt, mit dem sie logische Fehlschlüsse begründeten. Auch in der Statistik spricht man von »Scheinkorrelationen«, die irrtümlicherweise für einen »Kausalzusammenhang« gehalten werden.

3.5 Kontingenzen (K)

> **»Abergläubisches Verhalten und Stressmanagement heute«:**
>
> Sie glauben, Regentänze sind »out«? Möglicherweise, doch getreu dem lateinischen Spruch »O tempora, o mores« (Oh was für Zeiten, oh was für Sitten) schaffen neue Zeiten auch ihre eigenen neuen »Regentänze« zum Stressmanagement, z. B. im Umgang mit der COVID-19-Pandemie.

Abergläubisches Verhalten verbirgt sich nicht nur in Verschwörungstheorien zu COVID-19, sondern ist weiter verbreitet als wir denken. Auch in der Wissenschaft gingen die Astrologie der Astronomie und die Alchemie der Chemie voraus (Skinner 1953). Und die Geschichte der Medizin ist bis heute voller Beispiele für abergläubisches Verhalten, das wissenschaftlicher, evidenzbasierter Überprüfung nicht standhält. Und es gib keinen Grund anzunehmen, dass Psychotherapie und Stressmanagement davon ausgenommen sind.

Verstärkungspläne können eine Stressquelle sui generis darstellen, vor allem dann, wenn sich die Bedingungen für ein und dasselbe Verhalten wesentlich und nachteilig für die handelnde Person ändern, plötzlich also ein anderer Verstärkungsplan für dieses Verhalten gilt.

> **Beispiel »Wenn Sterne und Sternchen verglühen«:**
>
> Sänger S. ist ein Star im Musik- und Show-Business, mit Plattenverträgen und Gagen, die sich ein normaler Angestellter nur erträumen kann, ganz zu schweigen von den anhimmelnden Liebesbekundungen weiblicher Verehrerinnen, die er sichtlich genießt.
>
> Nach einer Kehlkopfoperation verfügt S. zwar noch über den bisherigen Schwung als Entertainer, allerdings nicht mehr über die Stimmgewalt, die ihn bisher ausgezeichnet und mit der er seine Zuhörer(innen) beeindruckt hat. Sein Bekanntheitsgrad wirkt zwar noch eine Weile nach, aber nach Jahren mit zunehmend geringerem Erfolg singt er nicht mehr auf den großen Bühnen der Welt, sondern bei der Eröffnung von Möbelhäusern, Supermärkten oder anderen kleinen Anlässen.

Wenn ein Verhalten nicht mehr auf der Basis eines positiven, belohnenden Verstärkungsplans kontrolliert wird, sondern durch einen deutlich weniger belohnenden Verstärkungsplan oder durch Extinktion oder gar durch einen Bestrafungsplan, ist dieser »Verstärkerverlust« nicht nur häufig mit Stress verbunden, sondern birgt auch das Risiko für eine depressive Entwicklung, sofern keine entsprechenden Kompensationen möglich sind.

> **Beispiel »COVID-19 und der Wechsel von Verstärkungsplänen«:**
>
> Der globale und unfreiwillige Stresstest durch die COVID-19-Pandemie ist mit unüberschaubar vielen Änderungen der Verstärkungspläne für unser Verhalten

verbunden. Dabei gibt es unzählige »Verlierer«, für die der Wechsel hin zu einem Extinktions- oder gar Bestrafungsplan bis hin zur Infragestellung der beruflichen Existenz oder gar bis hin zum Tod führt. Andere wiederum könnte man zu den »Gewinnern« zählen, wenn sie von den negativen Folgen verschont bleiben oder aufgrund veränderter Bedarfsentwicklungen gar verstärkte wirtschaftliche Gewinne erzielen, z. B. im Pharmabereich oder im Online-Handel.

Die COVID-19-Pandemie mit ihrer Veränderung der Verstärkungspläne unseres Verhaltens macht auch deutlich, wie wichtig unsere sozialen Netze und andere soziale Kontingenzen unserer Kultur sind, wenn der Stress die ganze Bandbreite von bloßen Unannehmlichkeiten bis hin zur Todesgefahr umfassen kann.

Deshalb wenden wir uns nun den Kontingenzen des Verhaltens in sozialen Systemen zu.

3.5.2 Kontingenzen des Verhaltens in sozialen Systemen

Unser soziales Handeln findet in einer Gemeinschaft statt. Das Verhalten der einzelnen Personen ergibt dabei oft nur dann einen Sinn, wenn man den Lebensraum dieser Gemeinschaft und die darin wirksamen Kontingenzen zusammen mit ihren Wechselwirkungen betrachtet. Mit anderen Worten: Wir betrachten hier das Verhalten des Einzelnen unter den Kontingenzen des sozialen Systems bzw. das Verhalten des gesamten Systems selbst unter seinen *Systemkontingenzen*, die wir alltagssprachlich mit Begriffen belegen wie »Gesellschaft«, »Kultur«, »Zivilisation« etc.

Soziale Bindungen und *soziale Kontingenzen* prägen unser Verhalten von Kindesbeinen an. Im frühen Kindesalter bestimmen in der Regel unsere Eltern die Verstärkungspläne für unser Verhalten. Mit dem Übergang in den Kindergarten und schließlich in die Schule werden die Gleichaltrigen (engl. peers) immer wichtiger für uns und bestimmen die Verstärkungspläne unseres Verhaltens maßgeblich mit. Auch im weiteren Verlauf unseres Lebens bestimmen soziale Beziehungen und soziale Bindungen unser Leben und unser Sozialverhalten. Und in der letzten Phase unseres Lebens sind es nicht selten die Verstärkungspläne einer Seniorenresidenz oder einer Pflegeeinrichtung, die dafür Sorge tragen sollen, dass sich der relative Verstärkerverlust möglichst in Grenzen hält, indem sie uns durch Hilfen und Unterstützung in die Lage versetzen, trotz eingeschränktem Verhaltensrepertoire noch verfügbare Belohnungen zu erreichen.

Früherfahrungen und frühe soziale Bindungen haben große Bedeutung für die Persönlichkeitsentwicklung. Vertrauen in andere und in das eigene Selbst sowie in die eigenen Fähigkeiten gehört zu den *sozialen Ressourcen*, die stresspräventiv und stressprotektiv wirken. Viele Stressmanagementkompetenzen, zu denen sowohl soziale Fähigkeiten (soft skills) als auch ausbildungs- und berufsbezogene Fähigkeiten (hard skills) gehören, sind sozial vermittelte und belohnte Fähigkeiten, auch in Verbindung mit den ideellen und materiellen Gratifikationen, die wir durch sie erreichen.

Auf der anderen Seite können *ungünstige soziale Bedingungen und Fehlentwicklungen* zu einer Zunahme von alltäglichen Belastungen und Stress führen. Soziale

Barrieren können auch Barrieren für das Erlangen wichtiger Verstärker wie Geld, Anerkennung, Bestätigung, und vielem anderem sein, bis hin zum Erhalt der Gesundheit, zu einer befriedigenden Lebensqualität und einer hohen Lebenserwartung.

> **»Soziale Barrieren, Gesundheit und Lebenserwartung«:**
>
> Die soziale Herkunft eines Menschen in unserer Gesellschaft entscheidet über seinen späteren Bildungserfolg. Auch die eingeschränkte Verfügbarkeit zahlreicher Belohnungen (Verstärker) durch Armut und soziale Benachteiligung ist ein Faktum. Dass die soziale Herkunft und Schichtzugehörigkeit sich auch stark auf die Gesundheit auswirkt, wurde jüngst wieder am Beispiel der COVID-19-Pandemie deutlich, bei der die relative Mortalitätsrate in niedrigen sozialen Schichten im Vergleich zu höheren erhöht war.

Sowohl im *Entwicklungsverlauf (Längsschnitt)* als auch im *Querschnitt* der Bevölkerung lassen sich zahlreiche *populationsbezogene Stressphänomene* identifizieren, die mit mehr oder weniger spezifischen Belastungen oder dem Umgang mit diesen verbunden sind.

Dass *Jugendliche* eine besondere gefährdete Risikopopulation für Stress darstellen, wurde bereits anhand von Beispielen zu Risikoverhaltensweisen (z. B. illegale Autorennen, Mutproben usw.) illustriert. Die bei Jugendlichen maßgeblichen Verstärkungspläne sind hinsichtlich ihrer »Belohnungen« nicht immer mit der Realität der Verstärkungspläne der übrigen Außenwelt kompatibel und führen dann ebenso zum sozialen Konflikt wie die Verstärkungspläne anderer in sich geschlossener Gesellschaften wie bestimmte religiöse Gruppierungen und Sekten, extremistische Parteien und andere Subkulturen. Soziale Bindungen können also auch dysfunktional sein.

Auch Risiken, die das zunehmende *Alter* mit sich bringt, unterliegen Sozialisationsprozessen. Viele alte Menschen haben Probleme, ihre Einschränkungen und deren mögliche Negativfolgen rechtzeitig wahrzunehmen oder anzuerkennen (was leichter klingt als es für die alten Menschen meist ist), und dann auch die Konsequenzen zu ziehen (z. B. Rückgabe des Führerscheins, Umzug in eine barrierefreie Wohnung oder ein Heim). Deshalb sind sie bei dieser Entwicklung auf ihre Umwelt angewiesen, vor allem auf Angehörige, die ihnen zur Seite stehen, ggf. auch als Korrektiv. Für viele Kinder ist es dann nicht einfach, als Erwachsener die Rollenumkehr zu akzeptieren, dass sie jetzt in der fürsorglichen Rolle sind und ihre Eltern in der Rolle der Hilfebedürftigen.

Im mittleren Alter der Erwachsenen ab 18 Jahren bis zum Eintritt in den Ruhestand sind populationsbezogene Stressphänomene oft mit dem Beruf und der Arbeitstätigkeit verbunden oder mit besonderen Lebensereignissen oder Lebensentwicklungen (z. B. Partnerschaft, Scheidung, Arbeitslosigkeit, Einstieg in die Arbeitswelt, Gründung eines eigenen Hausstands oder einer Familie).

Dass Stress oft an die *Kontingenzen der sozialen Systeme* gebunden ist, die unseren Lebensalltag bestimmen, ist vielfach belegt. Populationsbezogene Risiken finden wir nicht nur in armen Entwicklungsländern, sondern auch in modernen Industriegesellschaften, z. B. bei Obdachlosen, Arbeitslosen, alleinerziehenden Eltern oder zerrütteten Familien. Auch stressprotektive Faktoren sind oft an soziale Kontingenzen gekoppelt. So sind wir in unserer Gesellschaft daran gewöhnt, dass sozialstaatliche Unterstützungssysteme uns in Notlagen auffangen, während in Entwicklungsländern diese Funktion mehr auf den Schultern von Großfamilien oder Clans lastet.

Die soziale Dimension des Stressmanagements beinhaltet beides, sowohl Risiko- als auch Schutzfaktoren für Stress. Soziale Bindungen, die Unterstützung durch die Gemeinschaft, die Liebe und das Vertrauen unserer Angehörigen und Freunde können stressprotektiv wirken. Auf der anderen Seite stellen soziale Konflikte, vom Rosenkrieg ehemaliger Partner bis hin zu Kriegen mit globaler Reichweite, eine Stressquelle sui generis dar.

Neue soziale Lebenssituationen schaffen oft neue Kontingenzen, die zu Stress führen können, vor allem, wenn man nicht darauf vorbereitet ist.

> **Beispiel »Vom Höhenflug der Liebe bis zur harten Landung der Tatsachen«:**
>
> Heinz Georg Kramm, besser bekannt unter seinem Künstlernamen »Heino«, schildert in seiner Autobiografie (2016), wie er als Zwanzigjähriger seine schwangere Freundin Henriette heiratete und mit 21 Jahren Vater wurde. Das Leben des Pärchens in der kleinen Dachwohnung wurde bald zum Stress: »Das Leben mit dem Säugling überfordert uns völlig; ... Immer öfter stritten wir uns« (S. 50-51). »Meine Frau entglitt mir mehr und mehr« (S. 52). »Nun landete ich hart auf dem Boden der Tatsachen« (S. 53). Drei Jahre später wurde die Ehe geschieden.

Eheschließungen und Ehescheidungen unterliegen statistisch zahlreichen Einflussfaktoren, zu denen auch Kriege, Konjunkturen und Gesetzesänderungen gehören (Rothenbacher und Fertig 2016). Hier jedoch interessieren uns die konkreten sozialen Bedingungen im Einzelfall, wenn ein junges Paar sich angesichts einer frühen Schwangerschaft und der Geburt eines Säuglings unvermittelt ganz anderen Kontingenzen für die Lebensführung gegenübersieht, die schließlich ihrer gemeinsamen Lebensgestaltung die Grundlage entziehen.

Der Wandel sozialer Kontingenzen betrifft nicht nur Zweierbeziehungen, sondern kann sich auf jeder Systemebene manifestieren. Im Laufe der *soziokulturellen Evolution* haben Gesellschaften und Kulturen adaptive Strukturen und Prozesse entwickelt, um mit den jeweiligen Anforderungen ihrer Situation umgehen zu können. In den Sozial- und Kulturwissenschaften hat sich hierzu ein eigener Forschungsbereich entwickelt (Stichweh 1999, Diekmann und Jann 2004). Für die Belange des Stressmanagements sind zwei Aspekte von besonderer Bedeutung:

1. Soziales Handeln kann aufgrund des ungeheuren wissenschaftlichen und technologischen Fortschritts *globale Konsequenzen* haben, die weite Teile der Menschheit bzw. die Menschheit insgesamt betreffen. Dies gilt u. U. sogar für

individuelles Handeln, z. B. wenn Einzelpersonen die Macht haben, Prozesse mit globalen Auswirkungen zu beeinflussen.
2. Unser soziales Handeln hat sowohl *individuelle Konsequenzen* als auch *Systemkonsequenzen* in Bezug auf die Gemeinschaft, wobei wir hier mehrere Untergruppen unterscheiden können (▶ Abb. 3.4).

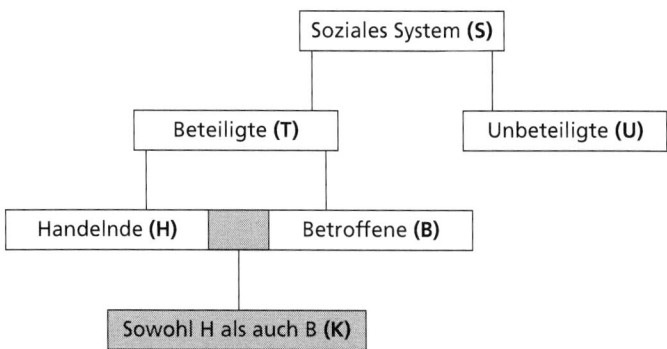

Abb. 3.4: Handeln und Konsequenzen in sozialen Systemen

Im Folgenden widmen wir uns dem zweiten Aspekt ausführlicher, um darzulegen, warum auch in sozialen Systemen Kontingenzen, d. h. die Verbindung zwischen dem *Handeln* (Verhalten = R) einerseits und dem *Betroffensein* von den Auswirkungen (Konsequenz = C) andererseits, zentral sind für Lernprozesse und adaptives (umweltangepasstes) Verhalten. Anhand von Beispielen werden wir sehen, dass bei sozialem Handeln eine neue Qualität beachtet werden muss, nämlich inwieweit und auf welche Weise die Konsequenzen entweder den Handelnden selbst oder Andere oder sowohl ihn selbst als auch Andere treffen.

Hierzu als Einstieg ein Beispiel:

> **Beispiel »Bürokratie in der Klinik als soziales Handeln«:**
>
> Die Investorengruppe IG hat dem neu eingestellten Kaufmännischen Direktor KD klar gemacht, dass sich die Anleger von seiner Tätigkeit als Leiter einer modernen Klinik eine angemessene Rendite im Sinne eines ROI (return on invest) versprechen, was letztlich auch ihm selbst zugutekäme, nicht nur durch ein entsprechendes Grundgehalt, sondern auch durch leistungs- bzw. erfolgsbezogene Boni. Auch der ebenfalls neu eingestellte Chefarzt CA soll durch entsprechende Anreize in seinem Vertrag motiviert werden, die ökonomische Ergebnisseite seiner Tätigkeit im Blick zu behalten, natürlich unter Wahrung eines hohen medizinischen Standards bei der Patientenversorgung.
>
> Dem Controlling und der Dokumentation wird ein hoher Stellenwert beigemessen, nicht nur für die pflichtgemäßen Dokumentationserfordernisse im me-

dizinischen Bereich, sondern auch in Bezug auf die ökonomisch relevanten Parameter wie Belegung, Behandlungsdauer, Akquise, Patientenzufriedenheit usw. Hierfür wird kräftig investiert in ein umfassendes neues Klinikinformations- und Qualitätsmanagement-System der Firma IT.

Assistenzarzt AA ist ein engagierter Mediziner, jedoch wenig erfreut über die weitreichenden und arbeitszeitintensiven Dokumentationsleistungen, die ihm die Zeit rauben für seine unmittelbare Patientenversorgung. Dazu kommt, dass das Klinikinformationssystem zwar ökonomisch relevante Parameter gut abbildet, jedoch bei den zum Teil komplexen medizinisch relevanten Prozessen und Parametern der Patientenversorgung Lücken aufweist. Diesbezüglich von AA als erforderlich oder gewünscht angesehene Änderungen sind nur schwer in das System einzupflegen, da sie Antrags- und Entscheidungshürden überwinden müssen. Aus Kostengründen haben fast nur die Anträge auf Änderungen Erfolg, für die eine rechtliche Erfordernis geltend gemacht werden kann oder die als Systemverbesserung allen Nutzern zugutekommen. Dagegen werden Anträge, die sich auf Besonderheiten der Klinik und die spezifischen Arbeitsprozesse, die damit verbunden sind, beziehen, aus Kostengründen meist abgelehnt oder landen auf den hinteren Plätzen der Prioritätsliste. Dazu kommen immer wieder Update- und andere Software-Probleme, die Mehrarbeit mit sich bringen. Wie viele seiner Kolleginnen und Kollegen ist AA hierüber ziemlich frustriert und erlebt sich in seinem Beruf als Arzt zunehmend fremdbestimmt.

Auch Chefarzt CA gerät in Bedrängnis, als ihn der Kaufmännische Direktor anspricht: »Herr CA, wir haben ein Problem: Sie haben im ersten Halbjahr schon fast das gesamte Jahresbudget für die vorgesehenen Medikamentenausgaben verbraucht. Darüber müssen wir reden!«

Jeder der Protagonisten in diesem Szenario würde wohl das gemeinsame Ziel unterstreichen, eine effiziente, medizinisch hochqualifizierte und ökonomisch tragfähige Patientenversorgung zu gewährleisten. Doch die Konsequenzen für die Handelnden sind unterschiedlich. Würde das Ziel des return on invest (ROI) nicht erreicht, würden die aversiven Konsequenzen am ehesten die Investorengruppe betreffen oder den Kaufmännischen Direktor, wenn man ihm dies anlasten würde, ebenso wie etwa das Verfehlen sonstiger betriebswirtschaftlicher Ziele beim Betreiben der Klinik. In nächster Linie könnten aber auch die Ärzte betroffen sein, wenn man sie für die wirtschaftliche Lage oder ggf. für eine geringe Patientenzufriedenheit mitverantwortlich macht, Boni und andere Anreize streicht oder Maßnahmen wie Stellenkürzungen bis hin zum Verkauf der Klinik ergreift. Der Chefarzt und andere Ärzte in Leitungsfunktion könnten dabei in eine »Sandwich-Position« kommen zwischen den wirtschaftlichen Anforderungen einerseits und den medizinischen Anforderungen andererseits. Und die Assistenzärzte wären vor allem von den täglichen Problemen der Patientenversorgung, der Dokumentation und ggf. nicht optimal funktionierender Abläufe aufgrund ungünstiger Arbeitsbedingungen und/oder informationstechnischer Einschränkungen betroffen. Auch auf die Patienten könnten diese Bedingungen durchschlagen, was im Weiteren das Image der Klinik beeinträchtigen und die weitere Patientenakquise erschweren könnte.

Der in einem solchen Szenario entstehende Stress für die einzelnen Handelnden verleitet leicht zu Schuldzuweisungen, Austausch handelnder Personen oder anderen »Hau-Ruck«-Verfahren, was jedoch dann nicht zum Erfolg führt, wenn die wechselseitigen funktionalen Verhaltenskontingenzen im Wesentlichen die gleichen bleiben. Sorgfältige Analyse, Offenheit unter allen Beteiligten und die Schaffung eines Gleichgewichts zwischen den Zielen, Interessen und den funktionalen Konsequenzen aller maßgeblich Beteiligten kann dabei stresspräventiv sein und im positiven Fall zu den sprichwörtlichen Win-Win-Bedingungen führen, die ein System aufrechterhalten.

Da wir uns primär dem individuellen Stressmanagement widmen, haben wir auch beim Verhalten des Einzelnen in einem sozialen System dessen funktionale Kontingenzen im Fokus, doch müssen wir aufgrund der wechselseitigen Kontingenzen der Sozialpartner deren Verhalten und Interessen mit im Blick haben. Wir blenden an dieser Stelle reine Macht- sowie totale Abhängigkeitsbeziehungen aus und beschränken uns auf das wohl häufigste soziale Verhalten, das der Konfliktvermeidung und dem Abgleich gegenseitiger Interessen dient, nämlich das »Verhandeln«.

> **»Das Harvard-Konzept – ein Leitfaden für erfolgreiches Verhandeln«:**
>
> Dass die Harvard-Autoren Fisher et al. (2000) aus einer juristischen Fakultät stammen, verwundert nicht, müssen sich Juristen doch mit den Problemen beschäftigen, bei denen Sozialpartner kein Übereinkommen finden und ihre Streitigkeiten schließlich vor Gericht landen. Der positive Ansatz des Harvard-Konzepts, den man in funktionaler Hinsicht durchaus als stresspräventiv bezeichnen kann, liegt in der Entwicklung einer Methode, mit der man »freundschaftlich zu Einigungen gelangen kann, ohne zu unterliegen« (Fisher et al. 2000, S. 11).
>
> Das Harvard-Konzept bietet verhandelnden Parteien eine Plattform, ihre wechselseitigen Interessen in ein für beide Seiten akzeptables Gleichgewicht zu bringen. Als Juristen verwenden die Autoren natürlich keine verhaltenswissenschaftlichen Begriffe, doch können wir ihren Ansatz im Rahmen unseres SORKC-Modells gut interpretieren. Wenn Menschen ihre Interessen verfolgen, so möchten sie die negativen, aversiven Konsequenzen ihres Verhaltens möglichst minimieren und die positiven Konsequenzen maximieren. Wenn ihr Gegenüber das gleiche Ziel hat, muss ein Kompromiss gefunden werden. Hierfür geben die Autoren eine Reihe von Empfehlungen wie z. B. das Herausfinden gemeinsamer Interessen, die Anwendung neutraler Beurteilungskriterien, den Umgang mit Macht und mit üblichen Verhandlungstricks. Diese Empfehlungen ersetzen nicht eine Analyse im Einzelfall, sondern setzen diese sogar voraus, sowohl für die eigenen Belange als auch für die Belange des Verhandlungspartners.

> **»Die Spieltheorie – Entscheidungen auf mathematischer Basis«:**
>
> Da Verhandeln mit Entscheidungen zu tun hat, verwundert es nicht, dass auch die Spieltheorie, die sich mathematisch mit interdependenten Entscheidungssituationen beschäftigt, für das Verhalten in sozialen Systemen Bedeutung erlangt hat. Da sich Kosten und Nutzen von Entscheidungen im Rahmen eines Spiels unter definierten Bedingungen gut berechnen lassen, hat dieser Ansatz gerade in den Wirtschaftswissenschaften große Beachtung gefunden. Auch hier finden wir den Gedanken des Gleichgewichts wieder, eingebettet in formale Modelle (Tadelis 2013). Wir werden diesen Ansatz hier nicht weiterverfolgen, da wir unser Stressmanagement im Alltag meist nicht nach mathematisch formulierten Modellen ausrichten können, sondern eher pragmatisch nach hypothetischen funktionalen Verhaltensanalysen. Dennoch kann es auch für den Einzelnen sinnvoll sein, sich an solchen Modellen zu orientieren, z. B. im Rahmen großer Unternehmen, die ihre strategischen Entscheidungen an zu erwartenden Entwicklungen ausrichten wollen. Allerdings setzt dies in der Regel ein (Sub-)System entsprechender Experten sowie eine tragfähige Datenbasis voraus. Mit der zunehmenden Entwicklung der Informationstechnologie, der Integration künstlicher Intelligenz in Software-Systeme sowie der zunehmenden Gamifizierung ist es jedoch denkbar, dass immer mehr Menschen ihr Verhalten an datenbasierten (engl. data-driven) Entscheidungen ausrichten werden, z. B. ihr Gesundheitsverhalten an den Analyseergebnissen ihrer Smart-Watch oder anderer Bio-Sensoren.

Wenn das soziale Handeln der Menschen unterschiedlichen Interessen dient, die wiederum unterschiedlichen Konsequenzen dieses Handelns entsprechen, ist es verhaltenspsychologisch entscheidend, ob die jeweils Handelnden auch von den Konsequenzen ihres Handelns betroffen sind oder nicht. Weiterhin ist entscheidend, ob die Betroffenen durch ihr eigenes Handeln auf diese Konsequenzen aktiv Einfluss nehmen können oder aber von diesen Konsequenzen ohne ihr eigenes Zutun betroffen werden, sie also im negativen Fall passiv erleiden müssen.

Was zunächst etwas abstrakt klingt, jedoch enorme Bedeutung für die Kontrolle des Verhaltens hat, soll durch die nachfolgenden Beispiele sozialen Handelns verdeutlicht werden. Dabei unterscheiden wir die am sozialen Handeln *Unbeteiligten (U)* von den *Beteiligten (T)*. Bei den Beteiligten unterscheiden wir wiederum zwischen den *Handelnden (H)* einerseits und den von den Konsequenzen dieses Handelns *Betroffenen (B)* andererseits, wobei Handelnde ggf. auch Betroffene sein können und umgekehrt. Um zu verstehen, welche Kombinationen an sozialen Kontingenzen bei den Beteiligten dabei möglich sind, sei auf die Abbildung 3.5 verwiesen, in der diese Kombinationen durch mengentheoretische Venn-Diagramme dargestellt sind (▶ Abb. 3.5), nachfolgend ergänzt durch Fallbeispiele.

Fall 1: Handelnde sind von den Konsequenzen nicht betroffen, die Betroffenen sind von den Konsequenzen ohne ihr eigenes Zutun betroffen.

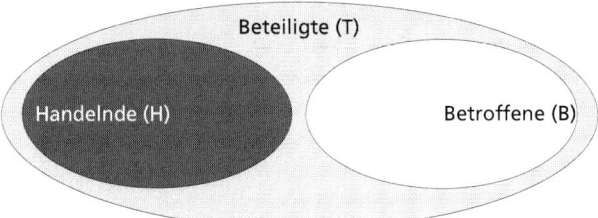

Fall 2: Manche der Handelnden sind von den Konsequenzen betroffen, andere nicht. Von den Betroffenen gehören manche auch zu den Handelnden, andere nicht.

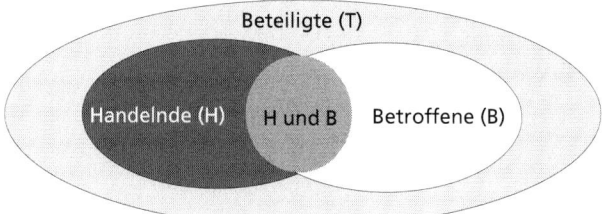

Fall 3: Jeder Betroffene ist zugleich Handelnder, aber nur manche der Handelnden sind von den Konsequenzen ihres Handelns auch betroffen.

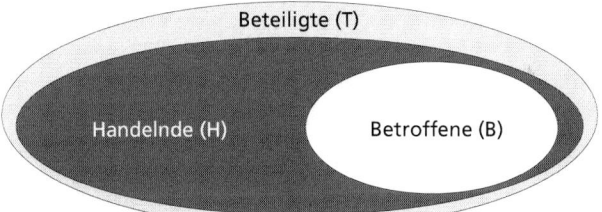

Fall 4: Jeder Handelnde ist von den Konsequenzen seines Handelns auch betroffen, aber nicht alle Betroffenen gehören zu den Handelnden.

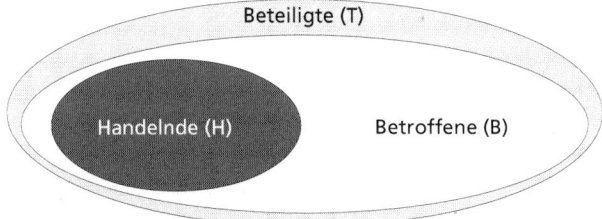

Abb. 3.5: Soziales Handeln und die Beteiligten: Handelnde und Betroffene

> **Beispiel »Der Abwurf einer Atombombe auf Hiroshima« (Fall 1):**
>
> Beim Abwurf einer Atombombe auf die japanische Stadt Hiroshima im Jahre 1945 waren bei den Handelnden weder die Entscheidungsverantwortlichen noch die Durchführenden von den Konsequenzen der Atombombenexplosion unmittelbar betroffen.
>
> **Beispiel »Ein Pilotenfehler führte zum Flugzeugabsturz« (Fall 2):**
>
> Im Mai 2018 kamen bei einem Flugzeugabsturz in Kuba 112 Menschen ums Leben. Unter den Betroffenen war auch der Pilot, der (als Handelnder) in einem zu steilen Winkel gestartet war, weshalb das Flugzeug aufgrund des zu geringen Auftriebs abgestürzt sei (laut Bericht der mexikanischen Fluggesellschaft Global Air; zitiert nach einer Meldung des Bayerischen Rundfunks vom 17.07.2018).
>
> **Beispiel »Jeder Krieg hat seine Verlierer« (Fall 3):**
>
> Bei allen an einer Kriegshandlung teilnehmenden Menschen (als Handelnde) wird in der Regel nur ein Teil davon schwer verwundet oder getötet (als Betroffene).
>
> **Beispiel »Gesetzgebung als soziales Handeln – das Infektionsschutzgesetz« (Fall 4):**
>
> Als die Mitglieder des Bundestags und des Bundesrats als Vertreter der Legislative das Infektionsschutzgesetz verabschiedeten (als Handelnde), galt bzw. gilt dieses Gesetz nicht nur für sie selbst, sondern prinzipiell für alle Bürger (als Betroffene).

Jeder der aufgezeigten vier Fälle ist bzw. kann für die Betroffenen mit Stress bis hin zu Todesfällen verbunden sein, und dies ggf. ohne ihr eigenes Zutun. Ein individuelles Stressmanagement würde hier ins Leere laufen, es sei denn man wäre in der Lage, sich präventiv außerhalb des Systems zu stellen, z. B. auf Flüge zu verzichten (siehe Fall 2) oder den Kriegsdienst zu verweigern (siehe Fall 3). Der Atombombenabwurf dagegen traf die Bürger von Hiroshima völlig unerwartet, so dass in diesem Fall 1 keine Stressprävention möglich war. Auch im Fall 4 wäre es kaum möglich, im Fall einer Pandemie den Einschränkungen und Belastungen durch das Infektionsschutzgesetz zu entgehen, solange man sich im Geltungsbereich dieses Gesetzes aufhält.

Diese Betrachtungen sollen uns dafür sensibilisieren, über die Grenzen unseres individuellen Stressmanagements nachzudenken.

Viele Stressfolgen hängen mit unserem *Lebensstil* zusammen und mit den Kontingenzen, die wir gemeinsam in unserer *Zivilisation, Kultur und Gesellschaft* geschaffen haben und die selbst den Verlauf angeblicher Naturereignisse maßgeblich beeinflussen. Selbst das Leben in einer Demokratie birgt nicht nur Schutzräume, sondern auch Gefahrenräume (und damit Stressquellen) für seine Bürger, vor allem, wenn soziale Systeme nicht so funktionieren, wie die Bürger dies erwarten. Dies gilt z. B. bei verteilten und unklaren Verantwortlichkeiten, vor allem, wenn sich das *soziale Verhalten über mehrere Systemebenen* erstreckt. Dann können die *Kontingenzen für soziales Handeln* mit Stressfolgen bis hin zu tödlichen Konsequenzen verbunden sein. Diesen Spannungsbogen für das *individuelle Verhalten im Kontext sozialen bzw. kollektiven Verhaltens* betrachten wir anhand von zwei Beispielen.

Das erste Beispiel der tragisch endenden Loveparade 2010 in Duisburg ist *lokal* und *zeitlich eng begrenzt* und nicht zuletzt aufgrund seiner rechtlichen Würdigung gut dokumentiert. Das zweite Beispiel der COVID-19-Pandemie ist *global* und in seiner zeitlichen Begrenzung noch *unbestimmt* und im Fluss und bildet für uns alle eine gemeinsame Erfahrungsgrundlage zum Umgang mit Stress.

> **Beispiel »Die Loveparade 2010 und ihre tödlichen Folgen«:**
>
> Bei der Loveparade 2010 in Duisburg kamen 21 Menschen ums Leben und zahlreiche Menschen wurden zum Teil schwer verletzt. Am 4. Mai 2020 wurde der Strafprozess ohne Urteil eingestellt, weil die Angeklagten nur eine geringe Schuld treffe.
>
> Folgt man der ausführlichen Darstellung in der Presseinformation »Loveparade-Strafverfahren: Beschluss des Gerichts vom 04.05.2020« des Landgerichts Duisburg (siehe hierzu sowie zu den weiteren Zitaten: Breidenstein 2020), so waren die Angeklagten bis dahin strafrechtlich nicht vorbelastet gewesen und sind »von den anderen an der Planung beteiligten Personen und Institutionen im Wesentlichen als gewissenhafte, sorgfältige und professionell arbeitende Personen wahrgenommen worden« (S. 34). Und: »Hinweise auf eine grobe Sorglosigkeit oder evidente Oberflächlichkeit der Angeklagten haben sich ... bisher nicht ansatzweise ergeben« (S. 34).
>
> Gleichwohl wurde angemerkt, dass die »Angeklagten – ebenso wie alle weiteren an der Planung beteiligten Personen« bestimmte Sachverhalte bzw. Konsequenzen »verkannt haben« dürften (S. 12) und dass manches »vorhersehbar und vermeidbar« gewesen sei (S. 13 f, 18, 25, 33, 35, 41). Und manche Sachverhalte seien »aufgrund des fehlenden, mangelhaften bzw. verspäteten Informationsaustausches« (S. 17) zwischen beteiligten Institutionen nicht rechtzeitig bekannt gewesen, »so dass [...] keine gemeinsame Abstimmung [...] erfolgte« (S. 17).

Warum versagen Systeme, wenn es um Sicherheit geht? Und wie gehen wir mit Systemfehlern um, die multikausal zu Katastrophen führen?

Für die Antwort ziehen wir ein Modell aus der Fehlertheorie zu Rate, das der Psychologe James Reason (1990, 1995, 1998, 2000a/b, 2002) in Anlehnung an die Arbeit des Dänen J. Rasmussen entwickelt hat und das als *»Swiss Cheese Model of System Accidents«* bekannt wurde. Dieses *»Schweizer-Käse-Modell«* von Systemunfällen betrachtet multikausal bedingte negative Ereignisse als Ergebnis eines löchrigen Sicherheitssystems, sinnbildlich veranschaulicht durch den besagten Schweizer Käse. Solange dessen einzelne Löcher im Käseblock immer wieder gefolgt werden von fester Masse als Sicherheitsbarriere, wirken sich die Sicherheitslöcher nicht schädlich aus. Schneidet man jedoch den Käse in einzelne Scheiben und verschiebt diese, so dass im ungünstigen Fall alle Löcher in einer Achse liegen und zusammengenommen das freie, ungehinderte Durchschieben eines Stifts erlauben, so wäre damit die Bahn frei für das Eintreten des negativen Ereignisses.

Reason (1995, S. 80–89) unterscheidet dabei zwischen *aktivem* und *latentem* menschlichem Versagen:

»Aktives Versagen sind unsichere Handlungen (Fehler und Verstöße), die von den am ›scharfen Ende‹ des Systems Tätigen begangen werden (Ärztinnen/Ärzte, Krankenschwestern/Pfleger etc.). Es sind die Menschen an der Schnittstelle Mensch–System, deren Handlungen unmittelbare Auswirkungen haben können bzw. haben«.

»Latentes Versagen entsteht durch Entscheidungen, die auf den höheren Stufen einer Organisation gefällt werden. Ihre schädigenden Auswirkungen zeigen sich möglicherweise lange nicht, und sie werden erst dann offensichtlich, wenn sie mit lokalen auslösenden Faktoren (…) zusammentreffen und die Sicherheitsbarrieren des Systems durchbrechen.« (Zitate siehe Ärztliches Zentrum für Qualität in der Medizin 2015).

Die Loveparade 2010 war als Ereignis sicher einzigartig. Dies gilt aber auch für jeden Schweizer Käse. Und man kann unschwer erkennen, dass dieses Modell auch für die Loveparade 2010 nützliche Kategorien zur funktionalen Beschreibung aktiven und latenten Versagens bereithält, bar jeder individuellen Schuldzuweisung. Denn wenn viele verschiedene Menschen mit einem Prozess oder seinen unterschiedlichen Teilen betraut oder vertraut sind, verteilt sich die Verantwortung, ggf. bis hin zur Verantwortungsdiffusion.

Zitat »Verantwortung«:
»Wir sind nicht nur für das verantwortlich, was wir tun, sondern auch für das, was wir nicht tun.«
Jean-Baptiste Poquelin (besser bekannt als Molière, 1622–73), zitiert nach Romeike (2008, im Vorwort S. V).

Verhaltenspsychologisch bergen die Kontingenzen eines Schweizer Käses oder einer Verhaltensdiffusion bei kritischen Ereignissen die Gefahr einer Katastrophe.

Leitsatz »Individuelle Verantwortung im System«:

Wenn individuelle Verantwortung im System verschwindet und individuelles Handeln abgekoppelt ist von persönlichen Konsequenzen, bleibt nur der Zufall, der uns vor der Katastrophe und ihren Stressfolgen schützt.

Um im Bild des oben genannten Modells zu bleiben, sind deshalb folgende *Fragen* wichtig:

Wer ist für den gesamten »Käse« verantwortlich, wer für die Masse, wer für die Löcher, wer für die einzelnen Scheiben, wer für die Verschiebung der Scheiben, so dass im Resultat das mit dem löchrigen Käse verbundene Risiko zum Schadensereignis wird?

Kommen wir nun von der Betrachtung umschriebener Großereignisse und Großprojekte zur globalen COVID-19-Pandemie und ihrer zeitlich noch unbestimmten Begrenzung.

> **Beispiel »Die COVID-19-Pandemie – ein globaler Stress-Test für die Menschheit«:**
>
> Der Stress für Ärzte und Pflegepersonal, aber auch für viele andere gefährdete Berufsgruppen, dass angesichts der COVID-19-Pandemie – zumindest in der Anfangsphase – keine ausreichende Zahl an Schutzkleidung und Masken verfügbar war und auch Engpässe bei Medikamenten und anderen Medizinprodukten befürchtet wurden, zeigt, dass der Teufel oft im Detail steckt und die Oberhand gewinnt, wenn Planungen zu allgemein, lückenhaft oder nicht zu Ende gedacht sind.
> So findet sich z. B. im *Nationalen Pandemieplan Teil I* (Gesundheitsministerkonferenz der Länder 2017), der jüngst auf die COVID-19-Situation angepasst wurde, in der Tabelle »Nicht-pharmazeutische infektionshygienische Maßnahmen/Influenzapandemie – medizinischer Bereich und Pflegebereich« die Formulierung: »Die Ausstattung/Bevorratung mit Schutzkleidung und anderen Utensilien liegt in der Verantwortung der jeweiligen Einrichtung« (S. 27). Und im Anhang »Planungshilfe für Krankenhäuser«, Abschnitt »Maßnahmen in der interpandemischen Phase«, werden unter »Bevorratung bzw. Managementkonzept für rasche Beschaffung im Ereignisfall« (S. 51) aufgeführt:
>
> - »Antibiotika, Schmerzmittel, Sedativa
> - Einmalhandschuhe
> - Mund-Nasen-Schutz
> - FFP2-Masken/FFP3-Masken für risikoträchtige Tätigkeiten«.
>
> Dass die rasche Beschaffung von Schutzkleidung und anderen Utensilien in Verantwortung der jeweiligen Einrichtungen jedoch rasch an ihre Grenzen geriet, ist inzwischen hinreichend bekannt.
> Auch der Nationale Pandemieplan ist wohl das Ergebnis vieler gewissenhafter, sorgfältiger und professionell arbeitender Menschen. Und doch gaben in den Medien hochrangige Gesundheitspolitiker, die selbst Ärzte waren, ihrer Überraschung Ausdruck, dass sie nie mit einem solchen Mangel kritischer Versorgungsgüter wie Schutzkleidung und Masken gerechnet hätten.
> Verhaltenspsychologisch entsteht Stress bei Katastrophen nicht nur durch die direkten Wirkungen der Katastrophe selbst (in diesem Fall also die Infektion, die Erkrankung und der Komplikationsverlauf), sondern auch durch deren indirekte Wirkungen, indem sich die *kritischen Kontingenzen* für unseren Umgang mit dieser Katastrophe *ändern* können. So ist die Erkenntnis, dass viele Produktionslinien für kritische, versorgungsrelevante Medizinprodukte und Medikamente im fernen Ausland liegen und Lieferketten im globalen Handel »anfällig« für eine Pandemie sein können, keinesfalls überraschend. Doch wäre es verfehlt,

hier nach »Schuldigen« zu suchen. Denn wir haben an den vorhergehenden Beispielen gesehen, dass in der Regel *gewissenhafte, sorgfältige und professionelle Menschen* tätig waren. Und der Nationale Pandemieplan ist ein positives Beispiel für das Bemühen zahlreicher Experten, Wissenschaftler und anderer Beteiligter in einer hochindustrialisierten Gesellschaft, ein überaus komplexes Ereignis vorherzusehen und hierfür notwendige und hinreichende Maßnahmen vorzuschlagen. Wo liegt also das Problem?

Bei der Antwort kommen wir wieder auf die Kontingenzen zurück. Denn sowenig die Planer der Loveparade mit den tatsächlich wirksamen Kontingenzen für das Verhalten der Besucher vertraut waren, sowenig waren die Autoren des Nationalen Pandemieplans sowie Gesundheitspolitiker mit den *realen Kontingenzen der COVID-19-Pandemie* für das Verhalten von Produzenten und Lieferanten von Medizinprodukten und Medikamenten vertraut.

Die Kontingenzen für unser Verhalten und unseren Lebensstil werden in hohem Maß durch unser aller Verhalten als Gemeinschaft bestimmt und wirken verhaltenskontrollierend auf uns zurück, kurzfristig oder langfristig, positiv oder negativ. Welche Stressfolgen wir durch unsere »Schwarmintelligenz« bei der Gestaltung unseres Lebensraums vermeiden, vermindern oder bewältigen oder aber durch unser Verhalten gar erst generieren, wird die Zukunft zeigen. Doch während das schwarmintelligente Verhalten von Tieren wie Insekten, Fischen und Vögeln evolutionäre Wurzeln hat und sich über lange Zeiträume adaptiv an deren Lebensbedingungen entwickelt hat, ist die Schwarmintelligenz des Menschen auf eine gemeinsame, bezüglich des Verhaltens abgestimmte Lerngeschichte angewiesen, die wir allgemein mit Worten wie Kultur, Gesellschaft, Gemeinschaft usw. bezeichnen.

Oben haben wir bereits auf das *Stressmanagement im Kulturvergleich* hingewiesen, den uns die COVID-19-Pandemie als globaler Stress-Test vor Augen führt. Bevor COVID-19 überhaupt ein Thema war, hat sich die Forschung mit dem Zusammenhang zwischen Stress und Kultur beschäftigt (Genkova et al. 2013). So wurde das Kulturkonzept »*Individualismus – Kollektivismus*«, das als mehrdimensionales Konstrukt das Ausmaß und die Qualität von wechselseitiger sozialer Abhängigkeit (engl. »social relatedness«) in verschiedenen Lebensbereichen abbildet (Hofstede 1980 und Triandis 1995a/b, nach Ringeisen 2013) auch in seiner Bedeutung für kulturvergleichendes Stressmanagement beschrieben. Dieses Konstrukt enthält nach Triandis vier Aspekte:

1. die Priorität von persönlichen vs. gemeinschaftlichen Zielen,
2. die Bedeutsamkeit von persönlichen Einstellungen vs. sozialen Normen
3. die Betonung von Rationalität vs. Verbundenheit mit dem Kollektiv und
4. die Art der Selbstkonstruktion.

»Die Selbstkonstruktion beschreibt das Ausmaß, mit dem sich ein Mensch selbst als ›separate from […] or […] connected with others‹ charakterisiert (Markus & Kitayama 1991, S. 226)« (zitiert nach Ringeisen 2013).

Reflektiert man die eigenen oder medial berichteten Erfahrungen mit der COVID-19-Pandemie, so kann man unschwer erkennen, wie relevant diese vier psychologischen Dimensionen für das vergleichende Stressmanagement sind.

Harte Endpunkte wie Infektions- und Sterberaten werden uns Aufschluss darüber geben, wie erfolgreich jede Kultur und Gesellschaft bei der Bewältigung der COVID-19-Pandemie ist. Der »*Kampf der Kulturen*« (siehe Huntington 1996) gilt auch für die Bewältigung globaler Belastungen wie einer Pandemie, doch stellen diese Belastungen zugleich eine gemeinsame Herausforderung für alle Kulturen dar, mit der Chance, voneinander zu lernen und gemeinsame Bewältigungsstrategien zu entwickeln.

> **Leitsatz »Achtung vor der Natur und dem Leben«:**
>
> Die COVID-19-Pandemie zeigt uns wieder einmal, dass wir bei unserem Stressmanagement die Naturgesetze beachten und respektieren müssen, um durch unser Verhalten und die Gestaltung unserer Kultur unsere natürlichen Lebensgrundlagen zu bewahren.
> Negieren oder verkennen wir dies, werden wir scheitern.

Pandemien führen nicht nur zu globalem Stress, sondern zeigen auch, dass bei einem Krankheitsgeschehen alle System- und Organisationsebenen in ihrer Wechselwirkung betrachtet werden müssen (▶ Abb. 3.6).

Auf der *ökologischen* Ebene begünstigt die Zerstörung von Lebensräumen die Entstehung und Verbreitung von Zoonosen, ebenso wie der Wildtierhandel und die Art der Tierhaltung in bestimmen Gebieten dieser Welt die Übertragung von Erregern auf den Menschen fördert. Und die Globalisierung birgt die Gefahr, dass sich diese Erreger rasch ausbreiten können.

Auf der *sozialen* Ebene kann eine Gemeinschaft solidarisch reagieren oder aber in Konflikte geraten. Auch die Rolle der Wissenschaft kann segensreich sein, wenn es um die rasche Entwicklung von Impfstoffen geht, oder aber als gefährlich angesehen werden, wenn sie dem Verdacht ausgesetzt ist, potente Erreger im Labor zu züchten. Auch die Art und Weise, wie nationale und internationale politische Institutionen auf die Pandemie reagieren, hat einen entscheidenden Einfluss auf den Verlauf einer Pandemie, ebenso wie Funktionsfähigkeit von Wirtschaft und Handel, wie wir bei den Lieferengpässen für Schutzkleidung gesehen haben.

Auf der *psychischen* Ebene reichen die Reaktionen auf die COVID-19-Pandemie von Gelassenheit und Zuversicht über Verdrängung, Leugnung, Vorsicht, Angst und Verzweiflung bis zur Einsamkeit, und auch auf der *biologischen* Ebene variieren die Reaktionen beim Kontakt mit dem SARS-Corona-Virus 2 von der symptomfreien Infektion über die Erkrankung mit oder ohne Spätschäden bis hin zum Organversagen und Tod.

Auch im Rahmen der *Internationalen Klassifikation der Funktionsfähigkeit, Behinderung und Gesundheit* (ICF) lässt sich die COVID-19-Pandemie auf den sechs Komponenten bzw. Ebenen abbilden (▶ Abb. 3.7).

3 Diagnostik von Stress und Burnout – funktionale Verhaltensanalyse

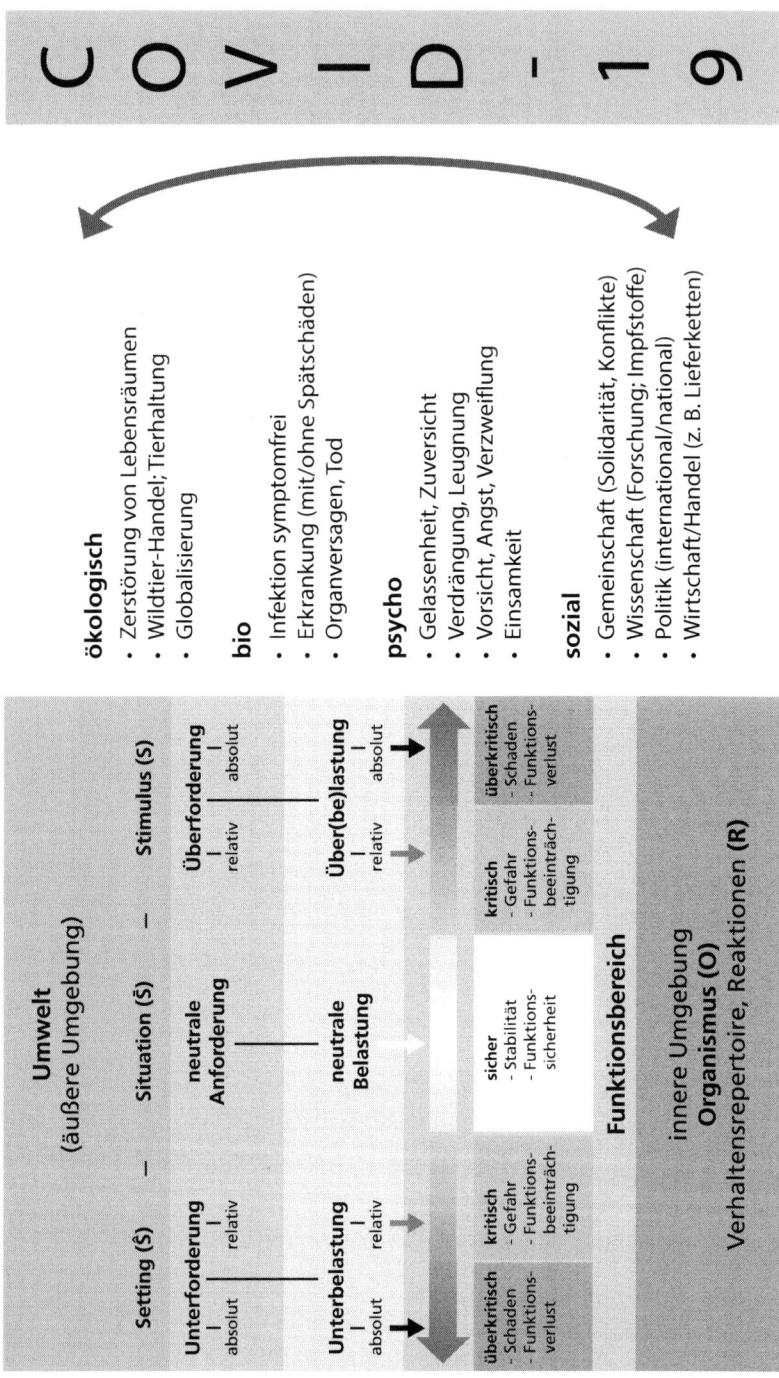

Abb. 3.6: Das Relationale Stress-Modell (RSM) und das biopsychosoziale Modell in ihrer Anwendung auf die COVID-19-Pandemie

3.5 Kontingenzen (K)

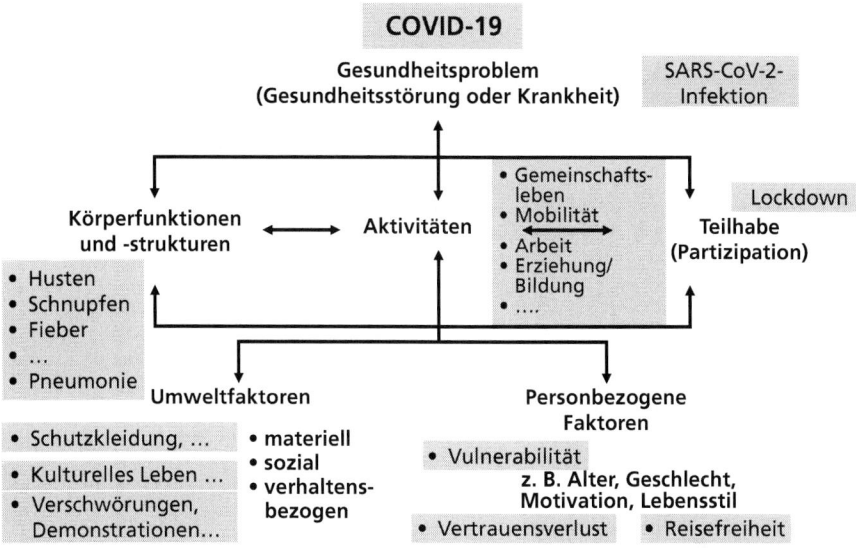

Abb. 3.7: Die ICF in ihrer Anwendung auf die COVID-19-Pandemie

Bei der COVID-19-Pandemie stoßen Kontingenzen sozialer Systeme mit Kontingenzen biologischer Systeme zusammen. Dies ist nicht immer zum Vorteil der sozialen Systeme, denn biologische Systeme haben oft eine Jahrtausende bis Jahrmillionen lange evolutionäre Entwicklung und Bewährungsprobe hinter sich. Nicht zuletzt deshalb kann es sich auch für soziale Systeme lohnen, sich an den Prinzipien der biologischen Systeme zu orientieren, wie sich z. B. an den Erfolgen der Bionik erkennen lässt.

> »Zur Biologie der Verantwortung auf verschiedenen Systemebenen«:
>
> Jeder von uns profitiert vom fein abgestimmten Zusammenspiel unserer Organe bis hinunter auf die Zell- und Molekularebene unseres Organismus. Dieses Zusammenspiel und seine Entwicklung sind evolutionär bedingt, im stetigen Austausch mit der jeweiligen Umwelt, welche, wie die Ergebnisse der Epigenetik zeigen, auch unsere genetischen Verhaltensprogramme geprägt hat.
>
> Im Tierreich gibt es zahlreiche Beispiele für das koordinierte Verhalten vieler Individuen auf der sozialen Systemebene. Der Begriff »Schwarmintelligenz« wird nicht nur für die Beschreibung fein abgestimmter kollektiver und komplexer Verhaltensmuster verschiedener Insektenvölker oder Flugvögel verwendet, sondern auch für technische Systeme, z. B. in der Informatik und Robotik (Hamann 2019).

Als biologisches System können wir Menschen unserem biologischen bzw. körperlichen Stressmanagement weitreichend vertrauen, da uns die Natur recht großzügig ausgestattet hat, mit den verschiedensten Anforderungen und Belastungen umgehen zu können.

In sozialen Systemen ist diese Sicherheit oft nicht so stringent und nachhaltig gewährleistet. Die Sozial- und Kulturgeschichte zeigt, dass Unternehmen, Staaten, Völker und ganze Kulturen untergehen können. Nähme man einen sozialdarwinistischen Standpunkt ein, könnte man argumentieren, dass sich bei der kulturellen Evolution die jeweils stärkere Kultur durchsetzt. Doch durch die stürmische wissenschaftliche und technologische Entwicklung und die Globalisierung der Prozesse, die unsere Lebensgrundlagen prägen, ist die Menschheit prinzipiell in der Lage, ihren eigenen Untergang zu beschleunigen, sei es durch Kriegshandlungen, Nuklearkatastrophen, Verstärkung des Klimawandels, oder anderes. So verwundert es nicht, dass die Ängste vieler Menschen vor Belastungen und Stressfolgen für ihr Leben vor allem auf der Systemebene liegen.

Beispiel »Die Ängste der Deutschen«:

Laut einer Langzeitstudie der R+V Allgemeine Versicherung AG (2020) beziehen sich die zehn größten Ängste der Deutschen auf folgende Themen:

1. Gefährliche Welt durch Trump-Politik (53 %).
2. Steigende Lebenshaltungskosten (51 %).
3. Kosten für Steuerzahler durch EU-Schuldenkrise (49 %).
4. Schlechtere Wirtschaftslage (48 %).
5. Naturkatastrophen/Wetterextreme (44 %).
6. Spannungen durch Zuzug von Ausländern (43 %).
7. Überforderung des Staats durch Flüchtlinge (43 %).
8. Schadstoffe in Nahrungsmitteln (42 %).
9. Häufiger Pandemien durch Globalisierung (42 %).
10. Pflegefall im Alter (41 %).

Auch wenn die Ergebnisse einer solchen Umfrage, basierend auf einer repräsentativen Quotenstichprobe von 2.396 Personen im Alter ab 14 Jahren, aufgrund der Selektivität der Items und anderer möglicher Einschränkungen nur mit Vorsicht interpretiert werden sollten, weisen sie doch in eine Richtung, die für den Systembezug potenzieller Stressquellen spricht.

Unsicherheit muss nicht unbedingt mit Ängsten verbunden sein, sondern kann Ausdruck der *Ungewissheit* sein, die uns in vielen Phasen und Situationen unseres Lebens begleitet. Denn wir wollen nicht verkennen, dass in vielen, vor allem komplexen Fällen unser Verständnis lückenhaft, unzureichend und oft auch Gegenstand heftiger Diskussionen ist.

Was bedeutet fehlende Sicherheit für unser Stressmanagement, wenn sich bei wichtigen Fragen selbst Experten uneins sind? Wie sollen wir uns dann verhalten?

Leitsatz »Stressmanagement in Fällen großer Unsicherheit«:

»Hoffe auf das Beste, aber bereite Dich auf das Schlimmste vor!«

Ein Sprichwort wie dieses (oder in ähnlichen Formulierungen) kann hier weiterhelfen, indem es die beiden Pole dieses Spannungsbogens möglicher Folgen aufzeigt.

»*Worst-Case-Szenarios*« mögen vielfach ein ungeliebtes Kind sein, vor allem wenn wir in Aufbruchstimmung sind, Optimismus verbreiten wollen oder uns im Wahlkampf-Modus befinden. Und doch können Sie uns Einhalt gebieten oder uns für Prioritäten sensibilisieren, so wie die Vorstellung, dass heute vielleicht der letzte Tag unseres Lebens sein könnte, eben dieses heutige Verhalten beeinflussen kann.

Wenn zwischen dem erhofften Besten und dem Schlimmsten, mit dem man rechnen muss, ein großer *Unsicherheitsspielraum* liegt und sich dabei selbst Experten nicht einig sind, sollte man genauso *vorsichtig* sein wie als Autofahrer, wenn man bei Dunkelheit und unklaren Verhältnissen die Fahrbahn oder den Weg nicht mehr sicher erkennen kann.

Menschen, die von den Stressfolgen eines Ereignisses betroffen sind, vertrauen oft »Experten«, vor allem bei komplexen Ereignissen, die sich allein durch gesunden Menschenverstand nicht so einfach erfassen lassen. Dies ist vernünftig, setzt jedoch voraus, dass

1. die Experten auf *allen* Systemebenen *hinreichend sichere* Antworten auf handlungsrelevante Fragen geben können und diese untereinander in einer Gesamtschau *abstimmen*,
2. diese Experten sowohl die *Unsicherheitsspielräume* für ihre eigenen Aussagen als auch die Grenzen ihrer Expertise *kennen*, adäquat *berücksichtigen* und dies deutlich, verständlich und nachhaltig an andere *kommunizieren*,
3. die *Voraussetzungen*, *Annahmen* und *Unsicherheiten*, die in die Expertise eingehen, auch noch bei den handlungsrelevanten Entscheidungen am Ende deutlich *erkennbar* sind und nicht im Verlauf der Kommunikation über mehrere Personen, Institutionen und Systemebenen hinweg verloren gehen oder durch interessengeleitete oder andere sozialpsychologisch relevante Einflüsse unterschlagen oder verzerrt werden,
4. die *Abstimmung* und *Koordination* für das *Gesamtereignis* auf und zwischen allen Systemebenen erfolgt, mit klaren *Zuständigkeiten* und *Verantwortlichkeiten*.

Oft sind sich Experten der Einschränkungen sowohl ihrer Expertisen als auch der Sicherheit ihrer Aussagen bewusst und kommunizieren diese auch. Aber oft sind sie nicht mehr die Verantwortlichen für den weiteren Verlauf des Verfahrens, so dass die Nachricht am Ende der Kommunikationskette ganz anders aussehen kann als die am Anfang.

Halten wir fest: *Komplexe Kontingenzen* bei Ereignissen, die für unser Leben eine Gefahr darstellen bzw. mit gravierenden Stressfolgen verbunden sein können, sind auch durch sorgfältige Analysen und Expertisen nicht immer sicher zu erfassen bzw. zu prognostizieren *(kognitive Barriere)*. Zudem können Interessen und andere sozialpsychologische Faktoren die Aussagen und Schlussfolgerungen verzerren *(emotional-motivationale Barriere)* oder Aussagen bei ihrem Weg durch die Kommunikationslandschaft verkürzen oder anderweitig verändern *(sozial-kommunikative Barriere)*.

Können wir unser *Schweizer-Käse-Modell* auch auf solche globalen Ereignisse wie eine Pandemie anwenden? Wohl nicht direkt, sondern eher in erweiterter Form im Sinne eines *Modells »Schweizer-Käse-Landschaft«*.

Stellen wir uns hierfür eine Vielzahl verschiedener Schweizer-Käse-Stücke vor, die miteinander verbunden sind und in Wechselwirkung zueinanderstehen, wie in einem System kommunizierender Röhren. Dazu kommt noch ein ständiger Formungs- und Gärungsprozess, bei dem sich in den Käsestücken alte Löcher schließen und neue bilden können, in entsprechender Wechselwirkung mit der Verteilung von fester Masse und Löchern in anderen Käsestücken. Zugegeben, diese Vorstellung mag manchen Milchbauer zur Verzweiflung treiben, aber sie kann uns helfen, die Dynamik des Geschehens zu erahnen, insbesondere die Wechselwirkungen komplexer Systeme, deren Sicherheitsbarrieren und Sicherheitslücken jeweils vom Funktionieren der Teilsysteme abhängen.

Skalieren wir von der globalen Ebene herunter auf räumlich umschriebenere, lokale Ebenen, so finden wir auch auf diesen Ebenen wie bei Fraktalen selbstähnliche Bilder im Sinne von *Systemlücken menschlichen Handelns* mit gravierenden Stressfolgen.

Beispiel »Titanic«:

Sicher waren viele gewissenhafte, sorgfältige und professionell arbeitende Menschen bei der Planung und dem Bau der *Titanic* am Werk, als deren angenommene Unsinkbarkeit sich post hoc bereits bei ihrer ersten Atlantiküberquerung als tödliche Fehleinschätzung erwies.

Beispiel »Die Reaktorkatastrophe in Japan«:

Die *Reaktorkatastrophe* beim Betrieb des Atomkraftwerks Fukushima Daiichi in Japan ist ebenfalls ein Beispiel dafür, wie gesellschaftlich geschaffene Kontingenzen durch die Planung und den Bau dieses Atomkraftwerks in Wechselwirkung stehen mit naturgegebenen Kontingenzen, als ein Erdbeben und ein nachfolgender Tsunami mit Überflutung des Kraftwerkgeländes zu der Katastrophe führten. Die Wahrscheinlichkeit für ein Erdbeben in dieser Region war relativ hoch, das Risiko bekannt, wenngleich Experten nicht mit einer solchen Stärke gerechnet hatten. Auch dass Tsunamis Überflutungen auslösen können, war bekannt, die zweite Welle des Tsunamis jedoch war mit einer geschätzten maximalen Höhe von 14 Metern mehr als doppelt so hoch wie die Auslegungswellenhöhe des seeseitigen Schutzwalls des Anlagengeländes (Bejdakic et al. 2012).

Der Stress, der durch menschengemachte Katastrophen und Pannen entsteht, hat seine Wurzeln nicht selten in der Unvollkommenheit und Selbstüberschätzung bei unserem kognitiven und sozialen Handeln.

Zitat »Zur Sicherheit der Planung«:
»Kein Plan überlebt die erste Feindberührung.«
Kurzform eines Sprichworts, das Helmuth Karl Bernhard von Moltke zugeschrieben wird.

Denn maßgeblich für unser Verhalten in Stresssituationen bis hin zu unserem Überleben sind die realen Konsequenzen und Kontingenzen unserer Lebenswelt. Solange unsere Kognitionen hierzu kongruent sind, wird unser Stressmanagement »realistisch« und hoffentlich erfolgreich sein.

> **»Die kognitive Wende – vom Rückschritt des Fortschritts«:**
>
> Dass uns unser kognitives Verhalten evolutionär von anderen Spezies abhebt, können wir als Fortschritt ansehen, der nicht nur an der Größe der menschlichen Großhirnrinde festzumachen ist.
>
> Doch wie der Cyber-Junkie, der sich in den virtuellen Welten des technologischen Fortschritts verliert und darüber im Kontakt zur realen Welt zunehmend scheitert, können auch wir scheitern, wenn wir uns zu sehr mit unseren Kognitionen beschäftigen und dabei den Kontakt zur Realität und deren Funktion als Korrektiv verlieren.
>
> Zwischen realen Kontingenzen einerseits und kognitiv konstruierten Kontingenzen andererseits gibt es einen zentralen Unterschied: *Reale Kontingenzen* sind *eindeutig* und *unbedingt*. *Kognitive Kontingenzen*, z. B. unsere Vorstellungen darüber, wie die Welt beschaffen ist und welche Folgen wir jeweils für unser Verhalten erwarten, unterliegen individuellen und sozialen *Bedingungen* und können eine ganze *Bandbreite* von Möglichkeiten annehmen, selbst wenn sie sich auf nur einen Sachverhalt beziehen. Der Schiedsrichter über das, was wahr ist, ist die Realität, so wie in der Naturwissenschaft der Ausgang des Experiments entscheidet und nicht der Forscher mit seinen Hypothesen und Erwartungen.

Erinnern Sie sich noch an die beiden Beispiele »Raumfähre Columbia – zur Diskrimination der Schadensursachen« sowie »Die Challenger-Katastrophe – kleine Ursachen, große Wirkungen«, die beschrieben wurden? Die Geschichte über Richard Feynman und seine Rolle im Rahmen der Untersuchungskommission zur Challenger-Katastrophe illustriert sehr anschaulich die Dynamik zwischen den realen Gegebenheiten, der Suche nach wissenschaftlicher Evidenz, den Interessenlagen der Beteiligten, der Kommunikation und der Öffentlichkeitsarbeit (Feynman 1986, Hall 2003).

> **Zitat »Die Natur lässt sich nicht zum Narren halten«:**
> »For a successful technology, reality must take precedence over public relations, for nature cannot be fooled.«
> (Richard Feynman 1986, S. F5).
> [»Damit eine Technologie erfolgreich ist, muss die Realität Vorrang haben vor der Öffentlichkeitsarbeit, denn die Natur lässt sich nicht zum Narren halten«. Übersetzung durch den Verfasser].

In sozialen Gemeinschaften bestehen zwischen den Verhaltensweisen ihrer einzelnen Mitglieder meist enge *Wechselwirkungen*. So ist es nicht verwunderlich, dass sich die Belastungen des Einzelnen rasch auf die Gemeinschaft übertragen können, d. h. aus dem *Stress des Einzelnen* wird ein *Stress des Systems*.

> **Leitsatz »Teufelskreis Stress«:**
>
> Stress ist ansteckend.

Stress kann sich in solchen Teufelskreisen fortpflanzen und ähnelt damit einer Infektionskrankheit ohne Erreger. Passend dazu hat Meichenbaum (1985, 2012a) seinen Stressmanagement-Ansatz als »Stressimpfungstraining« bezeichnet.

Wir wollen die Ausführungen zu individuellem und kollektivem Handeln in einem sozialen System mit einem positiven Bild abschließen, das zugleich auch als Leitbild für soziales Verhalten auf Projektebene dienen kann.

Viele von uns sind begeistert, wenn sie miterleben, wie ein großes *Symphonieorchester* uns mit seiner künstlerischen Darbietung verzaubert. Wir erleben diese *»konzertierte Aktion«* als Einheit, doch es setzt sich aus dem individuellen Verhalten all seiner Mitglieder zusammen, von denen jeder seinen Teil in abgestimmter Weise zum Gelingen beiträgt. Jeder Einzelne muss sein Instrument hinreichend beherrschen und in jedem Augenblick sein eigenes Verhalten mit dem der anderen Mitglieder abstimmen und dabei das große Ganze im Auge behalten. Zugleich ist für dieses Ganze der Dirigent zuständig, der vor dem Orchester steht und es in seiner Gesamtheit überschaut und hört. Geht man während des Konzerts durch die Reihen des Orchesters, klingt das Stück je nach Standort anders, auch die Zuhörer im Raum können je nach den äußeren Rahmenbedingungen unterschiedliche Nuancen wahrnehmen, doch stets bleibt der geschlossene Gesamteindruck der Einheit erhalten.

Das Verhalten auf der Ebene eines Symphonieorchesters erfordert ein hohes Maß an *Kontrolle* bis ins Detail. Meist sprechen wir dabei von der eisernen *Disziplin*, die von jedem einzelnen Mitglied erwartet wird. Da die Musik unmittelbar unser Ohr trifft, sind die Konsequenzen musikalischen Verhaltens sofort hörbar, so dass jeder Beteiligte sowie Außenstehende sofort das Gelingen, aber auch die Grenzen des Verhaltens erkennen können. Verhaltenspsychologisch wäre es von Vorteil, wenn diese Funktionalität auch bei anderen Fällen kollektiven Systemverhaltens realisiert werden könnte.

> **Beispiel »Von der Kindheit in einem Fischerdorf bis in die weite Welt der klassischen Musik«:**
>
> In seiner Autobiografie beschreibt Kent Nagano, ein US-Amerikaner mit japanischen Wurzeln, seine Entwicklung vom Aufwachsen in einem kleinen kalifornischen Fischerdorf bis zu seinem Studium der Soziologie und der Musik und seinem anschließenden Wirken als international erfolgreicher Chefdirigent und Musikdirektor. In seinen Erzählungen wird deutlich, wie eng die biografische und persönliche Entwicklung einer Person verbunden ist mit kulturellen und gesellschaftlichen Kontingenzen, die die Persönlichkeit des Einzelnen formen und sein Leben bestimmen (Nagano und Kloepfer 2016).

3.6 Funktionale Verhaltensanalyse und hypothetisches Bedingungsmodell

»Das Ganze ist mehr als die Summe seiner Teile«. Diese Erkenntnis von Aristoteles gilt auch für unsere Betrachtungen im Rahmen des Relationalen Stress-Modells. Die Teile sind hier die verschiedenen Komponenten des SORKC-Modells, die wir kennengelernt haben. Das Ganze ist die Gesamtschau, bei der wir alle Teile wie in einem Mosaik zu einem Bild oder einer Gestalt zusammenfügen. Das Ergebnis dieser Gesamtschau nennen wir »*(vorläufiges) hypothetisches Bedingungsmodell*« des im Fokus stehenden Verhaltens.

Im Alltag, d. h. unter meist nicht oder nur eingeschränkt kontrollierten Bedingungen, sind wir auf Mutmaßungen und Hypothesen angewiesen, um herauszufinden, welche Bedingungen ein bestimmtes Verhalten kontrollieren. Diese Hypothesen gilt es dann im Rahmen unserer funktionalen Verhaltensanalyse durch gezielte Beobachtungen entweder zu bestätigen oder aber zu widerlegen. Und die Ergebnisse dieser Beobachtungen dienen uns als Rückmeldung, um die Richtigkeit unserer Hypothesen zu überprüfen und ggf. unser hypothetisches Bedingungsmodell zu modifizieren (weshalb wir dieses Bedingungsmodell auch als »vorläufig« bezeichnen).

Wie kommen wir aber zu diesen Hypothesen? Hier helfen uns vier Quellen:

Zum einen wissen wir aus der *experimentellen Forschung*, wie einzelne Konsequenzen und definierte Verstärkungspläne ein Verhalten »kontrollieren«.

Zum anderen verfügen wir über ein breites *Allgemeinwissen und Lebenserfahrungen*, die es uns ermöglichen, auch komplexe Zusammenhänge mit unserem »gesunden Menschenverstand« zu verstehen.

Zum dritten verfügen all diejenigen von uns, die sich mit speziellen Verhaltensbereichen und Kontingenzen beschäftigen, z. B. als Psychotherapeuten mit klinisch relevanten Störungen oder als Arbeits-, Betriebs- und Organisationspsychologen mit Stress am Arbeitsplatz, über ein *Spezialwissen und spezielle Erfahrungen*, die eine tiefere und detailliertere Analyse sowie eine gezieltere Hypothesenbildung ermöglichen.

> **Leitsatz »Der Förster im Wald«:**
>
> Ein Förster läuft mit anderen Augen durch den Wald als ein diesbezüglich unkundiger Spaziergänger und Laie.

Die vierte Quelle besteht darin, sich mit den *konkreten Situationen und Bedingungen eines Verhaltens-in-einer-Situation* auseinanderzusetzen und die diesbezüglichen Beobachtungen und Daten systematisch zu einem inhaltlich stimmigen und logisch widerspruchsfreien *Gesamtbild* zusammenzufassen. In diese »Modellierung« des *Verhaltens-in-einer-Situation* fließen die anderen drei Quellen mit ein, so dass die Gesamtschau als Summe mehr ist als die Summe ihrer einzelnen Teile und sowohl formale, objektive als auch subjektive Komponenten den Gesamtprozess der Hypothesenbildung bestimmen. Genau diese Modellierung ist mit der *»funktionalen Analyse des Verhaltens«* gemeint, wobei wir, im Gegensatz zu unseren experimentell arbeitenden Kollegen, die ihre Hypothesen unter kontrollierten Bedingungen überprüfen können, in der Praxis bzw. unter Alltagsbedingungen meist nur interpretativ vorgehen können, indem wir prüfen, inwieweit unsere Modelle und Vorhersagen zu den nachfolgenden Beobachtungen passen.

> **Leitsatz »Erklären und Interpretieren«:**
>
> Unter kontrollierten (experimentellen) Bedingungen können wir die Gesetze des Verhaltens entdecken und damit Verhalten erklären. Unter den meist nicht kontrollierten oder nicht kontrollierbaren Bedingungen des Alltags können wir Verhalten dagegen bestenfalls sinnvoll interpretieren, unter Rückgriff auf die bekannten Gesetze des Verhaltens.

Dieses Vorgehen ist keineswegs einzigartig für Therapeuten, sondern gilt für alle wissenschaftlich orientierten und ausgebildeten Experten.

> **»Was Ingenieure und Therapeuten gemeinsam haben«:**
>
> *Ingenieure* verfügen in der Regel über eine solide wissenschaftliche Ausbildung mit fundierten Kenntnissen in Mathematik, Physik und Technologie. In der Praxis, z. B. bei der Entwicklung eines neuen Automobils, sind sie jedoch darauf angewiesen, ihr theoretisches Wissen auf die realen Bedingungen zu übertragen, auch unter Berücksichtigung bisheriger ähnlicher Erfahrungen. Ihre Hypothesen sind demnach *begründet*, d. h. theoretisch und empirisch belegbar. Ob sie richtig sind, zeigt jedoch erst der Test in der Realität, der oft über mehrere *Entwicklungsschritte* bzw. entlang mehrerer Entwicklungslinien verläuft, ggf. mit der Entwicklung (vorläufiger) *Prototypen*, die anhand der gemachten Erfahrungen stetig verbessert werden.
>
> Vermutlich würden sich etliche *Therapeuten* wehren, wenn man sie als *»Verhaltenstechnologen«* bezeichnen würde. Diese Reaktion ist verständlich, da wir Menschen uns schließlich nicht so gerne mit einer Maschine vergleichen lassen. Und doch gibt es gute Gründe, Therapie (inkl. Psychotherapie) als angewandte Verhaltenstechnologie zu verstehen. Denn als Therapeuten verfügen wir ebenfalls über ein solides theoretisches Wissen in Grundlagenfächern wie Biologie, Psychologie, Soziologie, Mathematik und Statistik, Wissenschaftstheorie und Methodenlehre usw. Und in der Praxis sammeln wir vielfältige Erfahrungen, die uns helfen, auch in neuen Therapiesituationen begründete Hypothesen zu erstellen. Dabei können wir unsere jeweiligen »Modelle« (z. B. im Rahmen einer funktionalen Verhaltensanalyse) als Prototypen ansehen und prüfen, ob diese sich in der Realität auch tatsächlich bewähren oder ob wir sie revidieren und ändern müssen. Und da auch Therapeuten nicht vor Verschwörungstheorien gefeit sind, ist es

unerlässlich, dass sie operationale Hypothesen aufstellen, die sich prinzipiell widerlegen (falsifizieren) lassen und (englisch) »SMART« sind:

S = Specific (spezifisch)
M = Measurable (messbar)
A = Attainable (akzeptiert bzw. attraktiv bzw. erreichbar)
R = Realistic (realistisch)
T = Timely (terminiert).

Zum Vergleich: Auch bei der *kriminalistisch-kriminologischen Fallanalyse* und dem *Profiling* von Serientätern werden Tathergang, Tatelemente, Verhaltensmuster, Persönlichkeitstypologien sowie Modellierung der Fälle und die Nutzung computerunterstützter Datenbanksysteme kombiniert, um Hypothesen für die Aufklärungsarbeit zu bilden.

Bei unserer funktionalen Verhaltensanalyse und der Erstellung des vorläufigen hypothetischen Bedingungsmodells nutzen wir alle Ergebnisse, die wir bei der Betrachtung der einzelnen Komponenten des SORKC-Modells gewonnen haben. Darüber hinaus nutzen wir alle Erkenntnisse der Lernpsychologie über die Gesetzmäßigkeiten des Verhaltens nach dem jeweiligen Forschungsstand.

3.6.1 Kontingenzen und das Problem der Verhaltensänderung

Leitsatz: »Love it, Change it, or Leave it«

Dieser beliebte englische Leitsatz repräsentiert eine Einstellung, die uns helfen soll, belastende oder problematische Situationen zu lösen, indem wir prüfen und aktiv entscheiden, ob wir

- die Situation lieben wollen,
- die Situation ändern wollen, oder
- die Situation verlassen wollen.

Diese Einstellung, auch als »LCL-Methode« bekannt, soll uns Mut machen, aus einer Opferrolle herauszutreten und eine Änderung herbeizuführen, indem wir

1. nicht nur die negativen, sondern auch die positiven Aspekte einer Situation betrachten, diese ins Verhältnis setzen und prüfen,
   - ob wir eine Problemsituation zu sehr dramatisieren,
   - was wir verlieren könnten, wenn wir daran etwas ändern oder diese Situation verlassen, oder
   - ob wir die Situation auch als Herausforderung verstehen und *lieben* lernen können,

2. analysieren,
   - welche konkreten Aspekte der Situation uns wie belasten und
   - ob wir an diesen etwas ändern können, sei es durch die Änderung der Situation oder unseres Verhaltens,
   - wie erfolgversprechend solche Änderungen sind und
   - wie wir vorgehen können, um die Situation zu ändern,
3. die Situation *verlassen*, wenn wir keine Perspektive oder keine Möglichkeit sehen, sie lieben zu lernen oder zufriedenstellend verändern zu können.

Jeder dieser Lösungsansätze ist mit einer entsprechenden Verhaltensänderung verbunden.

Aus einer Einstellungsänderung resultiert nicht automatisch eine entsprechende Verhaltensänderung auf einer anderen Verhaltensebene. Sie kann uns aber bei der Suche nach den geeigneten Kontingenzen und Verstärkungsplänen helfen, die es uns ermöglichen, im Rahmen unseres Stressmanagements die Situation und/oder unser Verhalten zu ändern.

Wenn wir in bestimmten Situationen ein *stabiles Verhaltens- bzw. Reaktionsmuster* (R_1) aufgebaut haben, fällt es uns oft nicht leicht, dieses zu ändern, d. h. ein anderes, *alternatives Reaktionsmuster* R_2 oder R_3 oder R_4 zu zeigen. Dies kann zum einen daran liegen, dass wir kein anderes Verhalten in unserem *Verhaltensrepertoire* haben, d. h. bisher kein anderes Verhalten gelernt haben. Es kann jedoch auch sein, dass wir über ein *alternatives Verhaltensmuster* für die jeweilige Situation verfügen, es aber nicht oder nur selten zeigen, weil wir hierfür zu selten verstärkt oder gar dafür bestraft wurden.

Allgemein können wir also davon ausgehen, dass es in einer Situation *(S)* nicht nur eine Verhaltensmöglichkeit bzw. Reaktion R gibt, sondern auch eine *Alternative R'*. Dabei kann R' (sprich: R Strich) für eine ganze Menge möglicher Verhaltens- bzw. Reaktions-Alternativen stehen ($R'_1, R'_2, R'_3, \ldots R'_i, \ldots R'_m$). Diese Menge R' lässt sich in zwei Teilmengen unterteilen, nämlich in die Teilmenge von Verhaltensalternativen, die bereits in meinem Verhaltensrepertoire sind und mir deshalb prinzipiell sofort bzw. eher *kurzfristig* zur Verfügung stehen, und in die Teilmenge von Verhaltensalternativen, die nicht in meinem Verhaltensrepertoire sind und die ich deshalb erst erlernen muss, damit sie mir dann, d. h. eher *langfristig*, zur Verfügung stehen. Diese Unterscheidung wird bei der weiteren Betrachtung wichtig sein, wenn es um eher kurzfristige vs. eher langfristige Stressmanagement-Strategien geht.

Wenn wir eine Verhaltensänderung anstreben, sollten wir Hypothesen generieren, welche Bedingungen hierfür erforderlich sein könnten.

> **Beispiel »Die Ärger-Reaktionen eines Cholerikers«:**
>
> Wenn ein »Choleriker«, der aufgrund seiner emotionalen Ausbrüche bereits mehrfach in soziale Konfliktsituationen geraten ist und dabei auch entsprechende Nachteile erlebt hat (z. B. Anzeige und Strafe wegen Beleidigung eines Polizeibeamten), sich entschließt, seine Ärger-Reaktionen *(R)* künftig zu ändern und ruhiger und besonnener zu reagieren *(R')*, seinem Psychologen oder Therapeuten

etwas ratlos berichtet, dass er bei einer Verkehrskontrolle trotz bester Vorsätze *(R'1)* und prinzipiell erfolgreichem Entspannungstraining *(R'2)* schon wieder die Nerven verloren hat, kann dies mehrere Gründe haben. Zum einen kann es sein, dass die *aufrechterhaltenden Kontingenzen* seiner Ärger-Reaktionen immer noch verhaltenswirksam sind, z. B. wenn er mit diesem Verhalten in sozialen Situationen durch Einschüchterung seines Gegenübers seinen Willen bzw. seine Ziele durchsetzen kann *(C+)*. Zum anderen aber kann es sein, dass dieses Verhalten über viele Jahre oder gar Jahrzehnte intermittierend mit variabler Quote verstärkt wurde, was in der Regel zu einer sehr großen Löschungsresistenz (Extinktionsresistenz) führt. Um solch ein Verhalten zu löschen, muss man nicht nur verhindern, dass verdeckte verstärkende Kontingenzen noch weiter wirksam sind und dass die alternativen Verhaltensweisen konsequent und beständig verstärkt werden, sondern man braucht auch einen langen Atem, sprich eine lange Zeit, bis dieses Verhalten abgebaut ist.

Ähnliches kennen wir vom Musizieren oder Sport, wenn wir feststellen, dass es leichter ist, eine Technik völlig neu zu lernen, als sie gegen eine bisher geübte und lange praktizierte Technik zu tauschen, da wir im letzteren Fall nicht nur die neue Technik lernen, sondern auch noch die alte Technik verlernen (löschen) müssen.

Diese Erkenntnisse haben für die Beurteilung der Wirksamkeit einer Intervention große Bedeutung. Wenn wir bei verschiedenen Menschen die phänomenal gleiche Verhaltens- bzw. Reaktionsweise R beobachten, z. B. eine Ärger-Reaktion, so ist es wahrscheinlich, dass diese Menschen in unterschiedlicher Weise von einem »Ärger-Bewältigungstraining« über zehn Sitzungen hinweg profitieren, wenn sich ihre jeweiligen Kontingenzen bzw. Verstärkungspläne, die diesen Ärger-Reaktionen zugrunde liegen, unterscheiden, oder wenn in den verschiedenen sozialen Lebenswelten, in denen diese Menschen leben, unterschiedliche und vielleicht auch verdeckte Kontingenzen weiter wirksam sind. Das Problem der »Dosisfindung« gilt deshalb auch in der Verhaltenstherapie, und selbst dann, wenn wir die maßgeblichen Wirkfaktoren für das Verhalten identifiziert haben. Vermutlich ist dieses Problem der Dosisfindung in der Verhaltens- bzw. Psychotherapie überhaupt sehr viel schwieriger als bei einer medikamentösen Behandlung. Zwar kann auch bei Medikamenten eine große und durch Lernprozesse beeinflussbare Streuung der Wirkung bei verschiedenen Menschen beobachtet werden (z. B. aufgrund individueller Unterschiede in der enzymatischen Metabolisierung dieser Medikamente), jedoch hat die Natur im Rahmen unserer stammesgeschichtlichen Entwicklung dafür gesorgt, dass wir bezüglich der Verstoffwechselung von Substanzen in unserer »inneren Umgebung« (Organismus) doch relativ einheitlich »gestrickt« sind.

Zusammenfassung

1. Am Anfang eines verhaltenstherapeutisch orientierten Stressmanagements steht die Diagnostik mit Erstellung und Überprüfung eines (vorläufigen) persönlichen

funktionalen Bedingungsmodells zu Stress-assoziertem Verhalten-in-einer-Situation einer konkreten Person mit ihrer Lerngeschichte.
2. Basis dieser funktionalen Verhaltensanalyse ist das SORKC-Schema, welches uns hilft, Hypothesen über die maßgeblichen Wirkfaktoren, die das Verhalten bedingen, systematisch zu entwickeln, zu ordnen und zu überprüfen.
3. Die Abkürzung »S« bezieht sich auf bestimmte Reize (Stimuli), die unser Verhalten kontrollieren. Unter natürlichen Bedingungen gelingt es nicht immer, die maßgeblichen Reize zu identifizieren, so dass in allgemeiner Form das »S« auch für Situationen $(\bar{S})$ oder Settings $(\hat{S})$ stehen kann.
4. Die Abkürzung »R« bezieht sich auf die (Verhaltens-)Reaktion, die auf einen Reiz bzw. auf eine bestimmte Situation folgt. Hierbei wird Verhalten sehr breit aufgefasst und kann sich auf motorische, physiologische, kognitive und emotionale Reaktionen beziehen.
5. Die Abkürzung »O« bezieht sich auf den Organismus, in unserem Zusammenhang also auf eine konkrete Person, mit all ihren stammes- und lerngeschichtlichen Eigenschaften und überdauernden Verhaltensdispositionen.
6. Die Abkürzung »C« bezieht sich auf die (negativen und positiven, kurz- und langfristigen) Konsequenzen eines Verhaltens-in-einer-Situation.
7. Die Abkürzung »K« bezieht sich auf die »Kontingenzen«, d. h. den regelhaften Zusammenhang zwischen einem Verhalten und seinen Konsequenzen in einer bestimmten Situation. Im Rahmen von Verstärkungsplänen kann man diese Zusammenhänge beschreiben.
8. Wenn man im Rahmen einer funktionalen Verhaltensanalyse ein SORKC-Modell für das bestehende Verhalten erstellt, kann man die (gewünschten) Alternativen jeweils mit einem Apostroph (') kennzeichnen: S'O'R'K'C'.
9. Natürliche Lernumgebungen (in der Natur) bieten meist zuverlässige und relativ stabile Bedingungen zum Erwerb und zur Veränderung von Verhaltensweisen. Soziale Bedingungen dagegen weisen oft eine große Streuung der wirksamen Verhaltensbedingungen auf und sind oft mehrdeutig oder instabil. Medial vermittelte »Wirklichkeiten« bis hin zu virtuellen Realitäten schaffen gänzlich neue Lernumgebungen, die zu Stress und Verhaltenskonflikten führen können, wenn sie mit der (tatsächlichen) Wirklichkeit nicht übereinstimmen.

Nach diesen Grundlagen kommen wir nun zu den spezielleren Inhalten und Vorgehensweisen unseres Stressmanagement-Ansatzes.

4 Klärung der Ziele und motivationalen Grundlagen der Veränderung

Menschen wissen manchmal nicht, was sie wollen. Oder wenn sie etwas wollen, wissen sie vielleicht nicht, was sie eigentlich genau wollen. Und selbst wenn sie genau wissen, was sie wollen, können Sie nicht unbedingt erklären, warum sie dies wollen oder wie sie das, was sie wollen, erreichen können.

Damit kommen wir zu der Frage der Motivation für eine Änderung der Situation oder unseres Verhaltens.

Unser »Verhalten-in-einer-Situation«-Ansatz unter Berücksichtigung der jeweiligen Kontingenzen und Verstärkungspläne soll uns bei der Klärung helfen. Wenn uns ein stressgeplagter Mensch erzählt: »Ich kann mich einfach nicht erholen!«, können wir dies als Symptom zur Kenntnis nehmen. Allerdings möchten wir als Verhaltenstherapeuten wissen, was er damit meint, also welches Verhalten R in welcher Situation S zu beobachten ist. Des Weiteren wollen wir natürlich auch wissen, welches Ziel er sich eigentlich vorstellt, wenn er an Erholung denkt. Auch dieses Ziel können und wollen wir wiederum in unserem Ansatz darstellen, z. B. als alternatives Verhalten R' oder als alternative Situation S' (alternativ in Bezug auf das stressbezogene Verhalten oder die stressbezogene Situation).

Das heißt, wir sollten zu Beginn des Stressmanagements nicht nur klären, was »den Stress« bei dem Betroffenen ausmacht, indem wir sein »Stressverhalten« in den funktionalen Zusammenhang mit seiner »Stresssituation« stellen (Ist-Analyse), sondern auch was bzw. wohin der Betroffene will (Soll-Analyse). Bei dieser Zielklärung und Zielfindung empfiehlt es sich, zwischen eher kurzfristigen und eher langfristigen Zielen zu unterscheiden bzw. die gemeinsam mit dem Betroffenen besprochenen Ziele in eine zeitliche bzw. prioritäre Reihenfolge zu bringen. Dabei können sich Ziele prinzipiell auf das Verhalten des Betroffenen beziehen, oder aber auf Situationen, wobei wir auch das Verhalten anderer Menschen, seine soziale Umgebung, zu diesen Situationen rechnen. Dieser Zielfindungsprozess ist eine sehr individuelle Angelegenheit. Auf der abstrakten Ebene wissen wir meist genau, was wir wollen, und sind uns dabei oft auch einig: Entspannt und froh das Leben genießen, einer sinnvollen Tätigkeit bzw. Arbeit nachgehen, sich nicht über Belangloses aufregen, sich gesund ernähren, sich viel bewegen, ausreichend schlafen, erfüllende Beziehungen pflegen, sich für die wichtigen Dinge und Personen im Leben Zeit nehmen, und … und … und. Viele allgemeine Ratgeber hauen in dieselbe Kerbe. Wenn wir dies alles wissen und uns noch dazu einig sind: Warum tun wir es dann nicht einfach? Diesen scheinbaren Widerspruch werden wir dann eher verstehen, wenn wir das, was wir tun, und das, was wir tun wollen (*Ist- und Soll-Verhalten*) in Beziehung setzen, ebenso wie die Situation, in der wir sind (*Ist-Situation*) und in der wir sein wollen (*Soll-Situation*), und uns dann die entsprechenden realen Bedingungen und Kontingenzen für das Ist und das Soll im Vergleich betrachten.

Nun ist es aber keineswegs so, dass dieser Prozess des Wollens und Findens ein einfacher oder gar linearer ist. Ob Einkaufsbummel oder Partnersuche, nicht selten lassen sich dabei Fluktuationen bei der Entscheidungsfindung feststellen, ein Hin-und-her, ein Vor-und-zurück, ein Kampf mit sich selbst oder dem Partner, und manchmal bleibt der Ausgang offen. Etwas provokativ könnte man sagen: Wenn es um die wichtigen Dinge im Leben geht und man eine Wahl hat, ist *Ambivalenz* eher der Normalfall, die rasche und sichere Entscheidung eher die Ausnahme. Wie kommt das? Greifen wir noch einmal das beliebte Beispiel des frühen Menschen auf, der sich urplötzlich einem Säbelzahntiger gegenübersieht und die Wahl hat: Kampf oder Flucht? Und lassen wir die dritte Alternative, nichts tun und abwarten bzw. sich seinem Schicksal ergeben, einmal beiseite. Vielleicht ist unser Frühmensch bereits einmal einem Säbelzahntiger begegnet und erfolgreich geflüchtet. Dann ist es unter ansonsten gleichen Bedingungen wahrscheinlicher, dass er wieder davonrennt, vielleicht wieder erfolgreich. Dasselbe gilt umgekehrt für das Kämpfen. Vielleicht hat sich unser Frühmensch bei verschiedenen Begegnungen mit Säbelzahntigern aber auch unterschiedlich verhalten, hat z. B. mit kleinen Säbelzahntigern gekämpft und ist vor großen geflüchtet. Dann wird seine Ambivalenz wohl eher bei Säbelzahntigern mittlerer Größe auftreten.

Lernpsychologisch können in einer bestimmten Situation prinzipiell alle Verhaltensweisen auftreten, über die ein Mensch in seinem »Verhaltensrepertoire« verfügt. Neben evolutionär vorprogrammierten Reaktionsmustern werden seine bisherigen Erfahrungen, seine Lerngeschichte, darüber entscheiden, welches Verhalten er in der betreffenden Situation zeigt. So kann unser Frühmensch im Angesicht des Säbelzahntigers auch anfangen zu singen, mit welchen Konsequenzen auch immer. Dies ist jedoch eher unwahrscheinlich. Wahrscheinlicher ist dagegen vielleicht Beten, was nicht unbedingt heißt, dass ihm dies mehr hilft als Singen. In der Lernpsychologie geht man davon aus, dass der Mensch das Verhalten zeigt, für das in dieser Situation die höchste Auftrittswahrscheinlichkeit besteht. Und diese Auftrittswahrscheinlichkeit hängt von seiner Lerngeschichte ab, insbesondere davon, welche seiner Verhaltensweisen in dieser oder (funktional) vergleichbaren Situationen bisher erfolgreich war. Man spricht in diesem Zusammenhang auch von einer »Verhaltenshierarchie«, wobei die Verhaltensweisen ganz oben stehen, die die höchste Auftrittswahrscheinlichkeit haben. Hat ein Kleinkind z. B. noch eine recht »flache« Verhaltenshierarchie, wenn es zum ersten Mal einem Hund begegnet, d. h. es ist nahezu gleich wahrscheinlich, dass es den Hund anfasst oder wegrennt oder stehen bleibt und schaut oder auf ihn zugeht, so ist diese Verhaltenshierarchie nach ein paar Erfahrungen, und so erst recht beim Erwachsenen, meist deutlich »steiler«, d. h. eine oder einige Verhaltensweisen sind viel wahrscheinlicher als andere.

Menschen, die verschiedene Lernerfahrungen mit Hunden gemacht haben, bilden auch verschiedene Verhaltenshierarchien aus, verhalten sich also gegenüber Hunden verschieden. Hierfür maßgeblich sind Mechanismen wie die Stimuluskontrolle, die wir bereits oben kennengelernt haben. So lernen Menschen, die viele Erfahrungen mit Hunden haben, oft sehr viel schneller und differenzierter, zwischen eher gutmütigen und eher gefährlichen Hunden zu unterscheiden, indem sie auf deren Verhalten achten und die entsprechenden Stimuli in die Kategorie S^D (»lässt sich gern streicheln«), S^Δ (»langweiliger Hund«) oder S- (»Vorsicht, beißt!«) einordnen. Dieser Prozess des Einordnens ist übrigens nicht immer so bewusstseinsnah (d. h. explizit benennbar und erklärbar), wie wir vielleicht annehmen, sondern kann u. U. rasch und nahezu automatisch ablaufen, z. B. wenn wir beim Sport schnell reagieren, indem wir einen Ball parieren oder den Kopf wegziehen, um nicht getroffen zu werden.

Halten wir fest: Ambivalenz ist zum einen von der Stimuluskontrolle abhängig, d. h. davon ob wir – für alle praktischen Zwecke – zwischen verschiedenen Stimulus-Klassen und den entsprechenden Konsequenzen für unser Verhalten unterscheiden können; zum anderen ist Ambivalenz von unserem lerngeschichtlich erworbenen Verhaltensrepertoire und unserer Verhaltenshierarchie abhängig, also von dem, was wir an Verhalten gelernt haben und welche Konsequenzen dieses Verhalten in der Vergangenheit bisher hatte. Ist diese Hierarchie relativ flach, ist Ambivalenz eher zu erwarten, d. h. es können mehrere Reaktionen mit ähnlicher Wahrscheinlichkeit auftreten.

Wir können deshalb verstehen, warum der gutgemeinte Rat »Nun entscheid' Dich doch endlich!« oft nicht weiterhilft. Natürlich kann solch ein Rat signalisieren, dass wir bei weiterem Nicht-Entscheiden mit negativen sozialen Konsequenzen zu rechnen haben, was die Entscheidung in manchen Fällen tatsächlich wahrscheinlicher machen kann, vielleicht aber dann auch zu einer instabileren Entscheidung führt, wenn der maßgebliche soziale Druck wegfällt. Dies könnte z. B. bei einem jungen Menschen der Fall sein, der sich unter dem sozialen Druck seiner Eltern für eine Berufswahl »entscheidet«, die er später, bei Wegfall der elterlichen sozialen Kontrolle revidiert und dann einen anderen Beruf ergreift.

Soziale Umgebungen sind oft schwerer einzuschätzen als natürliche Umgebungen, vor allem, wenn sie relativ neu sind, z. B. bei Reisen in andere Länder, beim Wechsel in ein anderes Unternehmen usw. Verbunden mit der raschen Änderung sozialer und technologischer Bedingungen in unserer Zeit kann dies in vielen Situationen zu erhöhter Verhaltensunsicherheit und Ambivalenz beitragen.

Wie aber sollen wir mit Ambivalenz und Verhaltens- oder Entscheidungsunsicherheit umgehen? Nun, gemäß dem Grundsatz:

Leitsatz »Verhindern oder kontrollieren«:

Wenn man etwas nicht verhindern kann, sollte man wenigstens versuchen, es zu kontrollieren!

Dass man Ambivalenz nicht verhindern kann, ist nach dem Gesagten offensichtlich, schließlich verfügt der Mensch in ein und derselben Situation meist über verschiedene Handlungsoptionen. Wir können aber mit dieser Ambivalenz therapeutisch arbeiten, indem wir die möglichen und wahrscheinlichen Konsequenzen jeder Verhaltensalternative herausarbeiten, vielleicht sogar erfahrungsmäßig zugänglich machen, sei es in der Realität (in vivo), oder aber imaginativ (in sensu) bzw. in virtuellen Situationen, oder in bewusst gestalteten Situationen wie beim Rollenspiel.

Dabei können wir dann auch die Wahrnehmung für bestimmte Stimuli in der jeweiligen Situation schulen, die einen Hinweis geben, welche Konsequenzen die jeweilige Verhaltensalternative haben wird. Und wir können selbst Konsequenzen setzen, indem wir z. B. (therapeutisch oder vom Betroffenen erwünschte) Verhaltensweisen therapeutisch oder sozial belohnen bzw. verstärken.

Beispiele, wie man im Rahmen einer *motivationalen Gesprächsführung* mit Menschen deren Ambivalenz bearbeiten und sie für eine Entscheidung motivieren kann, finden sich bei Miller und Rollnick (2015). Setzt man derartige Techniken im Rahmen einer funktionalen Betrachtungsweise auf der Basis des SORKC-Modells ein, sind verhaltensbezogene Ambivalenz- und Entscheidungsprozesse einer beratenden oder therapeutischen Unterstützung gut zugänglich.

Zusammenfassung

1. Die gemeinsame Erarbeitung und Festlegung von Zielen und die Klärung der motivationalen Voraussetzungen sind für das Stressmanagement wichtige Ausgangsbedingungen.
2. Ambivalenz ist in vielen Verhaltens- und Entscheidungssituationen, vor allem unter sozialen Bedingungen, eher der Normalfall als die Ausnahme. Ambivalenz kann mit Unklarheiten der Situationen und Verhaltenskonsequenzen oder mit bisher unzureichenden Lernerfahrungen in solchen Situationen zusammenhängen und ein Hinweis darauf sein, sich mit der Situation weiter aktiv auseinander zu setzen.
3. Das gesamte Verhalten eines Menschen ist sein persönliches »Verhaltensrepertoire«, wobei je nach Situation mit den unterschiedlich möglichen Verhaltensweisen bestimmte Auftrittswahrscheinlichkeiten verbunden sind, sodass wir von einer »Verhaltenshierarchie« sprechen. Manchmal reichen die verfügbaren Verhaltensweisen für ein erfolgreiches Stressmanagement nicht aus, sodass wir neues Verhalten lernen müssen.
4. Das Bild des Gleichgewichts, der Balance, oder einer Waage steht bei vielen Verhaltensprogrammen Pate. Beim Stressmanagement verbindet man dieses Bild in seiner weitesten Formulierung mit einem ausgewogenen Lebensstil im Einklang mit den Möglichkeiten der eigenen Person und Lebenssituation.

5 Kurzfristiges Stressmanagement

Als unsere Vorfahren sich in grauer Vorzeit dem besagten Säbelzahntiger gegenüber sahen, verfügten Sie bereits über zwei unmittelbare Stressmanagement-Strategien: Kämpfen oder Fliehen.

Beim kurzfristigen Stressmanagement können wir sofort bzw. zeitnah auf bereits vorhandene Strategien zurückgreifen, weil sich die entsprechenden Verhaltensweisen bereits in unserem Verhaltensrepertoire befinden oder wir die Situation sofort ändern können. Eigentlich müssten wir dabei alle Komponenten unseres SORKC-Modells gleichzeitig hinsichtlich ihres funktionalen Zusammenhangs betrachten. Aus didaktischen Gründen widmen wir uns jedoch jeder einzelnen Komponente gesondert, ohne deren funktionalen Zusammenhang mit den anderen Komponenten vergessen zu wollen.

Der Übergang von kurzfristigem zu langfristigem Stressmanagement ist oft fließend, vor allem wenn die einzelnen Verhaltensweisen zwar alle in unserem Verhaltensrepertoire sind, sie jedoch in komplexeren Situationen zu einem Gesamtverhalten zusammengeführt werden müssen.

5.1 Was können wir an der Situation ändern?

Beginnen wir mit kleinen Ärgernissen im Alltag.

> **Beispiel »Mülltonne vergessen?«:**
>
> Haben Sie schon einmal vergessen, die randvolle Mülltonne rechtzeitig für die Müllabfuhr hinauszustellen und sich verärgert gefragt, was sie in den nächsten Tagen oder gar Wochen bis zur nächsten Abfuhr mit ihrem Müll machen?
> Wenn wir früh morgens, vielleicht in Gedanken bereits bei der Arbeit, aus dem Haus stürmen, ist die Gefahr groß, dass wir die Bereitstellung der Mülltonne für die Leerung vergessen. Ein Hinausstellen am nächsten Tag macht auch wenig Sinn, da unser Verhalten aufgrund der festen Leerungsintervalle einem intermittierenden Verstärkungsplan mit fixem Intervall unterliegt. Wir könnten das Herausstellen der Mülltonne an unseren Partner delegieren, aber auch dieser Strategie sind oft Grenzen gesetzt. Eine Möglichkeit besteht darin, die Mülltonne

bereits am Vorabend hinaus zu stellen, oder im Rahmen unserer Tagesplanung, wenn wir ohnehin unsere Aufgaben für den nächsten Tag durchgehen.

Nun ärgert sich vielleicht unser Nachbar, weil die abendlich hinausgestellte Tonne ihn jedes Mal beim Einparken stört. Was also, wenn örtliche Gegebenheiten der obigen Lösung im Weg stehen? Wir könnten die Mülltonne am Vorabend direkt vor die Haustür stellen. Wenn wir dann am nächsten Morgen aus dem Haus gehen, werden wir direkt auf die Mülltonne stoßen und somit nicht vergessen, sie an den designierten Ort der Leerung zu stellen. Wir nutzen hier also das Prinzip der *Stimuluskontrolle*, in diesem Fall die Mülltonne, die als materieller Stimulus (S^D) unser Verhalten beim Verlassen des Hauses sehr viel zuverlässiger kontrolliert als ein guter Vorsatz am Vorabend. Dieselbe Funktion der Stimuluskontrolle käme auch einem Zettel zu, den wir am Vorabend an unübersehbarer Stelle von innen an die Haustür kleben.

Beispiel »Regenschirm vergessen?«:

Vielleicht haben Sie noch nie vergessen, rechtzeitig die Mülltonne zur Leerung durch die Müllabfuhr bereit zu stellen. Aber vielleicht haben Sie schon einmal beim Ausgehen vergessen, ihren Regenschirm wieder mit nach Hause zu nehmen?

Dieser Fall ist umso wahrscheinlicher, wenn es zwischenzeitlich aufgehört hat zu regnen. Denn wenn wir beim Verlassen eines Hauses sofort den Regen sehen oder auf unserer Haut oder Kleidung spüren *(S-)*, wird uns dies eher an den zurückgelassenen Regenschirm erinnern, als wenn zwischendurch wieder regenfreies Wetter herrscht und die Sonne scheint. Hier hilft uns der Regen als materieller Stimulus weiter.

Wenn wir bei einem längeren Aufenthalt die Wahrscheinlichkeit erhöhen wollen, dass wir trotz besserem Wetter unseren Schirm nicht vergessen, können wir dessen materielle Existenz als Stimulus verwenden, z. B. wenn wir ihn vor unseren Mantel hängen, so dass wir den Mantel nicht anziehen können, ohne zuvor den Regenschirm in die Hand zu nehmen.

Viele von uns wenden diese Art *Stimuluskontrolle* täglich an, z. B. wenn wir den Wecker stellen, um zum richtigen Zeitpunkt aufzustehen. So einfach und selbstverständlich diese Beispiele der Stimuluskontrolle erscheinen mögen: Sie illustrieren die »unbedingte« Wirksamkeit materieller Stimuluskontrolle, und wie wenig man dafür je nach den Umständen tun muss, um Alltagsstress zu vermeiden.

Im Zweifelsfall kann die *materielle* Stimuluskontrolle der *kognitiven* Stimuluskontrolle überlegen sein.

Beispiel »Stimuluskontrolle: Verkehrsschild gegen Straßenschwelle«:

Trotz deutlichem Hinweisschild auf die Geschwindigkeitsbegrenzung setzen sich viele Autofahrer darüber hinweg und fahren mit erhöhter Geschwindigkeit durch ein Wohngebiet.

Nach dem festen Verankern mehrerer gekennzeichneter und gut sichtbarer Straßenschwellen in diesem Wohngebiet nimmt die Verkehrsbehörde befriedigt zur Kenntnis, dass die Zahl der Übeltäter »schlagartig« zurückgegangen ist.
Auch hier ist das Prinzip der Stimuluskontrolle maßgeblich, diesmal unter Verwendung der Straßenschwelle als aversiver Stimulus *(S-)*, was ggf. effektiver ist als Verkehrsschilder, um potenzielle Übeltäter zu dem entsprechenden regelgeleiteten Verhalten zu bewegen.

Warum vergessen wir eigentlich kaum, uns abends die Zähne zu putzen?

Nun, der abendliche Gang ins Badezimmer vor dem Zubettgehen ist meist Bestandteil eines *Rituals*, ebenso die Positionierung der Zahnbürste an ihrem »angestammten« Ort. Die *Verkettung* (engl. chaining) von Verhaltensweisen ist eine sehr wirksame Technik, auch unter dem Gesichtspunkt der Stimuluskontrolle, da die jeweils vorangehende Reaktion (z. B. Betreten des Badezimmers) die stimuluskontrollierenden Voraussetzungen für nachfolgende Reaktionen (z. B. Griff zur Zahnbürste) schafft.

Auf der Stimuluskontrolle des Verhaltens basieren auch die Checklisten-Handbücher von Fluglinien, die entscheidend zur Sicherheit im Flugbetrieb beitragen, sei es als Routine-Checklisten oder als Non-Normal-Checklisten für besondere bzw. Notfall-Situationen.

Beispiel »Checklisten in der Medizin«:

In Kliniken und Praxen stellen Behandlungsfehler ein großes Ärgernis dar. Besonders wenn es »drunter und drüber« geht, also viele Anforderungen zur selben Zeit auftreten, ist es wahrscheinlicher, dass das eine oder andere vergessen wird.

Einfache *Checklisten* können hier rasch Abhilfe schaffen. Dies lohnt sich vor allem für Prozesse und Verhaltensroutinen, die häufig und in einer gewissen zeitlichen Reihenfolge ablaufen. Dies ist bei der Patientenversorgung in Kliniken und Praxen durchaus der Fall. Bindet man das Abarbeiten einer Checkliste in ein *Ritual* ein, schafft dies zusätzliche (Verhaltens-)Sicherheit. Für die Medizin und Gesundheitsversorgung hat dies Atul Gawande (2013) eindrücklich und mit vielen Beispielen beschrieben. Dabei wird deutlich, dass diese auf den ersten Blick einfache Methode sich gerade in komplexen, oft mit Stress assoziierten Situationen bewährt, besonders dann, wenn Teams aus unterschiedlichen Bereichen in einem gemeinsamen Kontext und unter Zeitdruck effizient miteinander kooperieren müssen. Dies gilt sowohl für relativ umschriebene Situationen wie die Arbeit eines chirurgisch-anästhesistischen Operationsteams als auch für die Einrichtung globaler Gesundheitsprogramme.

Beispiel »Checklisten in der Bauindustrie«:

Auch in der Bauindustrie sind Checklisten unverzichtbar, wie Gawande (2013) an einem eindrucksvollen Beispiel der Errichtung eines 32-stöckigen Komplexes mit

65.000 Quadratmetern Büro- und Wohnfläche zeigt. Die besondere Herausforderung bestand darin, nicht nur den Baufortschritt anhand eines detaillierten *Bauzeitenplans* zu kontrollieren, sondern auch die Zusammenarbeit von 200 bis 500 Arbeitern auf der Baustelle an einem normalen Tag, einschließlich der Mitarbeiter von 60 Subunternehmern. Diese Zusammenarbeit wurde über einen zweiten Plan, den *Abstimmungsplan*, gesteuert, in dem die relevanten *Kommunikationsaufgaben* definiert wurden.

Sowohl der Bauzeitenplan als auch der Abstimmungsplan können als hochentwickelte Checklisten-Systeme auf der Basis einer Problembewältigungsphilosophie verstanden werden, die nicht nur entscheidend zur Sicherheit im Verhalten, in der Zusammenarbeit und zur Stressprävention beitragen, sondern auch zur raschen Problemanalyse und -bewältigung im Fall unvorhergesehener Ereignisse. In diesem sowie an weiteren Beispielen wird auch aufgezeigt, dass die Entwicklung situationsadäquater Checklisten von einfachen bis komplexen Abläufen alles andere als ein einfacher Prozess ist und nicht nur eine entsprechende Rahmenphilosophie und die Motivierung und Einarbeitung der Ausführenden voraussetzt, sondern auch die evidenzbasierte Überprüfung der Wirksamkeit und Effizienz.

Wie können wir Checklisten zur Stressprävention und Stressreduktion einsetzen? Eine beliebte Form einer Checkliste kennen wir alle. Es ist der bekannte *Einkaufszettel*. Gerade wenn es um rasche Besorgungen geht, empfiehlt sich diese Form der Stimuluskontrolle, da nicht sicher ist, ob man beim raschen Gang durch den Supermarkt alle erforderliche Einkaufsgüter in den Blick bekommt. Auch unser *Terminkalender* stellt eine Checkliste dar.

Der Einsatz einer Checkliste für die Stimuluskontrolle des Verhaltens liegt auch dann vor, wenn wir eine Reihe zusammengehöriger Verhaltensweisen zu einem »Vorgang« zusammenfassen.

> **Beispiel »Verlegung eines Patienten als Vorgang«:**
>
> Auf einer Krankenstation gab es oft Verzögerungen bei der Verlegung eines Patienten, selbst wenn der Patient bereits fertig war und das Transportfahrzeug wartete. Das eine Mal suchte das Pflegepersonal nach einem Transportschein, weil nach dem Ausfüllen des letzten Transportscheins keine neuen in das Fach gelegt wurden, das andere Mal fehlte aus ähnlichen Gründen das Formular für den kurzen Verlegungsbericht usw. Dieses Problem aus der vor-digitalen Zeit (heute erleichtern uns entsprechende Systeme die Erledigung solcher Aufgaben) wurde damals durch eine Regelung mit entsprechender Anweisung an das Personal gelöst, dass auf der Station mehrere Verlegungsmappen an gut gekennzeichneter Stelle deponiert wurden, wobei jede Verlegungsmappe griffnah sämtliche Formulare und Unterlagen enthielt, die für den Verlegungsvorgang erforderlich waren.
>
> Nachdem diese Regelung mehrere Monate sehr gut funktionierte, kam es plötzlich dennoch wieder zu einer Transport-Verzögerung. Die Nachforschung

> ergab, dass diesmal vergessen wurde, nach dem letzten Transport das inzwischen leere Fach mit den Verlegungsmappen wieder aufzufüllen. Auch dieses Problem konnte rasch und zufriedenstellend mit einer Regelung gelöst werden, die das leere Verlegungsfach und dessen rechtzeitiges Auffüllen zum Gegenstand eines erweiterten Vorgangs »Verlegung« machte.

Das Prinzip der Zusammenfassung mehrerer prozessbezogener Verhaltensweisen zu einem Vorgang, inklusive der griffnahen Bereitstellung der hierfür notwendigen Werkzeuge, hat sich auch bei Handwerkern bewährt.

Bei vielen Vorgängen unseres Alltags folgen wir diesem Prinzip nahezu automatisch, z. B. wenn wir uns an einen gedeckten Tisch setzen oder beim Duschen Badeschuhe, Seife, Handtuch und Kleider (hoffentlich) griffbereit haben. Auch die Gestaltung von Arbeitsplätzen und Arbeitsumgebungen im Sinne *verhaltensnaher Abläufe bzw. Vorgänge* kann als Beispiel dienen. Und bei manchem Discounter hat man den Eindruck, dass dieses Prinzip wesentlicher Bestandteil seiner Geschäftsphilosophie ist.

Bisher haben wir überwiegend *wiederkehrendes Verhalten in wiederkehrenden Situationen* beschrieben. Solche Situationen bieten für das Stressmanagement die Gelegenheit zur Planung künftigen Verhaltens-in-dieser-Situation. Auch hier folgen wir diesem Prinzip oft »automatisch« (im Sinne bereits gelernter Verhaltensweisen), selbst wenn diese Situationen phänomenal unterschiedlich, funktional aber gleich oder ähnlich sind.

> **Beispiel » Planung und Stressvorbeugung bei Reisen«:**
>
> Haben wir bei unserer ersten Südamerika-Reise gute Erfahrungen damit gemacht, uns mit Hilfe eines Reiseführers oder in Gesprächen mit Freunden, die bereits dort waren, auf diese Reise vorzubereiten, so steigt damit die Wahrscheinlichkeit, dass wir bei der nächsten Reise nach Asien, auch wenn uns diese in ganz andere Gefilde führt, diese Planung wieder in derselben oder ähnlichen Weise durchführen.
>
> **Beispiel »Planung und Stressvorbeugung bei Vorträgen«:**
>
> Für jemanden, der beruflich häufig Vorträge vor ganz unterschiedlichen Gruppen hält, kann es sinnvoll sein, sich über das Vorwissen und mögliche Erwartungshaltungen der künftigen Adressaten zu informieren, vor allem wenn ihm diese relativ unbekannt sind. Wenn er dann sein gesammeltes Wissen in die Gestaltung seines Vortrags einfließen lässt, z. B. durch entsprechende Strukturierung seines Vortrags und einleitende Bemerkungen, so garantiert dies zwar nicht unbedingt den Erfolg seines Vortrags, erhöht aber ceteris paribus die entsprechende Erfolgswahrscheinlichkeit, z. B. wenn er auf mögliche Fragen vorbereitet ist oder bekannte Fettnäpfchen vermeiden kann.

Viele Trainingsprogramme für komplexes Verhalten-in-wiederkehrenden-Situationen, z. B. Rhetorik-Training, widmen sich solchen situationskontrollierenden Aspekten, die bereits bei der Planung berücksichtigt werden können.

Dass planendes und vorbereitendes Verhalten Freiräume schaffen kann, sozial adäquater ist und unter Umständen sogar zeiteffizienter, zeigt ein Fall aus der niedergelassenen Praxis eines Arztes.

> **Beispiel »Zuwendung in der ärztlichen Praxis: Patient versus Akte«:**
>
> Ein Kollege erzählt im Gespräch, wie wichtig es ihm sei, sich vor dem Erscheinen eines einbestellten Patienten durch vorherigen Blick in die Patientenakte auf den neuesten Stand zu bringen, um dann diesem Patienten gezielt Fragen stellen zu können, vorab geplante Untersuchungen einleiten oder durchführen zu können und sich während des Gesprächs mit dem Patienten nicht noch »nebenbei« kundig machen zu müssen, um was es eigentlich geht. Er habe nicht nur festgestellt, dass ihm diese Vorbereitung trotz des dafür erforderlichen Aufwands insgesamt Zeit spare, sondern auch, dass dadurch weniger vergessen werde und der Patient auch viel zufriedener sei, wenn er im Gespräch mit dem Arzt erlebe, dass dieser gut vorbereitet ist und sich ihm und nicht so sehr der Akte widmet.

Eine gute Planung kann also das Verhalten für wiederkehrende Situationen positiv beeinflussen. Dazu kann auch ein *Briefing* gehören, um sich bzw. alle Prozessbeteiligten kurz vor einem geplanten Ereignis auf den jeweils aktuellen Stand zu bringen.

Planungsverhalten kann vom Schreiben eines einfachen Einkaufszettels bis hin zur Planung vielfach verketteter Verhaltensweisen und Situationen, ggf. unter Einbeziehung anderer Beteiligter, reichen, so dass Planungsverhalten selbst als relativ komplexes und gewohnheitsmäßiges Verhaltensmuster auch Grundlage einer *Planungskompetenz* (O-Komponente) sein kann.

Planung ist auch auf der *Organisations- und Unternehmensebene* wichtig, z. B. beim Event-Management oder bei Logistik-Prozessen. Dabei hat es sich bewährt, bei der Planung das entsprechende *Prozess-Monitoring* gleich mit zu berücksichtigen. Mancher, der bereits länger auf ein bestelltes Päckchen wartet, wird froh sein, rasch erfahren zu können, wann dieses abgesandt wurde und wo es sich zum Zeitpunkt der Anfrage befindet, was sich heutzutage durch entsprechend gestaltete Logistikprozesse verbraucherfreundlich umsetzen lässt. Auch im Qualitätsmanagement haben sich entsprechende Verfahren bewährt (z. B. der *PDCA-Zyklus*: Plan – Do – Check – Act).

Was aber machen wir, wenn wir uns in einer bestimmten Situation befinden und noch in dieser Situation rasch eine Änderung herbeiführen wollen, ohne auf das nächste Mal warten zu wollen oder zu können.

Ein Beispiel sind *Wettkampf-Situationen* im Sport. Wenn es hoch hergeht und wir trotz verzweifelten Bemühens nicht erfolgreich sind, kann es sein, dass wir »das Handtuch werfen« um eine »*Auszeit*« (engl. time out, oder break) zu nehmen. Nicht selten beginnt unser Spiel danach auf einem ganz anderen, erfolgreicheren Niveau als vor dieser Auszeit. Rein äußerlich bzw. phänomenal könnte es so scheinen, als wäre die Situation die gleiche. Wir haben jedoch gelernt, dass Verhalten-in-einer-Situation immer in funktionale Zusammenhänge eingebettet ist, die auch bei einer Auszeit zu einer (funktionalen) Änderung der Situation beitragen können. Zum einen gibt uns eine solche Auszeit die Gelegenheit, uns emotional wieder ins Gleichgewicht zu bringen, wenn wir zuvor »verzweifelt«, d. h. übermotiviert und auf einem zu hohen Aktivierungsniveau versucht haben, das Spiel zu wenden. Der dafür maßgebliche Zusammenhang wird durch das Yerkes-Dodson-Gesetz dargestellt, bei dem man davon ausgeht, dass ein (individuell) mittleres Aktivierungsniveau für eine Maximalleistung optimal ist, während eine zu geringe, aber auch eine zu hohe Aktivierung die Leistung wieder sinken lassen (umgekehrte U-Funktion) (Teigen 1994).

Des Weiteren hilft eine Auszeit auch, die Wahrnehmung auf Aspekte der Situation zu lenken, die wir bei unserem Wettkampf zuvor nicht beachtet haben. Vielleicht ist uns in der Hektik eines Spiels als Verteidiger entgangen, dass unser gegnerischer Angriffsspieler immer dann, wenn wir ihm den Rücken zugewandt haben, sofort in den leeren Raum gespurtet ist und er dadurch, dass wir ihn aus den Augen verloren haben, immer wieder in aussichtsreiche Positionen für einen Torschuss gekommen ist. In der Auszeit können solche strategisch wichtigen Punkte besprochen und entsprechende Verhaltensanweisungen gegeben werden. Diesen Aspekt der »Wahrnehmungslenkung« werden wir auch bei der Betrachtung der R-Komponente nochmals aufgreifen.

Ein weiterer Aspekt bei Auszeiten im Sport ist der Unterschied in der Wahrnehmung der jeweiligen Situation durch den aktiven Sportler in der Wettkampfsituation einerseits und durch seinen *außenstehenden* Trainer andererseits. Letzterer kann die verhaltenskontrollierenden Aspekte der Situation, denen seine Schützlinge ausgesetzt sind, oft mit Abstand, besser, schneller oder genauer erkennen als diese selbst. Deshalb ist es nicht unüblich, dass in solchen Wettkampfsituationen der Trainer das Handtuch wirft bzw. werfen darf. Auch in einer psychotherapeutischen Situation oder einem Stressmanagement-Training kommt dem außenstehenden Therapeuten bzw. Trainer oft die Funktion zu, entsprechend zu intervenieren, wenn der Betroffene nicht mehr weiterweiß, eine Blockade hat oder sich sein Aktivierungsniveau in einem ungünstigen Bereich befindet.

Eine »Auszeit« kann viele Formen annehmen, auch in ihrer institutionalisierten Form wie *Urlaub*. Wenn ein Arbeitnehmer mit relativ gleichmäßiger Arbeitsverteilung irgendwann seinen regulären Urlaub nehmen kann, ist dieser funktional meist nicht sehr stark verknüpft mit dem Arbeitsverhalten vor diesem Urlaub, im Gegensatz zu dem Urlaub eines Profisportlers mit eher phasenhaften Spitzenbelastungen (z. B. »Winterpause« eines Fußballspielers), oder dem Heimaturlaub des Soldaten an der Kriegsfront oder dem Mutterschafts-Urlaub oder dem Eltern-Urlaub.

Eine rechtzeitig genommene Auszeit kann eine Situation positiv verändern, z. B. einen sozialen Konflikt entschärfen.

Beispiel »Auszeit beim Streit mit dem Partner«:

Wenn sich bei einem Streit beide Partner »in den Haaren liegen«, und die Auseinandersetzung immer angespannter wird, so kann es für beide Seiten hilfreich sein, eine »Auszeit« zu nehmen, und sei es nur ein kurzer Spaziergang eines Partners, um durch die räumliche Trennung beiden Partnern die Gelegenheit zu geben, die Situation für sich nochmals in Ruhe und mit weniger Angespanntheit durch den Kopf gehen zu lassen, auch mit der Gelegenheit, wieder den positiveren Gefühlen mehr Raum zu geben, die im Rahmen der heftigen Auseinandersetzung in der Verhaltenshierarchie eher in den Hintergrund getreten sind.

Eine Auszeit zu nehmen ist mehr als nur ein einfacher Akt der Unterbrechung. Die funktionalen Konsequenzen hängen auch vom Timing und vom Kontext ab.

»Bei Auszeiten Timing und (sozialen) Kontext beachten!«:

Wann bzw. *wie* man eine Auszeit nimmt, um damit eine Änderung der Situation herbeizuführen, ist für die weitere Entwicklung der Situation wichtig.

So wird ein Sportler am besten die Auszeit dann nehmen, wenn noch nicht alles verloren ist. Und bei einer Auszeit im Rahmen eines Paarkonflikts kann eine Auszeit sogar kontraproduktiv sein *(C-)*, z.B. wenn sie mit den Worten eines Partners eingeleitet wird wie: »Mit Dir kann man in so einem Zustand ja sowieso nicht reden, lass uns Schluss machen, bis Du wieder vernünftiger bist!«, oder: »Lass mich in Ruhe, Dein Verhalten ist ja nicht zum Aushalten!« Hier werden sprachlich codierte aversive Reize mit der Auszeit verbunden, die einem freudigen Wiedersehen nicht unbedingt förderlich sind.

Mehr Aussicht auf Erfolg bietet in einem solchen Konflikt dagegen eine Aussage wie: »Du, es tut mir sehr leid, dass wir so aneinandergeraten sind. Ich weiß im Moment auch nicht weiter und brauche dringend eine Pause, um wieder klar denken zu können. Sei mir bitte nicht böse, wenn ich mir ein paar Minuten für mich nehmen muss!«

Natürlich muss in einem solchen Konflikt jeder für sich und den Anderen die passenden Worte finden (aufgrund der speziellen Bedingungen der Situation, der eigenen Sozialisation und den Erfahrungen mit den Reaktionen des Partners). Jedoch kann diese Aussage (im Gegensatz zur vorherigen) funktional andere Auswirkungen auf die Situation haben, indem

a. mit einer auf den anderen zugehenden Anrede ein positiver Stimulus $(S+)$ oder zumindest ein neutraler (S^Δ) an den Anfang gestellt wird,
b. hinsichtlich der Fortsetzung des Konflikts $(S-)$ ein Bedauern und Nachgeben signalisiert wird, mit der Möglichkeit einer negativen Verstärkung ($\cancel{C}$-) der Konfliktbeendigung,
c. man mit der »Ich-Aussage«, dass man selbst im Moment nicht über eine (andere) passende Reaktionsmöglichkeit verfügt, nicht mehr dem Verhalten des Anderen die Schuld für den Konflikt gibt, und
d. der Hinweis, dass die Pause bzw. Auszeit nicht gegen den Partner gerichtet ist sondern einem selbst (und auch dem Partner) die Gelegenheit geben soll, wieder ins Lot zu kommen ($R \rightarrow R'$), zur Deeskalation beitragen kann ($\cancel{C}$-).

Das Nehmen einer Auszeit *(R)* kann von unserer Umwelt unterschiedlich gesehen oder bewertet werden, z. B. eher positiv bei der Inanspruchnahme eines Sabbaticals (Freisemester), um als Professor mehr Zeit für die Forschung zu haben, oder aber eher negativ als Zeichen der Schwäche (z. B. bei Burnout) oder als Vermeidungsverhalten (z. B. »Leistungsverweigerung«) in einer Arbeitssituation.

Da soziale Bewertungen wichtige Bestandteile sozialer Verstärkungspläne sind, verwundert es nicht, dass wir für eine Auszeit nach einer sozialen Legitimierung suchen. Bereits oben haben wir im Beispiel »*Ein ›Bad‹ ist nicht immer ein Bad*« eine Mutter beschrieben, die am Ende eines lebhaften Kindergeburtstags »offiziell« ein Bad nehmen will, wobei ihr es nicht um die Körperreinigung geht, sondern darum, endlich ein paar Minuten Ruhe nur für sich zu haben.

> **»Auszeit: Sauna versus Parkbank«:**
>
> Würden wir uns an einem Werktag drei Stunden lang gemütlich auf eine Parkbank setzen, entspannen, den Blick schweifen lassen, den Enten auf dem Teich zusehen, wie sie ihre Brut versorgen, die Sonne genießen usw. könnte unsere öffentliche Zurschaustellung des angeblichen Nichtstuns den Vorwurf des »Faulenzens« *(C-)* nach sich ziehen.
>
> Vielleicht würde auch unser Partner konsterniert reagieren, wenn wir ihr/ihm sagen würden: »Ich gehe mal für ein paar Stunden in den Park, um mich auszuruhen!«
>
> Wenn wir dagegen sagen »Ich gehe in die Sauna!«, werden wir wahrscheinlich positivere Rückmeldungen erhalten, da »Nichtstun« (im Hinblick auf eine sozial erwünschte arbeitsbezogene Leistungserbringung) sozial eher legitimiert ist, wenn es einem akzeptierten Zweck, z. B. der Gesundheitserhaltung, dient. Dabei kann dem Nichtstun auf der Parkbank, der Entspannung, dem gemütlichen Ausruhen ggf. ebenso eine gesundheitsfördernde Wirkung zukommen wie der Provokation starker Schweißdrüsenaktivität beim Saunagang.
>
> Zur Beruhigung der Saunafreunde sei angemerkt, dass unter dem Aspekt der Stimuluskontrolle eine heiße Sauna-Umgebung natürlich dazu beiträgt, dass in einer solchen Umgebung ein leistungsbezogenes Verhalten eher unwahrscheinlich ist.

In *Arbeitsumgebungen* können Ruhe- oder Pausen-Räume signalisieren, dass ein Unternehmen dem gesundheits- bzw. arbeitsfördernden Aspekt einer zeitweiligen Auszeit Rechnung trägt. Dagegen können fehlende Möglichkeiten für begründete Auszeiten die Aufgabenerfüllung beeinträchtigen.

> **Beispiel »Auszeiten auf der Intensivstation«:**
>
> Auf einer Intensivstation ist das Ärztepersonal immer wieder in plötzlich auftretende Belastungssituationen eingebunden, bei denen es nicht selten um Leben oder Tod geht.

> Was die Patientenversorgung angeht, ist die technische bzw. hierfür funktionale Ausstattung einer Intensivstation in der Regel gut und zufriedenstellend. Ein Problem kann aber dann auftreten, wenn Angehörige von Patienten in ihrer Sorge um den Zustand ihrer Liebsten beim Personal nachfragen und hierbei nicht nur mit ein paar Sekunden abgespeist werden wollen. Wenn dann kein entsprechender Raum (örtlich und zeitlich) zur Verfügung steht, können solche kommunikativen Anforderungen in einer ohnehin potenziell belastungsreichen Situation u. U. zu zusätzlichen Belastungen beim Personal führen, oder aber zur Enttäuschung und Verärgerung bei den Angehörigen, wenn ihre prinzipiell legitimen Ansprüche nicht erfüllt werden.
> Entsprechende räumliche bzw. zeitliche organisatorische Regelungen können hier ggf. rasch Abhilfe schaffen und für Entlastung sorgen.

Auch hier ist die Natur wieder einmal Vorbild, denn auch sie verschafft uns Auszeiten, deren sozial legitimiertes Äquivalent wir in der »*Krankschreibung*« bzw. Arbeitsunfähigkeitsbescheinigung wiederfinden. Dass wir uns z. B. bei einem heftigen grippalen Infekt eine Auszeit von bestehenden Arbeits- oder Leistungsanforderungen nehmen, um uns zu erholen, wird durch den Krankheitsprozess selbst mit seinen Auswirkungen auf unser Befinden nachhaltig gefördert. Auch hier sehen wir wieder, dass stammesgeschichtliche Entwicklungen uns bereits ein gutes Repertoire an Stressmanagement-Strategien beschert haben.

Zusammenfassung

Für unser kurzfristiges Stressmanagement können wir die beschriebenen Möglichkeiten zur Änderung der Situation in entsprechenden Empfehlungen zusammenfassen:

1. Wenn Du immer wieder »vergisst« etwas zu tun, was Du Dir vorgenommen hast bzw. was Dir wichtig ist, dann suche nach Möglichkeiten der *Stimuluskontrolle*: Sorge dafür, dass für die Situation bzw. für den Zeitpunkt, für den Du Dein Verhalten erwartest, klar wahrnehmbare materielle Stimuli vor Ort Dein Verhalten (funktional) sicher kontrollieren (Beispiele: Wecker stellen, Mülltonne vor die Haustür stellen).
2. Wenn Du für häufig wiederkehrende Situationen sicher sein willst, dass Du Dich richtig verhältst und nichts vergisst, dann binde Dein Verhalten in ein *Ritual* ein, mit Verkettung der erforderlichen Verhaltensweisen.
3. Wenn aufeinander bezogene Verhaltensweisen bei Dir und/oder Anderen kontrolliert ablaufen sollen und die natürliche Umgebung nicht ausreichende Stimuli für die Kontrolle des Verhaltens enthält, verwende *Checklisten*: Deren stimuluskontrollierende Funktion macht das Vergessen oder Auftreten von Fehlern unwahrscheinlicher.
4. Wenn ein komplexer Verhaltensprozess (z. B. Verlegung eines Patienten) sich überwiegend aus mehreren immer wiederkehrenden, gleichartigen Verhaltens-

weisen zusammensetzt, dann gestalte die entsprechende Situation im Sinne eines »Vorgangs«:
Arrangiere die verhaltenskontrollierenden Stimuli so, dass alle Verhaltensweisen, die für diesen Vorgang erforderlich sind, unmittelbar, zeitnah und ökonomisch auftreten können und alle dafür erforderlichen Mittel griffnah verfügbar sind.
5. Wenn wichtige zukünftige Ereignisse bzw. Situationen mit entsprechenden Verhaltensanforderungen in ihrem konkreten oder ungefähren Ablauf vorhersehbar sind, dann erstelle hierfür einen *Plan*: Berücksichtige dabei die erforderlichen Mittel und Vorbereitungen, sowie mögliche Eventualitäten und den Umgang damit. Falls angemessen und möglich, sorge für ein rechtzeitiges Briefing aller Beteiligten, für ein Prozess-Monitoring, sowie für eine Ergebnisbewertung (»Was können wir das nächste Mal besser machen?«).
6. Wenn Du mit Deinem Verhalten an einen »toten Punkt« kommst, blockiert bist oder nicht mehr weiterweißt, dann nimm eine *Auszeit*. Diese kann Dir ermöglichen, die Situation mit Abstand und mit anderen Augen zu betrachten, wieder den Überblick zu gewinnen, Deine Emotionen zu regulieren, Verhaltensalternativen zu überlegen oder Rat einzuholen.

5.2 Was können wir am Verhalten ändern?

Was können wir an unserem Verhalten-in-einer-Situation kurzfristig ändern, ohne hierfür explizit neue Verhaltensweisen erlernen zu müssen?

Ein situationsveränderndes Beispiel haben wir bereits im vorhergehenden Kapitel kennengelernt (▶ Kap. 5.1): das Nehmen einer *Auszeit* bzw. das Einlegen einer *Pause*. Hierzu müssen wir (nur) etwas tun, was in unserem Verhaltensrepertoire liegt, nämlich eine bestehende Verhaltenssequenz unterbrechen, sei dies eine Arbeit, einen Wettkampf, o. ä. Jeder kennt das bekannte Beispiel, dass man beim Verfassen einer schriftlichen Arbeit (Brief, Bericht, Artikel, Buch etc.) eine Blockade haben kann, die nach entsprechender Pause und Neuanfang ohne weitere Anstrengungen verflogen ist.

Eng damit verbunden ist das Prinzip der Wahrnehmungslenkung, d. h. das bewusste Ausrichten unserer Wahrnehmung und Aufmerksamkeit auf andere Aspekte der Situation als diejenige, die wir bisher in unserem Blickfeld hatten. Ein Beispiel hierfür ist der Verkehrsstau. Hier wie gebannt auf den Vordermann zu starren, sich darüber aufzuregen, dass es nicht weiter geht, sich alle negativen Auswirkungen der staubedingten Verzögerungen vor Augen zu führen, vor Ungeduld angespannt fast auf dem Lenkrad zu hängen bringen das Auto keinen Meter weiter. Solche Reaktionen sind dysfunktional, da die zusätzliche Aufregung und Anspannung nicht nur nichts nützen, sondern auch die Wahrscheinlichkeit für unangemessenes Verhalten erhöhen können, z. B. wenn man auf das Auto des Vordermanns auffährt.

Eine weitere Möglichkeit, auf emotional belastende Situationen zu reagieren, ist das Abreagieren oder die Abreaktion, sei es in Form eines Wutausbruchs, einer impulsiven Handlung (z. B. »auf den Tisch hauen«) oder eines Rituals, von dem man weiß, dass es der eigenen Beruhigung dient. Natürlich sollte man hierfür sozialverträgliche Formen wählen, z. B. sportliche Aktivitäten. Damit ist zugleich die primäre Funktion des Abreagierens angesprochen, die Modulation bzw. das Herunterregulieren einer zu starken *Aktivierung* oder Anspannung. Eine ähnliche Funktion hat die sog. *Spontan-Entspannung*, also unsere natürliche Fähigkeit, uns zu entspannen, auch ohne vorheriges systematisches Entspannungstraining. Dies kann durch zusätzliche hilfreiche Techniken unterstützt werden, z. B. tiefes Durchatmen, ein paar Schritte gehen oder einen Spaziergang machen. Auch das berühmte »Beißholz« (oder ein anderer geeigneter oder symbolischer Gegenstand zum »Reinbeißen«) oder der Schlagsack können hierzu gerechnet werden.

Natürlich ist das Abreagieren keine situationsbezogene Verhaltensweise zur Problemlösung, sie kann jedoch durch die Herstellung eines adäquateren emotionalen Gleichgewichts die Wahrscheinlichkeit erhöhen, dass man sich danach situationsadäquater verhält. Dies ist bei Überlastungen im Rahmen einer Stresssituation wichtig, weil diese häufig zu einer *Einengung des Verhaltens* führen. Lernpsychologisch bedeutet dies, dass unter Stress-Bedingungen die Verhaltensweisen, die in der Verhaltenshierarchie ganz oben stehen und mit bestimmten emotionalen Zuständen assoziiert sind, am wahrscheinlichsten auftreten und dass differenziertere Reaktionen, die wichtige Nebenaspekte einer Situation berücksichtigen, weniger wahrscheinlich sind. So kann bei einem heftigen Schlagabtausch zweier Kontrahenten auch der gut meinende und um Vermittlung sich bemühende Dritte einen Schlag abbekommen, wenn sein Vermittlungsbemühen nicht oder gar falsch verstanden wird.

Zu den hilfreichen Verhaltenstechniken gehört auch die bereits oben angesprochene *Verkettung bzw. Ritualisierung des Verhaltens*, besonders wenn es darum geht, etwas zu nicht übersehen, nicht zu vergessen oder vor unvorhergesehenen oder unliebsamen Überraschungen gefeit zu sein. Nicht zufällig sind z. B. diplomatische Gepflogenheiten voll von solchen Ritualen. Denn bei unterschiedlichen Völkern mit verschiedenen Interessenlagen und in möglicherweise angespannten Situationen kann es hilfreich sein, wenn sich alle Beteiligten auf ein gemeinsames, bekanntes und bewährtes Grundgerüst an Verhalten-in-einer-Situation verlassen können, und nicht einige Verhaltensweisen missverstanden oder gar als aggressive Konfrontation aufgefasst werden. Auch ein Arbeitsessen und ähnliche *Befriedungsrituale* können positive Voraussetzungen dafür schaffen, bestehende Ziele gemeinsam zu verfolgen und Konflikte zu lösen.

In Unternehmen können solche Rituale hilfreich sein, um bestimmte Arbeitsprozesse zu verketten oder die Aufgabenbewältigung zu erleichtern. *Regelmäßige Dienst- und Arbeitsbesprechungen* bieten die Gelegenheit, aktuelle Probleme und Belastungen zu thematisieren und das Verhalten der Beteiligten ggf. neu auszurichten.

> **Beispiel »Schmerz-Patient soll zum Psychologen«:**
>
> Eine besondere Form der Ritualisierung mit positivem Ergebnis wurde vom Leiter einer Schmerzklinik berichtet. Da Schmerzen häufig mit zusätzlichen

psychischen Auffälligkeiten oder Störungen einhergehen, war es dort üblich, bei entsprechenden Auffälligkeiten die Patienten konsiliarisch zum psychologischen Dienst zu schicken. Dies führte nicht selten zu entrüsteten Reaktionen auf Seiten der Patienten, die sich stigmatisiert in die »Psycho-Ecke« gestellt fühlten, da sie ja schließlich nicht »verrückt« seien, sondern lediglich Probleme mit ihren ständigen Schmerzen hätten. Die Schmerzklinik änderte daraufhin ihr Verhalten: Bei der Aufnahme erhielt jeder Patient einen »Laufzettel« (als Routine bzw. Verkettung bzw. Ritual), auf dem die verschiedenen Bereiche aufgeführt waren, mit denen ein Patient während seines Aufenthaltes routinemäßig zu tun hat, z. B. die Rezeption, der Pflegedienst, der Aufnahmearzt, die Abteilung für Physiotherapie, der Psychologische Dienst, die Wäschekammer, und so fort. Dadurch, dass der Psychologische Dienst routinemäßig als ein Bereich unter vielen aufgeführt war, die jeder Patient »durchlief«, erschien dies den Patienten nunmehr als völlig normal, eine Stigmatisierung und Psychologisierung des Einzelfalls war damit nicht (mehr) verbunden, Proteste blieben aus.

Solange Rituale in einen (auch sozialen) funktionalen Zusammenhang eingebettet sind, uns vor Vergessen schützen, im sozialen Raum Sicherheit schaffen und Gemeinsamkeit stiften, engen sie uns nicht ein, sondern schaffen Freiheiten in dem durch diese Rituale geschützten Raum. Viele von uns kennen Rituale im Rahmen religiöser Zeremonien. Wir sehen Rituale oft auch im Sport, z. B. wenn eine Mannschaft sich auf den Gegner und die gemeinsame Aufgabe »einschwört«, oder in Arbeitsgruppen, die sich als Team verstehen und ihre eigenen Rituale hierfür entwickeln, sei es bei der Begrüßung, Verabschiedung, Arbeitsaufteilung oder gegenseitigen sozialen Verstärkung.

Auch für unseren Schlaf tragen Rituale als Bestandteil der persönlichen Schlafhygiene dazu bei, die Aufregungen des Tages und damit verbundene Aktivierung soweit herunter zu schrauben, dass das Einschlafen gebahnt wird und leichter fällt.

Zu den sofort verfügbaren Verhaltensalternativen gehören auch *einfaches Planungsverhalten* wie die Erstellung einer Einkaufsliste oder die Eintragung wichtiger Termine in einen Kalender oder der berühmte Knoten im Taschentuch.

Nun widmen wir uns einem Prinzip, das sowohl beim sozialen Miteinander als auch in der Erziehung sowie bei der Selbststeuerung des eigenen Verhaltens eine zentrale Bedeutung hat, auch als Grundlage für die Entwicklung einer Kultur. In der kognitiven Verhaltenstherapie kennen wir viele Beispiele, wie Einstellungen, Überzeugungen, Pläne, Schemata, u. ä. eine verhaltenskontrollierende Funktion einnehmen. Wir wollen uns hier auf die Terminologie von B. F. Skinner (1974, S. 138) stützen, der das sog. »*regelgeleitete Verhalten*« (engl. ruled-governed behavior), bei dem verbale Stimuli das Verhalten kontrollieren, dem sog. »*kontingenzgesteuerten Verhalten*« (engl. contingency-shaped behavior) gegenüber stellte, bei dem das Verhalten direkt durch die natürlichen Kontingenzen der jeweiligen Situation kontrolliert wird. Hierzu ein anschauliches Beispiel: Jeder kennt die Erfahrung, beim Kauf eines für ihn neuen technischen Geräts, z. B. eines Smartphones, die Gebrauchsanweisung heranzuziehen, in der die Regeln stehen, wie man dieses Gerät bedient und welche Funktionen man aktivieren bzw. nutzen kann. Hier hat die Gebrauchsanweisung einen verhaltenssteuernden Effekt auf die Bedienung des Geräts im Sinne eines regelgeleiteten Verhaltens. Allerdings gibt es nicht wenige Nutzer, vor allem in den jüngeren Generationen, die nicht den Umweg über die Gebrauchsanweisung gehen, sondern sofort, durch Versuch-und-Irrtum bzw. Versuch-und-Gelingen herausfinden, wie das neue Gerät zu bedienen ist. Hier entscheiden dann die realen Kontingenzen des Gelingens bzw. Misslingens beim Ausprobieren über das resultierende Nutzerverhalten. Interessanterweise stellt sich die Industrie auf diese Unterschiede ein. Zum einen dadurch, dass die Gebrauchsanweisungen für das regelgeleitete Nutzer-Verhalten anschauliche und prägnante Regeln oder Piktogramme bzw. Icons enthalten; zum anderen dadurch, dass Design und Konstruktionsprinzipien das vor allem bei Jugendlichen zu beobachtende Probierverhalten unterstützen bzw. erleichtern. Legendär ist z. B. die Vorgabe von Steve Jobs, dem Mitbegründer der Firma Apple, an seine Mitarbeiter, dass ein neu zu entwickelndes Mobil-Telefon, das schließlich als i-Phone bekannt wurde, nur einen einzigen Bedienknopf haben solle.

Regelgeleitetes Verhalten dient zur Steuerung des eigenen Verhaltens, z. B. im Rahmen sog. »*kognitiver Selbstkontroll-Strategien*«. Nicht selten beeinflussen Menschen ihr Verhalten, indem sie selbst zu sich sprechen, sich »Mut machen«, sich »anfeuern« oder anderweitig versuchen, die Auftrittswahrscheinlichkeit für erfolgreiches bzw. situationsangemessenes Verhalten zu erhöhen. Auch im Gruppen-Sport kann man dies beobachten, wenn sich alle Teammitglieder auf einen Leitsatz »einschwören«. Leitsätze oder allgemeine Verhaltensregeln, die wir uns vorgeben, können verhaltenswirksam sein, wenn wir in unserer Lerngeschichte diese besondere Form der Selbstkontrolle im Sinne einer »kognitiven Kontrolle« erworben haben bzw. diese Verhaltensweisen verstärkt wurden. Es handelt sich bei dieser Stressmanagement-Strategie quasi um das (funktionale) Gegenteil der (dysfunktionalen) irrationalen, unangemessenen Überzeugungen, Einstellungen oder Erwartungshaltungen, die mit Stress verbunden sein können. Wir werden hierauf noch bei den langfristigen Stressmanagement-Strategien zu sprechen kommen.

Zum Schluss dieses Abschnitts sei noch einen weiterer Prozess erwähnt, der für das »soziale Lernen« wichtig ist, nämlich das »Beobachtungslernen« oder das »Lernen am Modell«. Greifen wir dabei auf unser Smartphone-Beispiel von oben zurück. Neben Gebrauchsanweisung lesen einerseits (regelgeleitet) und dem eigenen Herumprobieren andererseits (kontingenzgesteuert) können wir auch einfach einem Freund, der das gleiche Gerät hat, zuschauen, wie dieser das Smartphone bedient, was u. U. schneller geht als die Gebrauchsanweisung durchzulesen oder die richtige Bedienung selbst herauszufinden.

Zusammenfassung

1. Wir haben bereits viele Verhaltensweisen in unserem Repertoire, die uns helfen, mit belastenden Situationen umzugehen oder diese zu vermeiden.
2. Wenn wir eine belastende Situation nicht ändern können, kann uns die Wahrnehmungslenkung auf andere Aspekte der Situation helfen, auf diese Situation anders zu reagieren, indem wir z. B. Möglichkeiten entdecken für belohnende Konsequenzen alternativen Verhaltens.

3. Auch Auszeiten und Pausen geben uns die Möglichkeit der Wahrnehmungslenkung und emotionalen Anpassung an eine belastende Situation (vgl. das Drücken der Reset-Taste, wenn ein Gerät ins Stocken gerät).
4. (Sich sozialverträglich) Abreagieren kann gleichfalls dazu beitragen, die eigene emotionale Anspannung wieder auf ein normales bzw. erträgliches Maß zu reduzieren.
5. Auch spontanes Entspannen, ggf. mit Aufsuchen einer ruhigen Umgebung, kann zur emotionalen Beruhigung beitragen.
6. Rituale, sei es im sozialen Rahmen oder für sich selbst, schaffen Sicherheit und können erwünschtes Verhalten erleichtern.
7. Situationsadäquate Regeln erlauben uns rasch und richtig zu reagieren, auch wenn wir noch nie der betreffenden Situation ausgesetzt waren (z. B. bei Notfällen). Allerdings ersetzen sie oft nicht die persönlichen Lernerfahrungen mit den realen Kontingenzen und die flexible Anpassung unseres Verhaltens an die Besonderheiten der jeweiligen Situation.
8. Beim sozialen Lernen hilft uns die Beobachtung anderer Menschen, um herauszufinden, wie wir durch Nachahmung Probleme und Belastungen bewältigen können.

5.3 Was können wir an der Person ändern?

Eigentlich könnten wir diesen Punkt rasch übergehen, wenn wir davon ausgehen, dass die O-Komponente sich prinzipiell auf die gewohnheitsmäßigen, »typischen« und überdauernden Eigenschaften und Verhaltensweisen einer Person bezieht. Da wir jedoch aus unserem eigenen Erleben wissen, dass auch bei uns trotz einer mehr oder minder bestehenden Konstanz und Kontinuität immer wieder relativ *kurzfristige »Zustandsänderungen«* oder *Fluktuationen* auftreten können, die einen Einfluss auf unser Verhalten haben und unsere *Stressresistenz* herabsetzen können, wollen wir diese eher kurzfristigen Zustandsänderungen an dieser Stelle abhandeln.

Ein markantes Beispiel sind Schmerz oder andere Krankheitszustände. Sofern wir die Krankheitsursachen kennen oder vermuten, z. B. bei Spannungskopfschmerzen, können wir auf der motorischen, behavioralen und auf der emotionalen Ebene gegensteuern, indem wir situative Leistungsanforderungen herunterschrauben, uns ggf. in eine reizärmere Umgebung begeben, Spontan-Entspannung einsetzen oder, falls im Verhaltensrepertoire vorhanden, eine systematische Entspannungstechnik einsetzen. Allerdings kann es sein, dass wir dabei keinen ausreichenden Erfolg haben, so dass wir durch die Anwendung von Naturheilverfahren oder die Einnahme eines Medikaments Schmerzlinderung auf der physiologischen Ebene anstreben. Diese können ggf. auch bei unbekannter Schmerzursache eingesetzt werden, wobei vor allem bei wiederholtem Schmerz eine medizinische Abklärung unabdingbar ist. Auch bei bekannten Schmerzquellen, z. B. bei einem Bandscheibenvorfall, der noch konservativ, d. h. nicht-operativ behandelt werden kann, empfiehlt sich neben einer verhaltensorientierten Stufenlagerung häufig die Einnahme eines schmerzlindernden und muskelrelaxierenden Medikaments, um weiteren, schmerzreflektorischen Anspannungen, die die Bandscheibensymptomatik verstärken können, entgegen zu wirken.

An diesem Beispiel lässt sich gut illustrieren, dass sich Interventionen auf der motorisch-behavioralen, der emotionalen und der physiologischen Ebene nicht ausschließen müssen, sondern synergistisch wirken können. Wichtig ist in diesem Fall die Kontrolle der Schmerzzustände, zu der auch die chemische Kontrolle gehört, wenn situative oder behaviorale Kontrollen nicht ausreichen.

Aber nicht nur explizite, klar wahrnehmbare Krankheitszustände, die wie beim Bandscheibenvorfall bereits bei einfachen Bewegungen zu einer Überforderung führen können, beeinflussen unsere Stressresistenz, sondern auch sublimere *Einschränkungen unseres Wohlbefindens* und *leichtere Erschöpfungszustände* (schwere Erschöpfungszustände werden wir später unter dem Begriff »Burnout« behandeln; ▶ Kap. 8). Das Einlegen von *Pausen* kann hier helfen. Auch eine nicht nur ausgewogene, sondern auch zeitlich angemessen gestaffelte und auf die aktuellen Bedürfnisse ausgerichtete adäquate *Ernährung* gehört dazu. Die oft sublimen Auswirkungen der Ernährung auf das Allgemeinbefinden mögen für den normalen Menschen nicht unbedingt spürbar sein, können jedoch bei entsprechender Achtsamkeit zu einer Verbesserung des Befindens und der aktuellen Leistungsfähigkeit führen. Im Hochleistungsbereich, z. B. bei Spitzensportlern, ist heutzutage neben Coaching und Physiotherapie auch die Ernährungsberatung wichtig. Und wenn durch eine Krankheit das normale physiologische Gleichgewicht instabiler wird, wie z. B. die Blutzucker-Regulation beim Diabetiker, sind ernährungsbedingte Überlastungen und Auslenkungen in unserem Befinden oft sehr viel rascher festzustellen, z. B. bei hypo- und hyperglykämischen Zuständen bei diabetischen Patienten.

Auch *Wachheit* bzw. *Müdigkeit* beeinflussen unsere Stressresistenz, so dass ausreichender Schlaf (Dauer, Verteilung) in Verbindung mit sonstigen *Ruhepausen* ein Gebot gesunder Lebensführung, auch im Sinne der Stressprävention, ist.

Kurzfristig positiven Zustandsänderungen unseres Organismus dienen auch Aktivitäten, die »Wellness« zum Ziel haben, meist in einer angenehmen bzw. angenehm anregenden Umgebung. Auch aktive Bewegung sowie musische Aktivitäten können uns in einen anderen Ausgangszustand versetzen. Neben solchen zustandsbeeinflussenden befriedigenden Aktivitäten können auch Wahrnehmungslenkung und andere kognitive Techniken helfen, uns in bestimmte *Erwartungshaltungen, motivationale oder verhaltensaktivierende Zustände* zu versetzen, sei es in Bezug auf unseren »Siegeswillen« beim Sport, unser »Durchhalten« bei tatsächlichen oder symbolischen Hindernisläufen, oder die Modulation unserer Stimmungslage in unsicheren Situationen (z. B. »Wird schon gut gehen!« oder »Das werden wir schon packen!«).

Zusammenfassung

1. Auch wenn wir uns als einheitliche, konstante Person erleben, so können doch relativ kurzfristige Auslenkungen unseres Befindens oder unserer Homöostase unser Verhalten und unsere Stressresistenz beeinflussen.

2. Zu diesen Auslenkungen oder Zustandsänderungen gehören z. B. Krankheiten, Schmerzsymptome, Befindlichkeitsstörungen, Müdigkeit, Erschöpfungszustände oder andere Auslenkungen unseres körperlichen und psychischen Gleichgewichts.
3. Durch Achtsamkeit und gesunde Lebensführung können wir eher negativen Zustandsänderungen entgegenwirken, durch befriedigende Aktivitäten, positive Einstellungen und dem Schaffen einer möglichst angenehmen Umgebung können wir unser positives Wohlergehen fördern.

5.4 Was können wir an den Konsequenzen ändern?

Wenn wir in potenzielle Stresssituationen geraten, stellt uns unsere Zivilisation zahlreiche *institutionalisierte Stressmanagementstrategien* zur Verfügung, um uns vor unliebsamen Konsequenzen zu schützen. Wir müssen diese lediglich nutzen.

Wenn wir uns z. B. als Seefahrer einem Küstenstreifen oder Hafen nähern, sind wir froh, wenn wir angesichts der Anforderungen (Erreichen eines sicheren Hafens) nicht nur über die entsprechende seemännische Kompetenz und Erfahrung verfügen, sondern uns auch ein Leuchtturm den Weg weist und uns vor unliebsamen Überraschungen aufgrund von Untiefen oder anderen situativen Gefahren bewahrt.

Und wenn wir auf unserer Wanderung im Gebirge von einem plötzlichen Unwetter überrascht werden, sind wir froh, wenn wir Unterschlupf in einer nahen Schutzhütte finden.

In beiden Fällen bewahren uns *institutionalisierte Stressmanagementstrategien* vor unangenehmen Konsequenzen unseres jeweiligen Tuns.

Dabei können wir verschiedene Klassen von Situationen unterscheiden: Zum einen Situationen, in denen die *Konsequenzen unmittelbar mit unserem eigenen Verhalten-in-dieser-Situation verknüpft* sind und auf dieses Verhalten folgen. Dies ist bei unserem Seemann der Fall, denn ob er den sicheren Hafen erreicht oder zuvor mit seinem Schiff auf ein Riff läuft, hängt mit seinem Verhalten, d. h. dem situationsangemessenen Navigieren und Steuern seines Schiffs, zusammen. Zum anderen gibt es aber auch Situationen, in denen die *Konsequenzen zumindest teilweise vom Verhalten anderer in dieser Situation abhängen*. So könnte z. B. ein Lotse an Bord kommen, der mit den örtlichen (diskriminativen) Gegebenheiten sehr vertraut ist, und das sichere Erreichen des Hafens hängt von der Zusammenarbeit des Lotsen mit unserem Seemann ab. Letzteres ist in vielen sozialen Situationen zu beobachten, wo die soziale Dynamik der Interaktion durch die wechselseitig aufeinander bezogenen Verhaltensweisen definiert ist.

Wenn wir die Quelle bzw. *Ursachen negativer Konsequenzen und Überforderungen* kennen, können wir oft sehr kurzfristig deren Häufigkeit reduzieren, die negativen Konsequenzen also dadurch verhindern, dass wir die dazu führende Situation vermeiden.

> **Beispiel »Die Schwierigkeiten eines älteren Menschen beim Umgang mit seinem Telefon«:**
>
> Ein älterer Mensch verwählt sich häufig, wenn er Angehörige oder Freunde anruft. Es ist ihm zunehmend peinlich, wenn er fremde Menschen am Apparat hat oder bei den Kurzwahltasten den falschen Freund anruft. Unter der Hypothese, dass die Ursache nicht primär kognitive Einschränkungen sind, sondern ihm die Bedienung seines Telefons zunehmend Schwierigkeiten macht, raten wir ihm zu einem Senioren-Telefon mit großen Tasten und zusätzlichen Funktionen, die auch seine beginnende Schwerhörigkeit berücksichtigen. Hier nutzen wir die positive Stimuluskontrolle für das Anwählen von Telefonnummern durch größere Tasten und ein größeres Bedienfeld.

Die möglichst eindeutige und transparente Kennzeichnung und *Gestaltung von Situationen* kann also negative Konsequenzen von prinzipiell erwünschtem oder angemessenem Verhalten-in-dieser-Situation vermeiden, was oft kurzfristig und ohne großen Aufwand möglich ist.

Dies gilt auch für die Gestaltung sozialer Beziehungen, z. B. am Arbeitsplatz, wo unklare Zuständigkeiten oder unklare Vertretungsregelungen oft zu Problemen und Konflikten führen. Von diesem stresspräventiven Gestaltungsansatz lebt auch die Ergonomie, z. B. wenn die Häufigkeit und Intensität von potenziell gesundheitsschädigenden Über-Kopf-Arbeiten bei Produktionsprozessen, wie in der Automobilindustrie, durch technische Systeme reduziert werden, indem sich der Gegenstand, an dem gearbeitet wird, in mehreren Dimensionen drehen lässt, anstatt dass sich der Arbeiter »verbiegen« muss.

Dagegen ist es in Dienstleistungsbereichen oft nicht leicht, die diskriminativen Bedingungen (S^D vs. S^Δ vs. S-) zu benennen, die bei den Mitarbeitern zu positiven Konsequenzen oder aber zu negativen »Verbiegungen« führen. Begriffe wie »*human engineering*« legen zwar nahe, dass man auch hier »drehbare«, sprich flexible Lösungen für den Arbeitsplatz anstrebt, jedoch müssen beim Transfer von Prinzipien von einem Arbeitsbereich zu einem anderen nicht nur die technischen oder wirtschaftlichen, sondern auch die psychischen Folgen berücksichtigt werden, da das Fertigen von Produkten einerseits und das Abfertigen von Menschen (Kunden, Patienten, Mitarbeitern, Kollegen usw.) andererseits unterschiedlichen Kontingenzen unterliegt und unterschiedliche Konsequenzen haben kann. Hier kann das vorschnelle Ändern bisheriger Konsequenzen sogar kontraproduktiv sein.

> **Historisches Beispiel »Der Taylorismus und die Frage menschengerechter Arbeit«:**
>
> Frühe Bemühungen, Produktionsprozesse durch Standardisierung und Automatisierung effektiver zu gestalten, wurden unter dem Begriff »Taylorismus« bekannt. *Frederick Winslow Taylor* (1856–1915) war ein US-amerikanischer Ingenieur, dessen Ansatz zur Produktionsoptimierung und Rationalisierung auf der

Basis genauer Zeit- und Arbeitsstudien später als »Scientific Management« bekannt wurde. Sein Menschenbild des Arbeiters muss sicher im zeithistorischen Kontext interpretiert werden, war jedoch aus heutiger Sicht nicht unproblematisch und führte in der Folge zu Gegenbewegungen wie der »Human Relations«-Bewegung, die sich für eine menschengerechte Humanisierung der Arbeitswelt einsetzte.

Die Frage, wie menschengerechte Arbeitswelten aussehen sollen und wie entsprechende Institutionen gestaltet und geführt werden sollen, ist unverändert aktuell. Sie ist eng verknüpft mit der Frage, mit welchen positiven und negativen Konsequenzen die jeweilige Arbeitstätigkeit verbunden ist. Dies wissen Arbeitnehmer meist am besten, weil sie mit ihrer eigenen Tätigkeit vertraut sind. Belohnt man sie, z. B. im Rahmen eines innerbetrieblichen Vorschlagswesens, für Hinweise, wie man negative Konsequenzen vermeidet oder erwünschte Konsequenzen fördert, kann man bei Missständen rasch Abhilfe schaffen, Prozesse optimieren, zu einem besseren Arbeitsklima beitragen und den Arbeitnehmern das Gefühl vermitteln, dass sie aktiv an der Gestaltung ihres Arbeitsplatzes mitwirken können.

Auch in anderen Fällen können wir kurzfristig negative Konsequenzen vermeiden. Wenn wir z. B. einen Schlüssel verlieren oder ein wichtiges Passwort vergessen, ist dies oft mehr als ärgerlich. Doch können wir für unser Stressmanagement eine Besonderheit nutzen, die der Natur, aber auch generell Informationsprozessen zu eigen ist: *Redundanz* (lat. redundantia = Überfülle). Dieser Begriff stammt eigentlich aus der Informationstheorie und bezeichnet gemäß Duden »das Vorhandensein von eigentlich überflüssigen, für die Information nicht notwendigen Elementen; Überladung von Merkmalen«.

Wenn Elemente oder Merkmale für eine Information »eigentlich überflüssig« sind, warum gibt es sie dann? Antwort: Um Sicherheit zu schaffen, sei es Informationssicherheit oder Verhaltenssicherheit.

Beispiel »Sicherheit durch Redundanz – der Zweitschlüssel«:

Wenn wir auf dem Weg in den Urlaub zuvor bei Nachbarn einen Zweitschlüssel für unser Haus hinterlegen, folgen wir dem Prinzip der Redundanz. Verlieren wir im Urlaub unseren Hausschlüssel, dann können wir doch ceteris paribus sicher sein, unser Haus bei der Rückkehr wie gewohnt betreten zu können.

Redundanz schützt uns also vor den negativen Konsequenzen, wenn ein bestimmtes Verhalten nicht möglich ist, eine Nachricht nicht ankommt oder eine Information nicht fehlerfrei übermittelt werden kann oder verloren gegangen ist.

Nicht immer sind die möglichen Konsequenzen unseres Verhaltens und die Abschätzung möglicher Belastungen *überschaubar* und *planbar*. So können manche Situationen *überraschend* auftreten und hinsichtlich der Abschätzung möglicher Konsequenzen mit *Unsicherheiten* verbunden sein.

5 Kurzfristiges Stressmanagement

Je nach Situation können uns kurzfristig auch Selbstinstruktionen (»Vorsicht«) sowie die Wahrnehmung von Warnzeichen und der eigenen Ängstlichkeit helfen, uns vor negativen Konsequenzen zu schützen, während Sorglosigkeit in potenziellen Gefahrensituationen mit Stress oder gar Schlimmerem verbunden sein kann.

> **Beispiel »Selfies und jugendliche Sorglosigkeit«:**
>
> In Medienberichten werden immer wieder Beispiele beschrieben, wie der sorglose Umgang mit Smartphones, z. B. beim Erstellen von Selfies, zu Problemen führt. Die Ablenkung oder verminderte Wahrnehmung von Stimuli oder Signalen aus der Umgebung kann sogar zu tödlichen Konsequenzen führen, wie Beispiele zeigen, bei denen Jugendliche, die mit Selfies auf Bahngleisen beschäftigt waren, von einem nahenden Zug, den sie nicht bemerkten, überfahren wurden.

Die bisherigen Beispiele zeigen, dass die kurzfristige Änderung negativer Verhaltenskonsequenzen meist präventiver Art ist, indem wir mit den Mitteln unseres Verhaltensrepertoires Vorkehrungen treffen, die es uns ermöglichen, bedrohliche Situationen oder eigenes dysfunktionales Verhalten zu vermeiden oder zu verhindern, oder die dafür sorgen, dass prinzipiell funktionales Verhalten ohne negative Nebeneffekte bleibt.

Kurzfristige Änderungen der Konsequenzen sind aber auch dann sinnvoll, wenn positive Konsequenzen für ein Verhalten fehlen oder erst nach einer relativ langen Zeit eintreten. Dann kann man seine eigene Motivation bewusst selbst fördern.

> **Beispiel »Die kleine Zwischenbelohnung«:**
>
> Bei einer längeren Prüfungsvorbereitung kann man ein Motivationstief vermeiden oder überbrücken, indem man sich für jeden individuell festzulegenden erfolgreichen Lernabschnitt kurzfristig belohnt, z. B. durch einen Kinobesuch mit Freunden oder durch Hören der Lieblingsmusik.

Kurzfristige Zwischenbelohnungen sind besonders wichtig, wenn ein erwünschtes funktionales Verhalten erst langfristig belohnt wird und in Konkurrenz steht zu einem dysfunktionalen, aber kurzfristig belohnten Alternativverhalten. Dies weiß jeder, der gerne abnehmen möchte, aber auch Süßigkeiten mag.

> **»Belohnungsaufschub«:**
>
> Die sog. »*Fähigkeit zum Belohnungsaufschub*« (engl. »delay of gratification«) ist eine Kompetenz, die wir im Laufe unserer Entwicklung erwerben. Wer im Vorprüfungsstress steht, kennt das, wenn unzählige kurzfristige Belohnungen für alternative Verhaltensweisen wie Musikhören zur Verfügung stehen, denen man sich

lieber widmen würde, statt sich durch den Prüfungsstoff zu kämpfen, um langfristig die dann zu erwartende Belohnung zu erhalten. Zwischen-Belohnungen, sog. *intermediäre Verstärker*, für die Beschäftigung mit dem Prüfungsstoff können helfen, bei der Stange zu bleiben und durchzuhalten.

Entsprechendes gilt auch für die sog. »Prokrastination« (»Aufschieberitis«), bei der die Kontingenzen zur Verhaltensänderung umgestellt werden müssen. Gelingt dies nicht mit den »Bordmitteln« des eigenen Verhaltensrepertoires einschließlich gezielter Zwischenbelohnungen, bedarf man u. U. professioneller Unterstützung, ggf. unter Verwendung entsprechender Manuale (Höcker et al. 2013). Dies wäre dann aber der Übergang vom kurzfristigen Stressmanagement zum langfristigen.

Kurzfristige Zwischenbelohnungen können als *»quick wins«* die Motivation nicht nur im individuellen Fall fördern, sondern auch im Rahmen von sozialen Verhaltensänderungsprogrammen, z. B. bei der Teamentwicklung.

Zusammenfassung

1. Unser Verhalten wird durch seine Konsequenzen geformt.
2. Manche Konsequenzen sind eine direkte Folge unseres Verhaltens, manche eine indirekte Folge, bei denen andere (mit-)entscheiden, welche Konsequenzen unser Verhalten hat.
3. Wenn man die Ursachen negativer Verhaltenskonsequenzen nicht kennt, sind diese schwer zu vermeiden.
4. Wenn bestimmte Konsequenzen unbedingt erreicht werden sollen, sind konkrete und verlässliche Beschreibungen der hierfür erforderlichen Verhaltensweisen-in-einer-Situation erforderlich, vor allem im Arbeitsleben (z. B. operationale Stellenbeschreibungen mit klaren Zuständigkeits- und Vertretungsregelungen).
5. (Sub-)Kulturen und der jeweilige Zeitgeist setzen bei vielem den Rahmen, welche Verhaltensweisen als wünschenswert angesehen werden und welche nicht (z. B. Taylorismus, human engineering, digitales Zeitalter, Jugendkultur, Multikulti-Lebensräume).
6. Verhalten wird sehr stark durch die unmittelbaren, kurzfristigen Konsequenzen bestimmt. Im Rahmen unserer Entwicklung erwerben wir zunehmend die Fähigkeit zum Belohnungsaufschub zugunsten langfristig positiver Konsequenzen unseres Verhaltens (z. B. Studieren). Intermediäre Verstärker können dabei helfen, das entsprechende Verhalten aufrecht zu erhalten.
7. Kurzfristige positive Konsequenzen können auch im Rahmen erwünschter Verhaltensänderungen gezielt eingesetzt werden, um die Motivation zur (weiteren) Verhaltensänderung zu fördern (quick wins).

5.5 Was können wir an den Kontingenzen ändern?

Bereits bei der Besprechung der Konsequenzen haben wir auf größere funktionale Zusammenhänge bei der Steuerung des Verhaltens hingewiesen, auf die wir hier etwas ausführlicher eingehen, vor allem in Fällen, in denen eine relativ kurzfristige Beeinflussung und Bewältigung der Situation möglich erscheinen.

Warum benutzen wir eigentlich *Werkzeuge*? Weil sie stresspräventive Instrumente zur Problemlösung darstellen.

Die Benutzung von Werkzeugen, Instrumenten, Maschinen usw. wirkt sich auf die Konsequenzen, d. h. den Erfolg zahlreicher Verhaltensweisen aus, und selbst im Tierreich lässt sich diese Verhaltensfunktion beobachten. Auch Computer haben für den Menschen diese instrumentelle Funktion und wurden als mögliche »Denkzeuge« bezeichnet. Dass Werkzeuge einen starken Effekt auf unser Stressmanagement haben können, merken wir wohl am ehesten dann, wenn sie fehlen.

Auch ohne Werkzeuge können wir unser Verhalten erfolgreich ändern, wenn wir Kontingenzen neugestalten, z. B. um unser Verhalten durch Stimuluskontrolle zu steuern.

> **Beispiel »Kontingenzmanagement bei Lernschwierigkeiten«:**
>
> Nicht wenige von uns haben vielleicht bei sich oder bei anderen in der Ausbildung oder im Studium erlebt, dass es an bestimmten Orten einfacher war, sich auf den Lernstoff zu konzentrieren als an anderen. Dies hängt mit den Stimuli und Kontingenzen zusammen, die beim Lernen und Arbeiten einerseits und beim Kaffeetrinken, Radiohören, Fernsehschauen usw. andererseits wirksam sind. Machen wir alles an einem Ort, so signalisiert dieser Ort: »Du kannst hier arbeiten und lernen, Du kannst hier aber auch Radiohören, eine Tasse Kaffee trinken oder Zeitung lesen, wie Du willst!« Man kann sich vorstellen, wie die Wahl dabei häufig ausfällt. Lernpsychologisch ist es sehr viel sinnvoller, an einem Platz immer nur das (funktional) Eine, nämlich Lernen bzw. Arbeiten, und an einem anderen Platz immer nur das (funktional) Andere zu tun, nämlich Freizeitaktivitäten. Dadurch werden im Rahmen von Lernprozessen die vorhandenen Stimuli jeder Situation eindeutig und unterscheidbar zugeordnet, z. B. im Arbeitszimmer als diskriminative Reize für Lernen und Arbeiten (S^D_L), die zugleich nicht-diskriminative Reize für Freizeitaktivitäten (S^Δ_F) darstellen, und im Wohnzimmer als diskriminative Reize für Freizeitaktivitäten (S^D_F), die zugleich nicht-diskriminative Reize für Lernen und Arbeiten (S^Δ_L) repräsentieren. Selbst wenn, wie bei Studenten nicht unüblich, nur ein einziger Raum zur Verfügung steht, kann man diesen Raum so aufteilen, dass z. B. die Schreibtisch-Umgebung nur zum Lernen und Arbeiten dient, Couchtisch- und Sofa-Umgebung dagegen für die Freizeit da sind. Oder man geht zum Lernen grundsätzlich in die Bibliothek, wenn die Bedingungen dafür geeignet sind. Natürlich gibt es auch Menschen, die mehr oder minder überall lernen, arbeiten, musizieren oder sonst etwas tun können. Die jeweilige Lerngeschichte darf bei solchen Betrachtungen nie vergessen werden.

5.5 Was können wir an den Kontingenzen ändern?

Im Berufsleben sind die maßgeblichen diskriminativen Stimuli für unser Verhalten am Arbeitsplatz meist gut definiert, besonders wenn es um Routinetätigkeiten geht. Dies kann man nutzen, z. B. um durch entsprechende Gestaltung des Arbeitsplatzes die Fehlerquote zu senken. So kann man falsche Anschlüsse bei Steckverbindungen vollständig vermeiden, indem jede funktional andere Steckverbindung ihre eigene, einzigartige Form hat, so dass es keine Verwechslung geben kann.

Im Arbeitsleben sind oft relativ kurzfristige Änderungen der Kontingenzen möglich, v. a., wenn die Beteiligten gut zusammenarbeiten und die Stärken und Schwächen eines Arbeitnehmers an seinem Arbeitsplatz berücksichtigen.

> **Beispiel »Neuerungen und Kontingenzen in der Arbeitswelt«:**
>
> Arbeitnehmer A., 58 Jahre alt, verheiratet mit zwei erwachsenen Kindern, arbeitet seit mehr als 20 Jahren in einem Großunternehmen in der Produktion. Seine fachliche Qualifikation als Meister und seine Kollegialität werden geschätzt und er fühlt sich im Kollegenkreis akzeptiert. Probleme bereiten ihm seit einiger Zeit Umstellungen im Produktionsprozess im Rahmen des Qualitätsmanagements, vor allem neue Arbeitsvorgänge mit Einführung neuer Maschinen und Instrumente und zunehmender Digitalisierung der Abläufe. Er hat das Gefühl, manchmal nicht mehr mithalten zu können, fühlt sich von Neuerungen überfordert und hat Angst, dass seine ihm eigentlich wohl gesonnenen Vorgesetzten ihm deshalb Vorwürfe machen könnten, obgleich dies bisher nicht der Fall war. Seine meist jüngeren Kollegen, gegenüber denen er vorsichtig ein paar Andeutungen über die besonderen Anforderungen durch die Neuerungen gemacht hatte, versuchen ihn mit aufmunternden Worten zu unterstützen, indem sie darauf hinweisen, dass alles seine Zeit brauche und auch er sich an die Neuerungen schon noch gewöhnen werde.
>
> Eines Tages fasst sich A. ein Herz und bespricht seine Sorgen im Rahmen eines persönlichen Mitarbeitergesprächs mit seinem Vorgesetzten V. Dieser reagiert überrascht, aber verständnisvoll und bespricht mit A. mögliche Lösungen. Zu diesen zählen eine weitergehende Unterstützung bzw. erweiterte Schulung zu den neuen Anforderungen an seinem Arbeitsplatz, oder eine andere Arbeitsverteilung im seinem Team, oder Arbeitsverschiebungen zu Bereichen, die nicht so sehr von Innovationen betroffen sind, u. U. auch ein Wechsel des Arbeitsplatzes selbst. Ermutigt durch die verständnisvolle Reaktion seines Vorgesetzten stimmt A. zu, dass man im erweiterten Kreis nach Lösungen suche, da er die erweiterte Unterstützung und Schulung notfalls als Lösung akzeptieren könne, er jedoch lieber eine andere Lösung anstrebe. Auch einer anderen Arbeitsverteilung in seinem Team seien relativ enge Grenzen gesetzt und er wolle die anderen Kollegen nicht unter Druck setzen. Bei der erweiterten Lösungssuche wird von Seiten des Betriebsrats angemerkt, dass ihm ähnliche Probleme auch von anderen, zumeist älteren Arbeitnehmern, berichtet worden seien. Nach weiteren Gesprächen wird für A. eine Lösung gefunden, die seine »Schwäche« (im Sinne einer relativen Überforderung durch zunehmende Erfordernisse, die durch seine bisherige Qualifikation nicht abgedeckt werden, und geringere Kompensationsfähigkeiten

aufgrund seines Alters) und seine Stärken berücksichtigt. Zu diesen Stärken gehören die langjährige Kenntnis des Betriebs und der Abläufe, sein freundlicher und behutsamer Umgang mit Anderen und seine große Akzeptanz bei den Kollegen. An seinem neuen Arbeitsplatz ist er für die Lehrlingsausbildung zuständig, v. a. in den Bereichen, bei denen es auf fachliches Grundlagenwissen und Basisfertigkeiten sowie auf die Kenntnis grundlegender Betriebsabläufe ankommt. Weiterhin arbeitet er in einer Arbeitsgruppe mit, die von der Geschäftsführung und dem Betriebsrat neu eingerichtet wurde mit dem Ziel, für das Unternehmen altersgerechte Arbeitsplätze zu entwickeln, auch unter Berücksichtigung der demografischen Entwicklung mit steigender Zahl älterer Arbeitnehmer.

In diesem Beispiel sind eine Reihe verschiedener Kontingenzen zu erkennen, die das Verhalten am Arbeitsplatz bzw. im Unternehmen kontrollieren. Natürlich ist die graduelle Änderung der O-Komponente, nämlich das zunehmende Alter von A. mit nachlassenden Kompensationsfähigkeiten für neue Situationsanforderungen, zu beachten. In einem traditionellen kleinen Familienbetrieb hätte dies angesichts seiner hohen Qualifikation und langjährigen Erfahrungen vielleicht keine Probleme bereitet. In einem dynamischen, systematisch auf Wachstum, Innovationen und Effizienz ausgerichteten Unternehmen dagegen kann eine solche nachlassende Kompensationsfähigkeit u. U. rasch sichtbar werden, wenn vielleicht auch erst nur für den Betroffenen. Die O-Komponente ist auch wesentlich dafür, wann, wem gegenüber und wie A. seine subjektiven Überlastungsprobleme anspricht. In unserem Beispiel sind die sozialen Konsequenzen und Kontingenzen einer Lösungsfindung förderlich, sei es durch die positive Reaktion des Vorgesetzten, sei es durch die erweiterte Lösungsfindung zusammen mit Geschäftsführung und Personalvertretung. Dass dabei zugleich allgemeinere Lösungskonzepte initiiert werden, nämlich die Entwicklung von Konzepten, um den künftigen Anforderungen aufgrund dynamischer Entwicklungen begegnen zu können (hier: Zunahme der Zahl älterer Arbeitnehmer durch die demografische Entwicklung), ist für Großunternehmen nicht untypisch, da die rechtzeitige Reaktion auf solche Entwicklungen nicht nur, wie in unserem Fall, mitarbeiterfreundlich ist, sondern zugleich auch mögliche Wettbewerbsvorteile schafft, indem man erfahrene Mitarbeiter weiter im Unternehmen hält (Win-Win-Situation im Sinne wechselseitiger positiver Verstärkung der Beteiligten). Hier wird auch deutlich, wie im betrieblichen Umfeld individuelle Lösungen im Rahmen des kurzfristigen Stressmanagements effektiv verknüpft werden können mit übergreifenden sozialen und betrieblichen Lösungen im Rahmen des langfristigen Stressmanagements.

Auch dieses Beispiel weist auf das sog. *Skalierungsproblem* hin, bei dem nichtbeachtete oder vernachlässigbare Probleme im Kleinen sich angesichts dynamischer Entwicklungen durch Zunahme der relevanten Fälle in große Probleme mit besonderen Handlungserfordernissen verwandeln können. Dies sehen wir in unserem Beispiel in doppelter Hinsicht: Mit der zunehmenden Einführung von Maßnahmen im Rahmen des Qualitätsmanagements, des Controllings, der Standardisierung und Automatisierung von Arbeitsabläufen usw. ist häufig nicht nur eine Leistungsverdichtung verbunden, sondern u. U. eine Durchrationalisierung des gesamten Betriebs, bei der klassische »Schon-Arbeitsplätze« auf der Strecke bleiben. D. h. die Streuung der möglichen Leistungsanforderungen, von den Maximalleistungen an einem Top-Arbeitsplatz bis hin zu den reduzierten Leistungen an einem Schon-Arbeitsplatz, wird zusammengestaucht bzw. enger. Auf der anderen Seite führt die demografische Entwicklung mit der steigenden Zahl älterer Arbeitnehmer dazu, dass sich bei altersabhängigen Leistungen das mittlere Anforderungsniveau, dem die Arbeitnehmer genügen können, nach unten (im Sinne einer Absenkung) verschiebt und die Streuung, je nach altersmäßiger Zusammensetzung der Mitarbeiterschaft, zunimmt, zusätzlich bedingt durch ein gesellschaftlich akzeptiertes späteres Berentungsalter. Da diese beiden Skalierungsprobleme in ihren Effekten gegenläufige Tendenzen aufweisen, kann deren Nicht-Berücksichtigung den davon wesentlich betroffenen Unternehmen bzw. Institutionen und den davon betroffenen Mitarbeitern Probleme bereiten und zu Überforderungs- bzw. Stress-Szenarien führen.

Kontingenzen in der *Partnerschaft* und in der *Familie* sind ebenfalls eine häufige Stress-Quelle, nicht nur an Feiertagen, wenn besondere Bedingungen herrschen. Eine Partnerschaft entwickelt sich meist als System wechselseitiger positiver und negativer Verstärkung. Man kann mutmaßen, dass bestimmte Partnerschaften eine lange stammesgeschichtliche Basis haben und auch gesellschaftliche Kontingenzen zu deren Schutz institutionalisiert wurden, z. B. bei Eltern-Kind-Beziehungen. Dass deren Ausgestaltung jedoch eine sehr große Streuung aufweisen kann und selbst bei Eltern-Kind-Beziehungen Extremfälle schlimmer Entwicklungen zu beobachten sind, weist auf die Besonderheiten individueller Lerngeschichten und Kontingenzen hin.

Doch bleiben wir erst einmal beim *»normalen Beziehungsstress«*, was immer man darunter individuell verstehen mag. Auch hier kann man prinzipiell unterscheiden zwischen Situationen, die (in funktionaler Hinsicht) häufig sind bzw. sich in gleicher oder ähnlicher Form wiederholen und Situationen, die selten oder gar einzigartig sind. Dazwischen liegen gemischte Situationen, zu denen auch das folgende Beispiel gehört, das hier sehr ausführlich beschrieben werden soll, um aufzuzeigen, wie viele situative Besonderheiten und Verhaltensmöglichkeiten selbst in so einem relativ »einfachen« Konflikt stecken können:

Beispiel »Jubiläumsgeburtstag versus Klassentreffen«:

M., 39 Jahre alt, verheiratet mit F., mit zwei gemeinsamen Kindern K. 1 und K. 2 im schulpflichtigen Alter, freut sich auf ein Ehemaligen-Klassentreffen mit seinen alten Schulkameraden aus dem Gymnasium an seinem Wohnort, um gemeinsam das 20-jährige Abiturs-Jubiläum zu feiern. Die Freude über das bevorstehende Treffen teilt er auch seiner Frau F. mit, die sich mit ihm freut, auch wenn sich die alten Klassenkameraden zunächst einmal alleine, d. h. ohne jeweiligen Anhang, in einer früheren Stammkneipe treffen wollen. Auch die Terminfindung ca. 12 Wochen vor dem Treffen gestaltet sich einfach, da das Klassentreffen außerhalb der Ferienzeiten abends um 19 Uhr an einem Wochenende stattfindet, an dem M. nach Konsultation seines Terminkalenders keine besonderen Verpflichtungen hat. Etwa vier Wochen vor dem Treffen möchte F. mit M. besprechen, was man denn ihrer Mutter zum bevorstehenden 70. Geburtstag schenken solle. Sie habe sich bereits mit ihrer Schwester und ihren beiden Brüdern abgestimmt, dass man die Kosten eines großen Festessens anteilig übernehmen werde, suche aber jetzt noch nach einem persönlicheren Geschenk. M. macht sich gleichfalls Gedanken darüber und fragt in diesem Zusammenhang: »Wann und wo ist denn dieses Festessen?«, worauf F. antwortet: »Natürlich an Mutters Geburtstag am 10. Mai abends in demselben Restaurant im Nachbarort, wo wir bereits ihren 60. gefeiert haben.« »Am 10. Mai?«, schreckt M. auf. »Da ist abends doch das Klassentreffen mit meinen alten Kameraden!« »Aber Du weißt doch, dass Mutter am 10. Mai Geburtstag hat!«, entgegnet F. mit bereits leicht angespanntem Unterton in der Stimme. Wir können uns die weitere Entwicklung des Dialogs vorstellen, wollen jedoch kurz innehalten und fragen, wieso es zu diesem nunmehr offensichtlichen Konflikt gekommen ist. Man könnte sagen, M. habe den Geburtstag seiner Schwiegermutter einfach vergessen. Dies ist richtig, dann könnte man nachfragen, warum. Antwort: Weil dieser Termin in seinem Terminkalender, in den M. in der Regel alle größeren Verpflichtungen einträgt, nicht vermerkt war. Vielleicht stand dort hierzu gar nichts, oder nur allgemein »Geburtstag Schwiegermutter«, und M. ging beim Durchsehen seines Kalenders bei der Terminabsprache für das Klassentreffen davon aus, dass er wie im letzten Jahr seine Glückwünsche telefonisch übermitteln oder wie im Jahr zuvor beim nachmittäglichen Geburtstagskaffee im kleinen Familienkreis ein Geschenk überreichen würde. M. könnte sogar mehr oder minder vorwurfsvoll seiner Frau entgegnen: »Warum hast Du mir denn nicht gesagt, dass am Geburtstag Deiner Mutter abends ein großes Festessen stattfinden soll?« F. könnte ihm antworten: »Das kannst Du Dir doch denken, ist es ja ihr 70. Geburtstag, und wir haben ja schließlich auch schon ihren 60. entsprechend gefeiert!« Nun hat sich das Problem vom Terminkalender zu Kommunikationspflichten der Beteiligten verschoben. Dann stellt sich die Frage: Wer hätte wen informieren sollen oder müssen? Sympathisanten von M. würden die Ansicht vertreten, dass natürlich F. ihrem Mann Bescheid geben muss, bevor sie mit ihren Geschwistern ein Festessen für ihre Mutter vereinbart und verbindlich einen großen Tisch im Restaurant bestellt. Sympathisanten von F. werden argumentieren, dass sich M. in der Tat denken kann, dass der 70. Geburtstag seiner Schwiegermutter nicht mit einem Telefonat abgetan werden kann, sondern gebührend gefeiert werden sollte. Schließlich habe man dies ja auch bereits am 60. Geburtstag so gemacht. Und überdies, warum hat M. denn nicht seine Frau F. gefragt, ob sie an dem besagten Wochenende irgendetwas vorhaben, bevor er den Termin mit seinen ehemaligen Schulkameraden abgemacht hat? Dann hätte F., die keine Ahnung gehabt habe, dass das Klassentreffen ausgerechnet am 70. Geburtstag ihrer Mutter stattfinden solle, wenigstens noch rechtzeitig reagieren können.

Nun könnten beide, M. sowie F., »Wiederholungstäter« sein, d. h. M. vergisst des Öfteren familiäre Termine, vielleicht weil er diese nicht wie seine dienstlichen oder vereinsbezogenen Termine als längerfristig geplante Verpflichtungen ansieht, sondern als Termine, die meist relativ kurzfristig und informell im Familienkreis besprochen und beschlossen werden. Und F. geht des Öfteren davon aus, dass »selbstverständliche« Termine, sei es der gemeinsame Hochzeitstag oder große Familienereignisse wie der 70. Geburtstag ihrer Mutter, der Familie gehören und diese Tage nicht anderweitig verplant werden dürfen. Wenn dem so ist und es deswegen des Öfteren zu solch einem Konflikt kommt, dann muss dies für ein adäquates Stressmanagement beachtet werden.

Schauen wir uns hierfür die maßgeblichen Situationsbedingungen und Kontingenzen und die prinzipiellen Möglichkeiten zur Konfliktvermeidung genauer an. Wir haben weiter oben bereits festgestellt, dass beim Vergessen oft diskriminative Stimuli fehlen, die das erforderliche Verhalten »abrufen«. So hätte M. vielleicht bei der Konsultation seines Terminkalenders gestutzt, wenn dort gestanden hätte »70. Geburtstag von Schwiegermama«, denn in der Tat sind solche Jubiläen meist ein besonderer Anlass zum gebührlichen Feiern. Noch mehr gestutzt und vielleicht mehr nachgedacht hätte er wohl, wenn dort gestanden hätte: »70. Geburtstag von Schwiegermama → Feiern?« Dies wäre bei seiner Terminabsprache zum Klassentreffen ein Hinweis für eine mögliche Terminkollision gewesen, und zugleich ein Hinweisreiz, nicht nur den Terminkalender, sondern hierfür auch seine Frau F. zu konsultieren. Dass diese als Tochter den 70. Geburtstag ihrer Mutter schon länger »im Blick« hatte und sich mit ihren Geschwistern darüber ausgetauscht hatte, verwundert nicht, auch nicht, dass sie auf das diesbezügliche Ereignis »runder Geburtstag«, das schließlich nur alle zehn Jahre auftritt, mit einer größeren Auftrittswahrscheinlichkeit reagierte als M.

Wir könnten M. nun raten, prinzipiell alle wichtigen familiären Situationen, die mit größeren bzw. termingebundenen Verpflichtungen einhergehen, konsequent in seinen Kalender einzutragen und dabei ausreichend diskriminative (verhaltenskontrollierende) Formulierungen zu verwenden. Denn ein »normaler« Geburtstag kann diskriminativ eine andere Situation charakterisieren als ein »runder« Geburtstag. Wir könnten ihm zusätzlich den Tipp geben, beim Eintrag eines Geburtstags mit der Wiederholungsfunktion in Klammern das Geburtsjahr einzutragen, in unserem Fall also »Geburtstag Schwiegermama (1950)«. Dann muss M. diesen Eintrag nur ein einziges Mal vornehmen. Natürlich erfordert diese Variante die diskriminative Wahrnehmung und Beachtung des Geburtsjahrs sowie die fehlerfreie Durchführung der damit verbundenen Subtraktionsaufgabe »Aktuelles Jahr minus Geburtsjahr«, um einen runden Geburtstag zu bemerken. Soweit zur diskriminativen und kognitiven Kontrolle des Verhaltens, die uns vor dem Vergessen von Geburtstagen, v. a. runden, schützen kann.

Auch der Ehefrau F. können wir zu einer adaptiven Verhaltensänderung raten, die berücksichtigt, dass die für sie »selbstverständlichen« diskriminativen Stimuli und familiären Situationen, die mit entsprechenden Verhaltenserwartungen (im Sinne familiärer Verpflichtungen) verbunden sind, nicht unbedingt für alle Familienmitglieder gleich sind (die »Terminplanung« der Kinder haben wir in unserem Beispiel außer Betrachtung gelassen). So könnte F. bei verpflichtenden Absprachen mit Anderen, die mit einer (erwarteten) Mit-Verpflichtung ihres Ehemanns M. verbunden sind, grundsätzlich Rücksprache mit M. halten. Dies gilt natürlich auch für M. Da hier beide den gleichen bzw. ähnlichen Kontingenzen unterliegen, könnten sie sich auch entschließen, einen gemeinsamen »Familienkalender« anzulegen, in den alle verhaltensrelevante familiäre bzw. gemeinsam verpflichtende Termine, auch die der Kinder, eingetragen werden. Dabei stellt das »gemeinsame Führen eines Familienkalenders« selbst ein gruppenbezogenes Verhaltensmuster dar, das sich nicht auf einfaches Eintragen von Terminen beschränkt, sondern grundlegende Kommunikationsverhaltensweisen voraussetzt, die in einer Familie aber in der Regel wahrscheinlich vorhanden bzw. mit geringem Aufwand zu realisieren sind und verstärkt werden können.

Sollte das obige Beispiel für ein eher seltenes oder gar einmaliges Ereignis stehen, können wir dennoch fragen, wie man mit dieser Konfliktsituation umgehen kann. Dass ehrlich gemeinte Entschuldigungen ein probates Mittel sind, Spannungen abzubauen, gilt auch für diesen Fall. So könnten wir die erste Entschuldigung M. antragen, der bedauert, nicht an diesen wichtigen Jubiläumstermin gedacht zu haben. Dann könnte auch F. bedauern, nicht bereits früher mit M. darüber gesprochen zu haben, als sie sich schon vor einem halben Jahr erstmals mit ihren Geschwistern über die Gestaltung der Geburtstagsfeier beratschlagt hatte. Sofern die emotionalen Wogen auf beiden Seiten geglättet wären, könnten dann M. und F. ggf. gemeinsam überlegen, wie man mit der Situation umgehen kann, da M. natürlich F. nicht enttäuschen will, indem er der Geburtstagsfeier mit Festessen fernbleibt, und F. es sehr schade findet, wenn M. nicht seine alten Klassenkameraden wiedersehen könnte. Die einfachsten Varianten wären die Zusage von M. für die Geburtstagsfeier und die Absage für das Klassentreffen, oder aber umgekehrt. Beide Varianten hätten entsprechende Enttäuschungen zur Folge. Eine weitere Variante bestünde im Versuch einer Terminverlegung für die Geburtstagsfeier oder das Klassentreffen in Absprache mit den jeweils Betroffenen, was vermutlich auch sehr schwierig wäre bzw. zu Unmut oder sonstigen negativen sozialen Reaktionen führen würde. Auch der ersatzweise Besuch seiner Schwiegermutter am Nachmittag und das abendliche Treffen mit seinen Kameraden erscheint beiden, M. und F., nicht als probate Lösung. Eine kleinere, vielleicht sozial akzeptable Lösung könnte darin bestehen, mit den Geschwistern und dem Restaurant die Vorverlegung des Abendessens, z. B. um eine Stunde auf 18 Uhr, zu besprechen und bei wohlwollender Akzeptanz zu vereinbaren, verbunden mit dem Hinweis, dass es M. dann nach dem Abendessen möglich wäre, seine ehemaligen Schulkameraden im Nachbarort wenigstens noch zu späterer Stunde für geraume Zeit zu treffen.

In diesem Beispiel gibt es nicht »die richtige« Entscheidung, sondern nur die Entscheidung, auf die sich die Beteiligten einigen können, also die »für sie richtige Entscheidung-in-dieser-Situation«, möglichst unter konfliktmindernden Bedingungen und Kontingenzen.

Haben Sie in sozialen Situationen schon einmal die Erfahrung gemacht, dass Ihr Gegenüber überhaupt nicht auf das einging, was Sie von ihm oder ihr erwarteten, oder sich geradezu konträr dazu verhielt? Im direkten Kontakt kann man dieses Verhalten seines Gegenübers jedoch beeinflussen, indem man das eigene Verhalten ändert. Denn unser eigenes Verhalten und wie wir auf den Anderen reagieren gehört zu den maßgeblichen sozialen Kontingenzen für das Verhalten unseres Gegenübers. Dies wird im folgenden Beispiel deutlich. Allerdings sollte die angesprochene »paradoxe Intervention« äußerst behutsam und überlegt angewendet werden und ist eigentlich dem Profi vorbehalten. Aber sie wirkt!

> **Beispiel »Verhaltensänderung durch paradoxe Intervention«:**
>
> Ein schönes Beispiel aus seiner Praxis hat Paul Watzlawick (1921–2007) einst im Rahmen eines Vortrags an der Universitätsklinik für Psychiatrie und Psychotherapie in Tübingen berichtet. Ein junges Paar hatte ihn um Rat gefragt, wie es auf die ständigen Geschenke der (Schwieger-)Eltern reagieren solle. Jedes Mal würden sie ihre Eltern bei der Entgegennahme der Geschenke inständig bitten, auf weitere Geschenke zu verzichten, ohne jeden Erfolg. Watzlawick demonstrierte an diesem Beispiel das von ihm oft beschriebene Prinzip der *paradoxen Intervention*. Er riet dem Paar, auf die Geschenke mit dem Gegenteil des bisherigen Verhaltens (paradox) zu reagieren. Als die Eltern wieder einmal ein Geschenk brachten, bedankte sich das junge Paar und zeigte sich gleichzeitig enttäuscht darüber, warum Ihnen nicht mehr bzw. ein größeres Geschenk mitgebracht worden sei und zeigte diesbezüglich eine fordernde Haltung. Darüber erzürnt, dass das junge Paar die mitgebrachten Geschenke nicht gebührend wertschätzen würde, entschlossen sich die Eltern, fortan diese Undankbarkeit nicht weiter zu belohnen und stellten ihre Geschenke ein, wodurch das ursprüngliche Ziel des jungen Paares, nämlich keine Geschenke mehr zu erhalten, erreicht war.

Zusammenfassung

1. Bei der Betrachtung von verhaltenssteuernden Kontingenzen und Verstärkungsplänen werden mehrere bzw. alle Komponenten des SORKC-Schemas zugleich und in ihrem wechselseitigen Zusammenhang betrachtet.
2. Die Gestaltung der Situation (Stimuluskontrolle), der Gebrauch von Werkzeugen, das Abrufen verfügbarer Verhaltensweisen, die Berücksichtigung persönlicher Eigenschaften sowie die Verfügbarmachung individuell wirksamer Verstärker (»Belohnungen«) können Bestandteile eines »Kontingenzmanagements« zur Prävention oder Reduktion von Stress darstellen.
3. Annahmen über die zugrundeliegenden Kontingenzen bzw. Verstärkungspläne für das Auftreten von Stress- oder Konfliktreaktionen werden i. d. R. als vorläufige Hypothesen im Rahmen eines funktionalen Bedingungsmodells formuliert und müssen in jedem Einzelfall und für jede betrachtete Situation auf ihre Stimmigkeit bzw. Richtigkeit überprüft werden. Manchmal kann es (funktional) richtiger sein, sich »paradox« zu verhalten.

6 Langfristiges Stressmanagement

Beim langfristigen Stressmanagement ist die überdauernde Änderung einer Situation bzw. von Kontingenzen erforderlich oder ein mehr oder minder komplexes Verhalten muss gelernt werden, das bisher für die besagten Situationen nicht (in ausreichendem Maß) zur Verfügung steht, also (noch) nicht Bestandteil unseres Verhaltensrepertoires ist.

Auch hier werden wir wieder systematisch die einzelnen Komponenten unseres SORKC-Modells abhandeln, eingedenk dessen, dass dies im Sinne einer Schwerpunktsetzung erfolgt und wir die anderen Komponenten immer mitdenken bzw. mitberücksichtigen müssen, so wie im Theater ein Scheinwerferlicht den aktuell Handelnden anstrahlen kann, sein Verhalten aber ohne die Anwesenheit und das Verhalten der anderen Protagonisten auf der Bühne (und ggf. das Bühnenbild) im Verlauf nicht angemessen verstanden werden kann.

6.1 Was können wir an der Situation ändern?

Als in grauer Vorzeit aus Nomaden, die geografisch weite Räume durchstreiften, sesshafte Siedler wurden, die ihren Wirtschaftsraum bestellten, hatte diese zeitlich überdauernde Sesshaftigkeit weitreichende Konsequenzen für deren Verhalten und die Entwicklung entsprechender Gesellschaftsformen. Wir können annehmen, dass damit auch entsprechende verstärkende Kontingenzen einhergingen, z. B. dass die Beschaffung und Verfügbarkeit von Nahrung immer mehr vom eigenen Verhalten (Landwirtschaft, Viehzucht usw.) abhingen, beeinflussbarer und berechenbarer wurden, mit dem Bau festerer Behausungen auch ein größerer Schutz vor Unwettern einherging und auch andere Belastungen eines Nomadenlebens wegfielen. Demgegenüber sind die Situationen und Kontingenzen, denen sich »moderne Nomaden«, z. B. Geschäftsreisende oder Abenteurer, gegenübersehen, viel zivilisatorischer, da sie bei ihren Reisen ihre Zelte und Mobiliar nicht mitführen müssen, weitgehend feste Behausungen wie Hotels vorfinden und statt Wild zu jagen selbiges in einem Restaurant genießen können.

Wenn Menschen mit dem, was sie in ihrer Lebenssituation vorfinden, nicht oder nicht mehr zufrieden sind und sie ihre grundlegenden oder für sie wichtigen Bedürfnisse nicht mehr erfüllt sehen, auch nicht kompensatorisch, und sie auch nicht über die Verhaltensmöglichkeiten verfügen, an dieser Situation grundlegend etwas zu verändern, dann bleibt ihnen oft nur noch, eine ganz andere Situation zu suchen, die ihrer Person und ihren Bedürfnissen eher entspricht.

> **Beispiel »Sozialer Stress mit fehlenden Perspektiven im Heimatland und Auswanderung«:**
>
> M., verheiratet mit einer Friseurin, lebt in Deutschland, hat nach Abitur und Militärdienst Geologie und Mineralogie studiert und mit Erfolg (Diplom) abgeschlossen. Danach stellt er fest, dass es für ihn schwierig ist, eine seiner Qualifikation entsprechende Stelle zu finden. Nach etlichen Gelegenheitsjobs, zuletzt bei einem Automobilhersteller als Akkordarbeiter am Band, entschließt er sich zusammen mit seiner Frau, sein Heil im Ausland zu versuchen. Nach einigen Erkundigungen fällt seine Wahl schließlich auf Australien, da er dort für sich als Geologe und Mineraloge bessere Berufsaussichten sieht und die dortige Amtssprache Englisch ihm und seiner Frau das Erlernen einer neuen Sprache weitgehend erspart. Als er in Australien ein Jobangebot bekommt, verabschiedet er sich von seinen Verwandten und Freunden und zieht mit seiner Frau nach Australien. Bei gelegentlichen Telefonkontakten mit Freunden schildert er seine Zufriedenheit mit seiner neuen Existenz. Die Berufsaussichten für Geologen und Mineralogen seien dort hervorragend, er habe einen festen Job, auch seine Frau habe eine feste Anstellung, und das Klima sowie die weiten Räume (er ist begeisterter Motorradfahrer) kämen ihnen beiden sehr entgegen. Nach etlichen Jahren teilt er seinen Freunden schließlich mit, dass er sich erfolgreich um die australische Staatsbürgerschaft beworben habe, eine feste Position in einem Unternehmen mit Entwicklungsperspektive innehabe und inzwischen mit seiner Frau auch ein eigenes geräumiges Heim mit viel Platz drumherum bewohne. Er könne sich inzwischen nicht mehr vorstellen, je wieder nach Deutschland zurückzukehren, es sei denn zu Besuch.

Dieses Beispiel beruht auf einem tatsächlichen Fall und zeigt, dass ein grundlegender Ortswechsel mit Auswanderung in einen entgegengesetzten Erdteil auch zu wesentlichen entgegengesetzten Konsequenzen (im Vergleich mit den Kontingenzen im früheren Heimatland) führen kann, die mit einer sehr viel größeren Lebensqualität und Lebenszufriedenheit verbunden sind. So bietet Deutschland M. kaum Möglichkeiten (S^Δ), als Geologe und Mineraloge (O) zu arbeiten (R), so dass er sich mit Tätigkeiten herumschlagen muss, die in keinster Weise seiner erworbenen Qualifikation entsprechen ($C-$) und weit schlechter entlohnt werden ($C+$ relativ gering). Durch die Auswanderung verliert er zwar den regelmäßigen Kontakt mit Verwandten und alten Freunden ($\cancel{C}+$), aber er kann sich ersatzweise trotz der großen Entfernung immer wieder mit diesen in Verbindung setzen und telefonieren ($C+$). Auch gewinnt er in Australien schnell Anschluss und ist rasch sozial integriert ($C+$). Sein sicherer Arbeitsplatz ($C+$), an dem er sich wohl fühlt ($C+$), und auch die Möglichkeit seiner Frau, gleich wieder als Friseurin (O) zu arbeiten (R) und ein Einkommen zu erzielen ($C+$), bestärken beide in ihrem Entschluss, in Australien zu bleiben.

Natürlich wissen wir, nicht zuletzt durch mediale Vermittlung, dass viele Auswanderer-Geschichten nicht so ein glückliches Ende finden, vor allem wenn die bei der Auswanderung angetroffenen Bedingungen und Kontingenzen sich nicht mit den erwarteten decken oder die Ressourcen bzw. das Verhaltensrepertoire der Auswanderer für die Bewältigung der in fernen Gefilden vorhandenen Anforderungen nicht ausreichen, so dass nicht wenige Auswanderer »ernüchtert« zurückkehren.

Die heutige Welt bietet viele Möglichkeiten, nicht nur auf Dauer, sondern auch auf bestimmte Zeit einen grundlegenden Ortswechsel vorzunehmen (die kurzfristige Variante »Urlaub« hatten wir bereits weiter oben behandelt). Manchmal sind diese Ortswechsel Ausdruck allgemeiner oder persönlicher *Entwicklungsphasen*. So gehörten Lehrjahre als »Wandergeselle« traditionell zu bestimmten Handwerksberufen, besonders wenn es darum ging, eine Qualifikation zu erlernen, für die es in heimischen Regionen kein Modell gab. Und in vielen Studienfächern sowie Berufen gehört heute die »Auslandserfahrung« zu den üblichen Qualifikationsmerkmalen. Auch persönliche Entwicklungen können einen längeren Ortswechsel nahelegen, z. B. wenn junge Menschen nach ihrem Schulabschluss nicht wissen, welchen Beruf sie ergreifen wollen und wie ihre Zukunft aussehen soll. Während die Kindheit und Jugend bis zum Ende der Schulzeit auf Kontingenzen und Verstärkungsplänen beruhen, die weitestgehend vorgegeben und institutionalisiert sind, stellt sich für junge Menschen für die Zeit danach die *Entwicklungsaufgabe* herauszufinden, was ihren eigenen Bedürfnissen am ehesten entspricht. Um dies herauszufinden kann es hilfreich sein, sich in neue oder ganz andere Lebenssituationen zu begeben, in denen andere Anforderungen und Erfahrungen zu anderen Verhaltensmustern führen, die bisher noch nicht zum eigenen Verhaltensrepertoire gehören. Auch können solche Erfahrungen in anderen Ländern dazu beitragen, die kulturell und gesellschaftlich vermittelten Selbstverständlichkeiten aus dem bisherigen Leben zu relativieren, Alternativmodelle zu erleben und Neues auszuprobieren, ohne aufgrund der alten Kontingenzen sofort wieder in gewohnte Verhaltensmuster zu fallen.

Für viele ältere Menschen stellt sich die Entwicklungsaufgabe, wie sie mit ihren nachlassenden Kräften und zunehmenden Gebrechen umgehen sollen. Auch wenn ältere Menschen oft an ihrer gewohnten Umgebung hängen, kann ein Umzug in eine seniorengerechte Umgebung, z. B. ein Mehr-Generationen-Haus, dazu beitragen, dass zunehmende Überlastungen abgefangen werden und die neue Situation mit ihren Anforderungen besser auf das Verhaltensrepertoire der Senioren angepasst ist und Ressourcen bietet, die gerade für eine weitestgehende Selbständigkeit dieser Menschen wichtig sind.

»Entwicklungsaufgaben«, die mit möglichen bis hin zu unabdingbaren Änderungen der Situation zu tun haben, sind mit ihren jeweiligen Kontingenzen häufig an bestimmte Lebenszyklen gebunden. So kann die bei Frauen bestehende biologisch begrenzte Zeit der Empfängnisfähigkeit bei starkem Kinderwunsch und zugleich starker Karriereorientierung dann zu Problemen führen, wenn die jeweiligen Kontingenzen der Lebenssituation die gleichzeitige Erfüllung beider Wünsche erschweren bzw. zur Überforderung führen. Natürlich stellt sich prinzipiell auch für Männer dieses Problem, doch erlauben ihnen die Kontingenzen, die mit ihrer biologisch größeren Zeitspanne für eine Vaterschaft zusammenhängen, ceteris paribus eine flexiblere Lebensgestaltung.

Manche Entwicklungsaufgaben, die mit einer längerfristigen Änderung der Lebenssituation verbunden sind, ergeben sich fast zwangsläufig und daher prinzipiell vorhersehbar, wenn sie an bestimmte Alters- oder Lebensphasen gebunden sind (z. B. Pubertät und Übergang ins Erwachsenenalter; Ausbildung und Aufbau einer beruflichen Existenz; Ausscheiden aus dem Erwerbsleben und Ruhestand).

Andere Entwicklungsaufgaben sind in hohem Maß von unserem Verhalten abhängig und dadurch in gewissem Umfang meist auch planbar, z. B. Partnerschaft, Familienplanung, Kindererziehung, oder aber Aufbau einer neuen Existenz bei Auswanderung. Auch hier ist Stress vorprogrammiert, wenn die entsprechenden Verhaltensweisen und Kompetenzen nicht ausreichen, jedoch kann man sich auch darauf vorbereiten oder aber alternative Lebenswege wählen.

> **Beispiel »Partnersuche«:**
>
> Die Studenten an der Technischen Universität in der Universitätsstadt U. sind mit ihren Studienbedingungen zufrieden. Da dort überwiegend junge Männer und nur wenige junge Frauen studieren, ist die Partnersuche für die männlichen Studenten natürlich erschwert. In der relativ nahe gelegenen Nachbarstadt N., die über eine Pädagogische Hochschule verfügt, ist das Verhältnis nahezu umgekehrt, mit einem deutlichen Überhang an Studentinnen. Nicht wenige Studenten in U. fahren deshalb häufig nach N., um dort an studentischen Veranstaltungen und Festen teilzunehmen.
>
> Natürlich ist mit der Fahrt von U. nach N. keine »Erfolgsgarantie« verbunden. Jedoch erhöht sich durch diese Veränderung der Situation die Wahrscheinlichkeit, einen passenden Partner zu finden.
>
> Aber auch die digitale Welt hat Situationen geschaffen, die funktional zu einer erfolgreicheren Partnersuche führen können, z. B. in sozialen Netzwerken oder auf speziellen Portalen.

Auch im *Arbeits- und Berufsleben* kann eine längerfristige Situationsveränderung sinnvoll sein. Neben der o. g. Auswanderung gibt es etliche kleinere Alternativen, z. B. den Wechsel der Arbeitsstelle oder des Arbeitgebers, oder der Wechsel von einer Festanstellung zu einer selbständigen Existenz, oder der Wechsel von einer Branche in eine andere. Auch innerhalb eines Unternehmens kann man die Abteilung oder den Aufgabenbereich oder die Funktion wechseln, einen Heimarbeitsplatz anstreben, oder Teilzeitarbeit und flexible Arbeitszeiten. Da je nach Arbeitsplatz, Arbeitgeber, Branche usw. mit diesen Situationsänderungen entsprechende Kontingenzen verbunden sind, sollte man langfristig die Situationen wählen bzw. Situationen so zu ändern suchen, dass die mit diesen Situationen verbundenen Kontingenzen den eigenen Bedürfnissen entsprechen bzw. auf das eigene Verhalten in erwünschter Weise verstärkend wirken.

> **Beispiel »Junger Familienvater, der sich selbständig machen will, erkrankt plötzlich«:**
>
> M., ein 30-jähriger Familienvater mit zwei kleinen Kindern, wird aufgrund erstmals auftretender neurologischer Symptome in eine Klinik aufgenommen. Dort vermutet man aufgrund der Symptomatik und Befunde die Erstmanifestation einer Multiplen Sklerose, möchte den Patienten aber gemäß den Gepflogenheiten der Abteilung nicht mit Verdachtsdiagnosen beunruhigen, bevor man für diese Diagnose eine sicherere Grundlage hat. Auf der anderen Seite hat der Patient den berechtigten Anspruch, über seine Erkrankung aufgeklärt zu werden. Da M. sich Sorgen macht über die Art seiner Erkrankung, vereinbart der für ihn zuständige Arzt mit ihm einen Termin am Abend, um mit ihm in Ruhe darüber zu sprechen. Bei diesem Gespräch, an dem auch die Ehefrau von M. teilnimmt, erkundigt sich M., welche Krankheit er habe und bittet um Rat, was er tun solle. Er sei derzeit als fest angestellter Techniker im Öffentlichen Dienst tätig, wolle sich jedoch selbständig machen, da er dann aufgrund seiner gefragten Berufsqualifikation deutlich mehr verdienen könne. Er und seine Frau seien sich jetzt aber aufgrund der Erkrankung nicht mehr sicher, ob dies die richtige Entscheidung sei. Im weiteren Gespräch klärt der Arzt M. und dessen Frau über die vorliegenden Befunde auf, auch über die Verdachtsdiagnose und die möglichen Folgen einer solchen Erkrankung. Auch wenn noch etliche Unabwägbarkeiten und Unsicherheiten bleiben, so können M. und seine Frau jetzt doch besser die möglichen Konsequenzen und Risiken abwägen, die bei einem weiteren Verlauf der Krankheit zu erwarten sind, je nachdem, ob M. weiter im öffentlichen Dienst bleibt oder die Selbständigkeit wählt.

Eine chronische Krankheit bzw. deren Folgen können Belastungen und ggf. Überforderungen mit sich bringen. Meist trifft eine solche Krankheit die Betroffenen überraschend, so dass man sich auf diese Art von ereignisabhängiger Entwicklungsaufgabe kaum vorbereiten kann. Jedoch zeigt dieses Beispiel auch, dass die Bewältigung einer solchen Krankheit und ihrer Folgen, z. B. längere Phasen der Arbeitsunfähigkeit, Behinderung, und möglicherweise Berufs- oder Erwerbsunfähigkeit, von Kontingenzen der Lebens- und Arbeitsumgebung abhängig sein kann, für die man eine Wahl treffen kann.

Im Gegensatz zu den o. g. kurzen Auszeiten bieten längerfristige und überdauernde Situationsänderungen die Möglichkeit, durch Änderungen der Kontingenzen Lernprozesse in Gang zu setzen, bei denen wir neues Verhalten aufbauen oder für uns selbst unerwünschtes Verhalten abbauen können. Dies können wir nutzen, wenn wir Neues ausprobieren wollen, z. B. in *Probe-Situationen* mit entsprechenden Möglichkeiten zum Probehandeln. Bei der sog. *»Trennung auf Probe«* erfahren z. B. beide Partner, wie es ist, wenn sie ohne den anderen ihr Leben weiterführen. Sofern es zuvor ständig zu Konflikten und Streitereien gekommen ist, kann eine Trennung zur Entlastung führen, im Sinne einer negativen Verstärkung. Dann gäbe es wenig Grund, zum Partner zurück zu kehren, vor allem, wenn andere positivere Verstärkungspläne wirksam werden, sei es in einer anderen Partnerschaft oder in einer anderen Lebensform. Es kann jedoch auch sein, dass bei Abwesenheit aversiver Stimuli, die im Zusammenhang mit den früheren Streitereien auftraten, die positiven Aspekte der gemeinsamen Beziehung und Lebensgeschichte wieder mehr in den Vordergrund treten, man beim Wiedersehen vorsichtiger und achtsamer miteinander umgeht und in der Verhaltenshierarchie der beiden Partner wieder die Verhaltensweisen die Oberhand bekommen, die bereits in ihrer glücklichen, d. h. wechselseitig verstärkenden, früheren Phase die Beziehung ausmachten. Letztlich wird es dabei darauf ankommen, ob die beiden Partner für ihre jeweilige Lebenssituation ein wechselseitiges Gleichgewicht finden, zwischen der Erfüllung der eigenen Bedürfnisse einerseits und der Bedürfnisse des Partners andererseits.

Natürlich gilt eine solche Probesituation auch für den umgekehrten Fall einer *Ehe auf Probe*, wenn Menschen zusammenziehen, um zu sehen, ob auch unter den Kontingenzen eines gemeinsamen Alltags die Beziehung hält, bzw. die wechselseitigen Verstärkungen aufrecht erhalten bleiben. Ein ausgedehnter gemeinsamer Urlaub kann dabei eine Vorübung sein, allerdings zeigt sich oft erst unter den realen Alltagsbedingungen, z. B. i. R. eines gemeinsamen Haushalts, gemeinsamer bzw. abzustimmender Verantwortlichkeiten usw., wie tragfähig die gewählte Beziehungsform ist.

Auch im Arbeitsleben kennen wir das Prinzip der Probezeit bei einer Neuanstellung. Darüber hinaus können wir das Prinzip der Probesituation und des Probehandelns auch im weiteren beruflichen Verlauf anwenden, um zu sehen, ob uns die Anforderungen, die sich aus einer *neuen Arbeitssituation* ergeben, Freude bereiten oder aber eine Überforderung darstellen. Dabei kann die Initiative vom Betrieb oder Unternehmen ausgehen, z. B. wenn Innovationen oder Umstrukturierungen neue Arbeitssituationen begründen. Aber auch als Arbeitnehmer können wir initiativ werden. So können wir uns um eine neue Stelle oder um die Übertragung von Aufgaben oder eines Projekts bemühen, um zu sehen, wie wir damit zurechtkommen. Und wenn wir Sorge haben, dass dabei unsere ersten Schritte im Chaos enden könnten, können wir schauen, ob nicht die Übernahme des Vereinsvorsitzes im Sportverein es uns ermöglicht, vorsichtig die Führungsqualitäten auszuprobieren oder ggf. aufzubauen, die wir für die nächste Stelle im Betrieb, die wir anstreben, benötigen würden.

In der Verhaltenstherapie benutzen wir Probesituationen, um *Rollenspiele* durchführen. Natürlich sind dabei die entsprechenden Situationen und die darauf bezogenen Verhaltensanforderungen bzw. Rollen meist konstruiert und (therapeutisch) kontrolliert, z. B. wenn es darum geht, im Selbstsicherheitstraining von seinem imaginären dominanten Chef eine Gehaltserhöhung zu fordern. Und selbst wenn sie sich im Verlauf mehrerer Wochen vielfach wiederholen, werden sie hinsichtlich des angestrebten Verhaltens nur dann wirksam sein, wenn dieses Verhalten auf die realen Lebensbedingungen übertragen werden kann und dort angemessen verstärkt wird.

Wie wir gesehen haben, sind die Möglichkeiten zum Ausprobieren bzw. Probehandeln oft mit situativen Änderungen oder Probe-Situationen verbunden, seien es neue Herausforderungen am bisherigen Arbeitsplatz oder aber eine gänzlich neue Umgebung beim Auswandern. Dabei müssen diese Situationsänderungen selbst beim Auswandern nicht endgültig sein, wie mancher Rückkehrer belegt. Denn die Erfahrungen an neuen Orten können auch dazu beitragen, dass wir die alten Erfahrungen sehr viel diskriminativer sehen und feststellen, dass an den neuen Orten auch etwas fehlt, was wir am alten Ort als selbstverständlich hinnahmen. Dies mag erklären, warum nicht wenige Menschen nach vielen Jahren der Abwesenheit später wieder in ihre Heimat zurückkehren. Dabei können sich hinter diesem positiv besetzten Begriff viele und langjährig wirksame belohnende Kontingenzen in unserer frühen Lerngeschichte verbergen, vor allem auf der emotionalen Ebene.

Zusammenfassung

1. Eine zeitlich überdauernde Änderung einer Situation kann neue Verhaltens- und Verstärkungsbedingungen mit sich bringen, die zu einer Verringerung bestehender Belastungen und geringerem Stress beitragen können.
2. Auswandern ist oft mit grundlegenden Änderungen der Lebenssituation verbunden und kann als aktive Stressmanagement-Strategie verstanden werden, vorausgesetzt diese Entscheidung wird unter Kenntnis oder zumindest informierter Abwägung der jeweiligen Kontingenzen getroffen.
3. Andere grundlegende Situationsänderungen ergeben sich im Rahmen von Entwicklungsphasen, z. B. beim Eintritt in die Berufswelt oder beim Eingehen einer engeren Beziehung, und gehen oft mit grundlegenden Entwicklungsaufgaben einher.
4. Auch überraschende oder unvorhersehbare Ereignisse, z. B. eine chronische Erkrankung oder Behinderung, können mit einer Änderung der Lebenssituation einhergehen, die adaptive Entwicklungsaufgaben mit sich bringt.
5. Das Aufsuchen oder gar Gestalten bestimmter Situationen »auf Probe« kann helfen, neuartige Situationen und deren Auswirkungen auf das Verhalten zu erforschen.

6.2 Was können wir am Verhalten ändern?

Während wir bei den kurzfristigen Stressmanagementstrategien beschrieben haben, was man in stressigen Situationen sofort machen kann, da man über das erforderliche Verhalten verfügt (im Sinne von »reaktiv«), behandeln wir hier Verhaltensweisen, die wir erst lernen müssen, um später funktional gleichartige oder ähnliche Situationen besser bewältigen zu können (im Sinne von »proaktiv«).

Dabei stehen beim sog. *»aktiven Stressmanagement«* die Verhaltensweisen im Vordergrund, mit denen wir durch aktives Eingreifen in die Situation diese verändern und so drohende oder bestehende Überlastungen verhindern, vermindern oder vermeiden. Beim sog. *»passiven Stressmanagement«* dagegen bleiben wir der betreffenden Situation i. d. R. weiter ausgesetzt, lernen jedoch, deren negative Folgen zu verhindern, zu vermindern oder zu vermeiden.

Gesellschaften entwickeln *institutionalisierte »Stressmanagementprogramme«* für ihre Mitglieder, vor allem wenn es um die Sicherung des Überlebens oder den Schutz vor großen Schäden geht.

Für andere Absicherungen unserer Existenz müssen wir unser »*individuelles Stressmanagement*« nutzen, z. B. wenn wir uns eine berufliche Existenz aufbauen. Die Frage, was das mit Stressmanagement zu tun, kann man rasch beantworten, wenn man daran denkt, was die Folgen sind, wenn uns dies nicht gelingt.

Doch kommen wir zunächst zu der Frage, welche Verhaltensanforderungen unsere moderne zivilisatorische Gesellschaft an uns stellt. Da diese Anforderungen sich immer auf ein Verhalten-in-einer-Situation beziehen, müssen wir die entsprechenden Anforderungssituationen ebenfalls ansprechen.

Wohnen und Arbeiten am selben Ort ist auch heute noch für viele Menschen eine Selbstverständlichkeit. Allerdings können selbst dann lange Wege zur und von der Arbeit erforderlich sein, z. B. in Großstädten wie Berlin. Liegen Wohn- und Arbeitsort weit auseinander, so stellt sich für viele Menschen die Frage, wie sie diesen Spagat und die Anforderungen einer sozial bedingten *Mobilität* bewältigen, und mit welchen Konsequenzen. Dies hängt natürlich von weiteren Faktoren ab, z. B. vom Partnerschafts- oder Familienstatus, von den verfügbaren inkl. finanziellen Mitteln, der grundsätzlichen Einstellung, was persönlich tragbar ist usw.

Beispiel »Wohnen und Arbeiten: Szenario 1«:

Junger Single M., ohne festen Partner, mit festem Freundeskreis an seinem Wohnort in einer Kleinstadt, fünf Arbeitstage pro Woche am Arbeitsort in einer 80 km entfernten Großstadt, als Angestellter tätig.
Mögliche Anforderungen an das Verhalten:
Aufrechterhaltung der Freundschaften am Wohnort: Dies erfordert von M. einen erhöhten und bewussten Planungsaufwand. Sofern er täglich vom Arbeits- zum Wohnort zurückfährt, wird er abends am Treffen mit Freunden nur eingeschränkt teilnehmen können, oder dann vielleicht müde sein durch das tägliche Pendeln zusätzlich zur Arbeit. Falls er sich eine Zweitwohnung am Arbeitsort leisten kann und will, muss er ggf. seine Arbeitszeiten so einteilen, dass er an Abenden mit Freunden mehr Zeit hat und früher an seinen ersten Wohnort fahren kann. Oder er bemüht sich um ein Treffen mit Freunden an den Wochenenden und Feiertagen, was ebenfalls Vorplanung und Abstimmung voraussetzt. Die Selbstverständlichkeit, mit der er abends spontan mit Freunden Sport machte oder in die Kneipe ging, wird eher geplanten Treffen weichen müssen. Des Weiteren können sich natürlich auch am Arbeitsort soziale Kontakte und Freundschaften ergeben, so dass M. möglicherweise vor Entscheidungen steht, wo, bei wem und wie er Prioritäten setzen will.

Beispiel »Wohnen und Arbeiten: Szenario 2«:

Mitte 30-jähriger M., in fester Partnerschaft ohne Kinder und in gemeinsamer Wohnung lebend, mit großem gemeinsamem Freundes- und Bekanntenkreis am Wohnort, die meisten davon ebenfalls ohne Kinder. Partnerin als beamtete Lehrerin am Wohnort tätig, er in leitender Stellung in einer 80 km entfernten Großstadt.

Mögliche Anforderungen an das Verhalten:
Aufrechterhaltung der Partnerschaft: Hierfür zieht M. es vor, täglich vom Wohn- an den Arbeitsort und zurück zu fahren. Falls er sich finanziell problemlos trotz der sehr seltenen Nutzung eine Zweitwohnung leisten kann, ist es ihm möglich, gelegentlich am Arbeitsort zu bleiben. Oder er könnte seine Partnerin bitten, ab und zu an seinen Arbeitsort zu kommen, damit die Belastung verteilt wird.

Aufrechterhaltung des Freundeskreises: Auch hier werden mehr Planungen auf M. zu kommen, zusammen mit entsprechenden Abstimmungen mit seiner Partnerin, wann, wo und bei welchen Treffen beide Partner zusammen die Zeit mit Freunden verbringen bzw. wo dies nicht so wichtig ist, umso mehr als die prinzipiell verfügbare Zeit zusammen weniger ist als zuvor. Auch beschließen beide Partner, für Treffen mit gemeinsamen Freunden öfters die Initiative zu übernehmen und diese v. a. an Wochenenden und bestimmten Abenden einzuladen.

Beispiel »Wohnen und Arbeiten: Szenario 3«:

Mitte 30-jähriger Familienvater mit zwei Kindern im Kindergartenalter, Ehefrau Ende 20, als Angestellte in der Stadtverwaltung am Heimat- und Wohnort tätig, aktuell wegen der Kinder in Teilzeit. Er selbst arbeitet als leitender Angestellter in einer 80 km entfernten Großstadt. Großer gemeinsamer Freundes- und Bekanntenkreis am Wohnort, viele davon ebenfalls mit Kindern.

Die Anforderungen an das Verhalten werden hier auch durch die bestehende Partnerschaft und den Freundeskreis bestimmt, vor allem aber durch das Familienleben und die Dynamik, die sich durch die Kindererziehung und -ausbildung über die Zeit ergibt.

Aufrechterhaltung der Familie und sonstiger sozialer Beziehungen im Verlauf: Um für seine Familie da zu sein, strebt M. an, soviel Zeit wie möglich mit seinen Kindern zu verbringen. Auch die Treffen mit den Freunden werden durch deren Familienleben mit Kindern bestimmt. Wenn die Kinder eingeschult werden und z. B. an einer Ganztagsschule sind, stellt sich die Frage, ob die Ehefrau von M. wieder ihre volle Tätigkeit in der Stadtverwaltung aufnimmt oder aber, ob die ganze Familie an den Arbeitsort des Vaters zieht, wenn M.s Ehefrau auch Aussicht auf eine Anstellung dort hat. Natürlich ist im Verlauf auch denkbar, dass sich M. darum bemüht, einen neuen Arbeitsplatz am Familienwohnort zu finden, um wieder näher bei der Familie zu sein. Zudem müssen dabei die bestehenden Freundschaften, auch die der Kinder, mitberücksichtigt werden. Hier wird deutlich, dass die soziale Dynamik und Abstimmungserfordernisse bei diesem Szenario sehr viel größer sind als bei den beiden vorausgehenden, und dass jede Art von Stressmanagement innerhalb eines sozialen Familiensystems erfolgt, meist mit entsprechenden Konsequenzen für jedes der Familienmitglieder.

Mobilität ist auch ein Belastungsfaktor in Partnerschaften und/oder Familien, bei denen ein Familienmitglied beruflich bedingt häufig oder über lange Zeiten unterwegs an fremden Orten ist und als Partner oder Familienmitglied nicht aktiv zur Verfügung steht, z. B. bei häufigen Geschäftsreisen, oder bei Arbeiten auf Montage, oder im Speditionsbereich mit Fernverkehr usw. Hier umfasst das persönliche Stressmanagement die ständige Abstimmung der eigenen Lebens- und Arbeitsgestaltung mit der des Partners bzw. der anderen Familienmitglieder, um eine »Entfremdung« bzw. ein Auseinanderleben mit Bruch dieser sozialen Beziehungen zu vermeiden.

Nachfolgend noch ein paar grundsätzliche Anmerkungen zum Stressmanagement in *Arbeit und Beruf*, das weiter unten noch ausführlicher beschrieben wird.

Die grundlegenden Verhaltensanforderungen im Arbeitsleben sind meist Bestandteil des jeweiligen Berufs mit seinen spezifischen Ausbildungs- und Qualifikationserfordernissen. Wer diese Qualifikation und die damit verbundenen *Verhaltenskompetenzen* erwirbt, ist in der Regel, d. h. für alle praktischen Zwecke, vor Überlastungen geschützt. Wenn ein gelernter Koch mit mehrjähriger Berufserfahrung in einem Restaurant für eine Gruppe von zehn Personen zeit- und mengengerecht ohne größeren Unfall das Essen zubereitet, wird für ihn dieses Ereignis eher normal sein. Wenn wir dagegen nicht über eine solche Qualifikation verfügen und vor dieselbe Aufgabe gestellt werden, dürften die Konsequenzen eher in eine Überlastungssituation münden. Nun ist jedoch denkbar, dass auch der gelernte Koch im Rahmen seiner Ausbildung nicht alle wesentlichen Verhaltenskompetenzen erworben hat, die für eine erfolgreiche Tätigkeit notwendig sind. Entschließt er sich z. B., ein Restaurant zu eröffnen, so umfasst seine neue Rolle nicht nur die des Kochs, sondern die eines Kleinunternehmers, der sich auch um diese Aufgaben kümmern muss, und sei es, dass er sie verantwortlich und gezielt an kundigere Mitarbeiter oder Kooperationspartner delegiert. Auch mit der Übernahme der Funktion eines Kantinenchefs in einer Großkantine könnte unser gelernter Koch rasch überfordert sein, wenn ihm entsprechende Erfahrungen und Qualifikationen fehlen, z. B. im Bereich Führen und Leiten. Nicht selten sind es gerade diese »weichen« oder *»sozialen Fertigkeiten«* (engl. social skills), die eine wesentliche Verhaltensanforderung in entsprechenden Arbeits- und Berufsfeldern darstellen.

Des Weiteren sind oft Kenntnisse und Verhaltenskompetenzen von Bedeutung, die sich unmittelbar auf die besondere Situation des Arbeitsplatzes, des Betriebs oder des Unternehmens beziehen. Während z. B. ein Laborant in einem pharmazeutischen Labor in einer relativ standardisierten Umgebung arbeitet und dies in dieser Form nahezu überall auf der Welt so könnte, vorausgesetzt ein solches Labor steht zur Verfügung, sind viele Betriebe und Unternehmen mit ihren jeweiligen Standorten, Belegschaften, Rechts- und Organisationsformen, Historien usw. »einzigartig«. Die Kenntnis und Berücksichtigung dieser spezifischen Bedingungen wird wichtig sein, auch für den betriebswirtschaftlichen Allround-Manager, der sich zutraut, alles zu managen, sei es ein Unternehmen in der Getränkeindustrie oder ein Unternehmen in der Computerindustrie.

Kommen wir nun von beobachtbaren, behavioralen Verhaltensanforderungen zu anderen Ebenen des Verhaltens, bei denen ebenfalls eine langfristige Änderung im Sinne des Erlernens oder Verlernens erforderlich ist.

Für die *kognitive Ebene des Verhaltens* haben wir bereits das *»regelgeleitete Verhalten«* erwähnt. So vertraut es uns erscheinen mag, dass wir uns täglich in unserem Verhalten nach bestimmten Regeln richten, so sollten wir uns doch vergegenwärtigen, dass dieses regelgeleitete oder kognitiv kontrollierte Verhalten wie jedes Verhalten mehr oder minder funktional oder aber dysfunktional sein kann. Dysfunktional ist es z. B. dann, wenn darauf basierende Entscheidungen und Verhaltensweisen zu nicht erwünschten bzw. aversiven Konsequenzen führen, sei es für den Betroffenen selbst oder für andere.

Nehmen wir als Beispiel einige allgemeine Einstellungen und Überzeugungen, die nahezu vorhersehbar zu Problemen und Stress im Alltag führen können, wenn wir sie als Maxime für unsere Entscheidungen und Verhaltensweisen nehmen:

Beispiel »Regel 1: Ich muss perfekt sein!«:

Varianten: »Bei mir muss alles perfekt sein!«, »Ich mache keine Fehler« bzw. »Ich darf keine Fehler machen!«, »Wenn ich etwas mache, dann gründlich und sorgfältig!«, »Bei mir gibt es keinen Pfusch!«, »Die Qualität muss immer stimmen!«, »Ich lege stets Wert auf Exaktheit und Korrektheit!«
Alternativen: »So viel wie nötig!« (Handwerker-Regel) bzw. »Nur das Nötigste«. »Nur nichts Überflüssiges!«, »Es reicht, wenn es funktioniert!«, »Das reicht!«

Beispiel »Regel 2: Ich bin ein ewiger Verlierer!«:

Varianten: »Ständig muss mir etwas passieren!«. »Ich kann machen, was ich will, es klappt einfach nicht!«
Alternativen: »Ich gebe mein Bestes!«, »Wer viel macht, darf auch viele Fehler machen!«, »Ich muss nicht immer der Beste (bzw. erfolgreich) sein!«

Beispiel »Regel 3: Wenn ich etwas will, erreiche ich es auch!«:

Varianten: »Wer sich anstrengt, ist immer erfolgreich!«, »Alles, was ich anpacke, gelingt mir!«
Auf den ersten Blick spricht diese Einstellung für eine positive Selbstwirksamkeitserwartung bzw. eine große Willensstärke und aktive Einstellung zum Leben.
Eine Variante ist die Umdeutung dieser Einstellung in eine Aufforderung an Andere: »Du wirst nur etwas erreichen, wenn Du es (auch) willst!«. Oder im Fall des Scheiterns: »Hättest Du es gewollt, hättest Du es auch erreicht!« Damit wird dem Anderen prinzipiell unterstellt, er oder sie habe sich nicht genügend angestrengt. Wenn es keine anderen Beobachtungen gibt, die eine solche Annahme bestätigen, ist eine solche tautologische Aussage sinnlos und in vielen sozialen Kontexten ggf. sogar schädlich.
Alternativen: »Wenn ich mich anstrenge, ist der Erfolg wahrscheinlicher!«, »Ich packe es an und schau mal, was rauskommt!«

Allerdings gibt es auch Einstellungen und Überzeugungen, denen man nicht sofort ansieht, dass sie (prinzipiell) dysfunktional sind. Oft liegt das daran, dass die Dysfunktionalität erst bei der Betrachtung der gesamten Situation und der Person sichtbar wird:

> **Beispiel »Regel 4: Das pack' ich ja eh nicht!«:**
>
> Diese »Misserfolgserwartung« kann sich auf eine durchaus realistische Situation beziehen, z. B. wenn sich ein gesanglich mäßig begabter Zeitgenosse überlegt, ob er sich bei einem Casting für ein Musical oder einen Gesangswettbewerb bewerben soll mit dem Ziel, daraus als Sieger hervorzugehen. Wenn allerdings jemand in vielen verschiedenen Situationen vorab eine solche Einstellung hat, vor allem auch in Situationen, die angesichts seiner Verhaltenskompetenzen durchaus Erfolgschancen beinhalten, dann würden wir darin eher eine dysfunktionale Grundhaltung sehen, z. B. im Sinne einer geringen oder negativ gefärbten Selbstwirksamkeitserwartung.

Sowohl funktionale, leider aber auch dysfunktionale *Einstellungen und Überzeugungen* können im Sinne sich selbst erfüllender Prophezeiungen die Wahrscheinlichkeit erhöhen, dass das darauf basierende Verhalten tatsächlich zu den Konsequenzen führt, die in der jeweiligen Einstellung explizit oder implizit vorweggenommen werden.

Ob relativ überdauerndes oder eingeschliffenes Verhaltensmuster oder Persönlichkeitsmerkmal, sofern die betreffenden Einstellungen und Überzeugungen sowie Regeln, nach denen sich ein Mensch orientiert, dysfunktional sind und zu negativen Konsequenzen und zur Überforderung führen, sollte er diese Überzeugungen auf den *Prüfstand* stellen, analysieren, kognitiv um- oder restrukturieren und an die Realitäten anpassen. In der Verhaltenstherapie gibt es für diese »kognitive Umstrukturierung« oder Restrukturierung systematische Techniken, die man für Einstellungsänderungen anwenden kann, z. B. beim Stressmanagement nach Meichenbaum (2012a), aber auch bei psychischen Störungen, z. B. die rational-emotive Therapie nach Ellis et al. (2012) oder die kognitive Verhaltenstherapie nach Beck und Freeman (1999).

Während allgemeine Einstellungen und Überzeugungen, Regeln usw. relativ generelle und statische, d. h. situationsübergreifende und für eine Vielzahl von Verhaltensweisen relevante Handlungsstrategien darstellen, gibt es auch relativ dynamische Verhaltensmuster, bei denen es um eine (auch) kognitive Auseinandersetzung mit der jeweiligen Situation geht. Dies ist vor allem dann der Fall, wenn wir Entwicklungen absehen und entsprechend *planen* können, oder wenn wir Prozesse analysieren und entsprechende Probleme *lösen* können. Wie wir bereits oben gesehen haben, kann rechtzeitige Planung die Situation für nachfolgendes Handeln grundsätzlich verändern.

> **Beispiel »Pflegeperson erkrankt selbst«:**
>
> F. ist eine 66-jährige rüstige Frau im Ruhestand, verwitwet, die im eigenen Haus seit fast einem Jahr ihre 92-jährige pflegebedürftige Mutter versorgt. In ein Pflegeheim möchte sie ihre Mutter nicht oder nur im Notfall geben. Als F. plötzlich selbst erkrankt und sich in den nächsten vier Wochen einer planbaren Operation

unterziehen muss, für die sie etwa zwei Wochen stationär aufgenommen werden soll, vielleicht noch mit einer anschließenden Rehabilitationsbehandlung, gerät sie in Panik, wie in dieser längeren Zeit ihre Mutter versorgt werden soll. Ihre zwei erwachsenen Kinder, die mit jeweils eigener Familie über hundert Kilometer entfernt leben, können über solch eine lange Zeit nicht einspringen.

In solch einem Fall sind hinsichtlich des Stressmanagements zwei Phasen zu unterscheiden: Da die Pflegesituation bereits länger besteht und F. in einem Alter ist, in dem man auch mit höherer Wahrscheinlichkeit erkrankt als in jungen Jahren, ist eine Vorsorge sinnvoll, wie beim Eintreten einer solchen Situation die Weiterführung der Pflege gewährleistet werden kann. Rechtzeitige Beratung und Inanspruchnahme von hierauf professionell spezialisierten Institutionen wie z. B. Pflegediensten ist hier angezeigt. Aber selbst wenn F. prinzipiell weiß, dass es Möglichkeiten für die Kurzpflege oder die Verhinderungspflege gibt, wird sie beim Eintreten dieses konkreten Falls nicht unbedingt gleich wissen, ob bzw. welche Bedingungen für ihren Einzelfall gelten, so dass sie bezüglich der Antragstellung, Beachtung möglicher Beschränkungen oder Fristen und der weiteren Organisation konkrete Unterstützung benötigt, sei es in fachlicher Hinsicht von Pflegediensten oder sei es privat durch Angehörige und Freunde. Für diese Handlungsphase ist es insbesondere bei zeitlichem Druck hilfreich, wenn bereits zuvor bei der Planung ein »Fahrplan« festgelegt wird, was wann bzw. in welcher Reihenfolge mit wem bzw. mit wessen Unterstützung zu tun ist, wenn der besagte Fall eintritt. Diese Sicherheit auf der kognitiven Ebene kann helfen, dass der Umgang mit dem möglichen Zeitdruck und die emotionale Bewältigung der Situation die Betroffenen im Ereignisfall nicht überfordern.

Hinweis »Planung schafft Sicherheit«:

Da jeder von uns von einer schweren Erkrankung betroffen werden kann und jeder von uns sterben muss, sind *Patientenverfügungen* und *Testamente* Beispiele gesellschaftlich legitimierter und funktionaler Planungen, um sicherzustellen, dass die eigenen Wünsche auch dann noch das soziale Verhalten anderer »kontrollieren«, wenn wir selbst dazu nicht mehr in der Lage sind.

Planungsverhalten erlaubt uns »proaktiv«, uns besser auf zu erwartende Handlungssituationen einzustellen und vorzubereiten. Planungsverhalten kann man als »inneres Rollenspiel« auffassen, bei dem man sich möglichst konkret ein bestimmtes Szenario vorstellt, das die Verhaltensanforderungen enthält, auf die man sich vorbereiten möchte. Hilfreich hierfür ist das »Drehbuch-Prinzip«, d. h. die Situation und das geforderte Verhalten sollten so konkret und operational beschrieben sein, dass die Umsetzung klar ersichtlich ist. Hierfür kann man sich an folgender Vorstellung und Frage orientieren: »Stell Dir vor, es läuft eine Kamera: Was würde ich sehen?« Wenn man seine Planung nach diesem Prinzip dann einer anderen Person schildert, kann man deren soziale Rückmeldung und ggf. Fragen zum Anlass nehmen, seine Bilder zu präzisieren.

> **»Zeitmanagement«:**
>
> Da zahlreiche Ratgeber zum Zeitmanagement existieren, beschränken wir uns hier auf die Betrachtung der verhaltenspsychologischen Funktion: Zeitmanagement können wir als Planungskompetenz betrachten, eine Reihe sukzessiver oder simultaner Tätigkeiten in eine definierte zeitliche Reihenfolge zu bringen, abhängig vom angenommenen Zeitbedarf, von der Wichtigkeit, der Dringlichkeit und anderen Kriterien.

Ein weiteres kognitives Verhaltensmuster stellt das *systematische Problemlösen* dar. Sofern wir durch unsere Ausbildung, unsere Arbeit, unseren Beruf oder auch im Privatbereich über lange Zeit hinweg überdauernde Kompetenzen aufbauen, die eine systematische Herangehensweise an Probleme und deren Lösung beinhalten, können wir diese Handlungskompetenzen auch als O-Variable der Person zuschreiben, sozusagen als »typische« Verhaltenseigenschaft. Charakteristisch für solche Kompetenzen ist ja gerade, dass durch deren Erwerb »typische« Anforderungen für den kompetenten Fachmann kein Problem mehr darstellen, weil er durch Ausbildung und Erfahrung die Lösungswege kennt, zumindest was die »normalen« Situationen in seinem Beruf angeht. Aber auch dieser Fachmann wird Situationen begegnen, wo er ad hoc kein Verhalten abrufen kann, das zur Lösung eines Problems beiträgt, auch wenn die Grenze hierfür gegenüber einem Laien auf dem jeweiligen Gebiet durch die Kompetenz beträchtlich hinausgeschoben wird. Nimmt man ein Beispiel aus der Denkpsychologie zu Hilfe, weiß man gleich, was gemeint ist. Dort wird eine Handlungserfordernis als Problem definiert, wenn die erste Reaktion erfolglos geblieben ist bzw. die ersten Reaktionen erfolglos geblieben sind. Damit wird deutlich, dass Anforderungen bzw. Handlungserfordernisse solange kein Problem darstellen, wie wir ein funktionales Verhalten in unserem Repertoire haben, das zum gewünschten oder gewohnten Ergebnis führt. Systematisches Problemlösen besteht darin, dass wir die (funktional) neue Situation systematisch analysieren, mögliche Handlungsoptionen sammeln, sei es allein oder gemeinsam mit anderen, ggf. hierzu recherchieren oder andere erfahrene Zeitgenossen befragen, uns dann unter Berücksichtigung der Ratschläge, Recherchen, Überlegungen sowie vor allem auch der zu erwartenden Konsequenzen für eine Handlungsoption entscheiden, diese ggf. ausprobieren und bei ausreichendem Ergebnis beibehalten oder erneut in den Problemlöseprozess einsteigen. Einzeltechniken wie Brainstorming, Kosten-Nutzen-Berechnungen etc. können ggf. hilfreich sein, zusätzlich helfen technologische Entwicklungen im digitalen Zeitalter unserer Informationsgesellschaft, wo im Internet für nahezu alle häufigeren Fälle »Lösungen« zu finden sind, allerdings sehr unterschiedlicher Qualität und »ohne Gewähr«.

Planungen, kognitives Problemlösen und andere Kognitionstechniken können nicht immer alle möglichen Kontingenzen berücksichtigen. Besonders bei relativ selten auftretenden Entwicklungen können entscheidende Kontingenzen, auch soziale, nicht immer sicher vorhergesagt werden. Im besten Fall wirken kognitive Techniken sofort stresspräventiv, in vielen Fällen jedoch müssen sie anhand der Erfahrungen in der Wirklichkeit modifiziert bzw. angepasst werden.

Auch auf der *physiologischen Ebene des Verhaltens* kann der Aufbau entsprechender Verhaltenskompetenzen für ein längerfristiges Stressmanagement hilfreich sein. So wissen wir, dass *regelmäßige aktive Bewegung* und *Fitness-Programme* sich positiv auf das Immunsystem auswirken und auch einen Schutz vor physischer oder psychischer Überlastung bis hin zur Prävention von Erkrankungen darstellen können.

Wichtig sind solche gesundheits- und fitness-orientierten Verhaltensweisen auch dann, wenn sie hinsichtlich bestimmter »Schwachstellen« des Betroffenen kompensatorisch wirken sollen, z. B. bei Menschen mit einseitigen Belastungen im Alltag wie einer vorwiegend sitzenden Tätigkeit.

Die *zeitliche Verteilung und Strukturierung* ist besonders in der Anfangsphase wichtig. Nicht selten entsteht der Wunsch nach mehr Bewegung aus einem Impuls heraus, der durch verschiedene Anlässe getriggert werden kann. Hierzu gehören z. B. kalorienträchtige Feiertage und Zeiten wie Weihnachten und Neujahr, wenn die Waage beim Körpergewicht Handlungsbedarf signalisiert. Bei der anfänglichen Vorbereitung und in der Phase des Verhaltensaufbaus sollte deshalb darauf geachtet werden, wie das angestrebte Fitnessprogramm in den eigenen Terminplan integriert werden kann. Da aktive Bewegung, Sport, Fitnesstraining usw. heute zu etabliertem Gesundheitsverhalten gehört und diesbezüglich eine Vielzahl von Angeboten besteht, beschränken wir uns hier auf diese allgemeinen Punkte.

»Bewegung auf Abruf«:

In der Arbeitswelt fördern manche Institutionen durch Pausenregelungen und Bewegungsangebote gesundheitsförderndes Verhalten. Aber auch der Heimarbeiter kann sein Verhalten entsprechend steuern, indem er die Funktion seiner Smart Watch oder seines Fitnesstrackers nutzt, die ihn durch Messung seiner Aktivität ggf. daran erinnert, dass es wieder Zeit wäre, sich ein bisschen mehr zu bewegen. Auch hier erkennen wir wieder das Prinzip der Stimuluskontrolle des Verhaltens.

Kommen wir nun zur *emotionalen Ebene des Verhaltens*:

Gefühle sind häufig Begleiterscheinungen bei Verhalten, das wir auf anderen Ebenen beobachten. Sportliche Aktivitäten sind hierfür ein schönes Beispiel, sei es, wenn wir selbst aktiv sind oder als Fan zuschauen. Ehrgeiz, Begeisterung, Ärger und Wut, Trauer und Verzweiflung, alles kann erlebt und miterlebt werden.

Wenn wir langfristig wirksame, zeitlich überdauernde emotionale Reaktionsmuster aufbauen wollen, verbinden wir damit meist den Wunsch, mehr positive Gefühle zu empfinden oder zu zeigen und/oder weniger negative Gefühle als bisher.

Widmen wir uns zunächst den positiven Gefühlen: Spontan lösen viele Situationen bzw. Stimuli solche positiven Gefühle aus, sei es ein behaglicher, wärmender Raum, wenn wir aus der Kälte kommen, oder ein Lieblingsmusikstück, mit dem wir angenehme Erinnerungen verbinden. Auch bestimmte Verhaltensweisen auf der behavioralen und physiologischen Ebene gehen mit positiven Gefühlen einher, z. B. wenn wir joggen, schwimmen, wandern oder ähnlichen Aktivitäten huldigen. Der »Aufbau positiver befriedigender Aktivitäten« kann in der Tat dazu führen, dass wir

»gewohnheitsmäßig« wieder mehr Freude und positive Gefühle empfinden, und ist eine bewährte Strategie beim Stressmanagement und beim Umgang mit Burnout-Symptomen, da Menschen »im Dauerstress« oder »Burnout« auf Nachfrage häufig berichten, dass sie über die Zeit hinweg immer weniger dieser früher für sie befriedigenden Aktivitäten ausgeübt haben. Da dies lernpsychologisch gleichbedeutend ist mit einem »Verstärkerverlust«, wie er auch bei depressiven Menschen beobachtet werden kann, werden wir deshalb die Strategie des Aufbaus befriedigender Aktivitäten bei der Betrachtung der Konsequenzen näher thematisieren.

Auch das Gefühl der *Entspannung* ist für viele Menschen ein vertrauter und positiv besetzter innerer Zustand im Sinne einer Stimmung. Wenn wir die äußeren Zeichen einer solchen Stimmungslage bei einem Menschen nahezu durchgehend beobachten, würden wir diesen Menschen vielleicht als »entspannten oder coolen Typ« (O-Variable im SORKC-Modell) bezeichnen. Viele unserer Stimmungslagen sind jedoch von kürzerer Dauer und an Situationen gekoppelt, so dass wir »Entspannung« auch als Verhalten auf der emotionalen Ebene in Reaktion (R) auf die jeweilige Situation auffassen können. Während die Fähigkeit zur *Spontan-Entspannung* für alle praktischen Zwecke unseres Alltags prinzipiell allen Menschen gegeben ist (und auch bei Tieren beobachtet werden kann), ist die Fähigkeit zur *bewussten und systematischen (Tiefen-)Entspannung* das Ergebnis eines gezielten Lernprozesses, in dessen Rahmen definierte diskriminative Stimuli und deren Generalisierung bzw. Transfer auf Alltagssituationen Entspannungsreaktionen »kontrollieren«, so dass diese schließlich nach häufigem Üben immer schneller und nahezu automatisch ablaufen können. Die Analogie zu musikalischen und zu sportlichen Übungen ist hier nicht zufällig. Auch häufig geübte motorische Abläufe beim Musizieren und in vielen Sportarten laufen schließlich »wie von selbst« ab, ähnlich wie das Fahrrad- oder Autofahren, wo wir ebenfalls diesen Automatismus erleben.

Viele, die sich gerne eine tiefere bzw. systematische Entspannung wünschen, stehen vor der Frage, welche Variante sie aus der Vielzahl angepriesener Techniken auswählen sollen. Damit sind wir bei der Frage, welche diskriminativen Stimuli im Alltag unsere Entspannungsreaktion fördern können. Eine Möglichkeit sind Vorstellungen und innere Bilder, die sich auf entspannungsrelevante Aspekte unseres Körpers beziehen. Dies wenden wir beim *Autogenen Training* an, wenn wir Vorstellungen mit Instruktionen an uns selbst und mit Leitsätzen verbinden, z. B.: »Ich bin ganz ruhig!« Eine zweite Möglichkeit besteht in der Konzentration auf propriozeptive Empfindungen, die mit »Anspannung« und »Entspannung« bestimmter Muskelgruppen zu tun haben, ebenfalls verbunden mit entsprechenden Selbstinstruktionen. Dieses Prinzip liegt z. B. der *Progressiven Muskelrelaxation* zugrunde. Eine weitere Möglichkeit besteht darin, die Entspannungsreaktion an langsame, kontrollierte und fließende Bewegungen zu koppeln, wie wir sie beim Yoga, Tai Chi oder Qi Gong finden. Und schließlich finden wir das Prinzip der Wahrnehmungslenkung auf innere Zustände, unter weitestgehender Ausblendung äußerer Reize, auch bei der Meditation, verbunden mit bestimmten inneren und äußeren Haltungen sowie entspannungsfördernden oder gar inhaltsleeren stereotypen Formeln. Das Entscheidende bei all diesen Ansätzen ist der Lernprozess, durch den beim systematischen Üben die Haltung (z. B. beim Lotussitz) oder die Bewegungen (z. B. beim Yoga oder Tai Chi) oder die Empfindungen, Vorstellungen, inneren Bilder und Selbstinstruktionen bzw. Leitsätze (Autogenes Training, Progressive Muskelrelaxation) systematisch und wiederholt immer wieder in gleicher (nahezu stereotyper) Weise mit der Entspannungsreaktion und den damit verbundenen positiven Folgezuständen und Konsequenzen gekoppelt werden. Dadurch erhalten diese Haltungen, Bewegungen, Vorstellungen, Selbstinstruktionen usw. eine diskriminative Funktion für unsere Entspannungsreaktion, die wir uns im Alltag zunutze machen können. Denn unsere inneren Bilder, Vorstellungen und Selbstinstruktionen können wir überall mit hinnehmen, sei es in Situationen sportlichen Wettbewerbs, bei der Arbeit oder in angespannten sozialen Situationen. Natürlich kann es beim Aufbau des Verhaltens bzw. bei der systematischen Entspannung sinnvoll sein, dieses Verhalten zunächst in einer relativ geschützten, ruhigen und angenehmen Umgebung zu üben, ggf. auch mit audiovisuellen Hilfen, besonders wenn es einem prinzipiell schwerfällt, sich auch spontan zu entspannen. Allerdings sollte danach bei der Aufrechterhaltung dieses geübten Verhaltens der schrittweise Transfer in Alltagssituationen als Ziel angestrebt werden, wenn man es dort bewusst als Selbstkontroll- und Stressmanagement-Technik einsetzen möchte. Natürlich kann auch jemand das Ziel verfolgen, sich eine Art Oase oder Rückzugsort zu schaffen, wo er sich erholen, Kraft schöpfen und Ruhe finden kann, ohne an sich den Anspruch zu stellen, »Entspannung« als Selbstkontrolltechnik im Alltag einzusetzen. Dann kann die entsprechende Umgebung ohne den Anspruch auf Übertragbarkeit gestaltet werden, auch unter Einsatz aller möglichen Hilfsmittel.

Somit sollte bei der Wahl der Entspannungsmethode die Ziel-Situation berücksichtigt werden, für die man sich ein entspannte(re)s Verhalten wünscht. Darüber hinaus sollten auch die eigenen Voraussetzungen und das eigene Verhaltensrepertoire bzw. die eigenen Verhaltensdispositionen berücksichtigt werden. So gibt es Menschen, deren inneres Erleben sehr von Bildern geprägt ist, die z. B. beim Lesen eines Buches viele bildhafte Vorstellungen »vor Augen« haben, sich vielleicht auch sehr bildhaft ausdrücken. D. h. die Imaginationsfähigkeit ist selbst ein Verhalten, das dabei helfen kann, über Bilder und Vorstellungen in die Entspannung zu finden. Andere Menschen treiben viel Sport oder sind es gewohnt, auf ihren Körper »zu hören«, so dass ihnen eine bewegungsinduzierte Entspannungsform oder die Wahrnehmungsübung von Anspannung und Entspannung wie bei der Progressiven Muskelrelaxation eher liegt. Auch gibt es Menschen, die gewohnt sind, viel mit sich selbst zu sprechen, sich Leitsätze und Regeln für ihr Verhalten zu geben und für die es leicht sein kann, dieses Prinzip auch beim Erlernen der systematischen Entspannung anzuwenden. Wir sehen also, dass es nicht die Entspannungsmethode selbst ist, die im Sinne eines »gut für Jeden« angepriesen werden sollte, sondern dass die Wahl der angemessenen Entspannungsmethode eine Funktion der Ziel-Situation und der jeweiligen Person mit ihren Verhaltensmöglichkeiten ist.

Natürlich kann man im Alltag die Effekte einer Spontan-Entspannung auch auf andere Weise vertiefen, z. B. durch den Konsum alkoholischer Getränke oder den Gebrauch anderer, mehr oder weniger sedativ wirkender Substanzen. Allerdings wird man dann aufgrund möglicher Nebenwirkungen wohl in etlichen Verhaltensbereichen nicht unbedingt seine Maximal-Leistung abrufen können.

Entspannungsreaktionen sind nicht nur sinnvoll, wenn es um die Modulation unseres Aktivierungszustands zum Erzielen einer optimalen Leistung geht, sondern auch, wenn wir auf eine Situation emotional sehr heftig reagieren, aber über keine aktive Verhaltensweise verfügen, die Situation zu ändern, wir diese Situation also erst einmal so hinnehmen und verarbeiten müssen. So kann uns die Nachricht vom unerwarteten Tod eines nahen Angehörigen zunächst völlig aus der Bahn werfen, sodass wir uns unfähig fühlen, über irgendetwas anderes nachzudenken geschweige denn irgendetwas zu tun. Um überhaupt weiter unseren Alltag bestreiten zu können, müssen wir über eine solche Phase hinwegkommen, auch wenn dies unterschiedlich lange dauern kann. Die »palliative« Funktion der systematischen Entspannung kann dabei helfen, wieder »zu sich« zu kommen und sich seiner Lebenswelt zuzuwenden.

Damit haben wir eine Form des Stressmanagements angesprochen, die wir bereits oben als »*passives Stressmanagement*« bezeichnet haben; d. h. man hat keine Möglichkeit, weder sofort noch in der Zukunft, die eingetretene Situation aktiv mit seinen eigenen Verhaltensmöglichkeiten zu ändern. Man kann im Wesentlichen nur »an sich arbeiten«, um diese Situation zu verarbeiten oder zu ertragen. Bedenkt man, unter welchen oft armseligen oder gar lebensbedrohlichen Bedingungen nicht wenige Menschen auf unserer Erde leben, wird deutlich, dass auch diesen passiven Stressmanagementmöglichkeiten große Bedeutung zukommen kann. Dies gilt auch für Opfer von plötzlichen Katastrophen, die dadurch aus ihrem bisherigen Lebenszusammenhang herausgerissen werden, sei es durch Naturkatastrophen wie Erdbeben oder Flutwellen, oder durch menschlich verantwortete oder technische Katastrophen wie die Explosion eines Atomkraftwerks. Auch Menschen, die über lange Zeit in einem Konzentrationslager lebten, mussten Wege finden, unter lebensbedrohlichen und unmenschlichen Bedingungen nicht zusammenzubrechen und weiterzuleben. Die »Unfähigkeit zu trauern«, wie es Alexander und Margarete Mitscherlich (2007) in ihrer Beschreibung betitelt haben, weist auf die Entwicklung hin, die das emotionale Erleben und Verhalten zum Selbstschutz unter extremen Bedingungen nehmen kann.

Wenn ein belastendes Ereignis oder eine Belastungssituation mit einer außergewöhnlichen Bedrohung einhergeht oder katastrophales Ausmaß erreicht, was bei fast jedem eine tiefe Verzweiflung hervorrufen würde, sprechen wir von einem *Trauma*. Wenn dadurch im Verhalten und Erleben der Betroffenen Konsequenzen auftreten, die ihre Gesundheit, Leistungs- und Funktionsfähigkeit bzw. ihre Lebensqualität wesentlich und nachhaltig beeinflussen, auch im Rahmen einer verzögerten oder protrahierten Reaktion, kann dies bei Vorliegen der entsprechenden klinischen Kriterien eine »*posttraumatische Belastungsstörung*« (ICD-10 F43.1) darstellen. Nicht selten sind dabei prädisponierende Faktoren wirksam, so dass bei gesicherter Diagnose die Indikation zu einer Psychotherapie gestellt werden kann, in deren Rahmen neben allgemeinen psycho-edukativen und kognitiv-verhaltenstherapeutischen Methoden auch spezifische Techniken wie z. B. das »eye movement desensitization reprocessing« (EMDR) zum Einsatz kommen (Lewis et al. 2020; Schellong 2015).

Zusammenfassung

1. Für unser langfristiges Stressmanagement hat uns die Natur bereits mit natürlichen Stressmanagement-Programmen ausgestattet, die durch die institutionali-

sierten Stressmanagement-Programme unserer Gesellschaft und Kultur ergänzt werden.
2. Was bleibt, ist unser individuelles Stressmanagement zur Absicherung unserer eigenen Existenz.
3. Aktives Stressmanagement umfasst Verhalten, bei dem wir aktiv in eine prinzipiell belastende Situation eingreifen, passives Stressmanagement umfasst Verhalten, bei dem wir versuchen, die negativen Folgen einer weiterbestehenden Belastungssituation zu verhindern, zu vermindern oder zu vermeiden.
4. Neue Anforderungen an unser Verhalten werden oft durch neue Lebenssituationen bedingt. So erfordern bestimmte Berufe häufig Mobilität mit getrennten Arbeits- und Wohn-Welten sowie den Aufbau von Verhaltenskompetenzen, um den beruflichen Anforderungen gerecht zu werden.
5. Neben dem behavioral-motorischen Verhalten ist oft auch die Änderung kognitiver Verhaltensweisen wichtig, um sich belastenden Situationen besser anzupassen. Dies schließt die Änderung dysfunktionaler bzw. den Aufbau funktionaler Einstellungen und Überzeugungen ein, ebenso den Aufbau systematischen Planungs- und Problemlöseverhaltens, wobei Techniken wie Rollenspiele und die Simulation von Anforderungssituationen hilfreich sein können.
6. Besonders unter präventiven Aspekten ist für ein langfristiges Stressmanagement ein regelmäßiges Bewegungs- und Fitness-Programm auf der physiologischen Verhaltensebene wichtig, angepasst an die jeweilige Lebenssituation.
7. Auf der emotionalen Verhaltensebene ist in vielen Lebenskontexten der aktive Aufbau befriedigender Aktivitäten wichtig, sei es mit präventiver Zielrichtung (auch zur Burnout-Prävention) oder mit kompensatorischer bis hin zu therapeutischer Zielrichtung, z. B. zur Behandlung des Verstärkerverlusts bei depressiven Entwicklungen.
8. Viele passive Stressmanagementstrategien haben die Regulierung unseres emotionalen Verhaltens bzw. unseres Aktivierungszustands zum Ziel, z. B. systematische Entspannung, Meditation usw., um damit unser »inneres Gleichgewicht« wiederherzustellen. Bei extremen Entwicklungen wie z. B. einer posttraumatischen Belastungsstörung sind zusätzliche therapeutische Hilfen angezeigt.

6.3 Was können wir an der Person ändern?

Unsere Umgangssprache verwendet zahlreiche Begriffe und Redewendungen, um *situations- und zeitübergreifende Verhaltensmuster* oder *Einstellungen* bzw. *Grundhaltungen* von Menschen zu beschreiben.

»Wir sind, wie wir sind!«, »So ist er eben!«, »Das ist sein Charakter!«, »Sie kann nicht anders!«, »Man kann eben nicht aus seiner Haut!«

So oder so ähnlich klingt es, wenn Menschen sich über sich und andere Menschen und deren »unveränderbares« Verhalten unterhalten. Dabei schwingen durchaus auch positive Bewertungen mit, wenn wir von persönlichen Eigenschaften wie

Verlässlichkeit, Zuverlässigkeit, Vertrauenswürdigkeit, Ehrlichkeit usw. sprechen. Und im sozialen Bereich, z. B. im Arbeitsleben oder beim Sport, werden grundlegende Einstellungen wie Leistungsbereitschaft, Leistungswille, Wettbewerbsorientierung, aber auch Solidarität prinzipiell geschätzt.

Doch Menschen können sich ändern. So hören wir nicht selten Worte der Überraschung wie »Der ist ja plötzlich ein ganz anderer!« oder »Das hätte ich nie von ihr gedacht!« oder »Mein Gott, hat der sich aber verändert!«

Auch der Spannungsbogen zwischen unseren »lieben Gewohnheiten« und unseren »guten Vorsätzen« zur Verhaltensänderung lebt von dieser Gegensätzlichkeit persönlicher Konstanz einerseits und persönlicher Veränderung andererseits.

Beginnen wir wieder bei der Natur, oder eher bei »unserer« Natur. Bestimmte *körperliche Eigenschaften* begleiten uns unser Leben lang bzw. ändern sich nur in engen Grenzen, z. B. unsere Körpergröße (nach dem Ende der Wachstumsphase). Andere Eigenschaften dagegen können sich dramatisch ändern, ohne dass wir den Eindruck haben, wir könnten daran etwas ändern, z. B. die Dichte unserer Haupthaare, vor allem bei Männern. Und andere Eigenschaften können relativ gleichbleiben oder sich doch dramatisch ändern, wobei wir den Eindruck haben, dass dies zumindest teilweise von unserem Verhalten abhängt, z. B. unser Körpergewicht oder unsere Muskelmasse.

Bestimmte körperliche Merkmale und Eigenschaften sind in Grenzen durch entsprechendes Verhalten beeinflussbar. Dies gilt nicht nur für relativ »*statische*« Merkmale wie Körpergewicht oder Muskelmasse, sondern auch für »*dynamische*« Merkmale wie z. B. Stoffwechsel-Prozesse bis hin zur Aktivierung von Genen, also Prozesse, die selbst wieder Einfluss auf andere Verhaltensebenen haben, z. B. auf unsere Kraft, unsere Ausdauer, unsere Resistenz gegenüber pathogenen Einflüssen, unsere Wachheit, unser körperliches Wohlbefinden usw.

Dass unsere *Gesundheit* in hohem Maß von unserem Lebensstil und unseren Gewohnheiten hinsichtlich Ernährung, Bewegung, Schlaf-Wach-Rhythmus usw. abhängig ist, kann als Binsenweisheit gelten. Fitness kann trainiert werden und ist prinzipiell gesundheitsfördernd und protektiv in Bezug auf eine Reihe körperlicher sowie psychischer Krankheiten. Allerdings gilt auch hier unser Prinzip des funktionalen Gleichgewichts, da einseitige oder extreme Verhaltensweisen zu schädlichen Konsequenzen führen können.

Gehen wir davon aus, dass wir durch einen gesunden Lebensstil einen bestimmten Grad an Fitness erreichen und aufrechterhalten, so können wir diese als persönliche O-Komponente verstehen. Da diese an unser Verhalten gebunden ist, können wir daran etwas ändern, wenn Überlastungen und Stress im Alltag mit einer mangelnden Fitness verknüpft sind.

Für die *kognitive Verhaltensebene* haben wir bereits oben die stressinduzierende Wirkung dysfunktionaler Einstellungen und Überzeugungen angesprochen und dass hier die Abgrenzung gegenüber persönlichen Eigenschaften eher gradueller Art ist. An dieser Stelle wollen wir uns dieser Thematik von Seiten der Person, d. h. der O-Komponente, widmen.

Einstellungen und Überzeugungen können die unterschiedlichsten Inhalte betreffen. Einstellungen mit sozialer Komponente können sich auf uns selbst, auf soziale Gruppen, auf die Gesellschaft oder auf andere Kulturen beziehen. Während gemeinsame Einstellungen den Zusammenhalt in einer Gemeinschaft fördern können, geben unterschiedliche Grundeinstellungen, z. B. im Rahmen einer multikulturellen Gesellschaft, nicht selten Anlass zum sozialen Konflikt und Stress, besonders, wenn sie mit Abgrenzung, Ausgrenzung, Intoleranz und Benachteiligung verbunden sind.

Politische Überzeugungen und *moralisch-ethische Einstellungen* basieren meist auf grundsätzlichen *Werthaltungen* mit langer und tiefer Verankerung in der Kultur und in der Lerngeschichte der Betroffenen. Allerdings kann es in manchen Lebensphasen auch zu einer relativ plötzlichen Änderung kommen, z. B. wenn junge Menschen nach Zeiten der Unsicherheit Halt suchen und finden, u. U. sogar in radikalen Bereichen. Oft findet man dabei soziale Entwicklungen, bei denen das Umdenken, die Umorientierung oder der »Persönlichkeitswandel« mit entsprechend neuen Kontingenzen verbunden sind, die vor allem auf sozialen Verstärkungsplänen basieren, z. B. im Rahmen einer engen Beziehungsgemeinschaft mit anderen, die den Betroffenen mit ihren aktuellen Bedürfnissen mehr sozialen Halt verspricht als ihre bisherige soziale Heimat. Wer hier nur in der Person der Betroffenen nach den Ursachen sucht, verkennt die verhaltensformende Wirkung der (sozialen) Umgebung.

Solche »plötzlichen« Änderungen sind jedoch vergleichsweise selten. Wenden wir uns deshalb nun einigen Persönlichkeitseigenschaften zu, die für das Stressmanagement relevant sein können.

Beginnen wir zunächst mit positiv besetzten *Eigenschaften* oder *Tugenden*, die in einer Gemeinschaft geschätzt werden und deshalb ceteris paribus stresspräventiv wirken können. Hierzu gehören z. B. Eigenschaften wie Pünktlichkeit, Verlässlichkeit, Loyalität usw.

Andere Eigenschaften klingen gleichfalls positiv, können aber je nach Situation von anderen auch kritisch bewertet werden. So schätzen wir die Zielstrebigkeit anderer Menschen eher dann, wenn deren Ziele auch mit den unseren übereinstimmen. Höflichkeit und gutes Benehmen können als Beispiel guter Erziehung und Wertschätzung empfunden werden, oder aber als vornehme Zurückhaltung, seine ehrliche Meinung zu äußern. Auch Ehrlichkeit und Wahrheitsliebe sind prinzipiell geschätzte Eigenschaften, sofern sie sich nicht auf kritische Punkte beziehen, die den Interessen anderer entgegenstehen. Und Selbstsicherheit ist solange gut, solange andere nicht denken, dass sich dahinter Selbstüberschätzung verbirgt und ein bisschen Unsicherheit angebrachter wäre. Auch sonst positiv geschätzte Geduld kann je nach Situation uminterpretiert werden in Zögerlichkeit, wenn die Geduld als zu groß angesehen wird.

Und Bescheidenheit wird so lange wertgeschätzt, wie sie nicht als Ausdruck mangelnder Durchsetzungsfähigkeit interpretiert wird. Letztere wiederum wird positiv bewertet, wenn wir die durchgesetzten Ziele teilen, richtet sich die Durchsetzungsfähigkeit des Anderen gegen unsere eigenen Interessen, sind wir einer solch positiven Interpretation gegenüber weniger aufgeschlossen und würden eher Prädikate wie »rücksichtslos« bevorzugen.

Wir sehen also, dass die Bewertung von Eigenschaften anderer oft eine Funktion unserer eigenen Interessen ist. Vielleicht macht das verständlich, dass Diktatoren von denen, deren Interessen sie dienen, meist mehr geschätzt werden als von denen, die entgegengesetzte Interessen verfolgen.

Etwas wertneutraler erscheinen generelle *Grundhaltungen* wie *Optimismus* oder *Pessimismus*, die als kulturell akzeptierte Varianten der Weltsicht angesehen werden können. Das alte Bonmot »Der Optimist ist überzeugt, dass wir in der besten aller Welten leben, und der Pessimist befürchtet, dass der Optimist recht hat!« zeigt in amüsanter Weise, dass dieselben Sachverhalte durch unterschiedliche Brillen gesehen werden können. Welche Konsequenzen hat dies für unser Stressmanagement? Nun, voraussichtlich hätten sowohl der reine Optimist als auch der reine Pessimist im Leben »Stress«, allerdings nicht unbedingt denselben.

Die Grenzen solcher *Persönlichkeitstypologien* zeigen sich, wenn man die Streuung und Vielfalt der so bezeichneten Menschen in unterschiedlichen Kontexten untersucht. So wird man durchaus auch »aktive« Pessimisten finden, die problemzentriert sind und immer mit dem Schlimmsten rechnen, vielleicht auch überwiegend übellaunig und sarkastisch durch die Welt gehen, sich aber gerade durch ihre pessimistische Grundhaltung aktiv und gründlich auf das Schlimmste einstellen und dadurch nicht nur vorbereitet in solche Situationen gehen, sondern durch Vorsicht (im Sinne von Umsicht) ungünstige Situationen sogar eher vermeiden können.

Ähnliches gilt für die Persönlichkeitsdimension *Extrovertiertheit – Introvertiertheit*. Als Verhaltenstherapeuten sind wir nicht überrascht, wenn wir von der Partnerin eines als extrovertiert, engagiert, und dynamisch bekannten Managers den Satz hören: »Zuhause ist er ganz anders!«. Denn dass im öffentlichen bzw. Arbeitsleben andere Kontingenzen herrschen als im privaten ist uns bewusst, und dass solche Unterschiede sich in verschiedenen Situationen in unterschiedlichem Verhalten niederschlagen können, lässt sich verhaltenspsychologisch gut nachvollziehen.

Persönlichkeitseigenschaften sind Abstraktionen für das Verhalten von Menschen, die wir als typisch für diese Menschen ansehen, im Sinne eines überzufällig häufigen Auftretens dieses Verhaltens in verschiedenen Situationen und über lange Zeit hinweg.

Kognitive Eigenschaften der Person können sich auf umschriebene *kognitive Teilfunktionen* beziehen. Ein Beispiel hierfür ist die Aufmerksamkeit, mit der ein Mensch seine Umwelt wahrnimmt und auf diese reagiert. Denn bewusst können wir nur auf das regieren, was wir auch wahrnehmen. An dieser Stelle wollen wir beispielhaft nur einen Funktionsaspekt behandeln, der im Zusammenhang mit gesunder Lebensführung bzw. Stresserleben diskutiert wird und der als wichtige Verhaltensfunktion in zahlreiche Therapieansätze Eingang gefunden hat: *Achtsamkeit* (engl. mindfulness). Damit meint man eine besondere Form der Aufmerksamkeitslenkung, bei der »den aktuellen Erlebnisinhalten [...] bewusst, im augenblicklichen Moment und nicht wertend Aufmerksamkeit geschenkt« wird (Heidenreich und Michalak 2003, S. 264).

Verhaltensfunktionen, die wir heute unter dem Begriff »Achtsamkeit« zusammenfassen, wurden auch schon in früheren Ansätzen bzw. in umgangssprachlichen Formulierungen thematisiert und sind in vielen Religionen, insbesondere der buddhistischen, Bestandteil der Lebensführung und lebenspraktischer Übungen. Auch Begriffe wie Sensibilität, Besonnenheit, Bedächtigkeit, Achtung u. ä. umschreiben ein Verhalten, bei dem ein Mensch auf Reize, Situationen oder Personen frühzeitig, differenziert, bewusst und situationsangemessen reagiert. Das Konstrukt »Achtsamkeit« kann als eine allgemeine und verhaltenssteuernde Haltung aufgefasst werden, wie wir unsere Welt und uns selbst wahrnehmen und uns entsprechend verhalten.

Achtsamkeit kann sich demnach auf unsere äußere Welt, unsere Umgebung, richten oder auf unsere innere Welt, insbesondere auf unsere Gefühle und Empfindungen unseres Körpers, unsere Gedanken oder unser eigenes beobachtbares Verhalten. In letzterem Fall sprechen wir von Selbstachtsamkeit und meinen damit die Art und Weise, wie wir uns selbst wahrnehmen bzw. wie wir mit uns selbst umgehen.

Achtsamkeit lässt sich lernen und trainieren, ähnlich wie Entspannung (Wolf-Arehult und Beckmann 2013). Sicher sind wir für viele Aspekte und praktische Zwecke unseres Lebens ausreichend achtsam. Was allerdings davon bewusst »ankommt«, hängt von vielfältigen Filterungsprozessen ab, wie die Ergebnisse der Neurowissenschaften belegen (z. B. Hölzel et al. 2011).

> **Beispiel »Achtsamkeit und Smartphones«:**
>
> In einer belebten Einkaufspassage mit dichtem Publikumsverkehr läuft eine junge Frau mit In-Ear-Kopfhörer und nahezu stetem Blick auf ihr Smartphone-Display. Einige Passanten sind ihr bereits erfolgreich ausgewichen, bis es dann mit einem nicht so aufmerksamen Passanten zu einem Zusammenstoß kommt.

Ablenkung basiert nicht immer auf situativen externen Reizen. Auch durch innere Reize können wir so abgelenkt werden, dass wir externe verhaltensrelevante Reize übersehen, z. B. wenn wir »gedankenverloren« nach einer Kaffeetasse auf dem Küchentisch greifen und erst bei deren Herunterfallen merken, dass unsere Wahrnehmungslenkung für diesen Fall unzureichend war.

Andererseits können aber auch externe Reize die verhaltensrelevante Wahrnehmung innerer Reize ablenken, z. B. wenn ein glühender Fußballfan vor Begeisterung im Stadion die Warnzeichen seines Herzinfarkts nicht wahrnimmt.

Dass die Frühzeichen eines sich anbahnenden Herzinfarkts nicht bewusst bzw. nicht achtsam wahrgenommen werden, ist keine seltene Beobachtung. Und selbst wenn die entsprechenden Empfindungen wahrgenommen werden, können Fehlattributionen zu einer Verzögerung notwendiger Maßnahmen führen. Dass dies sogar bei Experten auf diesem Gebiet vorkommen kann, zeigt die von ihm selbst publizierte »subjektive Kasuistik« von Prof. Dr. Max J. Halhuber (1985), langjähriger Leiter der kardiologischen Reha-Klinik Höhenried und einer der Begründer der Deutschen Herzstiftung.

> **Fallbeispiel »Umgang eines Kardiologen mit dem eigenen Herzinfarkt«:**
>
> Halhuber (1985, S. 638 ff.) beschreibt in seiner Veröffentlichung, wie er die ersten Symptome im Sinne einer instabilen Angina pectoris bis zu seinem manifesten Herzinfarkt bei sich selbst nicht wahrhaben wollte. Selbst nachdem er endlich ein EKG zuließ und dies in den Händen hielt, »betäubte« er sich »sofort mit der Vermutung, dass es sich nur um einen ›scheinbaren‹ Hinterwandinfarkt handeln könne …«. Diese Verzerrung seiner eigenen Wahrnehmungen und Kognitionen

hat Halhuber selbst als »Verleugnungstendenzen« bezeichnet und damit eindrucksvoll, ehrlich und überzeugend dargelegt, wie selbst Expertenwissen und jahrzehntelange Erfahrungen nicht unbedingt davor bewahren, einem kognitiven Irrtum im Sinne eines »Es kann nicht sein, was nicht sein darf« zu unterliegen.

Achtsamkeit kann man üben.

Übung »Achtsamkeit nach innen: Einfrieren«:

Suchen Sie sich eine Situation in Ihrem Alltag aus und sorgen Sie dafür, dass Sie zu einem plötzlichen Zeitpunkt durch ein Signal daran erinnert werden, Ihre Bewegungen »einzufrieren«, als würde man die Zeit anhalten. Gehen Sie dann achtsam durch Ihren Körper, beginnend mit allen hauptsächlichen Muskelgruppen der einzelnen Körperteile, beginnend mit den Händen, Armen usw., ähnlich wie bei der Progressiven Muskel-Relaxation. Achten Sie dabei auf den jeweiligen Anspannungs-Entspannungszustand dieser Muskeln. Achten Sie dann darauf, ob Sie in Ihrem Körper noch sonstige Empfindungen wahrnehmen können, sei es angenehm wie z. B. ein Wärmegefühl oder Ihre ruhige Atmung, oder unangenehm wie z. B. ein leichtes Druckgefühl oder leichtes Sodbrennen. Wenden Sie sich dann Ihrer Außensituation zu und achten Sie darauf, ob bzw. welche Reize momentan einen Einfluss auf Ihr Verhalten oder Ihre Körperempfindungen haben könnten.

Übung »Achtsamkeit nach außen: Als Tourist im Heimatort«:

Wie gut kennen Sie Ihren Heimatort? Da Sie sehr oft durch Ihren Heimatort gehen, würde man annehmen, dass Ihnen dort alles bestens vertraut ist. Und genau hier sind die Gesetze der Wahrnehmungspsychologie und die Gestaltgesetze wesentlich dafür, was und wie wir wahrnehmen. Da wir bei unserem täglichen Gang durch den Ort nichts Neues erwarten, werden wir voraussichtlich auch nichts »Neues« wahrnehmen. Ändern wir nun diese Erwartung, indem wir uns vorstellen, wir gehen als Tourist durch unsere Stadt und alles wäre neu für uns. Diese »Touristenrolle« hat auf der Verhaltensseite Gemeinsamkeiten mit dem Explorationsverhalten, das wir bei Tieren beobachten können, die in eine für sie neue Umgebung kommen. Machen Sie den Versuch und Sie werden wahrscheinlich feststellen, dass bei aller Vertrautheit auch Ihr Heimatort noch viel Neues für Sie zu bieten hat. Haben Sie z. B. den großen Kirchenbau bisher nur in seiner ganzheitlichen Gestalt wahrgenommen, fallen Ihnen diesmal als »Tourist« vielleicht plötzlich die vielen kleinen Figuren auf, die das Bauwerk schmücken. Und auch im Innern der Kirche bemerken Sie nun vielleicht Fresken und Holzschnitzereien, die Ihnen bisher entgangen sind. Bei aller Vertrautheit stellen Sie nun vielleicht fest, dass Details von Ihnen oft nicht bemerkt wurden und sich der Eindruck mancher Stätte in Ihrer Wahrnehmung verändert.

Vertrautheit und Routine können für unsere Wahrnehmung von Vorteil sein, z. B. wenn wir bei Routinearbeiten sofort die richtige Reaktion auf situative Anforderungen zeigen. Sie können aber gerade deshalb auch eine mögliche Stressquelle im Sinne einer »*Vertrautheitsfalle*« darstellen, z. B. wenn in der Situation kleine Abweichungen auftreten, die unserer »vertrauten« Wahrnehmung entgehen, aber von bedeutsamer Konsequenz sind. Dies ist vor allem dann der Fall, wenn es um unsere Gesundheit und Sicherheit geht. So zeigen St. Pierre et al. (2011) am Beispiel der Notfallmedizin und Anästhesie, wie kleine Bedienungsfehler unserer Aufmerksamkeit entgehen und zu gravierenden Konsequenzen führen können, wenn wir im weiteren Verlauf nicht richtig darauf reagieren (z. B. bei der Narkoseeinleitung und -überwachung). Auch in der Flugzeugindustrie bergen Routinen die Gefahr, Wichtiges und Sicherheitsrelevantes zu übersehen. Die bereits oben aufgeführten Checklisten und standardisierten Verfahrensanweisungen (engl. Standard Operating Procedures, SOP) haben nicht zuletzt die Funktion, unsere Wahrnehmung und unser Verhalten stets neu auf das Vertraute auszurichten und wichtige Routineprozesse auf jederzeit mögliche Abweichungen und deren mögliche Konsequenzen zu überprüfen, um Sicherheit zu schaffen und ggf. rasch reagieren zu können.

Für unser Stressmanagement können wir deshalb folgende Regel ableiten: Wenn Routine (im Sinne regelmäßiger oder gewohnheitsmäßiger Aufgaben bzw. Tätigkeiten) wesentliche Konsequenzen hinsichtlich der Sicherheit und Gesundheit von Menschen bzw. Organismen und/oder deren Umwelt haben kann, müssen wir für ein angemessenes Monitoring und Controlling sorgen, die unsere Wahrnehmung und unser Verhalten wirksam steuern. Dabei ist selten die Technik per se das Problem, sondern deren Einsatz und unser Umgang mit dieser, d. h. unser Verhalten.

Mit dieser Betrachtung situations- und aufgabenbezogener Routinen haben wir das Feld der allgemeinen Achtsamkeit verlassen. Denn neben dieser »*allgemeinen Achtsamkeit*« für unseren normalen Alltag gibt es auch eine »*spezielle*« Achtsamkeit, die dann erforderlich ist, wenn man in einer besonderen Situation oder in einem besonderen Zustand ist bzw. einer besonderen Subpopulation angehört. So gehört es für Psychotherapeuten und Psychiater zu ihren Kernaufgaben, eine mögliche Suizidalität eines Patienten bzw. Klienten nicht zu übersehen, besonders bei depressiven oder psychotischen Entwicklungen. Aussagen über Hilf- oder Hoffnungslosigkeit, Lebensüberdruss, Ausgebranntsein, sozialen Rückzug oder Verstärkerverlust sowie das Ausdrucksverhalten der Betroffenen können für den Therapeuten oder Arzt wichtige diskriminative Reize darstellen, ggf. ergänzt durch gezielte Fragen oder Erkundigungen, um die Einschätzung auf eine breitere Basis zu stellen. Spezielle Achtsamkeit ist jedoch nicht nur beschränkt auf die besonderen Anforderungsprofile an die Aufmerksamkeit und Achtsamkeit, der sich Piloten, Fluglotsen, Therapeuten oder andere Berufsgruppen gegenübersehen, sondern gilt auch für andere Subpopulationen und Situationen. So kann spezielle Achtsamkeit auch ein wesentlicher Aspekt eines angemessenen Umgangs mit einer Krankheit oder Gefährdung darstellen.

Natürlich wird unser Verhalten nicht nur dadurch beeinflusst, was wir wahrnehmen bzw. wie frühzeitig wir etwas bemerken oder auf was wir bewusst achten, sondern auch, wie wir unsere Eindrücke und Wahrnehmungen verarbeiten oder interpretieren. In der Denk-, Kognitions- und Neuropsychologie werden zahlreiche Modi unserer Informationsverarbeitung beschrieben. Als Beispiel seien die sog. »*kognitiven Stile*« genannt, mit denen zeitlich überdauernde und relativ konsistente

Modi unserer kognitiven Informationsverarbeitung bezeichnet werden. Hierzu gehören z. B. die »Beeinflussbarkeit durch dominierende, aber irrelevante Stimuli bei der Informationsverarbeitung« (»Interferenzneigung«) oder die »Geschwindigkeit, mit der bei Problemen mit hoher Antwortunsicherheit Lösungshypothesen in Entscheidungen umgesetzt werden« (»Reflexivität – Impulsivität«) (Krohne und Hock 2007).

Kognitive Stile bzw. Denkstile sind nicht per se richtig oder falsch, sondern je nach Situation eher angebracht oder eher unangebracht. So ist es nicht verwunderlich, dass Menschen mit einem bestimmten Denkstil auch dazu neigen, sich einen Beruf auszusuchen, der ihrem Denkstil entspricht (Mensel 2004). Wenn bestimmte Modi der Informationsverarbeitung hingegen in hohem Maß durch situative Einflüsse und Anforderungen bestimmt werden bzw. die Wahl eines Lösungsansatzes situationsabhängig ist, spricht man eher von einer »*kognitiven Strategie*«. In Abgrenzung von kognitiven Strategien und kognitiven Stilen kann man unter »*kognitive Fähigkeiten*« dagegen eher funktionale Leistungspotenziale fassen, sei es bei eher grundlegenden Funktionen wie z. B. Aufmerksamkeit oder Erinnerung einfacher Sachverhalte, oder bei komplexen Funktionen wie Planen, Problemlösen oder Kreativität (Mensel 2004, Sadler-Smith 1998, Schneider und Fink 2013).

Wenn wir die emotionale Verhaltensebene betrachten, inklusive des Ausdrucksverhaltens einer Person, stellen wir auch hier bei vielen Menschen zeitlich überdauernde, grundlegende *emotionale Eigenschaften* fest. Begriffe wie »Temperament«, »Leidenschaftlichkeit«, aber auch Persönlichkeitscharakterisierungen wie »Choleriker«, »Phlegmatiker« oder umgangssprachliche Titulierungen wie »Transuse«, »Langeweiler«, »toller Typ« usw. beziehen sich i. d. R. auf das (vor allem soziale) Ausdrucksverhalten und die Emotionsregulierung der so Bezeichneten.

Auch für das langfristige Stressmanagement können grundlegende Modi der Emotionsregulierung wichtig sein. Prägnantes Beispiel ist das Ärgermanagement des Cholerikers, der aufgrund seiner aufbrausenden Art nicht selten soziale Konflikte provoziert. Auch für das Ärgermanagement wurden spezielle Trainingsverfahren entwickelt, z. B. von Novaco (1975), der das Prinzip des Stressimpfungstrainings nach Meichenbaum auf die Emotionsregulierung insbesondere bei Wutausbrüchen nach Provokationen übertrug.

Natürlich gilt auch für die O-Variable, d. h. die Person in ihrer Gesamtheit, dass persönliche Eigenschaften mehrere oder alle Verhaltensebenen einschließen können. Dies gilt z. B. für *grundlegende und situationsübergreifende (v. a. soziale) Kompetenzen* wie Einfühlungsvermögen und Empathie, aktives Zuhören, Rhetorik, Problemlöse- und Entscheidungsverhalten. Diese sind oft Ausdruck der gesamten persönlichen Entwicklung eines Menschen auf dem Hintergrund seiner biologischen Wurzeln und lassen sich kaum auf das erfolgreiche Absolvieren eines einzelnen Curriculums zurückführen.

Allgemeine *Alltagskompetenzen* bzw., wenn sie sich auf das soziale Miteinander beziehen, allgemeine soziale Kompetenzen oder Fertigkeiten (engl. social skills) werden i. d. R. von jedem Mitglied unserer Gesellschaft erwartet. Da diese Kompetenzen und Fertigkeiten im Laufe unserer Entwicklung und im Rahmen der jeweiligen Kultur erworben werden müssen und in der Regel auch erworben werden, kann Stress vor allem dann auftreten, wenn wir in unserer Entwicklung in neue

Situationen oder Kulturen geraten, ohne die für die erfolgreiche Bewältigung dieser Situationen notwendigen Kompetenzen vorher gelernt zu haben. Dies macht z. B. verständlich, warum Menschen mit Migrationshintergrund in einer für sie neuen Kultur einem erhöhten Maß an Belastungen ausgesetzt sind.

In Schule, Ausbildung, Studium und Beruf, aber auch noch danach in der Weiter- und Fortbildung gibt es in unserer Gesellschaft viele Angebote an Trainingsprogrammen, die soziale Fertigkeiten vermitteln. Etliche dieser Fertigkeiten können für die jeweilige Ausbildung bzw. den jeweiligen Beruf sogar eine *Basisqualifikation* darstellen (z. B. bei Verkäufern, Handelsvertretern, Lehrern). Oder aber sie gehören zu den Zusatzqualifikationen, die über die Karriere mitentscheiden können, z. B. Rhetorik und Präsentationskompetenz oder Verhandlungsgeschick.

Unter »Qualifikation« verstehen wir aus verhaltenstherapeutischer Sicht den Erwerb überdauernder Verhaltensweisen (Fähigkeiten und Fertigkeiten), die es uns erlauben, auf bestimmte Anforderungen in umschriebenen Situationen, z. B. im Arbeits- und Berufsleben, gezielt und systematisch zu reagieren, so dass ein erwünschtes und angestrebtes Ergebnis als Folge dieses Verhaltens erreicht wird. So sind wir z. B. froh, wenn uns ein »qualifizierter« Friseur die Haare schneidet und das gewünschte Ergebnis zustande kommt. Und hätten wir nicht das Gefühl, dass qualifizierte Piloten ein Flugzeug steuern, würden wir wohl gar nicht erst an Bord gehen. Qualifikationen beziehen sich also auf *aufgaben- bzw. situationsadäquate Verhaltenskompetenzen*. Diese werden zu den *»hard skills«* gerechnet, mit mehr oder weniger umschriebenen Verhaltensanforderungen, die auch durch ein Curriculum oder eine umschriebene Ausbildung vermittelt werden können.

Dass z. B. der Lehrerberuf *pädagogisches Geschick* erfordert, ist eine Binsenweisheit. Dennoch kann es vorkommen, dass sich junge Menschen beim Übergang vom Studienalltag in den Schulalltag überfordert fühlen, da hier die Dichte der sozialen Kontakte, die ständige Anforderung, auf 20–30 Kinder gleichzeitig und rasch reagieren zu müssen, die zeitliche Taktung durch den Stundenplan, die Anforderung lehrplangemäße Inhalte vermitteln zu müssen, der Austausch mit Kollegen usw. neue Situationen und Kontingenzen mit sich bringen, die in dieser Form im Studium nicht auftraten.

Beispiele für *institutionalisierte Verhaltensunterstützung* bzw. Coaching finden sich in der Arbeitswelt viele. So sind Psychotherapeuten gewohnt, nicht nur während ihrer Ausbildung, sondern ggf. auch danach während ihrer praktischen Tätigkeit »Supervision« zu erhalten, die zusammen mit der »Intervision« durch erfahrene Kollegen Verhaltenssicherheit gibt und zu einem »Fein-Tuning«, d. h. einem achtsamen und differenzierten Verhaltensrepertoire, führen kann. Und Ärzte im Krankenhaus sind es gewohnt, im Rahmen einer abgestuften Verantwortungshierarchie zu arbeiten, auch wenn nicht zuletzt aufgrund der zunehmenden Spezialisierung die teamorientierte Zusammenarbeit immer wichtiger wird.

> **Beispiel »Der erste Bereitschaftsdienst«:**
>
> M. ist ein junger Assistenzarzt, der nach Erstanstellung und der üblichen Einarbeitungszeit zum ersten Mal als Bereitschaftsdienstarzt allein in der Klinik ist.

6.3 Was können wir an der Person ändern?

Zwar steht für alle Fälle ein erfahrener Facharzt als Hintergrunddienst auf Abruf zur Verfügung, doch weiß M., dass er im Notfall der erste Mann vor Ort ist und für alle Erstmaßnahmen ärztlich verantwortlich ist.

Unterstellen wir, dass M. ein selbstbewusster, von seinem Können überzeugter Assistenzarzt ist, mit einem hohen Grad an Selbstwirksamkeitserwartung. Dies kann zu einem nur geringen subjektiven Belastungserleben beitragen, indem er in kritischen Situationen rasch und entscheidungsfreudig handelt. Allerdings wird dies nur dann angemessen sein, wenn er zugleich seine eigenen Grenzen klar erkennen und sich zugestehen kann, ohne dies als persönliches Defizit oder gar Niederlage zu empfinden, und dann ggf. die gebotene Hilfe des Hintergrunddienstes auch in Anspruch nimmt. Unterstellen wir dagegen, dass K., ebenso Assistenzarzt und zum ersten Mal als Bereitschaftsdienstarzt tätig, ein eher unsicherer, sehr vorsichtiger und zögerlicher Assistenzarzt ist, so würden wir erwarten, dass K. in kritischen Situationen eher den Hintergrunddienst rufen wird, selbst wenn er denkt, dass er vielleicht auch selbst mit der Situation zurechtkommen könnte. Sein Belastungserleben bzw. der subjektiv erlebte »Stress« wird eher größer sein als der von M., vor allem, wenn er darüber hinaus auch Angst davor hat, den Hintergrunddienst »umsonst« oder »ungerechtfertigterweise« zu holen. Gehen wir weiter davon aus, dass das medizinische Wissen und die klinische Erfahrung bei beiden Assistenzärzten gleich ist, so können wir davon ausgehen, dass das Belastungserleben im Wesentlichen von der angemessenen kognitiven Einschätzung einer komplexen Anforderungssituation abhängt, in Verbindung mit der Einschätzung der eigenen Fähigkeiten und deren Grenzen. Natürlich wird man im Sinne der Patientensicherheit auch hier institutionalisierte Stressprävention betreiben, indem man angemessene Einarbeitungszeiten gewährt und bei den ersten Diensten die jungen Assistenzärzte ermutigt, eher zu früh als zu spät den Hintergrunddienst zu rufen und eventuelle Unsicherheiten nicht nur mit sich selbst auszumachen. Zudem steht auch neuen Assistenzärzten in der Regel ein qualifiziertes Pflegeteam zur Seite, das »den Neuen« mit Rat und Tat zur Seite steht. Dennoch bleibt auch hier der persönliche Anteil bei den Betroffenen, die im Eventualfall das für sich und die Situation passende Gleichgewicht zwischen selbstkompetentem eigenem Handeln und dem Herbeiholen von Hilfe finden müssen.

Ein ähnliches Problem stellt sich z. B., wenn Ärzte nach längerer Unterbrechung ihrer beruflichen Tätigkeit wieder klinisch tätig werden, wie dies z. B. bei längeren Eltern- und Erziehungszeiten der Fall sein kann. Auch hier ist die Einschätzung, was man persönlich noch kann oder nicht, nicht immer einfach. Wiederum als institutionalisierte Stressprävention haben hier Kliniken Wege gefunden, die Betroffenen mit diesem Problem nicht alleine zu lassen, sondern ihnen ggf. ein Wiedereinsteiger-Curriculum o. ä. anzubieten, damit sie ihr Wissen bzw. Können auffrischen und diesbezüglich Selbstvertrauen aufbauen können.

Während wir an Piloten, Ärzte und andere sicherheitsrelevante Berufe mit großer Verantwortung und zumeist langer bzw. intensiver Ausbildungsdauer hohe qualifikatorische Anforderungen stellen, die z. T. auch gesetzlich geregelt sind, überlappen sich in anderen Bereichen professionelle und laienhafte »Qualifikationen«. Dies lässt sich am Beispiel handwerklicher Aufgaben zeigen, wo sich manch geschickter Heimwerker vor einem professionellen Handwerker nicht zu verstecken braucht.

So segensreich Qualifikationen hinsichtlich der Bewältigung situativer Anforderungen auch sein mögen, so problematisch und stressinduzierend kann dies werden, wenn die geforderte Qualifikation nicht vorhanden ist bzw. eine *Qualifikationslücke* besteht.

Die Natur, unsere Kultur und gesellschaftliche Institutionen, die mit unserer Erziehung und Ausbildung beauftragt sind, vermitteln uns im Rahmen unserer Entwicklung allgemeine *Basiskompetenzen* und soziale Fertigkeiten. Allerdings sind für viele Berufe und neue Lebenssituationen *Zusatz-Kompetenzen* erforderlich, die je nach unserer bisherigen Lerngeschichte in unserem (sozial üblichen) Verhaltensrepertoire enthalten sein können, manchmal aber auch fehlen und dann zu einer Belastungssituation führen können.

Die Beispiele aus dem Arbeits- und Berufsleben zeigen, dass die O-Variable in vielen Fällen nicht von der Lebens- und Arbeitssituation getrennt werden kann. Nicht umsonst empfinden viele Menschen ihren Beruf und die damit verbundene Lerngeschichte inklusive der erworbenen Qualifikationen als wesentlichen Teil ihrer persönlichen Identität.

Qualifikation wird durch Bildung vermittelt, insbesondere durch Ausbildung, Weiterbildung und Fortbildung im Beruf. Ein wesentliches Kriterium einer Qualifikation ist deren Konsequenz für das entsprechende Verhalten und Erleben einer Situation. So dürfte es für die meisten von uns eine Überforderung darstellen, ein Flugzeug zu fliegen. Eine entsprechend qualifizierte Person hat damit jedoch keine Schwierigkeit.

Für das Stressmanagement hat dies eine weitreichende Konsequenz, vor allem was die *Stressprävention* angeht: Wenn das Stresserleben auf einem identifizierbaren Verhaltensdefizit beruht, das sich durch entsprechendes Training bzw. durch entsprechende (Aus-)Bildung beheben lässt, können wir durch den systematischen Aufbau des qualifizierten Verhaltens die ursprüngliche Überforderung abbauen bzw. vermeiden.

Zusammenfassung

1. Auch situations- und zeitübergreifende Verhaltensmuster oder Einstellungen bzw. Grundhaltungen einer Person sind prinzipiell einer Veränderung zugänglich.
2. Diese Möglichkeit der Veränderung betrifft Verhaltensmuster auf allen Ebenen und reicht von der körperlichen Fitness und dem Gesundheitsverhalten über kognitive Reaktionsmuster wie Achtsamkeit oder kognitive Stile und persönliche Emotionsregulierung, z. B. beim Ärgermanagement, bis hin zu beobachtbaren, ggf. komplexen Verhaltensmustern in verschiedenen Lebensbereichen.
3. Basiskompetenzen und allgemeine (auch soziale) Alltagskompetenzen resultieren aus unserer gesamten bisherigen Lerngeschichte auf dem Hintergrund unserer biologischen Grundausstattung und der jeweiligen kulturellen Umgebung.

4. In umschriebenen Bereichen und Situationen benötigen wir zum adäquaten Umgang mit Anforderungen und Belastungen spezifische Zusatzkompetenzen. Dies ist besonders beim Erwerb beruflicher Qualifikationen in der Arbeitswelt wichtig, die erheblich zur Stressreduktion beitragen können.
5. Stresserleben und der Umgang mit Anforderungs- und Belastungssituationen resultieren u. a. aus dem Wechselspiel zwischen den situativen Anforderungen einerseits und unseren persönlichen Eigenschaften und Verhaltensmöglichkeiten andererseits. Im Berufsleben sind dabei sowohl die persönlichen Basiskompetenzen als auch die aufgabenbezogenen Zusatzkompetenzen bzw. Qualifikationen der jeweiligen Person von Bedeutung.

6.4 Was können wir an den Konsequenzen und Kontingenzen ändern?

Im Folgenden betrachten wir einige zentrale Aspekte, die zur Verhaltenskontinuität oder zum Aufbau neuen Verhaltens im Rahmen des langfristigen Stressmanagements bedeutsam sind. Dabei fassen wir die langfristigen Konsequenzen und die Kontingenzen zusammen, da erstere angesichts der Langfristigkeit mit den Kontingenzen eng verknüpft sind. Auch hier dürfen wir nicht vergessen, dass unsere Fokussierung der Komponenten R, C und K des SORKC-Schemas vorwiegend aus Gründen der Methodik und Didaktik erfolgt und in der Lebenswelt die situativen Komponenten (S) des Verhaltens-in-einer-Situation nicht losgelöst betrachtet werden können. In diesem Abschnitt zeigt sich das darin, dass eine wesentliche Änderung der Kontingenzen und der verhaltenssteuernden Konsequenzen in aller Regel mit einer wesentlichen Änderung der Lebenssituation verbunden ist, was anhand der folgenden Beispiele näher erläutert wird.

> **Beispiel »Änderung der Lebenssituation im Alter und die Frage des Seniorenheims«:**
>
> Nach dem Tod seiner Ehefrau, die lange krank war und von ihm versorgt wurde, wohnt M., 75 Jahre alt, allein in seinem Haus. Sein Sohn S. ist verheiratet, lebt mit seiner Frau und seinen kleinen Kindern ca. 200 km entfernt und bietet seinem Vater an, zu ihm zu ziehen. M. hängt jedoch an seiner gewohnten Umgebung und an den sozialen Kontakten, die allerdings während der langen Krankheitsphase seiner Frau weniger geworden sind, und möchte trotz eigener gesundheitlicher Probleme in seiner alten Umgebung bleiben. Von Nachbarn erfährt der Sohn, dass M. zwar seinen Alltag im Großen und Ganzen bewältigen kann, es jedoch immer wieder zu Situationen kommt, in denen er auf Hilfe angewiesen ist. Da aufgrund der fortschreitenden gesundheitlichen Probleme immer deutlicher wird, dass der eigenständigen Lebensführung von M. Gren-

zen gesetzt sind, bespricht sein Sohn mit ihm die weiteren Möglichkeiten, wobei er seinen Vater gerne in seiner Nähe hätte. M. sieht selbst, dass es zuhause für ihn immer schwieriger wird, hat aber Angst davor, in ein Seniorenheim zu ziehen. Sein Sohn äußert Verständnis und erklärt seinem Vater, dass er ihn auch bei der gegenwärtigen Lebensführung unterstütze, so lange es eben gehe. Er wolle jedoch auch vorsorgen und habe am eigenen Wohnort alle Seniorenheime in der näheren Umgebung besichtigt, um sich zu informieren, da es ja z. T. auch sehr lange Wartezeiten gebe. Er macht seinem Vater den Vorschlag, mit ihm zusammen zu jedem dieser Seniorenheime zu fahren, damit dieser sich zunächst selbst ein Bild machen könne, ohne sich zum jetzigen Zeitpunkt festlegen zu müssen. Danach würde er ihn wieder nach Hause fahren und mit ihm in Ruhe die Eindrücke besprechen. M. stimmt nach einigem Zögern der Besichtigungstour zu und lässt sich versichern, dass er danach wieder nach Hause gebracht werde. Einige Tage später holt S. seinen Vater ab und sie fahren vorangemeldet zu den verschiedenen Seniorenheimen. Bei manchen Heimen erklärt M. sofort, dass er hier auf keinen Fall wohnen möchte. Bei anderen Heimen jedoch ist er positiv überrascht von der dortigen Atmosphäre, kommt auch mit einigen Bewohnern ins Gespräch und erkundigt sich interessiert nach den dort verfügbaren Möglichkeiten der Tagesgestaltung. Besonders gefällt ihm ein Heim, bei dem man sein Zimmer mit eigenen, gewohnten Möbeln einrichten kann, das mit nahe gelegenem Kiosk und kleineren Geschäften gut in die Gemeinde integriert ist und das die Möglichkeit für viele soziale Aktivitäten bietet. Dennoch ist er froh, dass er danach wieder nach Hause gehen kann, erklärt sich aber einverstanden, sich für das Heim, das ihm am besten gefallen hat, auf die Warteliste setzen zu lassen, da hiermit keine weitere Verpflichtung verbunden ist.

Nachdem M. wieder zu Hause ist, kann er dort noch geraume Zeit sein relativ eigenständiges Leben führen, wobei ihn bei Bedarf die Gemeindepflege sowie sein Hausarzt unterstützen und sich auch Nachbarn und Freunde um ihn kümmern, ebenso sein Sohn, der ihn immer wieder besucht.

Als es in der Folgezeit zu einigen kritischen Situationen kommt und M. nach einem Sturz schließlich für etliche Tage in ein Krankenhaus muss, bespricht sein Sohn mit ihm die aktuelle Situation und kann seinen Vater mit sanftem Druck davon überzeugen, dass es jetzt am besten ist, wenn er in das Seniorenheim seiner Wahl zieht. Da aufgrund der langen Voranmeldezeit ein gerade frei gewordenes Zimmer zur Verfügung steht, organisiert S. noch während des Krankenhausaufenthaltes seines Vaters den Umzug, so dass M. nach seiner dortigen Entlassung sofort in ein Zimmer mit eigenem Teppich und eigenen Möbeln einziehen kann.

M. gewöhnt sich überraschend schnell an die neue Situation, freut sich über die Gesellschaft seiner Mitbewohner, und schließt schnell Freundschaften. Sein Sohn, der in der Nähe arbeitet, kann ihn immer mal wieder zwischendurch besuchen und ihn an Wochenenden oder Festtagen auch abholen, damit er im Kreis der Familie mit seinen Enkeln zusammen sein kann.

Dieses Beispiel zeigt die *Entwicklungsaufgabe,* die sich vielen älteren Menschen stellt. Die bisherige »normale« Umwelt ist meist auf Verhaltenserfordernisse eingestellt, die der nicht oder nur wenig behinderte Durchschnittsbürger im Alltag zu erfüllen vermag und die demzufolge zu positiven Konsequenzen führen, die wir mit der für uns »normalen« Wohn- und Arbeitssituation »meines Zuhauses« verbinden. Mit zunehmendem Alter bzw. den damit oft einhergehenden Krankheiten und Behinderungen ändern sich jedoch die Konsequenzen und Kontingenzen, mit denen unser Zuhause verbunden ist. Treppen, die wir bisher bzw. früher mit Leichtigkeit genommen haben, werden plötzlich zu Barrieren oder zu Stolperfallen. Die moderne Küchentechnologie überfordert uns zunehmend oder wir vergessen das Ein- oder Ausschalten des Herds oder anderer Geräte, und im Straßenverkehr ist unsere Teilnahme mit immer mehr Risiken für uns und/oder andere verbunden. Doch haben viele Menschen die Möglichkeit, sich im Rahmen des Älterwerdens an diese Änderung der Konsequenzen und Kontingenzen ihrer Lebenswelt anzupassen, auch schrittweise. Viele ältere Menschen reagieren jedoch auf diese Änderungen eher reaktiv, und leider erst dann, wenn bereits merkliche aversive Konsequenzen aufgetreten sind bzw. sich häufen. Partner und nahe Angehörige sowie Freunde können hier hilfreich sein, diese Probleme wie im vorhergehenden Beispiel frühzeitiger, geplanter und proaktiver anzugehen. Dies kann auch das Selbstbestimmungsverhalten der Betroffenen stärken bzw. verstärken, da ihr Handeln planvoll und gezielt erfolgt und nicht nur reaktiv und hilflos angesichts nicht mehr tragbarer oder nicht mehr bewältigbarer Umstände.

Während bei den *alters- und zeitbedingten »Entwicklungsaufgaben«* die Zeit selbst und die jeweiligen Begleitumstände den Schrittmacher für neue Situationen, Verhaltensanforderungen und Belastungen abgeben, sind es bei den *ereignisbedingten Entwicklungsaufgaben* bestimmte Ereignisse, die unsere Lebensumstände wesentlich und nachhaltig beeinflussen und als Belastungsquelle neue Verhaltensweisen erfordern. Diese Ereignisse können vielfältiger Art sein und reichen von schicksalshaften Ereignissen, die plötzlich über uns hereinbrechen und denen wir uns hilflos und schutzlos ausgeliefert fühlen, bis hin zu allmählich sich entwickelnden Ereignissen wie einer chronischen Erkrankung, auf die wir uns einstellen und deren Verlauf wir durch unser Verhalten beeinflussen können, und schließlich bis zu Ereignissen, die durch unser Verhalten oder unser Zutun überhaupt erst entstehen, und deren Risiken z. T. bekannt sind oder sogar bewusst in Kauf genommen werden, z. B. ein Unfall beim Ausüben einer Risikosportart.

> **Beispiel »Naturereignisse und Naturkatastrophen«:**
>
> Im Jahre 2010 trat in der Karibik eines der schlimmsten Erdbeben der letzten Jahrhunderte auf. Die Bewohner des Inselstaates Haiti waren auf diese Katastrophe in keiner Weise vorbereitet. Das Ereignis hatte verheerende Folgen. Überlebenswichtige Ressourcen wie Trinkwasser und Lebensmittel waren ebenso wenig verfügbar wie Medikamente, Bergungsgeräte oder Hilfskräfte. Gebäude stürzten zusammen, Menschen starben in den Trümmerfeldern, die Infrastruktur sowie die Strom- und Telefonnetze wurden zerstört. So schrecklich die Folgen für die

> Betroffenen waren, so wurde an dieser »Naturkatastrophe« aber auch eines deutlich: nicht nur dieses Naturereignis und die Plötzlichkeit seines Eintretens waren für das katastrophale Ausmaß verantwortlich, sondern auch die sozialen und kulturellen Lebensbedingungen und das Verhalten der dort Lebenden. Armut verhinderte erdbebensicheres Bauen, verwendete Baustoffe waren minderwertig, unzureichende Wasserversorgung und Abwasserentsorgung führten zu Problemen und Choleraausbrüchen. Und nachfolgende Hilfen wurden behindert durch bürokratische Barrieren sowie schwierige oder unklare Verhältnisse, z. B. ungeklärte Besitzverhältnisse der Grundstücke.

Vergleiche mit Erdbeben in anderen Ländern wie Kuba, Mexico oder Chile lassen darauf schließen, dass das Ausmaß der Konsequenzen einer Katastrophe wesentlich von den Rahmenbedingungen abhängt wie z. B. die Verfügbarkeit von Notfall- oder Katastrophenplänen und anderen Ressourcen.

Weitaus häufiger als Naturkatastrophen oder technologisch mitbedingte Großkatastrophen sind in unserer Gesellschaft die kleinen oder großen »persönlichen Katastrophen«, z. B. im Rahmen eines plötzlichen Unfalls oder im Fall einer Erkrankung mit progredientem chronischen Verlauf.

> **Beispiel »Motorradfahren und seine Konsequenzen«:**
>
> M., ein 25-jähriger begeisterter Motorradfahrer, hat sich endlich seinen langen Traum von einer »tollen Maschine« erfüllt. Seine Freundin F. teilt diese Begeisterung und genießt die gemeinsamen Ausflüge, insbesondere in Naturgebiete. Bei einem dieser Ausflüge gerät das Pärchen auf einer leicht abschüssigen Straße mit seinem Motorrad auf eine Ölspur, verliert den Halt und es kommt zu einem schweren Unfall, bei dem sich M. einen komplizierten Unterschenkelbruch sowie eine Schulterverletzung zuzieht. Seine Freundin F. erleidet eine Beckenfraktur und innere Blutungen, an denen Sie wenig später verstirbt. Für M. bricht eine Welt zusammen. Seine Wünsche für eine gemeinsame Familie mit seiner Freundin F. sind plötzlich unerfüllbar. Seine Leidenschaft für Fußball und seine hoffnungsvolle Chance auf eine Profikarriere sind nach der komplizierten Beinverletzung in weiter Ferne. Und die Schuldgefühle angesichts des Todes seiner Freundin verfolgen ihn noch sehr lange Zeit.

Bei solch einem plötzlichen und persönlich katastrophalen Ereignis können wir als Betroffene in unserer Gesellschaft rasch auf effiziente Hilfesysteme zurückgreifen, von der Unfall- und Notfallversorgung bis hin zur medizinischen und beruflichen Rehabilitation und Wiedereingliederung in das Arbeits- und Berufsleben. Wenn eine verbliebene Behinderung jedoch Verhaltensmöglichkeiten für die Zukunft blockiert, Beziehungen durch den Tod des Anderen jäh unterbrochen werden und die bisherigen (auch sozialen) Verstärkungspläne nicht mehr greifen, wird es wesentlich sein, nicht nur das Erlebte zu verarbeiten, sondern auch für die Zukunft neue Perspektiven, Einstellungen und Handlungsmöglichkeiten zu entwickeln, die im Sinne

6.4 Was können wir an den Konsequenzen und Kontingenzen ändern?

positiver Verstärkungspläne ein zufriedenstellendes Leben ermöglichen. In solchen Fällen lässt sich das persönliche Stressmanagement nicht auf ein paar bewährte Anti-Stress-Formeln reduzieren, sondern erfordert eine intensive Auseinandersetzung mit der neuen Lebenssituation auf allen Verhaltensebenen.

> **Beispiel »Alkoholabhängiger Mann mit sozialem Abstieg und Problemen der Alltagsbewältigung«:**
>
> M. ist ein 56-jähriger Mann, der seit seinem 23. Lebensjahr im selben Betrieb als Arbeiter gearbeitet hatte, bis ihm vor fünf Jahren gekündigt wurde. Grund hierfür waren jahrelange Alkoholprobleme, die sich nachweislich auf seine Arbeit auswirkten. Zwar hatte er es nach der letzten seiner zwei Entwöhnungsbehandlungen geschafft, fast fünf Jahre abstinent zu leben. Als sich jedoch seine Frau von ihm trennte und alle Kinder aus dem Haus waren, kam es bei M. zu schweren Rückfällen und Verhaltensproblemen. Neben der Kündigung und der Trennung von seiner Frau geriet M. immer mehr in Schulden, so dass er schließlich, nach dem Verlust der kleinen gemeinsamen Eigentumswohnung, in der seine inzwischen von ihm geschiedene Frau und er gewohnt hatten, im Männerwohnheim unterkam. Zu seiner ehemaligen Frau und zu seinen beiden erwachsenen Kindern hat er nur noch selten Kontakt, ebenso wenig zu gemeinsamen alten Freunden und Bekannten. Bis auf die Kontakte im Männerwohnheim lebt er sozial isoliert, finanziell auf der Basis von Hartz IV. Er vernachlässigt sein Äußeres, achtet nicht auf seine Ernährung und Gesundheit, öffnet kaum mehr seine Post und unternimmt keine Anstrengungen, an seiner Situation etwas zu verändern.

Natürlich schildert der Fall ein Extrembeispiel, bei dem ohne eine konsequente suchtmedizinische und ggf. psychiatrische Behandlung und Sozialarbeit jegliches Stressmanagement zum Scheitern verurteilt wäre. Auch hinsichtlich der Überschneidung von Behandlung und Sozialarbeit einerseits und Stressmanagement andererseits sind keine klaren Grenzen zu ziehen. Angesichts der Mut-, Hoffnungs- und Perspektivlosigkeit und dem Verlust sozialer Verstärker wird es für M. wichtig sein, schrittweise (wieder) einfache Verhaltensmuster aufzubauen, die ihm es ihm erlauben, »belohnende« soziale Erfahrungen zu machen. Dies wird anfangs vermutlich ohne direkte Begleitung und Unterstützung (prompting) durch Fachkräfte kaum gehen. Möglichkeiten auf der behavioralen Ebene wären z. B. die Wiederaufnahme von Beziehungen zu alten Freunden, deren Einladung M. bisher nie angenommen hatte, die Anbindung an eine Selbsthilfe-Gruppe mit regelmäßigen Treffen, die Annahme stundenweiser Tätigkeiten, z. B. in der Landschaftsgärtnerei, ggf. auch in fachlich betreuten Werkstätten. Bei all diesen Aktivitäten benötigt M. motivationale Begleitung und Unterstützung. Auch die Schuldenregulierung wird M. längerfristig ohne direkte Beratung und Hilfe kaum allein schaffen. Sofern in seinem Leben depressive Schwankungen sein Verhalten beeinflussen, ist die Vermittlung, ggf. auch hier mit Begleitung und motivationaler Unterstützung, zu einer psychiatrisch-psychotherapeutischen Behandlung wichtig, in Kombination mit einer grundsätzlichen hausärztlichen Behandlung. Die Betreuung in Bezug auf sein

Leben im Männerwohnheim kann zum einen darauf ausgerichtet sein, basale »Haushaltstätigkeiten« wie Reinemachen, Aufräumen, Einkaufen, Kochen, Waschen etc. aufrecht zu erhalten, zum anderen ein eigenständigeres Leben in einer Sozialwohnung bzw. -wohngemeinschaft anzustreben. Die motivationale Unterstützung und die Vermittlung sozialer Verstärker für sein Verhalten werden auch Voraussetzung dafür sein, bei M. Gefühle der Hoffnungslosigkeit abzubauen und kognitive Einstellungen wie eine positivere Selbstwirksamkeitsüberzeugung schrittweise aufzubauen. Des Weiteren kann eine geregelte Tagesstrukturierung mit stundenweisen Tätigkeiten, auch im eigenen Haushalt des Männerwohnheims, sowie sozialen Kontakten dazu beitragen, dass er auch auf sein äußeres Erscheinungsbild mehr achtet.

Doch zeigt ein solches Extrembeispiel auch die Grenzen auf, denen ein Selbst- und Stressmanagement unterliegt, wenn hierfür erforderliche Ressourcen nicht in ausreichendem Maß vorhanden sind.

Wenn Menschen mit Migrationshintergrund gleichzeitig in verschiedenen Kulturen leben, deren Verhaltensanforderungen und Verstärkungspläne nicht übereinstimmen oder sich gar wechselseitig ausschließen, ist ein sozialer Konflikt nicht selten vorprogrammiert.

> **Beispiel »Junge Studentin mit Migrationshintergrund«:**
>
> S. ist eine junge Studentin, 20 Jahre alt, in Deutschland geboren. Ihre Herkunftsfamilie stammt aus der Türkei (Anatolien), ihre Eltern und ihre zwei älteren Brüder leben ebenfalls in Deutschland. Die Familie wohnt in einem kleinen Dorf, und S. fährt mit dem Zug an jedem Studientag ca. eineinhalb Stunden in die Universitätsstadt, wo sie studiert. Die täglichen Heimfahrten erlebt sie zunehmend als Belastung und würde gerne mit ihrer ebenfalls türkischen Freundin und Mitstudentin F. eine Wohngemeinschaft gründen. Während die Eltern von S. eine sehr konservative, traditionelle Einstellung haben und auf keinen Fall wollen, dass S. aus der gemeinsamen Familie auszieht, sind die Eltern von F., die aus Istanbul stammen und seit Jahren ebenfalls in Deutschland leben, liberaler eingestellt und würden ihre Tochter bei deren Wohngemeinschaftswunsch auch entsprechend finanziell unterstützen. Auch von ihren Kommilitonen und deutschen Freundinnen und Freunden wird S. darin bestärkt, sich eine Wohnmöglichkeit am Studienort zu suchen. Ihr Wunsch nach mehr Autonomie steht jedoch im Gegensatz zu den konträren Verhaltenserwartungen ihrer Eltern und auch ihrer beiden Brüder, die sich an der traditionellen Frauenrolle orientieren. Nachdem S. mehrfach erfolglos versucht hat, ihren Standpunkt und ihre Wünsche gegenüber ihrer Familie deutlich zu machen, verzweifelt sie immer mehr und hat zunehmend Angst, nach Hause zu ihrer Familie zu fahren.

Hier treffen die Autonomie- und Selbständigkeitsbestrebungen einer jungen Frau auf zwei verschiedene Welten, sprich Kontingenzen, die nicht miteinander kompatibel sind. Wer von den Beteiligten wie und in welchem Maß sein Verhalten ändert oder ändern muss, damit die sozialen Beziehungen erhalten bleiben, oder aber ob es zu einer Entscheidung für eine dieser beiden Welten und damit zum Bruch mit der andern kommt, kann man in verschiedenen Szenarien beleuchten. Dabei wird zu beachten sein, wie getrennt diese beiden Subkulturen sind bzw. ob es bewusste Abgrenzungen oder aber Annäherungen und Überschneidungen gibt, ob man sich an positiven Modellen orientieren kann, bei denen eine Lösung gefunden wurde usw. Klar wird an diesem Beispiel jedoch, dass das Stresserleben von S. im Rahmen einer sozialen und interkulturellen Konfliktsituation stattfindet und von dieser Situation nicht abstrahiert werden kann.

Doch selbst innerhalb einer Kultur können wir oft zwischen verschiedenen Lebensformen wählen, die unsere Lebenssituation und die damit verbundenen Kontingenzen langfristig beeinflussen.

> **Beispiel »Der richtige Zeitpunkt für das erste Kind«:**
>
> In einer Rubrik einer regionalen Zeitung können sich Leser mit lebenspraktischen Fragen und Problemen an Familien- bzw. Paartherapeuten wenden, die dann in dieser Rubrik ihre Ratschläge veröffentlichen. Eine solche Anfrage kommt von einer 29-jährigen berufstätigen Frau, die mit ihrem Ehemann seit drei Jahren verheiratet ist. Sie macht sich Gedanken zur Familienplanung und fragt, wann der richtige Zeitpunkt für das erste Kind sei.
>
> Natürlich geben die Therapeuten keine fertige Antwort auf diese Frage, sondern stellen sie in einen Zusammenhang. Dazu gehört, dass es nicht »den« richtigen Zeitpunkt gibt, sondern nur den richtigen für die beiden betroffenen Partner. Und obgleich die oben gestellte Frage suggeriert, dass ein prinzipieller Kinderwunsch bei beiden besteht, ist dies nicht sicher und kann bzw. sollte durch weitere Fragen, z. B. nach den Erwartungen und Vorstellungen beider Partner für künftige Zeiten des Zusammenlebens, näher geklärt werden.

Das Leben als Eltern geht für viele Jahre, prinzipiell bis zum Ende des eigenen Lebens, mit Verantwortlichkeiten und einer Vielzahl sozialer, auch wirtschaftlicher Kontingenzen einher. Es kann die eigene berufliche Entwicklung, die Wahl des Arbeitsplatzes oder Wohnortes, die gewählten sozialen Beziehungen im Freundes- und Bekanntenkreis und vieles andere mehr bestimmen. Dabei zeigt gerade dieses Beispiel des Kinderwunsches angesichts sinkender Geburtenzahlen, wie Kulturen und Gesellschaften auf dem Hintergrund ihres Wertekanons bzw. der gesellschaftlich etablierten Verstärkungspläne bestimmte Lebensformen unterstützen. Flexible Arbeitszeiten, Job Sharing, Heimarbeitsplätze, die Möglichkeit der Elternzeit, das Angebot ganztägiger Kinderbetreuung, aber auch finanzielle Unterstützungen wie Kindergeld oder sonstige Gratifikationen zeigen, wie unsere Gesellschaft viele etablierte Modalitäten der »Stressminderung« anbietet, um die sozialen und wirtschaftlichen Belastungen, die mit der Erziehung und Sorge für Kinder verbunden sein können, zu reduzieren oder zu kompensieren.

> **Beispiel »Erziehung mehrerer Kinder und die Rückkehr an den Arbeitsplatz«:**
>
> Frau A. ist Ärztin, die kurz nach dem erfolgreichen Ablegen ihrer Facharztprüfung schwanger wurde. Sie hat drei Kinder im Alter von sechs, acht und neun Jahren und hat sich in dem zurückliegenden Jahrzehnt um deren Erziehung gekümmert. Ihr Ehemann arbeitet als Manager in einem Wirtschaftsunternehmen in führender Position und ist beruflich sowie zeitlich stark beansprucht, so dass die Hauptverantwortung für die Erziehung von A. wahrgenommen wurde. Nun, da das jüngste Kind in die Grundschule kommt, möchte A. wieder als Ärztin tätig sein, zumindest halbtags. Allerdings hat sie große Angst vor dem Wiedereinstieg, besonders davor, als Fachärztin nach so einer langen Zeit wieder Verantwortung übernehmen zu müssen, und fühlt sich nicht mehr auf dem neuesten Stand der medizinischen Entwicklung in ihrem Bereich.

Die Rückkehr an den Arbeitsplatz nach Mutterschutz, Elternurlaub und/oder Freistellung kann mit einem hohen Maß an Belastung einhergehen, besonders in Berufsfeldern mit einer dynamischen Entwicklung. Selbst wenn äußere Bedingungen weitgehend konstant bleiben, so ist es verhaltenspsychologisch nicht unbedingt der »gleiche« Arbeitsplatz, da einerseits inzwischen neue Anforderungen an diesen Arbeitsplatz gestellt werden und andererseits frühere Verhaltensweisen nicht mehr so leicht abgerufen werden können, da die Übung und die tägliche Erfahrung fehlen.

Auch hier stellt die Gesellschaft stresspräventive Wiedereinstiegshilfen zur Verfügung, z. B. spezielle Curricula oder Mentorenprogramme.

Wir sehen an diesen Beispielen, dass langfristige Konsequenzen und Kontingenzen des Verhaltens mit unseren natürlichen, kulturellen und sozialen Lebensbedingungen, Lebensformen und Entwicklungsphasen verbunden sind. Zu den stressprotektiven Kontingenzen gehören auch die vielen kulturellen und institutionalisierten Unterstützungsmaßnahmen, die uns unsere Gesellschaft zur Verfügung stellt und auf die wir bei unserem eigenen, persönlichen Stressmanagement aufbauen können, z. B. auf die Möglichkeit zur Ganztagesbetreuung bei der Erziehung unserer Kinder und der Vereinbarkeit von Beruf und Familie. Dies sollte uns ermutigen, auch in der Zukunft aktiv für bewahrenswerte und sozial gerechte Kontingenzen einzutreten, die unsere Stressprävention und unser Stressmanagement auf eine breite, bürgernahe Basis stellen. Hierfür Bündnisse zu suchen, sei es in der Politik, in Gewerkschaften, in Berufs- oder Fachverbänden oder anderen sozialen Gruppierungen, ist Ausdruck eines »organisierten Stressmanagements« auf Systemebene, bei dem die Lasten auf verschiedene Schultern verteilt werden können.

> **Leitsatz »Kultur und Stressmanagement«:**
>
> Die Kontingenzen unserer Kultur sind der Nährboden für unser persönliches Stressmanagement.

Zusammenfassung

1. Langfristige Konsequenzen und Kontingenzen sind in der Regel an bestimmte Lebensräume und Lebensbedingungen sowie an die entsprechenden Verhaltensmöglichkeiten eines Menschen gebunden, die sich im Laufe der Zeit, z. B. bei Entwicklungsaufgaben oder aber als Resultat bestimmter Ereignisse, von Naturkatastrophen bis hin zu persönlichen Schicksalsschlägen, ändern können und neue Anforderungen an das Verhalten stellen.
2. Besonders gravierende Belastungen und sozialer Stress können dann auftreten, wenn sich Menschen, die gleichzeitig in verschiedenen (Sub-)Kulturen mit zueinander inkompatiblen Kontingenzen leben, Verhaltensanforderungen gegenübersehen, denen sie unter Berücksichtigung beider Kulturen nicht gerecht werden können. Dies ist bei Menschen mit Migrationshintergrund nicht selten der Fall.
3. Aber auch die Wahl einer bestimmten Lebensform, z. B. die Gründung einer Familie mit Kindern, bestimmt oft bis zum Lebensende die sozialen und wirtschaftlichen Kontingenzen für das eigene Verhalten und Erleben.
4. Auch im Arbeitsleben bestimmen die Wahl des Berufs oder die Wahl der wirtschaftlichen Existenzsicherung (z. B. selbständig oder angestellt) die Lebenssituation mit ihren langfristigen Konsequenzen und Kontingenzen.
5. Im Gegensatz zu natürlichen Kontingenzen, die über lange Zeiträume konstant sein können, unterliegen kulturelle und soziale Kontingenzen oft schnelleren Veränderungen, die mit Unsicherheiten im Verhalten und bei Entscheidungen einhergehen. Im Zeitalter der Globalisierung, Technologisierung und zunehmend rascher Veränderungen stellen solche Unsicherheiten erhöhte Anforderungen, nicht nur an das persönliche Stressmanagement des Einzelnen, sondern auch an die Gemeinschaften mit ihren institutionalisierten Stressminderungsprogrammen.

7 Aufrechterhaltung erfolgreicher Verhaltensweisen

In der Lern- und Verhaltenspsychologie unterscheidet man zwischen dem *Aufbau* und der *Aufrechterhaltung* von Verhalten. Am *Beispiel* der Fachärztin, die nach langer Zeit der Kindererziehung wieder in das Arbeitsleben zurückkehrt, lässt sich dies illustrieren. Früher eingeübte *Verhaltensschemata*, z. B. die körperliche Untersuchung eines Patienten oder die Abfassung eines strukturierten Arztbriefes sind vielleicht nicht mehr oder nicht mehr in der früher gewohnten Weise verfügbar. Dies zeigt, dass Verhalten auch wieder verlernt bzw. gelöscht werden kann, wenn keine gewohnt positiven Konsequenzen mehr folgen.

Bei Menschen im Stress kann man oft feststellen, dass sie früher ausgeübte Hobbys oder andere befriedigende Aktivitäten aufgegeben oder deutlich reduziert haben. Damit geht in der Regel ein Verstärkerverlust einher, der langfristig die Lebensqualität beeinflussen kann.

Natürlich können befriedigende Aktivitäten nicht bestehende Belastungen verhindern. Sie können aber kompensatorisch wirken, *Erholungszeiten und Erholungsräume* schaffen und sind somit elementarer und üblicher Bestandteil von Stressmanagement-Programmen.

Viele Stressmanagement-Programme enthalten ganze Listen befriedigender Aktivitäten, aus denen man diejenige auswählen kann, die zum eigenen Lebensstil und zur aktuellen Lebenssituation am besten passen.

Oft hilft es, sich an *früher ausgeübten befriedigenden Aktivitäten* zu orientieren, da diese in der Regel in der eigenen Lebensgeschichte positiv verstärkt wurden und somit oft leichter reaktiviert werden können. Dabei empfiehlt es sich, diese Aktivitäten fest und regelmäßig im eigenen Kalender einzuplanen, mit der gleichen Priorität wie andere, aufgabenbezogene Tätigkeiten.

Auch den Teilnehmern eines Stressmanagement-Seminars muss dargelegt werden, dass neu erworbene Verhaltensweisen, z. B. systematische Entspannung, zur Aufrechterhaltung weiter abgerufen werden müssen. Am besten ist es dabei, wenn diese Verhaltensweisen in eine *Routine* eingebaut werden und damit nicht bei jeder Ausführung wieder einer eigenen Entscheidung bedürfen.

Wie oben ausgeführt können sich besonders bei wesentlichen Änderungen der Lebenssituation oder der Lebensform bisherige Kontingenzen maßgeblich ändern. Wenn davon wichtige Verhaltensweisen für das Stressmanagement betroffen sind, sollte man ggf. darauf achten, Situationen und Kontingenzen aufzusuchen bzw. zu schaffen, welche die gleiche Verhaltensfunktion haben.

Dies klingt abstrakt, lässt sich jedoch rasch an einem Beispiel illustrieren.

> **Beispiel »Klimawandel auf persönlicher Ebene«:**
>
> Student S. befindet sich im Rahmen eines Auslandstudiums in Florida. Dort engagiert er sich im studenteneigenen Segelclub und verbringt das ganze Jahr über eine Vielzahl sportlicher Stunden am Strand und auf dem Wasser. Nach seiner Rückkehr in sein Heimatland vermisst er diese befriedigende sportliche Tätigkeit. Stattdessen orientiert er sich nun am breiten Hochschulsportangebot seiner Heimatuniversität und findet Spaß am Hallenfußball. Zudem freut er sich in den Frühjahr-Sommer-Herbst-Monaten über das Spielen im Freien. Seine Segelerfahrungen frischt er bei gelegentlichen Ausflügen an den Bodensee auf.

Bei diesem Beispiel ist entscheidend, dass mit dem Wechsel der Lebenssituation *eine funktional gleichwertige Verhaltensalternative* zu einer nicht mehr möglichen befriedigenden Aktivität gefunden wird. Diese Alternative ist natürlich in hohem Maß von der neuen Situation abhängig. Nicht zuletzt deshalb suchen sich Menschen oft Lebenssituationen, die ihnen ein erstrebtes Verhalten ermöglichen.

Die Aufrechterhaltung erwünschten Verhaltens erfordert also dessen langfristige Verstärkung, wobei die *Teilhabe* und *soziale Verstärkung* durch stützende Beziehungen in der Gemeinschaft von zentraler Bedeutung sind.

8 Burnout-Prävention und -Behandlung

Wie bereits angemerkt kann das Burnout-Syndrom als Sonderform von Stress sowohl theoretisch als auch praxisbezogen im selben verhaltenstherapeutischen Rahmen beschrieben werden. An dieser Stelle geht es nun um die Besonderheiten in Diagnostik und Behandlung und darum, wie Burnout im Rahmen gängiger Klassifikationssysteme (ICD-10/-11 bzw. DSM-IV/-5) eingeordnet wird, unter Bezugnahme auf die Mitteilungen der Deutschen Gesellschaft für Psychiatrie und Psychotherapie, Psychosomatik und Nervenheilkunde e. V. (DGPPN), insbesondere auf deren Positionspapier (2012, siehe auch Berger et al. 2012) zum Thema Burnout.

Nachdem wir die Besonderheiten im Umgang und in der Behandlung von Burnout kennengelernt haben, werden wir uns der Frage widmen, wie man die Entwicklung eines Burnouts verhindern bzw. dieser Entwicklung entgegenwirken kann.

8.1 Diagnostik und die funktionale Verhaltensanalyse bei Burnout

Da der Begriff »Burnout« durch seine breite Verwendung nicht nur in medizinisch-wissenschaftlichen Fachkreisen, sondern auch als Modebegriff in der Medienwelt viele Unschärfen enthält, kommt einer sorgfältigen Diagnostik bei der Betrachtung von Stressphänomenen, die mit Burnout bezeichnet werden, große Bedeutung zu. Dies betrifft zum einen die Klärung, welche situativen und verhaltensbezogenen Kriterien für Burnout als maßgeblich angesehen werden und wie demzufolge Burnout-Phänomene klassifikatorisch eingeordnet werden, und zum anderen die Konsequenzen bzw. Maßnahmen und Interventionen, die aus der diagnostischen Einordnung abgeleitet werden. Bei letzterem lassen sich wiederum zwei Handlungsfelder und Settings unterscheiden: Erstens einzelfallorientierte Settings, bei denen der Fokus auf der funktionalen Verhaltens- und Problemanalyse einer einzelnen Person liegt, und zweitens gruppen- bzw. organisations- und institutions-orientierte Settings, bei denen Grundgesamtheiten von Personen im Fokus stehen, die stressrelevante Gemeinsamkeiten aufweisen, z. B. ein bestimmtes Berufs- oder Tätigkeitsprofil oder einen gemeinsamen Arbeitsplatz. In solchen gruppenorientierten Settings werden aus Vergleichsgründen oder aus wirtschaftlichen Gründen häufig populationsbezogene und

normierte Diagnostikverfahren eingesetzt. Natürlich lassen sich die Ansätze beider Settings auch verbinden, z. B. im Rahmen eines innerbetrieblichen Gesundheitsförderungsprogramms.

8.1.1 Burnout: systematische und klassifikatorische Einordnung

Aus psychiatrischer und psychotherapeutischer Sicht handelt es sich bei Burnout nicht um ein konkretes Störungsbild, das einer definierten psychischen Störung nach den Kriterien der ICD-10 entspricht, sondern um »*Probleme mit Bezug auf Schwierigkeiten bei der Lebensbewältigung*«, die im Kapitel XXI der ICD-10-GM Version 2016 bei »Personen, die das Gesundheitswesen aus sonstigen Gründen in Anspruch nehmen (Z70–Z76)« mit der zusätzlichen *Codierung Z73* versehen werden. Neben dem Begriff »*Ausgebranntsein [Burn-out]*« werden unter dieser Codierung auch Begriffe wie »Stress, andernorts nicht klassifiziert«, »Zustand der totalen Erschöpfung«, »körperliche oder psychische Belastung o. n. A.«, »Einschränkung von Aktivitäten durch Behinderung«, »Mangel an Entspannung oder Freizeit«, aber auch »sozialer Rollenkonflikt andernorts nicht klassifiziert«, »Akzentuierung von Persönlichkeitszügen«, sowie »unzulängliche soziale Fähigkeiten, andernorts nicht klassifiziert« aufgeführt.

> **Beispiel »Rollenkonflikt eines Spitzensportlers«:**
>
> S. ist ein bekannter Spitzensportler, seit zwei Jahren verheiratet, mit einem kleinen sechs Monate jungen Sohn. Bei Wettkämpfen und der Vorbereitung in Trainingslagern ist er zeitlich sehr eingebunden und fern von seiner jungen Familie. Die Erwartungen seiner Frau, dass sie und ihr gemeinsamer Sohn ihn und seine Anwesenheit brauchen, belasten ihn auf dem Hintergrund seiner vielen sportlichen Aktivitäten, die zusammen mit seinen Medienauftritten und Werbeverträgen auch die finanzielle Existenzgrundlage seiner Familie darstellen. Hin- und hergerissen zwischen dem Bemühen um eine optimale Wettkampfvorbereitung einerseits und häufigen Besuchen bei seiner Familie spürt er, dass ihm allmählich alles zu viel wird und er nicht mehr regelmäßig abschalten kann. Zuhause bei der Familie denkt er an seine Wettkämpfe, und im Trainingslager fehlt ihm oft die Konzentration, wenn er an zuhause denkt, vor allem wenn ihn Gewissensbisse plagen, dass er seiner Frau und seinem kleinen Kind nicht gerecht wird.

Dass solche Situationen und Konflikte zu Verstärkerverlusten führen und neben den Verhaltenseinschränkungen auf emotionaler Ebene zunehmend mit aversiven Begleitreaktionen verbunden sein können, verwundert nicht. Bereits bei unseren vorhergehenden Ausführungen haben wir am Beispiel der »gelernten Hilflosigkeit« gesehen, dass solche Verhaltenseinschränkungen und emotionale Zustände an depressive Zustandsbilder erinnern, die sich nicht selten auch bei Burnout-Betroffenen nachweisen lassen.

Damit sind wir bei der Frage angelangt, wie Burnout mit definierten psychischen Störungen zusammenhängt. Aus dem Bisherigen wird deutlich, dass es sich bei Burnout um ein Syndrom bzw. eine Symptomkonstellation handelt, die mit Problemen und Schwierigkeiten bei der Lebensführung zu tun hat. Dies gilt jedoch auch für viele psychische Störungen, z. B. für Depressionen, Angsterkrankungen oder posttraumatische Belastungsstörungen. Die Situation wird klarer, wenn wir die Besonderheiten bestimmter Lebenssituationen sowie Entwicklungsaspekte hinzunehmen. So geht das DGPPN-Konzept zur Burnout-Klassifikation von einer bestimmten Lebenssituation aus, nämlich einer »längerfristigen Arbeitsüberforderung«, zu der sowohl Arbeitsplatzfaktoren als auch individuelle Faktoren beitragen können. Wenn sich diese andauernde Überforderung in drei komplexen Verhaltensformen niederschlägt, können wir diese Konstellation als Burnout bezeichnen:

1. Emotionale Erschöpfung,
2. Zynismus/Distanzierung/Depersonalisation,
3. verringerte Arbeitsleistung.

Jede dieser drei komplexen Verhaltensformen lässt sich in weitere Unterkategorien des Verhaltens aufgliedern, die im DGPPN-Konzept erläutert werden und weiter unten in unserer funktionalen Verhaltensanalyse dargestellt werden.
   Ein so definiertes Burnout wird im DGPPN-Konzept als Risikozustand angesehen, der zu Folgekrankheiten wie z. B. Depressionen, Angsterkrankungen, Medikamentenabhängigkeit, Tinnitus oder Hypertonie führen kann.
   Auf der anderen Seite können somatische und psychische Erkrankungen wie z. B. Multiple Sklerose, Krebs, beginnende Demenz, Psychosen selbst die Leistung und das Befinden der Betroffenen einschränken und somit auch bei ansonsten gleichbleibenden Anforderungsbedingungen zum Zustandsbild eines Burnout führen. Krankheiten und Behinderungen können also als individuelle (Risiko-)Faktoren zu einem Burnout beitragen. Dasselbe gilt auch für individuelle, genetische oder lerngeschichtlich erworbene Dispositionen zu einer Krankheit. So können bei entsprechend disponierten Menschen für eine Depression oder Angsterkrankung (individueller Faktor) bereits geringe überdauernde Anforderungen ausreichen, um zu einem Burnout zu führen.
   Im DGPPN-Konzept werden deshalb prinzipiell zwei Kategorien von Burnout unterschieden:

a. *ohne*, und
b. *mit gleichzeitig bestehender ICD-10-Erkrankung.*

Für die diagnostische Codierung ergeben sich daraus folgende Konstellationen:

1. *Burnout ohne gleichzeitige Erkrankung* sollte generell mit der oben genannten Ziffer Z73 codiert werden.
2. Beim *Burnout mit gleichzeitig bestehender Erkrankung* sollte der bisherige Entwicklungsverlauf berücksichtigt werden:

Zuerst soll die ICD-10-Krankheitsverschlüsselung erfolgen. »Wenn angenommen wird, dass die Arbeitsüberforderung im Sinne eines Burnout-Risikozustands eine entscheidende Rolle für die Entstehung und Aufrechterhaltung der Erkrankung spielt, empfiehlt die DGPPN in Zukunft regelhaft die zusätzliche Codierung mit der ICD-10 Anhangsziffer Z 73.0 vorzunehmen« (DGPPN 2012, S. 5).

3. »Gänzlich anders ist *das gleichzeitige Bestehen von burnoutähnlichen Beschwerden und einer Erkrankung* zu bewerten, wenn diese eine (Früh)Symptomatik, d. h. Folge einer spezifischen Erkrankung sind. [...] In diesem Fall ist die Erschöpfung [...] ein Krankheitssymptom, das ansonsten gut bewältigbare Anforderungen zur Überlastung werden lässt« (DGPPN 2012, S. 6).

Dass im DGPPN-Konzept eine längerfristige Arbeitsüberforderung als notwendige Bedingung für ein Burnout definiert wird, ist prinzipiell gut begründbar. Da für eine emotionale Erschöpfung jedoch auch Überforderungen in anderen Lebensbereichen maßgeblich sein können, schließen wir diese hier im Relationalen Stress-Modell (RSM) mit ein. So können z. B. die chronische Krankheit, Behinderung und/oder Pflege eines nahen Angehörigen, die Erziehung eines schwer behinderten Kindes, die Versorgung einer mehrköpfigen Familie, die Alleinerziehung eines Kindes ohne Partner oder längerfristige finanzielle oder soziale Probleme konstellative Faktoren in der eigenen Lebenssituation darstellen, die zu einem Ungleichgewicht zwischen den Gesamtanforderungen der Lebenssituation und den eigenen Bewältigungsmöglichkeiten führen. Mit anderen Worten: Während das DGPPN-Konzept primär den Aspekt der Work-Life-Balance betont, schließen wir hier im RSM den Aspekt der *Life-Work-Balance* bewusst mit ein, da wir davon ausgehen, dass eine funktionale Äquivalenz besteht zwischen arbeitsbezogenen Überforderungen einerseits und Überforderungen aus sonstigen existentiellen Lebenssituationen andererseits. Natürlich könnte man den Begriff »Arbeit« auch auf die Pflege eines nahen Angehörigen oder anderes ausweiten oder die Rolle eines alleinerziehenden Elternteils auch als »individuellen Faktor« kennzeichnen. Wir wollen jedoch am systematischen Aufbau des SORKC-Modells und den funktionalen Beziehungen zwischen Situationen und Verhalten festhalten. Dies umso mehr, als der private, familiäre, partnerschafts- bzw. freundschaftsbezogene Lebensbereich sowohl in positiver (soziale Unterstützung, Absicherung, befriedigende Aktivitäten) als auch negativer Hinsicht (partnerschaftliche oder familiäre Konflikte, Sorgen um Andere) Ressourcen und/ oder Belastungen mit sich bringt, die einen wesentlichen Einfluss auf die Entstehung und den Verlauf eines Burnouts haben können. Keinesfalls soll mit dieser Ausweitung des Anforderungsbereichs einer inflationären Verwendung der Burnout-Zuschreibung der Weg geebnet werden. Im Gegenteil, im Rahmen unseres funktionalen Bedingungsmodells ist jede postulierte Überforderung, sei es bei der Arbeit oder im privaten Bereich, zuerst einmal als Hypothese zu werten, deren Überprüfung empirisch und kontextbezogen erfolgen und im Gesamtkontext interpretiert werden muss. Natürlich bietet die Arbeitswelt mit ihren definierten Arbeitsplatz-, Stellen- und Tätigkeitsbeschreibungen sowie ihren zunehmend verfügbaren Daten messtechnisch oft eine sehr viel breitere oder validere Basis für die Feststellung von Überforderungssituationen als der private Bereich. Das soll uns jedoch nicht davon abhalten, auch die psychologisch relevanten Anforderungen der anderen Lebenssituationen in unserer Verhaltensanalyse zu berücksichtigen. Und wie wir gesehen haben, sind es gerade in der Arbeitswelt oft auch die eher »weichen« Faktoren bzw. »soft skills«, die bei der Betrachtung von Überforderungs- und Burnout-Phänomenen als relevant angesehen werden.

8.1.2 Besonderheiten bei der funktionalen Verhaltensanalyse von Burnout

Wie können wir eine »*andauernde* Überforderung«, insbesondere eine Arbeitsüberforderung, die in einer Burnout-Symptomatik resultiert, im Rahmen unseres SORKC-Modells adäquat darstellen und funktional interpretieren?

Nun, im Relationalen Stress-Modell (RSM) können Anforderungen aus der Umwelt auch als sozial vermittelte Anforderungen auftreten, z. B. als Anforderungen an eine Partnerschaft, eine Tätigkeit oder einen Beruf. Unser SORKC-Modell bietet die Möglichkeit, auch eine sozial vermittelte »Anforderung« oder »Überforderung« systematisch und in einem funktionalen Kontext zu interpretieren.

Dabei verstehen wir eine *sozial vermittelte Anforderung* als Erwartung eines konkreten Verhaltens*(R)*-in-einer-Situation*(S)* bzw. von Fähigkeiten/Verhaltenskompetenzen im Sinne von Organismus-*(O-)*Variablen, oft in Verbindung mit expliziten oder impliziten (erwarteten) Konsequenzen *(C)*. Solche Anforderungen können (a) im Beruf bzw. bei der Arbeit auftreten (Work) oder (b) im privaten Umfeld (Life).

Damit wird deutlich, dass bei einer »Anforderung« prinzipiell alle Komponenten des SORKC-Modells auftreten bzw. eine verhaltenssteuernde Funktion haben können. Die Art der Anforderung kann durch die Angabe der relevanten Verhaltensebenen *(R)* oder der relevanten persönlichen Kompetenz *(O)* näher charakterisiert bzw. operationalisiert werden. So kann z. B. die Anforderung »körperliche Fitness« (O-Variable) für Soldaten oder andere Einsatzkräfte durch eine Reihe definierter Aufgaben im Rahmen eines Sporttests näher bestimmt werden, z. B. einen Sprinttest oder einen Fahrradergometer-Test, der jeweils innerhalb einer definierten Zeit absolviert werden muss, oder eine bestimmte Zahl an Sit-ups oder Liegestützen. Auf der kognitiven Ebene können z. B. logische, sprachliche oder mathematische Fähigkeiten durch entsprechende, i. d. R. normierte Testvorgaben erfasst werden. Verhalten auf der emotionalen oder sozialen Ebene kann z. B. durch entsprechende Aufgabenstellungen wie einen Vortrag halten oder in einer Diskussion oder in einem Bewerbungsgespräch bestehen definiert werden.

Ob jemand solche Anforderungen wie die eben genannten erfüllt, wird oft im Rahmen standardisierter *Testsituationen* untersucht, wobei mehr oder weniger explizit angenommen wird, dass das Verhalten unter diesen Testbedingungen, z. B. im Rahmen eines Assessments, im Wesentlichen dem Verhalten unter realen Lebens- oder Arbeitsbedingungen entspricht. Diese standardisierten Testanforderungen sind aber bestenfalls nur eine echte Teilmenge der realen Herausforderungen in den alltäglichen Arbeitssituationen. Sie können jedoch wertvolle Informationen liefern, vor allem wenn es um die notwendige Erfüllung von Standards oder Mindestnormen geht.

Bevor wir uns der weiteren funktionalen Betrachtung von Burnout widmen, wollen wir noch einige Beispiele zur Entwicklung eines Burnouts in verschiedenen Berufsfeldern vorstellen.

> **Beispiel »Eine Gesundheits- und Krankenpflegerin in Ausbildung«:**
>
> K. ist eine junge Frau mit Freude im Umgang mit Menschen und der Liebe zur Arbeit im Team. Sie hat sich erfolgreich für eine Ausbildung zur Gesundheits- und Krankenpflegerin beworben. Im Rahmen dieser Ausbildung ist sie in einem städtischen Krankenhaus tätig. Dort begegnet sie vielen Patienten mit zum Teil schweren Erkrankungen und Leiden. Durch ihre Freundlichkeit und ihre Sorgfalt im Umgang mit den notwendigen pflegerischen Aufgaben gewinnt sie schnell das Vertrauen der Patienten, deren Schicksale ihr sehr zu Herzen gehen und sie noch lange bis nach Dienstschluss beschäftigen. Ihr Partner, dem sie von ihren Erfahrungen im Pflegedienst berichtet, ist oft ein geduldiger Zuhörer, gibt ihr aber auch zu verstehen, dass sie öfter abschalten müsse und sich nicht alles so zu Herzen gehen lassen solle. K. fühlt sich in ihrer Arbeit zunehmend unsicher und angespannt. Die ursprüngliche Freude, kranken Menschen helfen zu wollen und zu können, weicht immer mehr dem Gefühl der eigenen Unzulänglichkeit und Unzufriedenheit. Dazu kommen Zweifel über ihren Berufswunsch, zunehmende Schlafstörungen und Konzentrationsprobleme bei der Arbeit. Als sie für einige Zeit auf einer Palliativstation eingesetzt wird, eskaliert die Situation. Nach einem Dienst, den sie mit letzter Kraft zu Ende bringt, bricht sie zuhause mit Weinkrämpfen zusammen, fühlt sich innerlich leer und unfähig, weiter zu arbeiten und ist voller Angst, wie es weitergehen soll.

Betrachten wir dieses Beispiel im Rahmen des SORKC-Models, so können wir folgende Überlegungen anstellen:

Das alltägliche Miterleben von Krankheiten und Leiden in einem Krankenhaus (S) kann für Menschen durchaus eine Belastung darstellen. Dazu kommen in der Pflege tägliche Verrichtungen körperlicher Art wie z. B. Wundversorgung oder seelischer Beistand bei Ängsten (R), die entsprechende Kompetenzen auf Seiten der angehenden Gesundheits- und Krankenpflegerin (O) erfordern. Neben allgemeinen stressinduzierenden Faktoren wie z. B. Arbeitsverdichtung oder Personalmangel (S) können besondere Bedingungen, z. B. die Erfahrungen von Leid und Sterben von Patienten auf einer Palliativstation (S) oder die Erfahrung der eigenen Hilflosigkeit mit dazu beitragen, dass zunehmend eine persönliche Überforderung (C) auftritt, die eine totale emotionale Erschöpfung (C bzw. längerfristig O) hervorruft.

Für eine detailliertere Betrachtung im Rahmen des SORKC-Modells muss dabei der *zeitliche Verlauf* berücksichtigt werden. Während sich das allgemeine Setting (Ŝ), in diesem Fall das Krankenhaus, nicht wesentlich ändert, können spezifische Situationen ($\overline{S}$) sowie das Verhalten (R) von K. und die Konsequenzen (C) dieses Verhaltens durchaus Änderungen unterworfen sein. So können z. B. die starke Leidenserfahrung oder der plötzliche Tod eines Patienten bei K. emotionale Reaktionen auslösen, die sich bei Zunahme solcher Erfahrungen in einem palliativen Setting verdichten und intensivieren können, bis hin zu starken vegetativen Störungen und Verhaltenshemmungen in Verbindung mit dem Gefühl der Hilflosigkeit und Verzweiflung. Solche Reaktionsmuster sind indikativ für eine Überforderung und können über die Zeit hinweg den Zustand einer Person im Sinne ihrer allgemeinen Reaktionslage grundlegend ändern, wie es für eine totale emotionale Erschöpfung *(O)* typisch ist. Dabei ist der Übergang von Reaktionsmustern *(R)* und deren Konsequenzen *(C)*, die für eine Überforderung kennzeichnend sind (z. B. motorische Verhaltenshemmung und Passivität, kognitive Beeinträchtigungen, vegetative Aktivierung) zu Zustandsänderungen im Sinne einer O-Komponente dieser Person fließend. Bezeichnenderweise kennzeichnet der Begriff der »*Erschöpfung*« diesen Übergang sehr treffend, indem er auf das schlussendliche Ergebnis verweist, wenn über längere Zeit anhaltende Reaktionsanforderungen nicht mehr ausreichen, ein zuvor bestehendes Gleichgewicht weiter aufrecht zu halten.

> **»Erschöpfung – Reaktion, Konsequenz, Zustand«:**
>
> Am Beispiel der Erschöpfung lässt sich aufzeigen, dass deren Zuordnung im Rahmen des SORKC-Schemas prinzipiell auf mehrere Komponenten passt, je nachdem, welcher funktionale Aspekt im Vordergrund steht: Als Reaktion *(R)* auf eine längere Belastung, als Konsequenz *(C)* dieser Reaktion im Sinne einer Verausgabung, und schließlich als zeitlich andauernder Zustand einer Person *(O)*.

Wie bei der bereits beschriebenen sog. »gelernten Hilflosigkeit« sind auch beim Burnout *dysfunktionale Verstärkungspläne und Kontingenzen* über längere Zeit hinweg verhaltenswirksam. Die Besonderheiten, die dem Burnout-Verhalten zugrunde liegen, sind dabei differentialdiagnostisch im Hinblick auf gelernte Hilflosigkeit oder depressive Entwicklungen nicht immer trennscharf. Dazu kommt, dass selbst Faktoren wie ein ausgeprägter Enthusiasmus bei Betroffenen (»gebrannt zu haben«), die früher als Vorbedingung für die Entstehung von Burnout angesehen wurden, in der Literatur zunehmend relativiert wurden (DGPPN 2012; Berger et al. 2012). Auch anderen persönlichen Eigenschaften wie z. B. der *Resilienz* (Widerstandsfähigkeit) wurde ein großer moderierender Einfluss bei der Entwicklung von Burnout zugeschrieben, wenngleich das populäre Resilienz-Konstrukt die Gefahr logischer Zirkelschlüsse bzw. Tautologien in sich birgt (Zwack 2014).

Der Vorteil bei der funktionalen Verhaltensanalyse liegt darin, dass wir persönliche Eigenschaften wie Resilienz oder andere Schutz- oder Risikofaktoren zunächst als *Hypothesen* auffassen, die wir prinzipiell an der Wirklichkeit überprüfen können.

> **Beispiel »Krisenmanager«:**
>
> M. ist ein erfolgreicher Investment-Banker, der es bereits in jungen Jahren geschafft hat, in den Vorstand seines Finanzinstituts aufzurücken. Auch im Rahmen

einer jüngsten Finanzkrise hat er es verstanden, durch geschickte Transaktionen zur Stabilisierung des Instituts beizutragen, und hat sich dadurch über die Jahre den Ruf eines geschickten Krisenmanagers erworben. Als sein Vater, der stets ein großes Vorbild für ihn war, stirbt und ihm kurz darauf seine Ehefrau mitteilt, dass sie sich von ihm trennen und den gemeinsamen zweijährigen Sohn mitnehmen wolle, bricht für ihn eine Welt zusammen. Auch bei der Arbeit fällt es ihm zunehmend schwerer, sich zu konzentrieren. Immer öfter wirkt er bei Entscheidungen unsicher und zögerlich. Im Umgang mit Mitarbeitern ist er oft angespannt und verschreckt diese durch seine zunehmenden Stimmungsschwankungen.

In diesem Beispiel können wir M. in seinem Beruf als qualifizierten und erfahrenen Manager ansehen, der bei Turbulenzen auf dem Finanzmarkt die Ruhe und Übersicht bewahrt und gegenüber krisenhaften Entwicklungen resilient erscheint. Im Verlauf wird angesichts des Todes seines Vaters und seiner privaten Ehekrise deutlich, dass die soziale Unterstützung durch die Familie vermutlich ein wesentlicher Faktor für M.s Krisenfestigkeit und Resilienz im Beruf war. Im Rahmen eines hypothetischen Bedingungsmodells würden wir deshalb diese berufsbezogene »Resilienz« weniger als persönliche Eigenschaft (O-Komponente) ansehen, sondern eher als Ergebnis verhaltenswirksamer Kontingenzen, wobei wir der sozialen Verstärkung eine wesentliche Bedeutung zuschreiben.

Was immer in Theorien und in der Forschung zu Burnout als Risiko- oder Schutzfaktor angesehen wird, betrachten wir im konkreten individuellen Fall zunächst als Hypothesen, die es im weiteren Verlauf zu bestätigen oder zu widerlegen gilt. Als entscheidendes Kriterium, ob ein Burnout vorliegt oder nicht, gilt dabei der funktionale Zusammenhang zwischen den jeweiligen Faktoren und dem Nachweis der drei Dimensionen, die für Burnout als kennzeichnend angesehen werden, unter Berücksichtigung der Anforderungssituationen und des Entwicklungsverlaufs.

Legen wir diesen hypothesengeleiteten Ansatz zugrunde, so lassen sich für die einzelnen Komponenten des SORKC-Modells *Risiko- oder Schutzfaktoren* angeben, die mit einer erhöhten oder erniedrigten Auftrittswahrscheinlichkeit für ein Burnout verbunden sein können. In der folgenden Aufstellung werden Beispiele für frühe Faktoren, die in der Regel vor Auftreten später(er) Burnout-Symptome zu beobachten sind, aufgeführt und diese den späten Faktoren, die kennzeichnend für ein Burnout sind, gegenübergestellt. Dabei können sowohl die frühen als auch die späten Faktoren als Pole eines längerfristigen Entwicklungsverlaufs angesehen werden, der sich bei einzelnen Betroffenen in unterschiedlicher Weise manifestieren kann. Obgleich es viele Phasen- und Stufenmodelle für die Entwicklung von Burnout gibt, ist deren wissenschaftliche Validität und Generalisierbarkeit nicht erwiesen. Für die funktionale Verhaltensanalyse mag es in vielen Fällen genügen, die Endpunkte einer solchen Entwicklung im Rahmen eines individuellen hypothetischen Bedingungsmodells zu beschreiben, in dem der Entwicklungsverlauf und die zeitlichen Kontingenzen berücksichtigt sind.

»Burnout im Verlauf: frühe Faktoren«:

Situation (S): starke (Arbeits-)Belastung; soziale Rollenkonflikte.
Person/Organismus (O): Leistungsträger; sozialer Beruf (z. B. in der Gesundheitsbranche); Enthusiasmus; idealisiertes Verhältnis zur Arbeit; Überengagement.
Verhalten/Reaktion (R): »brennen« für die Arbeit; überengagierter Einsatz; positive Erwartungen an die Arbeit; Aufrechterhaltung, ggf. aber auch Zurückstellung anderer befriedigender Aktivitäten (ohne Leistungsbezug); intensive, hochfrequente Arbeits- und Lebensweise.
Konsequenzen (C): soziale und/oder materielle Anerkennung (Lob, Vergütung, Karriere usw.); leichte bzw. kurzfristige und reversible Erschöpfungsphasen.
Kontingenzen (K): kontinuierliche oder intermittierende positive Verstärkung (Anerkennung) überwiegt gelegentliche aversive Konsequenzen (leichte emotionale Erschöpfung).

Hinweis »Burnout im Verlauf: späte Faktoren«:

Situation (S): weiterhin starke (Arbeits-)Belastung; soziale Rollenkonflikte; Mangel an Freizeit/Entspannungszeiten.
Person/Organismus (O): weiterhin Leistungsträger; sozialer Beruf (z. B. in der Gesundheitsbranche); totale emotionale Erschöpfung (Zustand); Zynismus/Distanzierung/Depersonalisation (Grundhaltung); verringerte (Arbeits-)Leistungsfähigkeit und Arbeitsunzufriedenheit (Zustand).
Verhalten/Reaktion (R): Gefühl des Ausgebranntseins/Ausgelaugtseins; müde, lustlos, niedergeschlagen; überfordert/angespannt/entspannungsunfähig; frustriert/verbittert; Vernachlässigung/Aufgabe befriedigender Aktivitäten (ohne Leistungsbezug); Unkonzentriertheit; Leistungsminderung; negative körperliche Symptome (v. a. vegetativ).
Konsequenzen (C): Abnahme der sozialen und/oder materiellen Anerkennung; relativer oder absoluter Verstärkerverlust; längere bzw. anhaltende und nicht kurzfristig reversible Erschöpfungsphasen.
Kontingenzen (K): Aversive Konsequenzen werden häufiger/intensiver und überwiegen die bisherige positive Verstärkung; Passivität und Antriebsminderung bis hin zur totalen Erschöpfung.

Bei der verbalen Beschreibung von Burnout-Symptomen ist nicht immer klar, welche Wertigkeit diesen im Rahmen einer funktionalen Verhaltensanalyse zukommt. So kann sich ein Berufsanfänger bei seiner Arbeit »überengagiert« verhalten (R-Komponente), ohne dass er hierfür (zunächst) Nachteile zu erwarten hat. Ganz im Gegenteil kann ihm ein solches Überengagement u. U. Belohnungen, auch sozialer Art, einbringen und man attestiert ihm ggf. einen guten Einstieg. Wenn dieses Überengagement habitueller Art ist, würden wir dieses grundlegende Verhaltensmuster eines Menschen als Teil seiner Persönlichkeit (O-Komponente) auffassen.

Auch das Gefühl, »ausgelaugt« zu sein, kann eine unterschiedliche Wertigkeit haben. Wenn wir dieses Gefühl am Ende eines anstrengenden Arbeitstages empfinden, nach ausreichendem Schlaf und Erholung am nächsten Tag jedoch wieder engagiert zur Arbeit gehen, würden wir dies nicht als Kennzeichen eines Burnouts ansehen, da dieses Gefühl vorübergehend und absehbar zeitlich begrenzt ist und sich, selbst wenn es als Stressreaktion aufgefasst wird, in kurzen Erholungsphasen zurückbildet. Wenn dagegen dieses Gefühl eine häufige Folge (C-Komponente) vieler Arbeitstage im Rahmen einer längeren Entwicklung darstellt und schließlich das Zustandsbild einer Person nachhaltig bestimmt (O-Komponente), würden wir den funktionalen Stellenwert eines solchen Gefühlszustands im Zusammenhang mit anderen Symptomen eher im Sinne eines Burnouts interpretieren.

Betrachten wir uns die einzelnen Komponenten des SORKC-Models und deren Bedeutung für das Burnout näher. Dabei gehen wir davon aus, dass Burnout (wie auch Stress) ein relationaler Begriff ist und die betrachteten Komponenten demzufolge in einer *funktionalen Relation* stehen müssen. Beispiel: »längerfristige Arbeitsüberforderung« als Relation zwischen Arbeitsanforderungen einerseits und persönlichen Bewältigungsmöglichkeiten andererseits. Dies gilt auch für die Relation zwischen Arbeit und Freizeit/privat, die wir mit den Begriffen *Work-Life-Balance* bzw. *Life-Work-Balance* bezeichnet haben. Wir werden deshalb im Folgenden sowohl die einzelnen Komponenten als auch deren funktionale Zusammenhänge in Form von *Leitfragen* behandeln.

1. Welche *situativen Anforderungen* ($S_1 \ldots S_i \ldots S_m$) werden an die *Person (O)* gestellt? (Aufgaben, Vorgaben, Aufträge, Tests usw.)
2. Verfügt die Person über die *erforderlichen Reaktions-/Verhaltensweisen* ($R_1 \ldots R_j \ldots R_n$) bzw. Kompetenzen ($O_1 \ldots O_k \ldots O_p$), um der jeweiligen Anforderung (S_i) zu genügen?
(Verhaltensrepertoire, Kompetenzen, Fähigkeiten, Kenntnisse)
3. Besteht bei einer oder mehreren der Anforderungen ($S_1 \ldots S_i \ldots S_m$) eine Überforderung (im Sinne negativer, aversiver Konsequenzen) ($C_{-1} \ldots C_{-l} \ldots C_{-q}$)?
4. Falls eine oder mehrere Überforderungen bestehen: Welche dieser Überforderungen (C_{-l}) *dauert längere Zeit an*?
5. Sind eine oder mehrere Überforderungen mit *Konsequenzen* verbunden, die eines oder mehrere der folgenden *Verhaltensmuster (Symptome, Beschwerden)* als Kennzeichen eines *Burnouts* erfüllen:
   I. Emotionale Erschöpfung,
   II. Zynismus/Distanzierung/Depersonalisation,
   III. Verringerte (Arbeits-)Leistung?
6. Falls Burnout-Beschwerden festgestellt werden:
Sieht der/die *Betroffene selbst* sein/ihr Beschwerdebild als Folge der (andauernden) (Arbeits-)Anforderung bzw. Belastung an?
7. Besteht gleichzeitig eine *Erkrankung* gemäß der ICD-10?
8. Falls eine oder mehrere gleichzeitige Erkrankungen bestehen:
Wurde eine *genaue, notwendige sowie hinreichende medizinische Diagnostik* durchgeführt? Falls nein, sollte diese Diagnostik angeordnet bzw. durchgeführt werden.

9. Falls ja: Liefert diese Diagnostik hinreichende Hinweise, dass die Burnout-Beschwerden
   I. *Auslöser* einer oder mehrerer psychischer oder somatischer Erkrankung(en) darstellen, d. h. dieser/diesen Erkrankung(en) zeitlich vorausgehen und als Folge einer längerfristigen Überforderung angesehen werden können, oder aber
   II. *Folgen* einer oder mehrerer Krankheit(en) sind, welche diesen Beschwerden zeitlich vorausgehen und als Ursache dieser Beschwerden angesehen werden können?
10. Lassen sich für die Burnout-Beschwerden (ohne oder aber mit zusätzlicher Erkrankung im Sinne eines Auslösers (Fall I) oder einer Folge (Fall II)) jeweils *Risikofaktoren* feststellen, die in der (a) Lebenssituation (Arbeit und/oder privat) oder (b) in der Person des/der Betroffenen liegen?

Jede dieser zehn Leitfragen ist mit weiteren diagnostischen Maßnahmen verbunden. Damit wird deutlich, dass die Feststellung einer Burnout-Symptomatik das Ergebnis eines sorgfältigen medizinischen diagnostischen und *differentialdiagnostischen Prozesses* darstellt. Aus psycho- bzw. verhaltenstherapeutischer Sicht ist dabei eine funktionale Verhaltens- und Problemanalyse mit Erstellung eines hypothetischen Bedingungsmodells für die beobachteten bzw. berichteten Symptome der Kern dieser Diagnostik, unter Nutzung ergänzender medizinischer Befunde und ggf. fremdanamnestischer Informationen und Umweltanalysen.

Ebenso wird deutlich, dass im Rahmen dieses diagnostischen und funktionalen verhaltensanalytischen Prozesses eine Vielzahl von Einschätzungen und Wertungen erfolgen, die sich nicht immer auf gesicherte Informationen und/oder klar operationale Kriterien stützen können. Wenn z. B. von einer »andauernden Anforderung« bzw. einer »längerfristigen Überforderung« gesprochen wird, resultiert daraus noch keine operational eindeutige Zuordnung zu einer Zeitspanne oder zu einem definierten zeitlichen Verlauf als diagnostische Grundlage für die Feststellung eines Burnouts. In der Komplexität der Gesamtschau ist dieser diagnostische, funktionalanalytische und einschätzend-bewertende Prozess mit einem individualbezogenen gutachterlichen Prozess vergleichbar bzw. im Bereich der Rechtsprechung mit dem Prozess der Urteilsfindung unter Zugrundelegung der maßgeblichen Gesetze, aber auch unter Berücksichtigung der Besonderheiten des Einzelfalls und konstellativer Faktoren.

8.1.3 Der Einsatz systematischer und standardisierter Diagnostik-Verfahren zu Burnout

Von den Messinstrumenten, die zur Erfassung von Burnout-Symptomen entwickelt wurden, dürfte das *Maslach-Burnout-Inventory (MBI)*, eine Selbstbeurteilungsskala mit 25 Items, das bekannteste sein (Maslach et al. 1996, 2001, 2009). Ziel eines solchen Inventars ist die Erfassung des subjektiven Ausmaßes der Beschwerden. Damit können Verfahren wie das MBI eine zusätzliche Hilfe und Ergänzung der funktionalen Verhaltensanalyse im Einzelfall darstellen. Auch wenn Versuche existieren, den Schweregrad einer Burnout-Symptomatik mittels Cut-off-Werten zu quantifizieren, sollte man aus wissenschafts- und testtheoretischen Gründen vorsichtig sein und im Einzelfall der psychotherapeutischen bzw. ärztlichen Kompetenz und Erfahrung den Vorrang einräumen, wenn es um das Ermessen geht, eine Burnout-Symptomatik festzustellen und eine adäquate Intervention vorzuschlagen (DGPPN 2012; Berger et al. 2012).

Natürlich können standardisierte und normierte Verfahren wie das MBI prinzipiell herangezogen werden, wenn man Gruppen, Institutionen oder Organisationen untersuchen will, um Gefährdungspotenziale zu erfassen. Aber auch hier sollte man solche Untersuchungen in die Hände fachlich und testtheoretisch erfahrener Experten legen, die mit den jeweiligen Standards zu Design, Durchführung, Auswertung und Interpretation solcher Untersuchungen unter Berücksichtigung der jeweiligen Rahmenbedingungen vertraut sind.

8.2 Klärung der Ziele und motivationalen Grundlagen der Veränderung bei Burnout

Die prinzipiellen Aspekte und Handlungserfordernisse bei der Klärung der Ziele und der Motivation zur Veränderung haben wir bereits ausgeführt. Sie gelten auch für den Umgang mit Menschen, die unter Burnout-Symptomen leiden. Dazu kommen Besonderheiten, die sich aus den Charakteristika des Burnouts ergeben.

Menschen mit Burnout haben zuvor ihre Ziele, sei es bei der Arbeit oder privat, meist mit großem Engagement und Einsatz verfolgt, sie haben dafür »gebrannt«. Von ihrer sozialen Umwelt wurden sie bis zur Entwicklung des Burnouts oft als zielorientierte, tatkräftige, ja oft auch nimmermüde Zeitgenossen wahrgenommen und nicht selten hierfür bewundert. Auch im Zustand des Burnouts stellen viele Betroffene ihre bisherigen Ziele nicht gleich in Frage, sondern fühlen sich nur unfähig, diese wie bisher weiter zu verfolgen und leiden gerade unter dieser Unfähigkeit des »Weiter so«.

Lernpsychologisch stellt eine emotionale Erschöpfung oder ein Burnout meist die langfristig negative Konsequenz eines Verhaltens dar, das zuvor in der Regel immer wieder mit positiven, kurzfristigen, aber beständigen Konsequenzen verbunden war, z. B. durch soziale Anerkennung, beruflichen Erfolg, finanzielle Vorteile oder sonstige Gratifikationen. Dass fortwährende Belohnung von Verhalten in eine Entwicklung münden kann, die bis zur völligen Erschöpfung führt, kennen wir auch aus lernpsychologischen Experimenten, z. B. dem berühmten Experiment von Olds und Milner (1954), die in Tierexperimenten das sog. »Belohnungszentrum« im Gehirn entdeckt haben. Kann ein Zuviel an Belohnung langfristig zu negativen Konsequenzen bis hin zur Erschöpfung führen? Für bestimmte und hierfür prädisponierte Menschen gilt dies durchaus, z. B. bei denjenigen mit einem schädlichen Gebrauch oder einer Abhängigkeit von Alkohol und anderen Drogen. Und auch für die sog. »stoffungebundenen Süchte« wie z. B. Internet-Sucht oder Spiele-Sucht werden ähnliche Mechanismen angenommen. Phänomenologisch fällt auf, dass sowohl beim Burnout als auch bei Sucht ein regelmäßiges, zunächst kurzfristig positiv oder negativ verstärktes, relativ hochfrequentes und intensives Verhaltensmuster zu beobachten ist. Während wir bei Suchtverhalten dann meist von »exzessivem«, »schädlichem« und problematischem Verhalten sprechen, benutzen wir bei Burnout-Betroffenen für ein Verhaltensmuster, das langfristig eine emotionale Erschöpfung zur Folge hat, zunächst eher positive Begriffe wie sehr »engagiert«, »motiviert«, »aktiv«, »einsatzbereit«, »nimmermüde«, »immer ansprechbar«. Und wenn wir bei einem alkoholkonsumierenden Zeitgenossen davon sprechen, dass dieser »viel verträgt« (was durchaus kritisch gemeint sein kann), bezeichnen wir besonders engagierte, hochaktive Menschen vor ihrem Burnout gerne als »belastbar« (mit positiver Konnotation).

Irgendwann jedoch kann dieses intensive bzw. exzessive Verhaltensmuster kippen, und zwar dann, wenn die Balance bei den Betroffenen nicht mehr aufrechterhalten werden kann. Wenn die Zeiten angestrengter, intensiver Tätigkeit, sei es bei der Arbeit oder privat, immer länger werden, immer weniger Zeit für Pausen, Muße oder Erholung bleibt, Schlafmangel oder Schlafstörungen u. ä. auftreten, kann es relativ plötzlich, für alle Außenstehenden oft auch überraschend, zu offensichtlichen Zeichen des Burnouts kommen.

Fehlende Erholung, fehlende Reserven und die emotionale Erschöpfung legen nahe, dass das erste Ziel bei Burnout die Schaffung eines *Schutzraums* ist, in dessen Rahmen die bisherigen Anforderungen, Anstrengungen, Tätigkeiten bzw. Verhaltensmuster heruntergefahren werden und Zeit für Erholung und Reflexion bleibt. Sofern die Betroffenen nicht schon selbst dieses Ziel teilen, ist es wichtig, sie für die Schaffung einer solchen »*Auszeit*« bzw. eines solchen Schutzraums zu motivieren, im Einzelfall ggf. unter Einbindung von Angehörigen, Freunden, des Arbeitgebers und anderen Bezugspersonen.

Warum sind die Betroffenen nicht in der Lage, vorausgehende Warnzeichen im Rahmen der Entwicklung wahrzunehmen und ihr Verhalten dementsprechend zu ändern? Nun, zum einen kann es für viele von uns schwierig sein, die möglichen negativen Folgen eines Verhaltens zu beachten, das bisher ja stets zu positiven Konsequenzen geführt hat. D. h., dieses vielfach und lange verstärkte Verhalten steht ganz oben in unserer Verhaltenshierarchie und andere, alternative Reaktionen haben eine sehr viel geringere Auftrittswahrscheinlichkeit und unterbleiben somit. Erst wenn die zunehmende emotionale Erschöpfung zu negativen Konsequenzen führt, kommt es schließlich zu einer Änderung dieser Verhaltenshierarchie. Manchmal findet man bei den Betroffenen Ereignisse, die als *Auslöser*, wenngleich nicht Ursache, für das Umkippen in ein Burnout angesehen werden können. In unserem Beispiel des erfolgreichen Investment-Bankers und Krisenmanagers ist dies der Wegfall sozialer Unterstützung durch Angehörige.

Fasst man die fehlende oder mangelnde Wahrnehmung von Warnzeichen als Verhaltensdefizit auf, so liegt nahe, als weiteres Ziel Wahrnehmung, Aufmerksamkeit bzw. Achtsamkeit mit Aufbau entsprechender Verhaltensweisen anzustreben. Hierfür haben sich achtsamkeitsbasierte Verfahren bewährt, z. B. die *achtsamkeitsbasierte Stressreduktion* (engl. *mindfulness based stress reduction*, MBSR; Kabat-Zinn 1991). Dieses Ziel der adäquateren Wahrnehmung bzw. Achtsamkeit bezieht sich dabei nicht nur auf die Wahrnehmung von Warnzeichen, die ja im Zustand des Burnouts offensichtlich sind, sondern auch auf die Wahrnehmung eigener Bedürfnisse, der eigenen Gesundheit und des eigenen Wohlbefindens, oft verbunden mit der Reflexion dessen, was einem gut tut und was einem jetzt oder für die Zukunft wichtig ist. Entspannungsverfahren, meditative Verfahren, Körperübungen und andere Verhaltensübungen, die gerade auch auf der emotionalen Verhaltensebene wirken, können hierfür angemessen sein.

Ein nächstes Ziel ist die Entwicklung eines *Veränderungsplans* für ein Leben in Balance. Da klar ist, dass ein dysfunktionales »Weiter so« nicht angezeigt ist, gilt es nun, für die weitere Lebensplanung Ziele und Möglichkeiten für dessen Erreichung zu entwickeln. Dies bedeutet keineswegs, dass alle bisherigen Ziele aufgegeben werden müssen oder sollen. Im Fall unseres Investment-Bankers wäre ein völliger Neubeginn kaum wünschenswert, da hierdurch nicht nur die beruflichen und finanziellen Grundlagen seiner Existenz gefährdet wären, sondern auch seine breite Erfahrung und Kompetenz nicht mehr zum Zuge kämen, was bisher eine wesentliche Quelle seiner positiven Verstärkungen und Gratifikationen war. Auf der anderen Seite soll dieses Ziel im Einklang stehen mit seinen Wünschen nach Partnerschaft, Familie und Pflege von Freundschaften. Und schließlich steht auch die Wahrung und Pflege des eigenen, körperlichen und seelischen Wohlbefindens, der pflegliche Umgang mit sich selbst, als wichtiges Ziel im Vordergrund.

Diese und weitere Ziele des Veränderungsplans im Verhalten umzusetzen, achtsame Wahrnehmung bei der Verfolgung dieser Ziele im Alltag zu praktizieren und so für ein »*Monitoring*« der eigenen Gesundheit, der sozialen Beziehungen und der *Work-Life-* bzw. *Life-Work-Balance* zu sorgen, können dann weitere Ziele darstellen, um aus dem Burnout zurück in den Alltag und in eine zufriedene Lebensführung zu finden.

Bei der Zielfindung und Klärung der Motivation können *Leitfragen* helfen, die sich natürlich auf die eigene, jeweils individuelle Lebenswelt beziehen sollten, z. B.:

1. Soll-Analyse:
   Wieviel Engagement tut mir gut? Was ist mir wichtig? Für was und in welchem Umfang will ich meine Zeit und meine Energie verwenden?
2. Ziele-Klärung (kurzfristig, langfristig):
   Zu was sage ich »ja«, zu was sage ich »nein«?
3. Balance (Work-Life; Life-Work):
   Wieviel möchte und kann ich geben ohne mich zu verausgaben?
4. Erstellung eines (vorläufigen) persönlichen Veränderungsplans. Achtsamkeit und mein Engagement für mich selbst:
   Wie setze ich meine Ziele konsequent um? Wie sorge ich dafür, dass sich meine Ziele miteinander vereinbaren lassen?

8.3 Kurzfristige Maßnahmen bei Burnout

Bis auf die inadäquate Wahrnehmung und Achtsamkeit für die eigene, gesundheitsbezogene Lebensführung und die Berücksichtigung des eigenen Wohlergehens und Befindens verfügen von Burnout Betroffene meist über die wesentlichen Verhaltensweisen für eine »erfolgreiche« Lebensführung. Ihr bisheriger Erfolg im Leben ist oft mit sozialen, finanziellen und sonstigen Ressourcen verbunden, die im Weiteren ein Leben in Balance wahrscheinlich machen, so dass Interventionen durchaus erfolgversprechend sind, sofern nicht zusätzliche ernsthafte Erkrankungen, vor allem psychischer Art, die Situation komplizieren.

Neben den Techniken und Strategien, die bei Stress allgemein Anwendung finden, lassen sich bei Burnout folgende kurzfristige Maßnahmen hervorheben:

»Auszeit« (engl. Time out) oder das Verlassen der Situation

Dies ergibt sich aus dem Ziel der Schaffung eines Schutzraums, in dem die bisherigen Anforderungen und Belastungen nicht mehr vorhanden oder zumindest deutlich reduziert sind. So wie man einem schwer grippekranken Menschen nicht zumuten würde, einen normalen Arbeitsalltag zu bewältigen, sollte auch der von Burnout Betroffene von bisherigen Anforderungen entlastet werden und Zeit und Freiraum zur Regeneration haben.

Erholung und Ruhe für Körper und Geist

Diese Regeneration ist dabei keinesfalls ein Selbstläufer. Während bei einer Grippe ein Immunsystem im Hintergrund dafür sorgt, dass die ursächlichen Faktoren (Viren) im Zaum gehalten bzw. eliminiert werden, bestehen beim Burnout selbst nach einer temporären Erholung die Kontingenzen fort, die zu seiner Entstehung beigetragen haben. Man muss also dafür Sorge tragen, dass die Schutz- und Erholungszeit genutzt wird zur Reflexion und Vorbereitung weiterer Situations-, Verhaltens- bzw. Kontingenzänderungen. Dabei muss diese Zeit der Erholung nicht passiv sein, sondern kann auch die Hinwendung zu kreativen, musischen, künstlerischen oder sonstigen erholsamen Aktivitäten einschließen, die individuelle Freiräume lassen, auf das emotionale Erleben positiv wirken und im wohltuenden Kontrast zu leistungsorientierten Anforderungen stehen (siehe auch unten den Abschnitt zum Aufbau befriedigender Aktivitäten).

Klärung der prinzipiellen Veränderungsmöglichkeiten und Veränderungswünsche

Die Erstellung eines ausführlichen Veränderungsplans mit Berücksichtigung der funktionalen Kontingenzen, die für die Entwicklung und Aufrechterhaltung einer gesunden Lebensführung wesentlich sind, wird ein Burnout-Betroffener im Zustand der Erschöpfung kaum leisten können und bleibt den langfristigen Maßnahmen vorbehalten (▶ Kap. 8.4). Allerdings kann es je nach Zugänglichkeit und Bereitschaft des Betroffenen wichtig und indiziert sein, eine prinzipielle Klärung der Veränderungsmöglichkeiten und Veränderungswünsche anzusprechen und zu erörtern. Dies umso mehr, da ein »Weiter so« kontraindiziert ist und ein Offenlassen der Situation den Betroffenen in seiner Hilflosigkeit belassen würde. Allerdings gilt auch hier der Balance-Aspekt, d. h. es wäre falsch, den Betroffenen zu einer Klärung zu drängen, wenn er nicht dazu bereit oder in der Lage ist. Die Ansprechbarkeit bzw. der geeignete Moment (engl. teachable moment) ist auch hier zu beachten.

Bewegung und körperliche Aktivität

Eine Auszeit zur Erholung muss nicht gleichbedeutend sein mit Passivität. Vorsichtige, d. h. nicht leistungsbetonte, körperliche Aktivierung durch Bewegung kann einem von Burnout betroffenen Menschen helfen, seiner psychischen und emotionalen Erschöpfung entgegen zu wirken. Zum einen stellt aktive Bewegung einen Gegenpol dar zu passivem, hilflosem Verhalten, zum anderen können zusätzliche Wellness- und Genuss-Komponenten körperlich aktives Bewegungsverhalten positiv verstärken und zum Aufbau weiterer befriedigender Aktivitäten beitragen.

Annehmen professioneller Unterstützung und Hilfe

Das Auftreten eines Burnouts ist oft ein Zeichen dafür, dass die soziale Unterstützung durch Angehörige, Freunde, Arbeitskollegen etc. nicht (mehr) ausreicht, die Balance aufrecht zu erhalten. Und das auch bei Menschen, die nicht zuletzt aufgrund ihres großen sozialen Engagements über ein großes soziales Netzwerk verfügen. Aus diesem Grund ist eine professionelle Hilfe und Unterstützung erforderlich, ebenso wie aufgrund der Symptome des Burnouts selbst, die einer erfolgversprechenden Lebensführung entgegenstehen, sowie der möglichen Hilflosigkeit bis hin zur Antriebsminderung und Entscheidungsunsicherheit seitens der Betroffenen. Diese Hilfe und Unterstützung kann im ambulanten oder aber in einem stationären Rahmen erfolgen, letzteres vor allem bei Vorliegen begleitender seelischer oder körperlicher Störungen. So eignet sich ein stationäres Setting nicht nur als äußerer Rahmen für die Auszeit und Entlastung von bisherigen Anforderungen, sondern kann auch eine geschützte Umgebung zum Aufbau neuer Verhaltensweisen und zum Probehandeln bieten. Zum Beispiel bieten viele Rehabilitationskliniken im psychosomatischen Bereich ein Spektrum von Basisinterventionen sowie indikative bzw. modulare Interventionen an, die von den Betroffenen genutzt werden können.

8.4 Langfristige Maßnahmen bei Burnout

Auch hier gelten prinzipiell dieselben Strategien und Techniken, die wir bereits bei den langfristigen Maßnahmen im Rahmen des Stressmanagements behandelt haben. Unter Berücksichtigung der Besonderheiten von Burnout ergänzen wir unsere Ausführungen durch Hervorhebung einiger zentraler Aspekte:

Vor ihrem Burnout sind viele Betroffene nicht selten sehr erfolgreiche und sozial geschätzte Menschen, d. h. die realen und sozialen Verstärkungen ihres Verhaltensmusters stehen einer Verhaltensänderung zunächst im Wege. Dies ändert sich erst, wenn die bisher erfolgreichen Verhaltensweisen zunehmend negative, aversive Folgen haben. Wie reagieren Menschen auf diese Änderung der Konsequenzen ihres bisherigen Verhaltens?

> **Beispiel »Ein Jung-Banker stirbt«:**
>
> Im Juni 2015 titelte die Zeitschrift »Die Welt«: »Starb ein Jung-Banker an zu viel Arbeit? 100-Stunden-Woche und keine Atempausen?« In dem entsprechenden Artikel berichtete sie über Sarvshreshth Gupta, einen 22-jährigen Analysten bei einem der erfolgreichsten Investmentbank-Teams des US-Konzerns Goldman-Sachs. Unter Berufung auf Angaben eines Kollegen von Gupta sowie Berichten von Guptas Vater wird in dem Artikel dargelegt, wie dieser junge Analyst »nach einer Reihe von Technologiedeals und Arbeitstagen, die regelmäßig bis fünf Uhr morgens reichten« seine Stelle aufgegeben habe. Auf Wunsch seines Vaters sei er dann wieder zurückgekehrt. Nach erneuter »harter, ununterbrochener Arbeit« habe er dann seinen Vater um 2:40 Uhr morgens von seinem Büro aus angerufen mit den Worten: »Es ist zu viel ...«, bevor er noch am selben Tag verstorben sei.
> *Die Welt, Ausgabe vom 06.06.2015, S. 17.*

Das Beispiel des jungen Bankers Sarvshreshth Gupta macht auf tragische Weise deutlich, wie eine *schwere Erschöpfung* enden kann, als letzte Reaktion auf eine Situation, die sich über längere Zeit erstreckt. Auch wenn dabei vieles im Unklaren bleibt und wir nur einen Teil dieser medial vermittelten Geschichte kennen, so müssen wir bei solchen Entwicklungen doch stets die Entwicklung der Situation und des Verhaltens eines Menschen zugleich betrachten.

Wenn wir in dem vorhergehenden Beispiel davon ausgehen, dass sich der junge Gupta aufgrund der andauernden Belastung bzw. Überlastung eine *Auszeit* genommen hat, indem er den Job zunächst aufgab, hat er sich vermutlich kurzfristig wirksam und richtig verhalten.

So wichtig eine Auszeit als kurz wirksame Maßnahme sein kann, sie löst die Probleme nicht, wenn die von Überlastung oder Burnout Betroffenen danach wieder ohne große Veränderungen in dieselbe Anforderungssituation kommen, mit den (funktional) gleichen Anforderungen und Verhaltensmustern.

8.4 Langfristige Maßnahmen bei Burnout

Nun sind die Anforderungen in der Lebens- und Arbeitswelt eines jungen Investment-Bankers nicht repräsentativ für alle Anforderungen in der Lebens- und Arbeitswelt, die mit Burnout assoziiert werden können. Dies müssen sie aber auch nicht für die Zwecke unserer Betrachtung, da wir davon ausgehen, dass jede Stress- und Burnout-Situation in ihrer individuellen und funktionalen Relation zu dem Verhalten-in-dieser-Situation einer bestimmten Person gesehen werden muss. Daraus folgt, dass langfristige Maßnahmen beim Umgang mit Burnout auf der Basis eines ausführlichen *Veränderungsplans* erfolgen sollten. Dieser wiederum basiert auf einer entsprechenden *SORKC-Analyse* im Sinne der Erstellung eines *hypothetischen funktionalen Bedingungsmodells*. Diese SORKC-Analyse beschreibt als funktionale Ist-Analyse die jeweilige Burnout-Situation. Für eine Soll-Analyse können wir unser Modell erweitern, indem wir jede Komponente unseres SORKC-Modells mit einem kleinen Stern (*) bezeichnen. Dieses Sternchen signalisiert sozusagen den idealen, vom Betroffenen gewünschten oder angestrebten Soll-Zustand. Für einen *Soll-Ist-Vergleich* können wir dann das SORKC-Modell ohne Sternchen (Ist) mit dem S*O*R*K*C*-Modell mit Sternchen (Soll) vergleichen (ein entsprechendes, erweitertes Modell für Stresssituationen bei der Arbeit ist weiter unten aufgeführt).

Erweitertes SORKC-Modell zur funktionalen Verhaltensanalyse bei Burnout:

- **S*** Ziel-/Wunschsituation (Soll) (gem. den Veränderungswünschen des Betroffenen).
- **O*** Ziel-/Wunscheigenschaften/-kompetenzen (Soll) (gem. den Veränderungswünschen des Betroffenen).
- **R*** Ziel-/Wunschverhalten (Soll) (gem. den Veränderungswünschen des Betroffenen).
- **C*** Ziel-/Wunschkonsequenzen (Soll) (positive Konsequenzen, z. B. Lebensfreude).
- **K*** Stabilität/Beständigkeit/Zuverlässigkeit verstärkender Lebens- und Arbeitsbedingungen (Soll) (Work-Life-Balance, Life-Work-Balance).

Auf der Grundlage dieses erweiterten SORKC-Modells können wir dann den Veränderungsplan mit dem Betroffenen erstellen, der die Schritte und Interventionen enthält, wie dieser von S nach S*, von O nach O*, von R nach R*, von C nach C* und von K nach K* kommt. Da, wo keine Veränderung angestrebt wird, kann dies mit einem Gleichheitszeichen gekennzeichnet werden (z. B. O* = O).

> **Übung »Erweitertes SORKC-Modell« Investment-Banker:**
>
> - Erstelle ein erweitertes SORKC-Modell für einen Investment-Banker, der ähnliche Probleme (Überlastungen) berichtet wie sie im obigen Beispiel (»Ein Jung-Banker stirbt«) dargestellt werden.
> - Definiere mögliche Ziele/Wünsche dieses (fiktiven) Investment-Bankers (für die S*O*R*K*C*-Beschreibung).
> - Erstelle dann einen möglichen Veränderungsplan, wie der (fiktive) Banker von SORKC nach S*O*R*K*C* gelangen kann.

Die Ist-Komponenten für Burnout-Situationen haben wir weiter oben bereits beschrieben. Im Folgenden wollen wir für die Soll-Komponenten auf einige Punkte hinweisen, die in manchen Fällen als Orientierung hilfreich sein können. Dies erfolgt beispielhaft, da wir hier nicht die Vielfalt der Burnout-Schicksale im Alltag der Betroffenen abdecken können.

Beginnen wir zunächst mit der *Änderung der bisherigen Lebens- und/oder Arbeitssituation (S-Komponente)*. Dies ist prinzipiell eine sehr effektive Maßnahme, da unsere Lebens- bzw. Arbeitssituation viele unserer Verhaltensweisen kontrolliert und viele Konsequenzen unseres Verhaltens an diese Situationen gebunden sind. Da wir es bei Burnout mit einer Entwicklung über längere Zeiträume zu tun haben, fassen wir hier aus didaktischen Gründen die vorausgehenden Bedingungen *(S)* und die einem Verhalten bzw. einer Reaktion *(R)* nachfolgenden Konsequenzen *(C)* und Kontingenzen *(K)* der Situation zusammen. Dies tun wir unter der Annahme, dass die Veränderung der Situation über die Zeit hinweg eine Änderung des Verhaltens und der nachfolgenden Konsequenzen bzw. Kontingenzen mit sich bringt.

Während in der Auszeit die Anforderungen ggf. bis auf null heruntergefahren bzw. ausgesetzt werden können, ist dies auf längere Sicht meist eine unrealistische Alternative, es sei denn, der Betroffene kann und will früh- bzw. vorzeitig in den Ruhestand wechseln oder er verfügt über so viele Ressourcen und Mittel, dass er sich keinen weiteren bisher bestehenden Anforderungen stellen muss und will.

In der Regel jedoch geht es darum, die *Anforderungen* auf ein (individuell und funktional definiertes) vernünftiges Maß zu *begrenzen*. Dies kann sich auf die »Dosis« oder aber auf die »Art« der Anforderung beziehen.

Beispiel »Musiker-Burnout«:

M. hat es geschafft. Er ist ein gefeierter Musiker, der mit seiner Band die Charts gestürmt hat und sich vor Anfragen nach Auftritten kaum retten kann. Er genießt es, im Rampenlicht zu stehen und die Begeisterung der Zuhörer mitzuerleben. Innerhalb kürzester Zeit unternimmt er zwei Tourneen, die ihn durch viele Städte und sogar in angrenzende Nachbarländer führen.

Während der zweiten Tournee, als sein Manager bereits die Pläne für die dritte Tournee entwirft, merkt er immer mehr, dass ihm die anfängliche Begeisterung und Leichtigkeit verloren gehen. Auch zum Proben muss er sich immer häufiger aufraffen. Er merkt, dass er des Öfteren unkonzentriert und nicht ganz bei der Sache ist, und es passieren ihm zunehmend Flüchtigkeitsfehler. Auch sein Verhältnis zu den Bandmitgliedern leidet unter seinen aufkommenden Stimmungsschwankungen, und erst vor kurzem hat er seinen Manager wegen einer Bagatelle angeschrien. Das Leben im Hotel nervt ihn inzwischen gewaltig, ebenso das unstete Leben und die nächtlichen Schlafstörungen. Immer öfter möchte er einfach alles hinschmeißen.

Bei der Begrenzung der Anforderungen kommt es darauf an, wie viele und welche Freiheitsgrade man in der jeweiligen Situation hat. Ein Investmentbanker oder Unternehmensberater wird sich oft nicht einfach aus laufenden Projekten ausklinken können, wenn in seinem Unternehmen oder in seiner Branche hohe Anforderungen mit geringem Spielraum die übliche Norm sind. Er wird somit selbst dann, wenn ihm die Tätigkeit per se Spaß macht, aufgrund der konkreten Arbeitsbedingungen vor der Wahl stehen, eine andere Arbeitsumgebung zu suchen. Ein Musiker dagegen kann prinzipiell selbst bestimmen, wie oft er proben bzw. spielen bzw. auf Tournee gehen will. Andere Berufe wiederum haben saisonale Anforderungen (z. B. Landwirte, Skilehrer etc.). Eine Führungskraft kann z. B. ihre »Dosis« vermindern, indem sie Aufgaben abgibt oder delegiert.

Anders sieht es aus, wenn es die »Art« der Anforderungen ist, die zur Überlastung führt. Wenn ein Lehrer z. B. feststellt, dass ihn der Unterricht immer mehr anstrengt und er sich immer öfter über das unmögliche, respektlose und undisziplinierte Verhalten der Schüler ärgert, wird eine Dosisminderung, z. B. eine reduzierte Stundenzahl, vielleicht für Entlastung sorgen, möglicherweise aber auch nicht ausreichen, da die Wurzel seiner Überlastung nicht nur in der Dauer der Tätigkeit liegt.

Natürlich gibt es auch Lebens- und Arbeitssituationen, in denen überlastete Menschen sich die Frage stellen, ob sie überhaupt *das Leben führen, das sie leben möchten*, und dann radikal »alle Brücken hinter sich abbrechen« oder »etwas ganz Neues« anfangen wollen. Wenn in solchen Fällen eine Person dann z. B. auswandert, ändern sich damit natürlich zahlreiche Kontingenzen, ohne Gewähr dafür, dass diese Person in der Ferne das findet, was sie sucht.

> **Beispiel »Junge Ärzte wandern aus«:**
>
> Ein radikaler Schnitt (Auf zu neuen Ufern) kann die Auswanderung in ein anderes Land bzw. in eine andere Kultur sein oder aber ein Wechsel an einen völlig anderen Arbeitsplatz. Entscheidend ist dabei, dass in der neuen Umgebung Kontingenzen herrschen, die einer Verhaltensänderung bzw. einer burnoutpräventiven und gesünderen Lebensführung förderlich sind. So sind nicht wenige Ärztinnen und Ärzte von Deutschland in nordeuropäische Länder gegangen, weil die dortigen Arbeitsbedingungen ihnen mehr Lebensqualität versprachen, auch wenn sie hierfür eine neue Sprache erlernen mussten, deren Kosten aber häufig von dem dortigen System übernommen wurden. Natürlich hätten sie auch versuchen können, in Deutschland bessere bzw. für ihre Lebenssituation adäquatere Arbeitsbedingungen zu finden. Dem sind jedoch relativ enge Grenzen gesetzt, nicht nur durch die bisherige historische Entwicklung unseres medizinischen Systems, sondern auch durch die (gesundheits-)politischen, rechtlichen, verwaltungsmäßigen und erwartungsbezogenen Rahmenbedingungen, von denen sich viele nur relativ langsam, wenn überhaupt ändern.

Neben der Änderung ihrer Lebens- und Arbeitssituation, sei diese dosiert bzw. partiell oder aber radikal, können Betroffene natürlich auch ihr *Verhalten bzw. bisherige Reaktionsmuster (R) ändern*, um zukünftig nicht mehr in ein Burnout zu geraten. Auch hier geht es um die Dosis und die Art des Verhaltens bzw. der Tätigkeit, die natürlich an die jeweilige Situation gekoppelt ist. Wenn die Betroffenen prinzipiell mit ihrer bisherigen Lebens- bzw. Arbeitssituation zufrieden waren, diese auch beibehalten wollen, weil ihnen die Arbeit prinzipiell Spaß macht, sie sich jedoch nicht (mehr) so intensiven oder häufigen Anforderungen aussetzen wollen, müssen sie in diese Richtung aktiv werden, z. B. *Aufgaben delegieren* (siehe oben). Hierzu gehört auch die *Ablehnung der Übernahme weiterer Aufgaben* (soweit möglich). »*Nein*«-*Sagen-Können* ist prinzipiell eine kurzfristig verfügbare Verhaltensweise, manche jedoch müssen lernen, diese in den entsprechenden Situationen auch einzusetzen. Dies wäre z. B. in unserem Beispiel »Musiker-Burnout« eine wichtige, anzustrebende Soll-Verhaltenskomponente (R*). Auch der *Umgang mit sozialem Druck und den Erwartungen anderer* will gelernt sein. Wenn der Bericht in unserem vorhergehenden Beispiel stimmt, dass der junge Investmentbanker auf Wunsch seines Vaters wieder an seinen ehemaligen Arbeitsplatz zurückgekehrt ist, obgleich ihn dieser so überlastet hat, dann enthält hier die Vater-Sohn-Beziehung möglicherweise einen dysfunktionalen Aspekt, den es dann zu ändern gelte. Auch bei unserem Beispiel »Musiker-Burnout« könnte sozialer Druck das Nein-Sagen erschweren, wenn Ratschläge vom Management kommen wie: »Man muss das Eisen schmieden, solange es heiß ist!« oder die anderen Bandmitglieder unbedingt die Gunst der Stunde nutzen wollen.

In der Literatur zu Stressmanagement und Burnout-Prävention gibt es zahlreiche Ratschläge für adäquates Verhalten, und Suchende können sich dieser vielen Ratgeber nach dem »*Steinbruch-Prinzip*« (d. h., ich nehme mir die Steine, die ich für meinen Bedarf brauche) bedienen. Natürlich empfiehlt es sich, auch hier immer eine funktionale Haltung einzunehmen und ein empfohlenes Verhalten immer im Kontext der eigenen Situation mit seinen Ausgangsbedingungen und persönlichen Konsequenzen zu betrachten.

Auch wenn wir uns bewusst sind, dass »Ratschläge« für manche Menschen doch immer auch noch »Schläge« sein können, wollen wir auf dieses kognitive Steuerungsmittel nicht ganz verzichten. Wir beschreiben deshalb im Folgenden beispielhaft einige allgemeine Verhaltensaspekte, die für eine Verhaltensänderung in Burnout-Situationen förderlich sein können. Auch hierbei bitten wir zu beachten, dass die Verhaltenskomponente *(R)* immer eingebettet ist in das Gesamtmodell mit den anderen Komponenten, und dass wir für unsere Betrachtungen von Burnout und Verhalten nicht nur die Arbeit, sondern auch das Leben außerhalb der Arbeit, also »Work and Life« zusammen betrachten:

Förderung und Training der Achtsamkeit

Achtsamkeitsübungen können helfen, Zeichen der eigenen Überforderung frühzeitig zu erkennen und darauf zu reagieren. Dies gilt sowohl für die motorische Ebene, z. B. wenn wir im Stress schusseliges Verhalten zeigen, Schlüssel oder andere wichtige Sachen verlegen, Unfälle bauen, als auch für die kognitive Ebene, wenn wir unkonzentriert, sprunghaft, zerfahren sind, und natürlich für die emotionale Ebene, wenn wir uns unausgeglichen, angespannt oder wie im Laufrad fühlen und Mühe haben, zur Ruhe zu kommen. Ein Achtsamkeitstraining kann sich prinzipiell auf alle diese Ebenen beziehen und gerade auch die eigenen Körperempfindungen mit einbeziehen, da sich Überforderungssymptome häufig auf der vegetativen Reaktionsebene zeigen. Hierzu gehört auch die Erarbeitung eines individuellen Notfallplans für Lebenssituationen, in denen ein »Rückfall« in dysfunktionales Verhalten droht, d. h. wieder burnoutassoziierte Symptome auftreten, die ein rasches und bewusstes Gegensteuern erfordern.

Kognitive Umstrukturierung: Neue Einstellungen und Regeln für das eigene Verhalten

Unsere Informationsverarbeitung beginnt zwar bei der Wahrnehmung und Achtsamkeit, bleibt aber nicht dabei stehen bzw. wird auch durch unsere prinzipiellen Regeln und kognitiven Schemata beeinflusst, also durch das, was wir als Leitsätze zu uns sagen oder denken oder was implizit unser Verhalten kontrolliert. Dabei lohnt es sich besonders, die Aussagen zum eigenen Verhalten näher zu betrachten, die mit »Ich muss …« beginnen bzw. Verhaltensimperative darstellen. Natürlich gibt es Verhaltensverpflichtungen, die von der eigenen Körperhygiene bis hin zu sozialen Verpflichtungen reichen, z. B. bei der Sorge für und der Erziehung von Kindern. Andere Verpflichtungen, z. B. die Annahme eines Ehrenamtes, einer Zusatzaufgabe oder eines Zusatzjobs oder die Ausübung eines zeitaufwendigen Hobbys sind jedoch nicht zentral für das eigene Leben oder die Gesellschaft bzw. können anderweitig oder durch andere Personen ersetzt werden. Da für Burnout-Symptome häufig helfende Einstellungen und Verhaltensweisen geltend gemacht werden, mit denen sich der Einzelne überfordert, sollten Einstellungen und Überzeugungen überprüft und ggf. geändert werden, die eine solche Überforderung nahelegen oder einer Erholung entgegenstehen. Dies gilt sowohl für die Führungskraft, die der Überzeugung ist: »Wenn ich es nicht mache, macht es keiner (so gut)« und deshalb zu wenig delegiert, als auch für die Tochter, die ihre pflegebedürftige Mutter zuhause versorgt und jeden Vorschlag an Urlaub abwehrt mit dem Gedanken: »Ich kann meine Mutter in so einer Situation nicht alleine lassen!« Im individuellen Fall sollte darauf geachtet werden, dass sich die kognitive Umstrukturierung von Werten, Grundhaltungen, Einstellungen bzw. kognitiven Schemata an den Lebenssituationen der Betroffenen orientiert, vor allem hinsichtlich der Übernahme und Durchführung leistungsbezogener Tätigkeiten im Arbeitsleben (z. B. Thematisierung von Idealismus, Altruismus, Aufopferung, Pflichterfüllung, Perfektionismus, Nicht-Nein-Sagen-Können etc.).

Aufbau befriedigender Aktivitäten und Ressourcen-Aktivierung: Zurück zur Freude und Entspannung

Nicht selten kann man bei Burnout-Betroffenen feststellen, dass sie im Vorfeld immer weniger Zeit für sich bzw. für eigene Bedürfnisse und befriedigende und erholungsfördernde Aktivitäten hatten. Es kann jedoch auch sein, dass die Betroffenen neben ihren beruflichen und sozialen »Verpflichtungen« bis zum Schluss versucht haben, ihre Hobbys und andere befriedigende Aktivitäten im gewohnten Umfang zu pflegen und gerade durch diesen Rundumanspruch in die überdauernde Überforderung geraten sind. Deshalb ist auch hier das Gleichgewicht wichtig zwischen den beruflichen und anderen anfordernden Alltagsaktivitäten einerseits und den befriedigenden Aktivitäten, die man zur Erholung und zum eigenen Wohlergehen pflegt, andererseits. Da vom Burnout oft Menschen mit einer ausgesprochen sozialen Orientierung betroffen sind, sollte man ggf. auch befriedigende Aktivitäten in Erwägung ziehen, die die eigene Person und die eigenen Bedürfnisse in den Vordergrund rücken. Dies können z. B. Entspannungsverfahren sein oder meditative Übungen, die sich nicht nur auf die eigenen vegetativen Funktionen und das Wohlbefinden, sondern auch auf die eigenen kognitiven Reflexionen positiv auswirken können. Nicht selten verfügen Burnout-Betroffene über persönliche Ressourcen, die ihnen selbst vor lauter Problemfokussierung aus dem Blick geraten sind. So kann es sein, dass ein Mitarbeiter gegenüber Vorgesetzten, v. a., wenn diese einen autoritären Führungsstil pflegen, sehr selbstunsicher ist, im Kundenkontakt dagegen sehr einfühlsam, beziehungsorientiert, im Umgang sicher und im Ergebnis erfolgreich. Durch das Herausarbeiten solcher positiven Ressourcen und deren Aktivierung, sei es im Rahmen von Selbstbeobachtungen in umschriebenen Situationen, psychoedukativ oder auch psychotherapeutisch, z. B. bei Vorliegen weiterer ängstlich-depressiver Störungssymptome, können die Betroffenen eine differenziertere Sichtweise ihrer Person entwickeln, die auch ihre positiven Seiten beachtet und hervorhebt. Dies kann ihren Selbstwert wieder verbessern und ihnen Mut machen, ihre Ressourcen im Rahmen eines Verhaltenstrainings und dann auch in kritischeren Realsituationen gezielt einzusetzen. Ressourcen-Aktivierung hat ein breites Anwendungsspektrum (Willutzki und Teismann 2013) und stützt sich in der Regel auf bereits vorhandene Verhaltensmuster und Kompetenzen. Sie kann aber durchaus darüber hinaus gehen, z. B. wenn ein Betroffener dazu ermutigt und begleitet wird, kreative Aktivitäten auszuprobieren und dabei merkt, dass ihm dies guttut und er auf diesem Weg weitergehen will.

Aufbau resilienter Verhaltensweisen

Wenn bei der Entstehung eines Burnouts persönliche Verhaltensdefizite erkennbar werden, die mit einer Rückfallgefahr verbunden sind, sollte ein entsprechendes Verhaltenstraining erfolgen. Wenn z. B. ein Arbeitnehmer bisher in steter Pflichterfüllung Weisungen von Vorgesetzten nie hinterfragte, auch wenn sie für ihn eine Überforderung bedeuteten, und zudem selbst in für ihn kritischen Situationen zu selbstunsicher war, seine berechtigten Interessen als Arbeitnehmer wahrzunehmen, könnte ein gezieltes Selbstsicherheitstraining, verbunden mit Rollenspiel, ihm helfen, solchen Situationen besser vorbereitet begegnen und auch Nein sagen zu können.

Aufbau eines gesundheitsfördernden Lebensstils: Lernen, was mir guttut

Damit wären wir bei dem, was in puncto Gesundheit und (weiterer) Burnout-Prävention am nachhaltigsten wirkt, nämlich ein gesundheitsfördernder und -erhaltender Lebensstil, der die oben angesprochenen Elemente einschließt, aber auch sehr viel breiter gefasst sein kann, z. B. durch Berücksichtigung einer gesunden Ernährung oder Schlafhygiene. Die einzelnen Elemente können im Rahmen eines ausführlichen Veränderungsplans mit Berücksichtigung der funktionalen Kontingenzen, die für die Entwicklung und Aufrechterhaltung einer gesunden Lebensführung wesentlich sind, näher spezifiziert werden. Um dies nicht sofort wieder zu einer Überforderung werden zu lassen, empfiehlt es sich, die Betroffenen ihr *eigenes Schritttempo* finden zu lassen, verbunden mit Vorschlägen, was sie *als Erstes oder als Nächstes* anpacken wollen und können. Für diejenigen, deren Burnout damit zusammenhing, dass sie primär, intensiv bzw. häufig für andere da waren und relativ wenig oder selten für sich, kann dies verbunden werden mit einer *Balancierung der Aktivitäten* für andere einerseits und den Aktivitäten für sich selbst andererseits. Mit anderen Worten: Wer (zurück) zum eigenen Selbst finden will, muss dabei nicht (unbedingt) den Anderen verlassen. Zum Aufbau eines gesundheitsfördernden Lebensstils gehört auch die sorgfältige Planung *der Rückkehr in das Arbeitsleben*, ggf. in definierten Schritten. Gesetzlich geregelte Hilfen wie die schrittweise Wiedereingliederung in das Arbeitsleben, oder betriebliche Hilfen, z. B. im Rahmen eines innerbetrieblichen Gesundheitsmanagements, können und sollten im Bedarfsfall genutzt werden.

Kurzfristige und langfristige Interventionen können im Einzelfall je nach Bedarf kombiniert und ergänzt werden. Bei Burnout im Zusammenhang mit psychosomatischen Störungen bieten stationäre Einrichtungen wie Rehabilitationskliniken Behandlungsprogramme an, die aus vielen Komponenten zusammengesetzt sind. Fallbeispiele illustrieren, wie viele Ansatzpunkte für Interventionen im Einzelfall gegeben und welche davon sinnvoll sein können (Weimer und Kraus 2011).

Für eine funktionale Sichtweise müssen wir im Weiteren auch die *Eigenschaften und Kompetenzen der Person (O)* betrachten. Sofern die oben beschriebenen förderlichen Verhaltensweisen von einer Person gelernt werden und Eingang finden in ihren Lebensstil, werden diese Verhaltensweisen im Sinne persönlicher Kompetenzen irgendwann wie selbstverständlich zu ihr gehören. Dann können wir für ihre Beschreibung prinzipiell auch Persönlichkeits- und Einstellungsbegriffe verwenden, z. B. achtsam, besonnen, entspannt, zufrieden, selbstbewusst usw.

Dass die veränderten *Konsequenzen (C) und Kontingenzen (K)* mit den Änderungen der Lebens- und Arbeitssituation einhergehen, haben wir bereits oben erwähnt. Deshalb wollen wir hier nur einen besonderen Aspekt nochmals hervorheben, und zwar die *Nachhaltigkeit*. Wenn z. B. eine Burnout-Entwicklung mit einer Erkrankung zusammenhängt, können die soziale Unterstützung und die soziale Verstärkung einer Gemeinschaft Gleichgesinnter wesentlich dazu beitragen, dass die förderlichen, heilsamen (saluto-genetischen) Verhaltensweisen, die einem Burnout entgegenwirken, auf Dauer und regelmäßig aufrechterhalten bleiben. Ein schönes Beispiel ist hierfür die *Selbsthilfebewegung*, z. B. bei Herzgruppen.

Zum Abschluss finden Sie hier noch ein paar Empfehlungen für die *Erstellung des Veränderungsplans*:

1. Die Betroffenen sollen informiert werden, dass die Erstellung eines ausführlichen Veränderungsplans und dessen Umsetzung der Entwicklung und Aufrechterhaltung einer gesunden Lebensführung dienen.
2. Schon für die Erstellung eines Veränderungsplans, aber auch für alle in ihm aufgeführten Schritte und Interventionen, sollte der *geeignete Augenblick* berücksichtigt werden, der (englisch) »teachable moment«, in dem der Betroffene von

seinem Zustand her in der Lage und empfänglich dafür ist, über seine Veränderungsmöglichkeiten und seine Veränderungswünsche zu reden oder entsprechende Verhaltensschritte auszuprobieren.
3. Die Erstellung eines Veränderungsplans geschieht in der Regel nach dem Prinzip der *gemeinsamen Entscheidungsfindung* (engl. shared decision making) und im Spannungsfeld zwischen (ärztlichem oder therapeutischem) Paternalismus und Patientenautonomie.
4. Bei der Erstellung eines Veränderungsplans können und sollten ggf. auch entsprechende *verhaltensmodifikatorische* oder *verhaltenstherapeutische Techniken* eingesetzt werden, wie sukzessive Verhaltensformung in kleinen Schritten (engl. shaping), direkte Unterstützung bei der Verhaltensausführung (engl. prompting), Verketten von Verhaltensweisen (engl. chaining) usw.
5. Und natürlich sollte jeder Veränderungsplan dem SMART-Prinzip folgen: (engl.: Specific, Measurable, Attainable, Realistic, Timely; übersetzt: Spezifisch, Messbar, Akzeptiert [bzw. Attraktiv bzw. Erreichbar], Realistisch, Terminiert).

8.5 Burnout-Prävention

Prinzipiell dienen die Maßnahmen, Strategien und Techniken, die wir für den Umgang und die Behandlung des Burnouts beschrieben haben, auch der Burnout-Prävention, z. B. der Tertiär-Prävention zur Verhinderung eines erneuten Burnouts bei bereits Betroffenen.

Aber auch für (noch) nicht Betroffene bzw. für prinzipiell Gefährdete eignen sich die oben genannten Maßnahmen zum Aufbau eines gesundheitsfördernden Lebensstils im Rahmen der Primär-Prävention für Gesunde bzw. der Sekundär-Prävention für Gefährdete.

Nähern wir uns dem Gedanken der Burnout-Prävention mit einer Frage: Wenn ein gesundheitsfördernder Lebensstil sowohl primär-, als auch sekundär- sowie tertiär-präventiv gegen Burnout wirkt, warum lassen es dann viele Gesunde und vor allem Gefährdete soweit kommen und stellen ihr Leben erst beim Eintritt eines Burnouts um?

Bevor wir diese Frage beantworten, stellen wir uns zuvor noch eine Frage: Was passiert eigentlich, wenn ein gesunder, erfolgreicher, beliebter, ja sogar berühmter Mensch das bisherige Verhaltensmuster, das ihn so erfolgreich und berühmt werden ließ, urplötzlich aufgibt und einen anderen Weg wählt?

Hierzu ein Beispiel:

Beispiel »Weltmeister reicht!«:

Auf dem Höhepunkt seiner Karriere erklärt der Formel I-Rennfahrer Niko Rosberg im Dezember 2016, kurz nach seinem Weltmeister-Sieg, seinem erstaunten

Arbeitgeber und einer ebenso erstaunten Öffentlichkeit seinen Rücktritt als Formel I-Rennfahrer, und zwar nicht vorläufig, sondern endgültig, und dies im jungen Alter von 31 Jahren.

In den Medien kamen hierzu unterschiedlichste Stimmen zu Wort. Noch zwei Jahre zuvor wurde Rosberg attestiert: »Er ist ehrgeizig. Immer dabei, sich für die Karriere selbst zu optimieren« (Hacke 2014, S. 123). Nach seinem Rücktritt gab es mehr oder minder zurückhaltende bis kritische Stimmen, z. B. von Seiten ehemaliger Rennfahrer wie Niki Lauda (»Es ist eine Art, den Rennsport zu beenden. Meine war es nicht, und die von vielen anderen auch nicht«) oder von Hans-Joachim Stuck (»Wo ist die Passion, wo ist die Leidenschaft?«, »Wenn ich einen Titel gewonnen habe, dann muss ich den auch verteidigen«) (Weitekamp und Wenzel 2016, S. 9). Es gab aber auch Verständnis und Zustimmung. So wurde in einem Kommentar darauf hingewiesen, dass der WM-Titel »eben enorm viel Einsatz und Kraft gekostet hat. Nico Rosberg wies auf die großen Opfer hin, die nicht nur er, sondern vor allem seine junge Familie für dieses Ziel gebracht haben. Der Ehemann und Vater war selten zuhause, es sind ja nicht nur die 20 oder 21 Grands Prix in einem Jahr, die den Terminkalender füllen. Dazu kommen Testfahrten, Besprechungen, Sponsorentermine und und und ...« (Schäffner 2016, S. 9).

Wenn ein Rennfahrer seit Kindesbeinen gezielt darauf hinarbeitet, wie bereits sein Vater gleichfalls den Weltmeistertitel in der Formel I zu erringen, wird man Rosbergs Entscheidung auf dem Zenit seiner Laufbahn nicht als sprunghaft, ängstlich oder gar burnoutprovoziert ansehen. Ganz im Gegenteil scheint seine Entscheidung eher einer überlegten und gelungenen, stress- und burnoutpräventiven Haltung zu entspringen, die den errungenen Erfolg und die damit verbundenen Gratifikationen rechtzeitig ins Verhältnis setzt zu den Entbehrungen und Kosten einer auch in jungen Jahren beschränkten Lebenszeit.

Interessant ist hierbei ein Interview, das Rosberg unmittelbar nach seinem WM-Sieg gab, als die Öffentlichkeit noch nichts von seinem Rücktritt wusste (Hacke und Eberle 2016, S. 114-116). Auf die Eingangsfrage: »Hatten Sie schon mal daran gedacht, alles hinzuschmeißen?«, antwortete Rosberg: »Nein, Aufgeben gibt es bei mir nicht. Aber ich hatte einen heftigen Tiefpunkt. Vor einem Jahr in Austin, Texas. Nachdem ich zum zweiten Mal den Kampf um den Titel gegen Lewis Hamilton verloren hatte. Ich habe mich zwei Tage lang verkrochen und nachgedacht.« Und weiter: »Die Niederlagen gegen Lewis waren hart. Ekelhaft. Ich habe mir gesagt: So etwas will ich nie wieder erleben. Das war der Wendepunkt. Es war der Anfang dessen, was ich nun erreicht habe.« Im weiteren Verlauf beschreibt Rosberg, wie er versucht habe, sich zu verbessern, dass er schon lange meditiere und dass es sein Traum gewesen sei, einmal einen Zen-Meister zu treffen. Und es gelang ihm dann tatsächlich, vor seinem abschließenden WM-Rennen in Japan einen Zen-Meister in Kyoto zu besuchen. Rosberg geht weiter darauf ein, wie er durch Trainieren seiner Achtsamkeit gelernt habe, »Emotionen zu akzeptieren, sogar negative wie Wut oder Angst«. Und doch gab es wohl kurz vor dem Zieleinlauf im letzten entscheidenden Formel I-Rennen eine Grenzsituation, als der in Führung liegende Lewis Hamilton absichtlich immer langsa-

> mer fuhr, um nachfolgenden Rennfahrern die Chance zum Überholen zu bieten, wodurch der Titel für Rosberg verloren gewesen wäre. Zu diesem taktischen Manöver oder »Spielchen« von Lewis Hamilton befragt, antwortete Rosberg: »Ein kleiner Fehler von mir, und es wäre vorbei gewesen. Die Arbeit des ganzen Jahres für die Katz, mehr noch: von 25 Jahren als Rennfahrer. Jesus!« Und weiter: »So optimistisch und kämpferisch ich auch sein möchte, aber in dem Moment kamen Ängste hoch, einfach nur Ängste.« Und auf die Frage der Interviewer »Ein Fall für eine spontane Zen-Meditation?« antwortete Rosberg nur: »Da? Können Sie vergessen.«

Die Berichte in den Medien einschließlich der Schilderungen von Niko Rosberg selbst machen deutlich, dass die Jahre bis zum Gewinn der Weltmeisterschaft für ihn sehr zeit- und arbeitsintensive Zeiten waren, mit einer Vielzahl an Verpflichtungen und Wettkämpfen, die ihm nur sehr wenig Zeit für seine Familie einschließlich der einjährigen Tochter sowie seiner selbst ließen. Nachdem er zweimal sein Ziel der Weltmeisterschaft knapp verfehlt hatte, setzte er alle Anstrengungen daran, es doch noch zu schaffen, und hatte schließlich Erfolg, den er auch sichtlich und vor den Augen der Öffentlichkeit genoss. Dass er dennoch zur Überraschung vieler so plötzlich zurücktrat, ist auf den zweiten Blick allerdings nicht mehr so unverständlich, wenn man die in den Medien berichteten Informationen berücksichtigt.

Stellen wir uns vor, Niko Rosberg hätte seine Karriere noch zwei bis drei Jahre erfolgreich fortgesetzt, wäre dann in eine Krise und in ein Burnout geraten und wäre dann zurückgetreten. Vermutlich wäre ihm dann noch mehr Verständnis entgegengebracht worden, vermutlich auch von denen, die ihn jetzt direkt oder indirekt kritisierten. Sein Burnout wäre vermutlich auch in den Medien als legitimer, nachvollziehbarer Grund angeführt worden, sich auf sich selbst, seine Gesundheit und seine Familie zu konzentrieren, im Sinne eines höheren Guts als den Gewinn einer Formel I-Weltmeisterschaft. Aber ein Rücktritt auf dem Gipfel mit der Aussicht, noch weitere solcher Gipfel zu erklimmen und noch mehr Ruhm anzuhäufen, erscheint vielen auf den ersten Blick als ein unverständlicher Verzicht auf eine glänzende Zukunft.

Niko Rosberg besuchte kurz vor seinem abschließenden Rennen in Japan, das ihm die Weltmeisterschaft brachte, einen Zen-Meister. Und bei seinem Rücktritt sprach er davon, dass er sich mit seiner Entscheidung wohl fühle. Bedenkt man weiterhin, dass er durch den Rücktritt Zeit für seine Frau und seine einjährige Tochter gewinnt, auch Zeit für sich selbst, und vielleicht für vieles, was durch die anstrengende Zeit in der Formel I bisher im wahrsten Sinne des Wortes auf der Strecke geblieben ist, so wird man vielleicht eher geneigt sein, diese möglichen positiven Verstärker als legitimen Grund für seine Entscheidung zu akzeptieren.

Burnoutpräventives Verhalten von erfolgreichen Menschen wird von der Umwelt nicht unbedingt honoriert oder mit Verständnis akzeptiert. Dies umso mehr, wenn anscheinend kein Grund ersichtlich ist, einen Lebens- oder Arbeitsstil voller Erfolge oder Gratifikationen zu ändern. Misserfolge, Niederlagen, oder ein Burnout sind dagegen eher akzeptierte Gründe für eine solche Änderung, was aber dem Grundgedanken einer effektiven Prävention widerspricht. Es ist also im Sinne der Burnout-Prävention ein Glücksfall, wenn ein berühmter Rennfahrer auf dem Zenit seiner

Karriere öffentlichkeitswirksam ein positives Modell dafür abgibt, dass ein Verzicht, auf dem Hintergrund von Achtsamkeit und der Wahrnehmung eigener Emotionen, verbunden sein kann mit der Bewahrung eigener, persönlich wichtiger Werte, dem Schutz der eigenen Gesundheit und den Segnungen eines glücklichen Familienlebens.

In einer Übersichtsarbeit (Günthner und Batra 2012) zu »Stressmanagement als Burn-out-Prophylaxe« haben wir uns den diesbezüglichen Zielen, Ansatzpunkten und Mediatoren gewidmet und sind der Frage nachgegangen, was wirkt.

Bei den Zielen für ein *präventives Stressmanagement* lassen sich drei Zielpopulationen unterscheiden. Für *gesunde Personen* dient primär präventives Stressmanagement zum Erhalt der Gesundheit und zur Vorbeugung eines Burnout. Für *burnoutgefährdete Personen* dient sekundär präventives Stressmanagement zur Verminderung des Risikos für die Entwicklung eines Burnout. Und für *Personen mit einer bereits manifesten Burnout-Symptomatik* dient das tertiär präventive Stressmanagement zur Vorbeugung weiterer Progredienz. Eine weitere Unterscheidung bezieht sich auf die individuellen Ziele einer einzelnen Person (z. B. Erhalt der eigenen Gesundheit) gegenüber institutionellen Zielen (z. B. »Gesundheit im Unternehmen«).

Bei der *Verhältnisprävention* zählen ein unterstützendes soziales Netzwerk und ein sicherer Arbeitsplatz zu den protektiven Faktoren, während die hohe Veränderungsgeschwindigkeit und Beschleunigung zahlreicher Abläufe in hochindustrialisierten Gesellschaften zu den Risikofaktoren gehören. Auch bei den *personengebundenen Mediatoren* unterscheidet man protektive und risikobehaftete Faktoren, die von der Biologie, der Lerngeschichte und den Entwicklungsaufgaben der jeweiligen Lebensphase des Einzelnen abhängen.

Bei der Frage der Wirksamkeit muss man nach *Populationen* und/oder *Setting* unterscheiden. Bei gesunden Menschen sind im Sinne der primären Stress- und Burnout-Prävention sowohl systematische Entspannungsverfahren wie die Progressive Muskelrelaxation (PMR) nach Jacobson und das Autogene Training (AT) nach Schultz wirksam, sowie achtsamkeitsbasierte Stressprogramme (Mindfulness-based Stress Reduction, MBSR). Bei Arbeitsstress zeigten kognitiv-behaviorale Interventionen den stärksten Effekt, gefolgt von multimodalen, Entspannungs- und organisationsfokussierten Interventionen.

Bestimmte Berufe mit ihren Anforderungsprofilen und Arbeitsumgebungen bringen ein spezifisches Stressrisiko mit sich, z. B. Gesundheitsberufe, Ordnungskräfte und Polizei.

Für ein Stressmanagement zur Burnout-Prophylaxe kann man sich an folgenden *Empfehlungen und Aussagen* orientieren (Günthner und Batra 2012, S. 188):

1. »Personenbezogene Stressmanagementprogramme sollten intensiv und ausreichend lange (über mehrere, mindestens fünf bis sechs Wochen) durchgeführt werden.
2. Proaktiven kognitiv-behavioralen Ansätzen sollte der Vorzug gegeben werden.
3. Bei operationalen Belastungen in der Arbeitswelt, die mit der spezifischen beruflichen Tätigkeit zusammenhängen, sind Verfahren wirksam, die zur Vorbereitung auf diese Tätigkeit dienen und entsprechende Kenntnisse und Fertigkeiten vermitteln.

4. Je mehr das Stressmanagement der Bewältigung umschriebener Belastungssituationen (zum Beispiel bei der Arbeit) dienen soll, desto mehr sollte das Programm auf ein entsprechend gezieltes kognitiv-behaviorales Training ausgerichtet sein. Zusätzliche Komponenten können hingegen zu einer Abschwächung der präventiven Effekte führen.
5. Wenn Stressoren nicht zu vermeiden sind, können deren negative Auswirkungen durch eine Vielzahl reaktiver Bewältigungsstrategien gemildert (gepuffert) werden; hier haben sich vor allem Entspannungs- und Meditationsverfahren beziehungsweise achtsamkeitsbasierte Verfahren bewährt.
6. Für das Aufrechterhalten eines erfolgreichen Stressmanagements sind die Umgebungsbedingungen nach Abschluss des Programms wichtig. Als hilfreich haben sich regelmäßige Booster- und Auffrischungssitzungen erwiesen, ebenso die Beratung und Besprechung von Situationen, in denen das Erlernte eingesetzt beziehungsweise geübt werden kann.
7. Verhältnispräventive und umgebungs- beziehungsweise organisationsbezogene Strategien wurden beim Stressmanagement und in der Burn-out-Prophylaxe bisher eher weniger eingesetzt und evaluiert. Unter primär-präventivem Aspekt bieten sie bei vertretbarem Aufwand jedoch die Chance, Stressoren zu vermeiden oder zu reduzieren; sie sollten deshalb stets Ziel institutionsbezogener Stressmanagement- und Burn-out-Prophylaxeprogramme sein, vor allem in der Arbeitswelt«.

8.6 Burnout und Langeweile: zwei Pole einer Dimension?

Langeweile (engl. »boredom«) ist bereits seit langem ein Gegenstand der Psychologie (Fenichel 1951) und wird mit psychischen und körperlichen Gesundheitsproblemen in Zusammenhang gebracht (Sommers und Vodanovich 2000), z. B. mit Depressionen, Ängsten, Essstörungen und stoffgebundenen oder stoffungebundenen Suchtproblemen. Vodanovich (2003) beschreibt in seinem Review psychometrische Messverfahren für Langeweile, darunter auch die »Boredom Proneness Scale« (BPS) (Farmer und Sundberg 1986).

Auch Untersuchungen zum Auftreten von *Langeweile unter Arbeitsbedingungen*, z. B. bei sich ständig wiederholender, repetitiver Arbeit, können auf eine relativ lange Tradition zurückblicken (Wyatt und Langdon 1937). In jüngerer Zeit untersuchten Pekrun et al. (2010) in mehreren Studien Langeweile im Rahmen eines leistungsbezogenen Settings bei Studenten aus Nordamerika und Deutschland, wobei sie die Ergebnisse auf der Basis von Strukturgleichungsmodellen auswerteten und interpretierten. Sie fanden deutliche Zusammenhänge zwischen Langeweile und negativen Emotionen, geringer Leistungsmotivation, Aufmerksamkeitsproblemen und geringen Kontrollüberzeugungen im Hinblick auf akademische Leistungen.

Langeweile im Rahmen von Arbeits- und Leistungsanforderungen steht auf der Theorieebene auch im Zusammenhang mit Konstrukten wie *Monotonie* und *Ermüdung* (Hacker und Richter 1984) sowie Burnout (Richter und Hacker 2014, Schaufeli und Salanova 2014). Während Burnout als Ergebnis von Über-Stimulation verstanden wird, führt man »Boredom« auf Unter-Stimulation zurück. Bei dieser Konzeption wären Burnout und Boredom bzw. »Boreout« (Rothlin und Werder 2007) also zwei entgegengesetzte Pole einer Dimension.

Andererseits werden in der Literatur auch Reaktions- und Verhaltensmuster beschrieben, die in ähnlicher oder gleicher Weise für beide Konstrukte zutreffen, z. B. Ärger und andere negative Emotionen bzw. Depressionen, so dass die Annahme einer einfachen Polarität oder zweier sich gegenseitig ausschließender Symptomkomplexe ohne Überschneidungen zu einfach erscheint.

Wir begrenzen uns an dieser Stelle auf diese wenigen Ausführungen, mit dem Vorschlag, mögliche *situative Bedingungen* (z. B. Fließbandarbeit oder andere repetitive Arbeiten) oder Reaktionsmuster, die mit Langeweile assoziiert werden, im Rahmen der funktionalen Problem- und Verhaltensanalyse, insbesondere bei der Arbeit, zu erfassen und die *funktionale Wertigkeit* dieser situativen Bedingungen bzw. Reaktionen für die Leistung und das Wohlbefinden der Betroffenen in den Vordergrund zu stellen, auch was mögliche Änderungsstrategien angeht. Sofern situative Arbeitsbedingungen funktional im Vordergrund stehen, können klassische arbeits-, betriebs- und organisationspsychologische bzw. -medizinische Interventionen hilfreich sein, wie z. B. Job Enrichment oder Job Rotation. Liegt der Schwerpunkt mehr auf der persönlichen Ebene, können ggf. innerbetriebliche Beratungsdienste, Mitarbeiterunterstützungsprogramme oder auch außerbetriebliche Hilfen in Anspruch genommen werden. Auf jeden Fall empfiehlt es sich in diesen Fällen auch für einen Psychotherapeuten oder anderen professionellen Helfer außerhalb des betrieblichen Kontexts, mit den in der jeweiligen Institution zuständigen Personen zusammenzuarbeiten, natürlich abhängig von der Problematik und der gemeinsamen Entscheidungsfindung mit dem Betroffenen.

9 Stressmanagement in ausgewählten Anwendungsgebieten

Die Anzahl möglicher Lebenssituationen, die uns überfordern können, ist prinzipiell unendlich. Viele dieser Lebenssituationen und die jeweils damit verbundene Rolle können wir zumindest im Groben oder in Teilen *vorhersehen* und uns somit rechtzeitig *vorbereiten*. Dazu gehören altersbedingte Lebensphasen, aber auch Lebenssituationen, auf die wir hinarbeiten oder die wir bewusst aufsuchen und zumindest teilweise auch gestalten können, z. B. in Ausbildung und Beruf, bei der Wahl des Arbeitsplatzes oder beim Eingehen partnerschaftlicher oder familiärer Beziehungen und Bindungen.

Viele Lebensereignisse lassen sich jedoch nicht vorhersehen, auch wenn wir uns bei manchen durchaus über deren prinzipielles Auftreten im Klaren sind. Dazu gehören zum einen Naturereignisse, z. B. Naturkatastrophen wie Überschwemmungen, Erdbeben, Tsunamis, Epidemien oder Lawinen. Aber auch einfache Naturereignisse wie heftige Gewitter, Blitzeis im Straßenverkehr oder Glatteis beim Gehen können urplötzlich in unserem Alltag eine temporäre Überforderung und eine Gefahr für unsere Gesundheit oder gar unser Leben darstellen. Für viele solcher prinzipiell möglichen, aber zu ihrem jeweiligen Zeitpunkt oft überraschenden Ereignisse gibt es technische oder verhaltenspräventive Vorkehrungen, die wir treffen können, z. B. wenn wir unser Auto im Herbst »winterfest« machen, auf die automatische Glatteiswarnung in unserem Auto achten oder Wetternachrichten hören und beachten. Wenn Warnungen jedoch nicht gehört oder drohende Gefahren nicht wahrgenommen werden, kann dies tragische Konsequenzen haben.

> **Beispiel »Unwetter in Südfrankreich«:**
>
> Dass in Südfrankreich relativ häufig heftige Unwetter auftreten, ist Einheimischen und Touristen meist bekannt. Als ich mit meiner Familie vor einigen Jahren am unteren Teil der Ardèche, einem Fluss in Südfrankreich, auf einem Campingplatz die Ferien verbrachte, brach eines Tages, wie in den Wetternachrichten angekündigt, über die Region ein heftiges Gewitter herein, verbunden mit riesigen Regenmengen, die die Ardèche in einen reißenden Fluss verwandelten. Es hätten nur wenige Zentimeter gefehlt und der große Campingplatz, auf dem wir uns befanden, wäre überschwemmt worden.
>
> Am Folgetag erfuhren wir zu unserem Schrecken, dass weit oberhalb, wo die Ardèche durch eine enge Schlucht führt, ein junges Pärchen in einer der Höhlen übernachtet hatte. Durch die riesigen Regenmengen stieg der Wasserpegel der Ardèche in dieser Schlucht rasch an und drohte die Höhle zu überfluten. Das

Pärchen suchte sich vermutlich durch Zuflucht auf Bäume und Äste zu retten. Dem jungen Mann gelang dies, doch seine junge Begleiterin schaffte es nicht und wurde vom reißenden Strom der Ardèche mitgezogen. Am unteren Flusslauf konnte sie dann später nur noch tot geborgen werden.

Auch bei Gebirgswanderern werden immer wieder Ereignisse berichtet, bei denen situative und behaviorale Faktoren in ihrem Wechselspiel zusammenwirken und zu Unfällen und Todesfällen führen.

Bei Ereignissen wie einem aufkommenden Unwetter sind die prinzipiellen Gefahren bekannt. Bei anderen Ereignissen jedoch kann die Gefahr plötzlich »aus heiterem Himmel« kommen.

Beispiel »Windsurfen am Gardasee«:

Für Windsurfer gilt der Gardasee als ideales Terrain, nicht zuletzt aufgrund der dort häufig günstigen Windverhältnisse. Als sportbegeisterter Student mit einiger Erfahrung auch bei größeren Windstärken verbrachte ich mit einem Freund einige Tage beim Windsurfen auf dem Gardasee. Da der Wind kräftig blies, legten wir unsere neuen Trapezgurte an, die damals, in den Anfangsjahren des Windsurfens, gerade neu auf den Markt gekommen waren. Diese hatten einen starren Stahl-Haken integriert, mit dem man sich in ein baumelndes Seil, das am Rigg angebracht war, einhängen konnte. Damit kann man das ganze Körpergewicht kräftesparend beim Trimmen und Steuern des Windsurf-Boards einsetzen, was bei größeren Windstärken wichtig ist.

Als wir an diesem Tag bei schönem Wetter surften, war der Wind sehr böig mit rasch wechselnden Windgeschwindigkeiten. Dies bedeutete für uns, dass wir beim Steuern mit dem Rigg häufig und rasch mit Gewichtsverlagerung reagieren mussten, um uns in Balance zu halten.

Als ich gerade eine stärkere Bö unter Einsatz meines Körpergewichts abgefangen hatte und mich dazu nach hinten in den Gurt hineingelegt hatte, ließ der Wind schlagartig nach. Ich versuchte, mich rasch aufzurichten, um den nun fehlenden Segeldruck auszugleichen und in Balance zu bleiben. Dies klappte jedoch nicht, und durch den geringen Segeldruck fiel ich mitsamt dem Rigg rücklings nach hinten ins tiefe Wasser, nach eigenem Gefühl wie in Zeitlupe. Zwar versuchte ich dabei noch, den Haken des Trapezgurts vom Hängeseil (Tampen) zu lösen, jedoch gelang mir auch dies nicht rechtzeitig, so dass das ganze Rigg auf mich fiel. Normalerweise bleibt auch dann, wenn das Rigg auf einen fällt, zwischen Wasseroberfläche und Rigg noch genügend Raum zum Atmen, vor allem wenn man das Rigg etwas nach oben drückt. Das Schicksal wollte es jedoch, dass kaum nach meinem Fall ins Wasser eine große Welle reichlich viel Wasser auf das Rigg warf und es damit so schwer machte, dass ich es nicht mehr hochdrücken konnte, um zu atmen. Als ich dies merkte, versuchte ich unter dem Rigg wegzuschwimmen, um neben ihm aufzutauchen. Dabei merkte ich, dass sich das Hängeseil um den Haken meines Trapezgurts gewickelt hatte und ich nicht wegkam. So langsam wurde die Luft knapp und ich spürte eine aufkommende Panikstimmung. Ich schrie mich innerlich an »Keine Panik!«, ging mit dem Körper näher an den Gabelbaum heran, um die Spannung des Seiles am Haken zu verringern, und versuchte, das Seil vom Haken abzustreifen. Auch dies schien nicht zu klappen. Immer mehr in Luftnot hoffte ich, es noch zu schaffen, das ganze Trapez mit dem Haken daran auszuziehen und wollte dies in meiner aufkommenden Verzweiflung gerade versuchen, als ich merkte, dass sich der Haken aufgrund der nachlassenden Spannung doch noch vom Hängeseil gelöst hatte. Mit letzter Kraft schwamm ich unter Wasser vom Rigg weg und tauchte auf, wo ich mich am Board festhielt und nach Luft schnappte. Danach hing ich noch einige Zeit japsend am und auf dem Brett und erholte mich. Kurz darauf kam mein Freund angesurft, der in Sichtweite, aber doch weiter entfernt mitbekommen hatte, dass ich ins Wasser gefallen war, die Ernsthaftigkeit meiner Situation jedoch aus der Distanz nicht mitbekommen hatte. Da ich doch einige Zeit nicht mehr zu sehen war, wollte er nachsehen, was los war.

Kurz darauf ging es mir wieder besser und ich surfte an diesem Tag sogar noch einige Zeit weiter, allerdings ohne mich wieder in den Tampen einzuhängen. Selbst nach Jahrzehnten sind mir die Bilder dieser Sekunden und Minuten noch sehr gegenwärtig.

Bei solchen Ereignissen spielen mehrere Faktoren zusammen, die man sich bildlich anhand des bereits oben erwähnten »Schweizer-Käse-Modells« des englischen Psychologen James Reason (1990, 1995, 1998, 2000a/b) vergegenwärtigen kann. Dabei werden die verschiedenen Scheiben Käse als Abwehrbarrieren gegen eine drohende Gefahr interpretiert, jedoch mit Löchern, die bestimmten Risiken entsprechen. Verschiebt man die Scheiben mit ihren jeweiligen Löchern so gegeneinander, dass die Löcher einen durchgehenden Tunnel ergeben, so hat das drohende Unheil »freie Bahn« durch den ganzen Käse hindurch.

Im genannten Beispiel gab es mehrere Risiken. Zuerst die *naturgegebenen Risiken* von Böen und starken Schwankungen der Windstärke sowie der heftigen Wellen. Dann die *technischen Risiken*, dass die Trapezgurte mit ihren Haken, wie so oft bei der Markteinführung neuer Produkte, noch etliche Kinderkrankheiten aufwiesen und aus heutiger Sicht weit geringeren Sicherheitsstandards entsprachen als wir es heute gewohnt sind. Das gilt auch für die technischen Eigenschaften des einfachen Hängeseils, über die sich Experten von heute treffend äußern: »Tampen, die schon bei stärkeren Böen nervös baumeln oder sich sogar verwinden, kann man kaum Vorteile andichten« (Gölnitz 2016). Auch *verhaltensbezogene Risiken* sind von Bedeutung, beginnend damit, dass man überhaupt bei solchen Wind-Wellen-Verhältnissen windsurft, wenn man zum ersten Mal an einem solchen See ist und trotz allgemeiner Surferfahrung die lokalen Randbedingungen unterschätzt. (Wir erinnern uns an die oben angesprochenen nichtlinearen dynamischen Prozesse mit chaotischem Verlauf, die sehr sensibel gegenüber auch nur leichten Änderungen ihrer Ausgangsbedingungen sind). Dazu kommt das Verhalten, ein neues Zubehör (Trapezgurt) zu verwenden, mit dem noch relativ wenig Erfahrung besteht, bei dem der Tampen – rückblickend – leicht verwinden kann und der Haken starr, fest und bezüglich möglicher Verwicklungen von ungünstiger Form ist. Dann das Nicht-Aushaken des Trapezgurts vom Rigg sowie das nicht ausreichende Ausgleichsverhalten bei plötzlichem Nachlassen des Windes, was zum Fall ins Wasser und zum Fall des Riggs auf den eigenen Kopf führte. Glücklicherweise war dies das letzte verhaltensbezogene Risiko-Loch, denn hätte die Panik unter Wasser bei Luftnot voll durchgeschlagen, hätte dies dramatische Folgen haben können.

Ereignisse und Prozesse, die mit Risiken behaftet sind und zu Schadensereignissen führen, können unterschiedlich interpretiert werden. Reason unterscheidet zwischen dem *Personen-Ansatz* (engl. »person approach«) und dem *System-Ansatz* (engl. »system approach«). Beim Personen-Ansatz fragt man vereinfacht ausgedrückt: »Wer ist schuld?« Man fokussiert dabei die Person, sucht z. B. nach ihren Fehlern, ihrem Fehlverhalten, Versäumen, Vergessen, Übersehen, ihrer Nachlässigkeit, Gedankenlosigkeit, Unaufmerksamkeit oder Risikofreudigkeit. Menschliche Eigenheiten oder Fehler werden oft unter moralischen Gesichtspunkten be- und verurteilt. Dementsprechend bestehen Gegenmaßnahmen häufig aus Aufklärungskampagnen, zusätzlichen Verhaltensvorschriften oder disziplinarischen Maßnahmen. »Naming, blaming, and shaming« (engl. für Benennen, Beschuldigen, Beschämen) (Reason 2000a, S. 768) ist für diesen Ansatz kennzeichnend. Beim System-Ansatz dagegen fragt man primär »Was ist schuld?« und stellt das gesamte System, z. B. einen Arbeitsplatz innerhalb einer Organisation, in den Mittelpunkt. Die Fehlbarkeit des Menschen wird prinzipiell als unvermeidbar angenommen, menschliche Fehler werden prinzipiell als zu erwarten angesehen, auch innerhalb der besten Organisationen, und sie werden eher als Konsequenzen oft komplexer systemischer bzw. organisatorischer Prozesse aufgefasst denn als Ursachen aufgrund schuldhaften Versagens einer Person. Demzufolge versuchen Vertreter des System-Ansatzes nicht primär, die menschliche Art zu ändern, sondern durch die Gestaltung des Systems, der Organisation und der Umwelt der menschlichen Fehlbarkeit Rechnung zu tragen, indem sie technische, organisatorische oder andere »Schutzzäune« errichten, um die Konsequenzen menschlicher Fehler zu verhindern, zu vermeiden, zu vermindern und zu kompensieren. Gerade in der heutigen Arbeitswelt ist dieser Ansatz von außerordentlicher Bedeutung, vor allem in hoch technisierten (z. B. Luftfahrt, Bahnverkehr, Straßenverkehr) und in hochvernetzten (z. B. Militär, Operationsteams, Logistiksysteme) Bereichen. Hier kommt es darauf an, hochzuverlässige Systeme zu schaffen, die auch gegenüber menschlichen Schwächen und Fehlern, die sich nie ganz vermeiden lassen, ein hohes Maß an Fehlertoleranz aufweisen.

Zitat »Jemanden beschuldigen«:
»Blaming individuals is emotionally more satisfying than targeting institutions.« (Reason 2000a, S. 768, 770).
(»Personen zu beschuldigen ist emotional befriedigender als Institutionen anzugreifen«; Übersetzung durch den Verfasser).

Aus der Vielfalt möglicher Lebensbereiche und Lebenssituationen werden wir im Folgenden einige herausgreifen, die unsere persönliche Entwicklung und unsere Lebensqualität in hohem Maße bestimmen. Auch dabei gelten die Prinzipien, die wir bisher aufgezeigt haben, einschließlich der Unsicherheit angeblich sicherer »Rezepte« oder der Unvorhersehbarkeit vieler individueller Entwicklungen. Wir sollten jedoch den Mut aufbringen, bei jeder bedeutsamen Belastungssituation nach

Lösungen zu suchen und diese auf ihre Wirksamkeit und Adäquatheit zu überprüfen, sei es zuvor präventiv, mittendrin im Stress aktiv, oder post hoc reflektierend. Wir vergegenwärtigen uns dabei, dass die Konsequenzen vieler Prozesse, einschließlich unseres eigenen Handelns, von sensiblen Ausgangsbedingungen abhängen können und manchmal einen unvorhergesehenen, chaotischen Verlauf nehmen können, vor allem hinsichtlich der Langzeitfolgen. Wir sollten deshalb bei unseren Vorhaben »auf Sicht« fahren und die Prozesse im Auge behalten (Monitoring, Controlling). Wir sollten uns und anderen Fehler zugestehen, aber alles tun, um diese zu vermeiden oder in ihrer Wirkung zu vermindern, sei es persönlich oder systembezogen bzw. organisatorisch. Und vielleicht schaffen wir es sogar noch, dabei geduldig, freundlich und locker zu bleiben und Raum zu lassen für Muse und Humor.

9.1 Stressmanagement in bestimmten Lebensbereichen/-situationen

9.1.1 Stressmanagement in der heutigen Arbeitswelt

Unser Beruf, unsere Arbeit und die gesellschaftlichen sowie unsere persönlichen Arbeitsbedingungen haben in der Regel entscheidenden Einfluss auf unser Wohlbefinden und unseren Umgang mit Belastungen. Allgemeine Entwicklungen auf dem Arbeitsmarkt sind hierfür maßgeblich. So sind von der zunehmenden *Befristung von Arbeitsverträgen* vor allem junge Arbeitnehmer unter 35 Jahren betroffen. Die damit verbundene *berufliche Unsicherheit* bringt nicht nur mögliche Nachteile beim Verdienst mit sich, sondern wirkt sich oft auch auf die Lebensplanung der Betroffenen aus. So sind befristet Beschäftigte häufiger armutsgefährdet, seltener verheiratet und haben weniger Kinder als ihre Altersgenossen mit festem Arbeitsvertrag (Diekmann 2016). Auch wenn solche Befristungen v. a. bei bestimmten Subgruppen festzustellen sind, z. B. bei wissenschaftlichem Personal oder in der Gastronomie, so wird doch deutlich, dass solche Rahmenbedingungen *fehlender sozialer Sicherheit* und *prekärer Arbeitsbedingungen* einen hohen sozialen Stressfaktor darstellen können.

Auch technologische Entwicklungen haben großen Einfluss auf die Arbeitswelt. So hat die zunehmende Digitalisierung massive Auswirkungen auf das Stellenangebot in unserer Gesellschaft. Es werden immer mehr Akademiker gebraucht, und für geringer qualifizierte Fachkräfte wird es immer enger auf dem Arbeitsmarkt. Dazu kommt, dass viele Arbeitnehmer im Verlauf ihrer beruflichen Tätigkeit häufig einen *Wechsel bei den Anforderungen* an ihre Tätigkeit erleben, oft verbunden mit erforderlichen Weiterbildungen und Zusatzqualifizierungen (Helmrich et al. 2016).

Im Wandel der Arbeit lassen sich Trends anführen, die dazu beitragen, dass der psychischen Belastung bei der Arbeit eine zunehmende Bedeutung beigemessen wird (Morschhäuser et al. 2014, S. 22 f.):

- »*Tertiarisierung*«: der Dienstleistungssektor (tertiärer Sektor) hat sich stark ausgeweitet. Die Entwicklung hin zur Wissens- und Dienstleistungsgesellschaft, mit einer Vielzahl direkter Kunden- bzw. Klientenkontakte, stellt hohe Anforderungen an Kognition, Emotion, Kommunikation und Kooperation bei der Arbeit.
- »*Informatisierung*«: Informations- und Kommunikationstechnologien erhöhen örtliche und zeitliche Flexibilität bei der Arbeit, ermöglichen ständige und schnelle Erreichbarkeit, Kommunikation und Informationsbeschaffung, lassen die Grenzen zwischen Erwerbsarbeit und außerberuflichem Leben verschwimmen und können zur Informationsüberflutung sowie zur häufigen Unterbrechung von Arbeits- oder auch Erholungsprozessen beitragen.
- »*Beschleunigung*«: Technisierung, Informatisierung, Globalisierung und Wettbewerbsdruck tragen zur Beschleunigung vieler Prozesse bei, z. B. bei der Entwicklung von Produkten oder Dienstleistungen, sowie beim Wandel von Markt-, Unternehmens- oder Organisationsstrukturen und von Arbeitstätigkeiten und Berufsprofilen. Planungsperspektiven verkürzen sich, Planungssicherheit nimmt ab und Anpassungsanforderungen (Lernen, Flexibilität, Mobilität) nehmen zu.
- »*Neue Steuerungsformen*«: Ziele oder Termine werden vorgegeben, die Art und Weise der Zielerreichung bleibt dem Einzelnen überlassen. Die Eigenverantwortung und die Anforderungen, Arbeit selbst zu optimieren und zu rationalisieren, erhöhen sich.

Politik und Gesellschaft reagieren auf diese Entwicklungen. Bezogen sich gesetzlich vorgeschriebene Beurteilungen der Arbeitsbedingungen, vor allem im Hinblick auf mögliche Gefährdungen, früher vorwiegend auf die Gestaltung und die Einrichtung der Arbeitsstätte und des Arbeitsplatzes, auf physikalische, chemische und biologische Einwirkungen am Arbeitsplatz usw., so sind neuerdings laut Arbeitsschutzgesetz (ArbSchG) auch psychische Belastungen bei der Arbeit expliziter Bestandteil entsprechender *Gefährdungsbeurteilungen* (§ 5 ArbSchG).

Zur Gesundheit am Arbeitsplatz und zur gesetzlich vorgeschriebenen Gefährdungsbeurteilung gibt es ausführliche Informationen, Ratgeber und Publikationen, z. B. bei der Bundesanstalt für Arbeitsschutz und Arbeitsmedizin (2014) (Internet: www.baua.de), oder auf entsprechenden Portalen (z. B. www.gefaehrdungsbeurteilung.de), inklusive Empfehlungen für die Durchführung und hierfür verfügbare Methoden und Verfahren.

Während Großbetriebe in vielen Fällen über ein etabliertes System zum *innerbetrieblichen Gesundheitsmanagement* verfügen, zu dem neben der Arbeits- und Betriebsmedizin und der innerbetrieblichen Sozialberatung auch spezielle Angebote gehören können, z. B. *Mitarbeiter-Unterstützungs-Programme (MUP)* (engl.: employee assistance programs, EAP), oft in Kooperation mit externen Gesundheitsexperten, zu denen auch Psychotherapeuten gehören können, steht Klein- und Mittelstandsbetrieben ein solches System meist nicht zur Verfügung. Manchmal besteht die Möglichkeit, regional verfügbare *Alternativangebote* anderer Institutionen zu nutzen, z. B. von Krankenkassen, jedoch können diese meist nicht die spezifischen Arbeitsbedingungen am Arbeitsplatz berücksichtigen.

9.1.1.1 Stressmanagement am Arbeitsplatz

Folgen wir dem System-Ansatz von James Reason (2000a), den wir bereits kurz beschrieben haben, so sollte Stress immer im Gesamtkontext der Organisation, der Institution, des Betriebes, der Behörde etc. gesehen werden. Ist eine ganze Organisation im Stress, macht ein isoliertes individuelles Stressmanagement keinen Sinn.

Die möglichen *Stressquellen* am Arbeitsplatz reichen von physikalischen Stressoren wie Lärm und Hitze über die unangemessene Ausgestaltung des Arbeitsplatzes bis hin zu Problemen im alltäglichen Miteinander. Dabei führt die oben angesprochene Zunahme der Arbeit im Dienstleistungssektor zu einer größeren Bedeutung von Interaktion und Kooperation.

Für die Beschreibung von Stress und psychosozialen Belastungen am Arbeitsplatz werden oft zwei Modelle herangezogen, das Anforderungs-Kontroll-Modell und das Modell beruflicher Gratifikationskrisen (Siegrist 2013).

Das Anforderungs-Kontroll-Modell von Karasek (1979) beruht auf der Annahme, dass psychische Belastungen nicht aus einzelnen Aspekten der Arbeitsumwelt, sondern aus der Kombination von Arbeitsanforderungen (engl. psychological demands) und dem jeweiligen Handlungsspielraum (engl. decision latitude) resultieren. Dabei bezieht sich der Handlungsspielraum auf die Möglichkeit, Entscheidungen selbständig zu treffen und variabel auf Anforderungen reagieren zu können. Dieses Modell wurde häufig angewendet, um den Zusammenhang von Arbeitsbelastungen und gesundheitlichen Störungen zu belegen (Riedel 2005). Wie in unserem Relationalen Stress-Modell wird hier Stress als relationaler Begriff verwendet, der situative Gegebenheiten am Arbeitsplatz ins Verhältnis setzt zum Verhalten und zu den Handlungsmöglichkeiten einer Person.

Das Modell beruflicher Gratifikationskrisen (Siegrist 1996, 2008, 2013; Siegrist und Rödel 2005) beschreibt Stress und psychosoziale Belastungen als Folge unzureichender Gratifikation, z. B. zu geringe Entlohnung, zu geringe Wertschätzung, zu geringe Anerkennung. Wenn Leistung und Gegenleistung nicht im Gleichgewicht stehen, resultieren daraus Belastungen, Verausgabungen und gesundheitliche Störungen wie koronare Herzkrankheit oder Depression. Hier liegt der Schwerpunkt also auf den Konsequenzen und Kontingenzen des Verhaltens am Arbeitsplatz.

Nimmt man beide Modelle in Kombination (z. B. Siegrist 2013), so deckt sich vieles mit den Komponenten, die wir in unserem Relationalen Stress-Modell verwenden. Wenn wir uns mit dem Stress und den Belastungen einer einzelnen Person an ihrem Arbeitsplatz beschäftigen, werden wir mit unserer funktionalen Verhaltens- und Problemanalyse prinzipiell alles, wenn nicht gar mehr erfassen können, was durch diese Modelle thematisiert wird. Arbeitet man dagegen mit Gruppen, z. B. Arbeitsteams oder Berufsgruppen, so kann es aus Gründen der Methodik und Vergleichbarkeit, auch für Diskussionen in nachfolgenden innerbetrieblichen Gesundheits-Workshops, sinnvoll sein, standardisierte Instrumente auf der Basis dieser Modelle zu verwenden, z. B. den Fragebogen von Siegrist zur Erfassung zurückliegender beruflicher Gratifikationskrisen (Effort-Reward-Imbalance-Questionnaire, ERI) (Siegrist et al. 2014).

Die gesetzlich vorgeschriebene *Gefährdungsanalyse psychischer Belastung* am Arbeitsplatz sensibilisiert alle Beteiligten in der Arbeitswelt im Hinblick auf die psy-

chische Gesundheit der Beschäftigten und bietet die Grundlage für ein entsprechendes *innerbetriebliches Gesundheitsmanagement*. Jeder Psychotherapeut, der sich mit Stress am Arbeitsplatz beschäftigt und diesbezüglich Klienten betreut, sollte mit den Möglichkeiten und Entwicklungen auf diesem Gebiet vertraut sein. Für niedergelassene Psychotherapeuten kann dies eine Herausforderung sein, da Schnittstellenarbeit und Austausch mit anderen Institutionen wie arbeits- und betriebsmedizinische oder soziale Dienste nicht sonderlich honoriert werden, so dass auch hier leider systembedingte Gratifikationskrisen nicht auszuschließen sind. Für viele angestellte Psychotherapeuten, z. B. in psychosomatischen oder psychiatrischen Kliniken, v. a. im *Rehabilitationsbereich*, gehört die Kenntnis und Berücksichtigung der Arbeitswelt ihrer Patienten, Klienten und Rehabilitanden jedoch zu den zentralen Kompetenzen, um gezielte Interventionen durchzuführen, die im Idealfall sogar abgestimmt sind mit den Arbeitsbedingungen und innerbetrieblich möglichen Unterstützungsleistungen, die die Betroffenen nach ihrer Rückkehr an den Arbeitsplatz erwarten.

Dass dies in vielen Fällen leider keine Selbstverständlichkeit ist, wird aus den Worten deutlich, die ein ehemaliger Ärztlicher Leiter einer psychosomatischen Rehabilitationsklinik hierzu öffentlich gemacht hat.

> **Zitat »Von der Ignoranz hin zur Kompetenz«:**
> »… mir (ist) beim Abfassen dieses Beitrages noch einmal deutlich bewusst geworden, wie wenig wir Kliniker eigentlich von den Realitäten in der Arbeitswelt wissen. Entsprechend wenig wird auch häufig exploriert, ganz einfach, weil man gar nicht weiß, wonach man eigentlich fragen muss. ›Man sieht nur, was man kennt‹. Persönlich ziehe ich den Schluss, dass ich zusammen mit meinen Mitarbeitern vermehrt Kontakt zu entsprechenden Betrieben suchen werde, etwa im Sinne von Besichtigungen, Kontaktaufnahmen mit betriebsärztlichen Diensten etc. Hier besteht aus meiner Sicht ein großer Vernetzungsbedarf …«
> (Winkler 2005, S. 75).

Natürlich können wir unser universell anwendbares SORKC-Modell zur Ist-Analyse eines Verhaltens-in-einer Situation auch auf die Situation am Arbeitsplatz übertragen. Wir können es sogar um eine Soll-Analyse erweitern, da Arbeitsplätze und die darauf bezogenen Arbeitsprozesse in unserer Gesellschaft einen hohen Organisierungs- bzw. Standardisierungs- oder Normierungsgrad haben. Dies zeigt sich z. B. auch in entsprechenden Ergonomie-Richtlinien oder DIN-Normen.

Legen wir eine derartige Organisation bzw. Standardisierung oder Normierung zugrunde, so können wir dies für jede Komponente unseres SORKC-Modells mit einem kleinen Stern (*) kennzeichnen. Dieses Sternchen signalisiert sozusagen den idealen, standardisierten oder normierten *Soll-Zustand*, den wir mit dem *Ist-Zustand* vergleichen, der mit den Komponenten ohne Sternchen dargestellt wird.

Unser *erweitertes SORKC-Modell zur funktionalen Verhaltensanalyse am Arbeitsplatz* sieht dann so aus:

S* Arbeitsplatz/-situation (Soll): z. B. gem. Arbeitsplatzbeschreibung, DIN-Norm, Ergonomie-Richtlinie usw.

O* Arbeitnehmer-/Mitarbeiter-Profil (Soll): Qualifikation, Erfahrung, persönliche Eigenschaften inkl. soziale Fähigkeiten usw.

R* Aufgaben-/Tätigkeits-Profil (Soll): Aufgaben, Tätigkeiten Verantwortlichkeiten gem. Stellen- bzw. Tätigkeitsbeschreibung; Verhaltenserwartungen und -anforderungen.

C* Arbeitsergebnis/-konsequenzen (Soll): Erledigung von Aufträgen; korrekte Durchführung einer Tätigkeit; Erreichen eines vorgegebenen Ziels; Gratifikation (finanziell, materiell, sozial: z. B. Geld, Geschenk, Lob).

K* Stabilität/Beständigkeit/Zuverlässigkeit der Arbeitsbedingungen (Soll): bei der Aufgabenerledigung; bei der Gratifikation.

Betrachten wir nun im Vergleich die Ist-Situation, für die wir unsere normale SORKC-Notation verwenden, so ergibt sich folgendes Bild (▶ Tab. 9.1):

Tab. 9.1: Soll-Ist-Vergleich der Bedingungen am Arbeitsplatz

Soll – Ist	Vergleichsergebnis	Bemerkungen/Beispiele
$S^* < S$	Idealer Arbeitsplatz	großzügige Ausstattung; hervorragende Organisation usw.
$S^* = S$	funktionaler Arbeitsplatz	Ausreichende, normgerechte Ausstattung und Organisation
$S^* > S$	ungenügender Arbeitsplatz	Ausstattungsmängel; Organisationsmängel
$O^* < O$	Überqualifikation	Wissen/Kompetenzen eines Mitarbeiters werden nicht benötigt
$O^* = O$	passende Qualifikation	Wissen/Kompetenzen entsprechen den Anforderungen
$O^* > O$	Unterqualifikation	Wissens-/Kompetenzmängel
$R^* < R$	überengagierter Arbeitseinsatz	Der Mitarbeiter tut mehr als er muss bzw. was von ihm erwartet wird
$R^* = R$	angemessener Arbeitseinsatz	Der Mitarbeiter tut genau das, was er tun soll bzw. was von ihm erwartet wird
$R^* > R$	unzureichender Arbeitseinsatz	Der Mitarbeiter tut weniger als er muss bzw. was von ihm erwartet wird
$C^* < C$	Über-Soll-Erfüllung	(A) überragendes Arbeitsergebnis; (B) reichliche Gratifikation
$C^* = C$	funktionale Soll-Erfüllung	(A) adäquates Arbeitsergebnis; (B) adäquate Gratifikation
$C^* > C$	Unter-Soll-Erfüllung	(A) ungenügendes Arbeitsergebnis; (B) mangelnde Gratifikation
$K^* < K$	überdurchschnittliche Stabilität	sicherer Arbeitsplatz; transparente und zuverlässige Organisation; offene Kommunikation; stets korrekte Aufgabenerledigung; regelmäßige, stets verlässliche und korrekte Gehaltszahlungen etc.

Tab. 9.1: Soll-Ist-Vergleich der Bedingungen am Arbeitsplatz – Fortsetzung

Soll – Ist	Vergleichsergebnis	Bemerkungen/Beispiele
K* = K	durchschnittliche Stabilität	z. B. arbeitsmarktkonforme oder branchenübliche Arbeitsabsicherung; ausreichende Organisation und Kommunikation; prinzipielle Aufgabenerledigung; regelmäßige Gehaltszahlungen etc.
K* > K	unterdurchschnittliche Stabilität	unsicherer Arbeitsplatz; intransparente oder mangelhafte Organisation; verdeckte Kommunikation; häufig unzureichende Aufgabenerfüllung; unzuverlässige Gehaltszahlungen; etc.

Bei dieser systematischen Betrachtung kommt der C-Komponente eine doppelte Bedeutung zu, je nachdem ob die Konsequenz des Verhaltens eines Mitarbeiters von ihm selbst herbeigeführt wird (A), z. B. wenn er eine Arbeit »erfolgreich« abschließt, oder ob die Konsequenz »von außen« auf sein Verhalten folgt (B), z. B. wenn er von seinem Vorgesetzten gelobt wird oder eine Prämie oder sein Gehalt erhält. Diese Unterscheidung findet sich in ähnlicher Weise auch in manchen Motivationstheorien, die von intrinsischer und extrinsischer Motivation des Verhaltens sprechen.

Dieses *erweiterte SORKC-Modell* erlaubt es uns, anhand eines systematischen Soll-Ist-Vergleichs prinzipielle bzw. typische Belastungs- und Stressquellen zu identifizieren. Es kann auch im Rahmen von *Gefährdungsanalysen* oder im Rahmen innerbetrieblicher Gesundheitsmanagementprogramme eine systematische Basis bieten. Dabei kann man ggf. die festgestellten Mängel, d. h. die Soll-Ist-Differenzen, weiter untergliedern in solche, die dringlich sind und sofortiges Handeln erfordern (z. B. wenn damit wesentliche Verstöße gegen gesetzliche Auflagen oder gravierende Haftungsfolgen verbunden sind) und solche, die nicht dringlicher Art sind oder einer genaueren Analyse bedürfen.

Natürlich ist dieses erweiterte SORKC-Modell nur ein grobes Raster und muss bei der funktionalen Verhaltensanalyse für den oder die jeweils betroffenen Mitarbeiter im Detail mit Inhalten gefüllt werden (konkretes Verhalten-in-einer-Situation inklusive der jeweiligen Konsequenzen und Kontingenzen).

9.1.1.2 Stressmanagement in ausgewählten Berufs- und Tätigkeitsfeldern

Der Beruf bestimmt oft in einem hohen Maße die Lebenssituationen, denen wir begegnen. In manchen Berufs- oder Tätigkeitsbezeichnungen wird dies direkt offensichtlich, z. B. Meeresbiologe, Bergführer, Wüstenforscher, Skilehrer oder Straßenfeger. Hier ist die Tätigkeits- oder Berufsausübung ohne Aufsuchen des jeweils besonderen Settings nicht denkbar. Andere Berufe oder Tätigkeiten, z. B. Architekt, Schauspieler, Lehrer, Ingenieur, Arzt oder Psychotherapeut sind in der Regel auch mit besonderen Settings verbunden, die jedoch nicht immer direkt offensichtlich sind oder ggf. näher bestimmt werden müssen, etwa Gymnasiallehrer, Bauingenieur oder Chirurg.

Die *Art der Settings* und die *Freiheitsgrade* für deren Auswahl, die mit einem Beruf verbunden sind, sind ein nicht zu unterschätzender Faktor für unser Stressmanagement, auch für die Stressprävention.

> **Beispiel »Berufswahl Arzt«:**
>
> F. ist eine junge, intelligente und engagierte Frau. Ihr Abitur hat sie mit Bestnote abgeschlossen, bei der Studienwahl ist sie noch unentschlossen. Sie stammt aus einer Arztfamilie und ist das jüngste von vier Kindern. Ein Bruder und eine Schwester haben Medizin studiert und sind bereits in ihrer Facharztausbildung, ihr zweiter Bruder hat sich für ein Ingenieurstudium entschlossen.
>
> F. weiß, dass ihre Eltern es gerne sehen würden, wenn auch sie sich der Medizin zuwenden würde, vor allem, weil noch nicht klar ist, wer später einmal die gutgehende Allgemeinarztpraxis übernehmen soll und will. Und da sie ein ausgezeichnetes Abitur abgelegt hat, hat sie sehr gute Chancen, einen der begehrten Studienplätze für Medizin in der Nähe ihrer Heimatstadt zu bekommen.
>
> F. ist sich ihrer Studienwahl nicht sicher, hat aber auch keine klaren Vorstellungen zu möglichen Alternativen. Ihre Liebe zu Kunst, Musik und Literatur will sie beibehalten, weiß aber nicht, wie sie im Rahmen eines Berufs damit ihren Lebensunterhalt gestalten soll und ob ihr, wenn sie diese Neigungen beruflich umsetzen würde, die Arbeitswelt in diesem Beruf überhaupt zusagen würde.
>
> Jahre später. F. hat sich für die Medizin entschlossen und ist im letzten Praktischen Jahr des Studiums. Das Studium hat ihr bisher Spaß gemacht und die Prüfungen sind ihr leichtgefallen. Im Praktischen Jahr merkt sie allerdings, dass die Atmosphäre und die Arbeitsbedingungen im Krankenhaus nicht ihren Vorstellungen entsprechen. Bereits während ihrer Praktika und Famulaturen hat sie gemerkt, dass ihr die Krankenhausatmosphäre nicht immer behagt hat, aber die jeweiligen Zeiten waren nur kurz und wurden bald wieder durch das interessante Studium überlagert. Nun, da sie im Praktischen Jahr intensiver und viele Monate hintereinander eingebunden ist, kommen ihr immer mehr Zweifel, ob sie die richtige Berufswahl getroffen hat. Es fällt ihr schwer, darüber mit ihren Eltern zu sprechen, da sie deren hohe Erwartungshaltungen kennt und sie ihre Eltern nicht enttäuschen will.

Zum Vergleich ein weiteres Beispiel:

> **Beispiel »Berufswahl Lehrer«:**
>
> M. kennt seinen Traumberuf, er will Lehrer werden. Bereits in der Schulzeit hat er seinen Sportlehrer bewundert und sich entschlossen, Sport und Biologie zu studieren, um später als Gymnasiallehrer tätig zu sein. Da er leidenschaftlicher Sportler ist, hat er die Erwartung, den Sport mit seinem Beruf als Lehrer ver-

binden zu können, auch wäre Sport für ihn ein attraktiver Ausgleich zu dem etwas bewegungsärmeren Fach Biologie, mit dem er sich auch gerne beschäftigt. Zusätzlich kommt der Beruf eines Lehrers auch seinem Wunsch nach einer gesicherten Existenzgrundlage entgegen. Zudem hofft er, dass dieser Beruf auch Raum für Familie und Freizeit lässt.

Jahre später. M. hat sein Studium der Biologie und des Sports erfolgreich abgeschlossen und befindet sich in der Referendariatsausbildung für das Lehramt. Das Studium hat ihm Spaß gemacht und er hat es mit ganz ordentlichen Noten abgeschlossen. Aufgrund des aktuellen Bedarfs an Lehrern und der hohen Zahl an Mitbewerbern ist er allerdings nicht sicher, ob er nach dem Referendariat eine feste Anstellung als Lehrer erhalten wird. Er orientiert sich auch an den Möglichkeiten in anderen Bundesländern, dort jedoch ist es nicht immer möglich, als Lehrer eine sichere Beamtenstelle zu bekommen. Und auch die große Entfernung von seinem Heimatort, wo er in einer festen Beziehung mit seiner Freundin lebt, die dort als kaufmännische Angestellte in einem Betrieb arbeitet, würde ihn eher von der beruflichen Tätigkeit in einem anderen Bundesland abschrecken. Und selbst wenn er doch noch eine Stelle in seinem Bundesland bekommen würde, befürchtet er, dass dies an einem wenig attraktiven Ort fernab in der Provinz sein könnte. Er merkt, dass ihm diese Vorstellungen im Referendariat etwas den Schwung nehmen und ist sich nicht mehr sicher, ob seine Berufswahl die richtige ist.

Die beiden Beispiele gleichen sich darin, dass die *Kontingenzen*, unter denen die jeweilige Studien- bzw. Berufswahl erfolgte, nicht mit den Kontingenzen übereinstimmen, unter denen der spätere Beruf ausgeübt wird. In beiden Beispielen ist das prinzipielle Setting, elterliche Arztpraxis einerseits, Schule andererseits, den Betroffenen bei ihrer Berufswahl bekannt. Allerdings ist ihre Rolle dabei nicht die, welche sie später einnehmen, wenn sie in dem entsprechenden Beruf tätig sind.

Diese beiden Beispiele verdeutlichen, dass die Berufswahl, die in der Regel mit einer Weichenstellung verbunden ist, das spätere Leben und die damit verbundene Verfügbarkeit positiver Verstärker, aber auch damit verbundene Anforderungen, Einschränkungen und Belastungen, wesentlich bestimmt.

Beispiel »Berufswahl Soldat«:

S. hat seinen Traumberuf gefunden. Bereits sein Vater war bei der Bundeswehr, die nach dem Zweiten Weltkrieg in den 1950er Jahren aufgebaut wurde. Die Familie musste oft umziehen, doch dies war nicht mit großen Nachteilen verbunden, da man so viele verschiedene Orte und Regionen kennenlernte. Auch konnten in den meisten Fällen bestimmte Lebensabschnitte wie Kindergarten- und Grundschulbesuch sowie Übergang in das Gymnasium ebenso mit den Umzügen vereinbart werden wie die Ausübung sportlicher Aktivitäten, die zu den Leidenschaften von S. zählen.

Nach dem Abitur wählte er den direkten Weg zum Soldatenberuf und absolvierte ein Studium bei der Bundeswehr. Während der Bundeswehrzeit lernte er seine jetzige Ehefrau kennen, mit der er zwei kleine Kinder hat. Mit seinem Beruf und seiner Familie fühlt er sich glücklich und zufrieden. Während seiner Laufbahn bis zum Offizier wurden ihm immer größere Zuständigkeitsbereiche übertragen, für die er sich ausreichend qualifiziert und kompetent fühlt. Selbst ehemalige Klassenkameraden, die seinen Berufswunsch nach dem Abitur nicht verstanden, respektieren ihn als »Staatsbürger in Uniform«, der sich zu den Grundsätzen der inneren Führung der Bundeswehr bekennt, in Diskussionen aktiv seine demokratische Grundhaltung mit einbringt und dafür eintritt, dass sich gerade auch gesellschaftlich engagierte Menschen für den Beruf des Soldaten interessieren sollten.

Welche Bedingungen entscheiden darüber, dass aus dem Traumberuf kein Alptraum wird? Sicher wird man dies nur an den individuellen Besonderheiten des Einzelfalls festmachen können. Darüber hinaus lassen sich aber Hypothesen formulieren, welche allgemeinen *Bedingungen einer geglückten Berufswahl* förderlich sind.

> **Übung »Berufswahl«:**
>
> Vergleichen Sie anhand des SORKC-Modells die drei Beispiele der jeweiligen Berufswahl von F., M. und S. Arbeiten Sie für jeden Fall heraus, welche Bedingungen für das Gelingen der Berufswahl (im Sinne der späteren Zufriedenheit mit dem Beruf) förderlich und welche hinderlich waren.
>   Stellen Sie danach auf der Grundlage Ihrer Analyse der drei Beispiele sowie Ihrer eigenen Lebenserfahrungen eine Liste allgemeiner Bedingungen auf, die einer geglückten Berufswahl förderlich oder aber hinderlich sind.
>   Stellen Sie sich nun vor, Sie würden einen jungen Menschen beraten, der sich voller Unsicherheit und Ambivalenz über seine Berufswahl an Sie mit der Bitte um Hilfe und Unterstützung wendet:
>
> 1. Welche Fragen würden Sie ihm stellen?
> 2. Wie würden Sie mit seiner Ambivalenz und Unsicherheit umgehen?
> 3. Wie würden Sie sein Verhalten (Unsicherheit, Ambivalenz) im Rahmen des SORKC-Modells darstellen und wie die angestrebte Verhaltensänderung bzw. Entscheidungsfindung?

Die *Prinzipien* für die Wahl eines Berufs können in vielen Fällen durchaus vergleichbar oder ähnlich sein. Elternhaus, Schule, Ausbildungs- und sonstige Institutionen, ebenso wie Freunde, Kollegen und Bekannte, die den Betroffenen gut kennen, können wertvolle Hilfestellung bieten. Auch die Berufsberatung und sonstige Informationsmöglichkeiten über den künftigen Beruf und über die entsprechenden Arbeitsbedingungen sind im Internetzeitalter kaum mehr eine Hürde. Was häufig unterschätzt wird, ist das Erleben der Betroffenen. Während *kognitiv* relevante Faktoren wie Informationen häufig rasch erfasst und verwertet werden können, benötigt *emotionales* Lernen in der Regel eine längere Zeit, oder, um es etwas bildhafter auszudrücken:

> **Leitsatz »Ambivalenz, Emotionen und Entscheidungen«:**
>
> An manche Entscheidungen im Leben muss man sich emotional anschleichen.

Damit ist gemeint, dass wir uns Zeit lassen sollten für Entscheidungen, besonders, wenn diese für lange Zeit unseren künftigen Lebensweg bestimmen. Wenn junge Menschen eine Auszeit wählen, um ein soziales Jahr zu absolvieren, Work-and-Travel-Optionen wahrnehmen und ähnliches mehr, so kann dies für ihre späteren Erfahrungen förderlich sein. Durch neue Erfahrungen in anderen Lebensbereichen oder in anderen Ländern und Kulturen können Entscheidungen auf eine andere Erfahrungsgrundlage gestellt und gebahnt werden. Entscheidungen haben viel mit Kennenlernen, Wissen, Ausprobieren und Vergleichen zu tun und berühren alle unsere Verhaltensebenen.

Aber selbst wenn man in seinem Traumberuf angekommen ist, können die Bedingungen des Arbeitsplatzes oder der Institution bzw. Organisation, in der man arbeitet, zeitweise oder auch über längere Zeiträume zu Überlastungen und Überforderungen führen, die nicht notwendigerweise mit diesem Beruf verbunden sein müssen.

Ein Beispiel hierfür ist der Beruf des Arztes, der in der Öffentlichkeit hohes Ansehen genießt. Jedoch entspricht der *Berufsalltag*, der in entsprechenden Seifenopern publikumswirksam und attraktiv inszeniert wird, nicht oder kaum dem, was Ärztinnen und Ärzten in der Realität ihres Berufsalltags begegnet. Da wir an anderer Stelle (Günthner und Batra 2015) schon näher ausgeführt haben, welche Ziele und Ansatzpunkte für ärztliches Handeln es gibt, um durch Stressmanagement zur Burnout-Prävention und zur Sorge für sich selbst beizutragen, sei es unter den Bedingungen eines Krankenhauses, oder unter den Bedingungen der Praxis eines niedergelassenen Arztes, wollen wir hier nur darauf verweisen, ebenso wie auf andere hilfreiche Publikationen zu diesem Thema (Bergner 2010, Marx 2017, Zwack 2013).

9.1.1.3 Stressmanagement in ausgewählten Branchen

Die Arbeitswelt kann in viele Kategorien eingeteilt werden. Arbeitsplätze, Berufe, ja ganze Institutionen lassen sich oft einer bestimmten Branche zuordnen, für die eine Reihe mehr oder minder klar definierter Rahmenbedingungen gelten, die das Verhalten der in dieser Branche Tätigen maßgeblich bestimmen.

Ein Beispiel hierfür ist die *Gastronomie*, die in unserer Gesellschaft fast flächendeckend vorhanden ist. Dies macht es leicht für die in dieser Branche Tätigen, auch bei Ortswechsel rasch einen Job zu finden, vorausgesetzt es besteht dort ein entsprechender Bedarf. Natürlich herrscht in dieser Branche aufgrund des vielfältigen Angebots auch ein harter Wettbewerb. Dies kann besonders diejenigen treffen, die eine Tätigkeit ausüben, für die nicht unbedingt eine besondere Ausbildung erforderlich ist, z. B. Bedienungen und Kellner, aber auch Selbständige, die ein Gasthaus pachten.

Auch die *Musik- und Unterhaltungsindustrie* lässt sich als Branche verstehen, inklusive ihrer Unterabteilungen. Musiker, Entertainer, Schauspieler, Kabarettisten etc. üben ihr unterhaltendes Gewerbe oft an verschiedenen Orten aus, so dass Reisetätigkeit für viele zur Selbstverständlichkeit wird. Nicht selten sind sie höchst unterschiedlichen Situationen ausgesetzt. Lange und intensive Zeiten der Vorbereitung hinter den Kulissen können sich abwechseln mit einem kurzen, aber intensiven öffentlichen Auftritt vor den Kulissen. Und steht man in diesen Momenten vor Tausenden von Menschen, ist man im nächsten Augenblick wieder allein in seiner Garderobe oder in seinem Hotelzimmer, und der tosende Jubel der Massen wird ersetzt durch die Stille des Augenblicks. Nicht selten bestimmen solche Bedingungen das gesamte Lebensgefühl, zusammen mit denen, die auch Teil dieses Ganzen sind, wo nicht selten die Grenzen zwischen Arbeit, Freizeit und Vergnügen verschwimmen. Nicht umsonst verwenden wir für solche Lebensbereiche das Wort »Szene«. Und dass in der Musik- und Unterhaltungsszene nicht wenige einen problematischen Alkohol- oder Drogenkonsum zeigen, ist wohl kein Zufall, sondern könnte mit den Besonderheiten und Bedingungen in dieser Branche zusammenhängen, unter denen die betroffenen Künstler arbeiten und leben.

Prinzipiell gehört auch die *Politik* zu den Bereichen, deren besondere Anforderungen ein hohes Maß an Stress mit sich bringen können, besonders sozialen Stress durch die Exponiertheit in der Öffentlichkeit oder durch größere Entfernungen zwischen dem Arbeitsort und dem Wohnort.

Ein weiteres Beispiel ist der *Sport*, speziell der Spitzen- und Leistungssport. Nicht zuletzt durch bekannte Persönlichkeiten in diesem Bereich, die ihren Stress, Burnout oder ihre psychische Erkrankung öffentlich gemacht haben, ist auch in unserer Gesellschaft ein größeres Bewusstsein für die Stressanfälligkeit der Betroffenen entstanden. So beschäftigt sich auch die Deutsche Sporthochschule in Köln mit der mentalen Stärkung und der psychischen Gesundheit im Sport (www.mentalgestaerkt.de), und auch die Deutsche Gesellschaft für Psychiatrie und Psychotherapie, Psychosomatik und Nervenheilkunde (DGPPN) ist mit ihren DGPPN-Zentren »Seelische Gesundheit im Sport« für diese Fragen ein kompetenter Ansprechpartner (www.dgppn.de/sportpsychiatrie.html).

Eine Branche, die den meisten von uns sehr vertraut sein dürfte, sei es als Akteure, Beobachter, Patienten, Klienten oder Rehabilitanden, ist die *Gesundheits- und Medizin-Branche*.

Beispiel »Krankenhaus-Ambulanz«:

Herr P. muss sich einem kleinen operativen Eingriff unterziehen. Zur Voruntersuchung wird er in die Ambulanz an einem Großklinikum einbestellt. In der Wartezone befinden sich bereits viele Patienten. Neben P. sitzt ein junger Mann M., der als stationärer Patient in einer anderen Abteilung behandelt wird und zum Zweck einer konsiliarischen Untersuchung in diese Ambulanz geschickt wurde. Er sitzt mit Hose, Hemd, Bademantel und Hausschuhen sowie einem sichtbaren Katheter geduldig auf seinem Stuhl. P. bekommt mit, dass in der Ambulanz eine gewisse Hektik herrscht, vermutlich im Zusammenhang mit einem oder mehreren Eil- oder Notfällen.

Die Zeit vergeht, die Zahl der Wartenden verringert sich nicht merklich, schließlich kommen zwei ältere Damen und bieten in ihrer ehrenamtlichen Funktion den Wartenden Getränke an. Nach ca. zwei Stunden merkt P., dass sein Sitznachbar M. etwas erschöpft wirkt. Dieser Eindruck verstärkt sich in der darauffolgenden Stunde noch, und P. befürchtet, dass der junge Mann demnächst umkippen könnte. Dies veranlasst ihn, an der rückseitigen Tür der Ambulanz, die direkt zum zentralen Stützpunkt führt und eigentlich wohl nur für den internen und nicht für den öffentlichen Verkehr gedacht ist, zu klingeln. Nach zweimaligem Klingeln und kurzer Wartezeit öffnet eine Krankenschwester K. die Tür. P. verständigt sie in aller Kürze von seiner Beobachtung des jungen Mannes und bittet um Berücksichtigung. K. entgegnet, dass aufgrund mehrerer Notfälle im Moment alle warten müssten, sie sich aber darum kümmern wolle, sobald es geht.

Dieses kurze Blitzlicht aus der Vielzahl der Prozesse, die sich im Gesundheitswesen abspielen, besonders in Kliniken und Praxen, verdeutlicht, warum dort die Wahrscheinlichkeit für Be- und Überlastungen besonders hoch ist, sei es für die Akteure oder für die Patienten. Gleichzeitig wird in diesem Beispiel deutlich, was Reason (2000a) mit seinem System-Ansatz gemeint hat.

Übung »System-Ansatz im Krankenhaus«:

Nehmen sie die Haltung des Personen-Ansatzes ein (»Wer ist schuld?«) und listen Sie auf, wer im obigen Beispiel »Krankenhaus-Ambulanz« hierfür benannt, beschuldigt oder beschämt werden könnte (engl. naming, blaming, shaming).
Nehmen sie die Haltung des System-Ansatzes ein (»Was ist schuld?«) und listen Sie auf, was zu dem aufgeführten Prozessverlauf beigetragen haben mag. Überlegen Sie dabei für jedes »Was«, wie man dies in der Zukunft verhindern oder zumindest besser regeln oder organisieren könnte.
Hinweis: Auch hier können Sie auf die Komponenten des SORKC-Modells zurückgreifen.

Da es für die Arbeitswelt mit ihren Tätigkeitsbereichen, Berufen und Branchen eine Vielzahl von Beschreibungen bis hin zu Organisations- und Arbeitshilfen gibt, wollen wir an dieser Stelle nicht weiter darauf eingehen und darauf verweisen (z. B. auf die Publikationen und die Internetseite der Bundesanstalt für Arbeitsschutz und Arbeitsmedizin, www.baua.de, der Initiative Neue Qualität der Arbeit, www.inqua.de, der Betriebskrankenkassen und des Projekts »Psychische Gesundheit in der Arbeitswelt«, http://psyga.info).

9.1.1.4 Stressmanagement bei Arbeitslosigkeit

Arbeitslosigkeit ist für viele Betroffene eine *Barriere* für ihre Teilhabe am Leben in der Gemeinschaft und ein zentraler Stressfaktor. Sie wirkt sich negativ auf ihre psychosoziale Gesundheit und ihr Verhalten aus und führt zu einer Vielzahl psychischer Störungen bis hin zu suizidalen Handlungen (Weber et al. 2007, Lohmann-Haislah 2012). Egal, ob man die Kausalitätshypothese (»Arbeit macht krank«) oder die Selektionshypothese (»Krankheit führt zur Arbeitslosigkeit«) oder die »Dualität« beider Hypothesen vertritt: Arbeitslosigkeit ist keine Folge unbarmherziger Naturgesetze, sondern die Konsequenz von Menschen geschaffener gesellschaftlicher Prozesse. Wie wir bereits oben ausgeführt haben, mag unser System der sozialen Sicherung in den meisten Fällen das Überleben sichern, auch in Zeiten längerer Arbeitslosigkeit, setzt aber in vielen Fällen voraus, dass die Betroffenen *initiativ* werden, z. B. wenn es um den Erhalt von *Sozialleistungen* geht, die ihnen rechtlich zustehen, oder wenn es um die Beantragung von Hilfen geht, die sie entlasten können.

Da die enge Beziehung zwischen Stress, Krankheit und Arbeitslosigkeit auch für die medizinische Rehabilitation ein wichtiges Thema ist, enthält ein Gesundheitsprogramm der Deutschen Rentenversicherung (Schliehe et al. 2000) auch eine entsprechende Seminareinheit »Stress und Stressbewältigung« (Vogel et al. 2000).

Natürlich gibt es zahlreiche Hilfen und Unterstützungsprogramme für arbeitslose Menschen, sei es durch zuständige Behörden wie die Bundesanstalt für Arbeit oder kommunale oder kirchliche Institutionen. Ein Stressmanagement kann diese Strukturen und Hilfen nicht ersetzen, sondern sollte sie berücksichtigen und die Betroffenen motivieren und unterstützen, ihnen zustehende und verfügbare Möglichkeiten, besonders die wohnortnahen regionalen Angebote, in Anspruch zu nehmen und zu nutzen.

9.1.2 Stressmanagement bei Finanzfragen

Nein, die folgenden Ausführungen ersetzen keine Finanz- und auch keine Schuldnerberatung. Sie sollen aber alle von Finanzstress Betroffenen dazu ermutigen, im Bedarfsfall deren Rat und Hilfe in Anspruch zu nehmen, wobei zu einer guten Portion Skepsis geraten wird. Diese Skepsis hängt mit möglichen Eigeninteressen dieser Berater zusammen, so dass alle Betroffenen gut daran tun, sich an Finanzexperten zu wenden, die weitestgehend *unabhängig* sind bzw. deren Interessen klar erkennbar und transparent sind oder die in einer vertrauenswürdigen Institution arbeiten.

Warum sind Finanzfragen ein Thema für unser verhaltenstherapeutisches Stressmanagement? Die Antwort ist einfach: Geld ist ein *generalisierter Verstärker* und sein Fehlen ist in zahlreichen Fällen mit Be- und Überlastungen aller Art verbunden, ganz zu schweigen vom Ausschluss aus vielen gesellschaftlichen Teilhabebereichen. Auf der anderen Seite stellt Geld eine wesentliche Ressource dar, mit der sich auch Stressmanagement, Lebensqualität, (relative) Sorgenfreiheit und vieles andere »kaufen« lassen. (Mit Geld sind hier alle Finanzprodukte gemeint, denen eine Funktion als generalisierter Verstärker zukommt und die prinzipiell in Realwerte, Produkte, Dienstleistungen usw. eintauschbar sind).

Natürlich bedeutet dies nicht, dass Millionäre oder Milliardäre keinen Stress mehr haben. Aber aus psychologischer Sicht gibt es gute Gründe zu vermuten, dass sich ihr Stress oft in anderen Bereichen zeigt als der eines Normalbürgers ohne entsprechenden finanziellen Hintergrund.

Während uns die materielle Realwelt und selbst manch virtuelle Welt durch direkte Erfahrung zugänglich sind, ist die *Finanzwelt*, wenn es über die unmittelbar greifbaren Finanzprodukte wie Münzen und Papiergeld, ggf. noch Kreditkarten, hinausgeht, für viele Menschen eine terra incognita (lat. für »unbekanntes Gebiet«). Da sie mit ihren Prozessen und deren Konsequenzen, bis hin zu globalen ökonomischen Krisen, jedoch einen starken Einfluss auf die Realwelt und damit auf die verhaltensrelevanten Lebensbedingungen hat, werden wir an dieser Stelle auch einen Blick auf die damit verbundenen Situationen und Kontingenzen werfen. Dabei werden wir unsere Perspektive für einen Augenblick weit öffnen, um dann wieder zum individuellen Stressmanagement des Einzelnen zurückzukehren, das in diesem Fall vor allem stresspräventiver Art ist.

Finanzfragen und das *Finanzwesen* sind eng mit der *Realwelt der Güter und Dienstleistungen* verknüpft und haben somit auch maßgeblichen Einfluss auf unsere Lebenswelt, vor allem im Zeitalter der Globalisierung. Wenn man bedenkt, wie viele Menschen durch große Finanzkrisen in existentielle Not gerieten, sei es in Industrie-, Schwellen- oder Entwicklungsländern, so wird klar, dass die Beachtung der finanziellen Grundlagen der eigenen Existenz auch für das persönliche Stressmanagement wesentlich ist.

Natürlich kann es nicht darum gehen, als Einzelner wesentlichen Einfluss zu nehmen auf die dynamischen und oft globalen Prozesse der Finanzwelt, es sei denn, man wäre ein Großinvestor oder ein maßgeblicher Finanzpolitiker. Im Rahmen des persönlichen Stressmanagements geht es meist darum, wie man eine *finanzielle Grund- und Absicherung seines Lebens* erreicht, und dies auch in Bezug auf die einzelnen Lebensphasen und ihre Besonderheiten. Seien es Kranken-, Pflege-, Unfall-, Berufsunfähigkeits- oder Lebensversicherungen oder Vermögensanlagen, stets schaffen wir dadurch Bedingungen, die unser weiteres Leben, auch im Eventualfall wesentlicher Ereignisse wie z. B. einem Unfall oder einer chronischen Krankheit, maßgeblich beeinflussen können. Manche dieser Vorsorgemaßnahmen erfolgen in einem relativ engen gesetzlichen Rahmen, z. B. die Kranken- und Pflegeversicherung, andere wiederum, wozu zunehmend auch die sog. Altersabsicherung gehört, gehen immer mehr in die Selbstverantwortung des Einzelnen über.

Aus lernpsychologischer Sicht ist das weltweite Finanzsystem ein gigantisches *Token-Economy-System,* d. h. ein System miteinander verzahnter generalisierter Verstärker, deren Wert sich aus dem Tausch bzw. Eintausch in Realwerte (Güter, Dienstleistungen) ergibt. Eigentlich müsste man ein solches von Menschen erdachtes und gemachtes System aufgrund seiner Breitenwirkung (es betrifft fast alle Güter und Dienstleistungen) mit äußerster Sorgfalt und überlegter Abstimmung anwenden. Stattdessen findet man aber in der Finanzwelt und Finanzpolitik, oft sogar unterstützt durch Wirtschaftswissenschaftler, die Auffassung, dass es der Markt schon allein richten werde und eine *Regulierung* unnötig oder gar schädlich sei. Und kommt es zu großen oder globalen ökonomischen Krisen, so machen die Einen gerade die

Regulierungsversuche hierfür verantwortlich, während die Anderen die Ursachen in den eher unregulierten Marktmechanismen suchen.

An dieser Stelle sei ein Vergleich mit der Geschichte der Industrialisierung und technischen Entwicklung erlaubt. Wann immer der Mensch in die Prozesse der Natur eingegriffen hat, haben sich oft neue, unvorhergesehene Konsequenzen ergeben, vor allem, wenn sie zeitversetzt auftraten. So haben Flussbegradigungen und der Abbau von Auen oft erst viel später zu Überschwemmungen und Flutkatastrophen geführt und eine rasche industrielle Entwicklung erst später zu katastrophalen Umweltverschmutzungen. Zu erwarten, dass ein *freier Markt*, d. h. menschliches Handeln in großem Maßstab, sich von allein in segensreichen Entwicklungen und in Wohlstand für alle niederschlägt, wird nicht nur durch historische Gegenbeispiele in Frage gestellt, sondern muss auch aus lernpsychologischer Sicht skeptisch gesehen werden. Und wenn in der Vergütungsstudie der Universität Frankfurt und der PricewaterhouseCoopers AG Wirtschaftsprüfungsgesellschaft (PwC) (Schmid et al. 2016) festgestellt wird, dass Boni für Unternehmensvorstände in Deutschland oft zu wenig an den langfristigen Erfolg der jeweiligen Firma geknüpft sind, mag man diesen lernpsychologischen Sündenfall bedauern, andererseits aber auch schlussfolgern können, dass keine oder falsche Regulierungen zu fehlerhaften Entwicklungen im Finanzsystem beitragen können.

Was bedeutet das für unser *persönliches Stressmanagement*? Nun, zuerst einmal sollten wir der Finanzwelt gegenüber eine prinzipiell skeptische, wenn auch nicht unbedingt negative Haltung einnehmen. Seien es die Voraussagen von Wirtschaftsweisen, seien es Renditeversprechen von Anlage- und Vermögensberatern, seien es finanzpolitische Aussagen, viele dieser Aussagen basieren auf Unsicherheit oder aber auf *Eigeninteressen* mit dem Ziel der Verhaltensbeeinflussung. Dazu kommt, dass »in einer jahrzehntelangen Entwicklung ein internationales Finanzsystem aufgebaut wurde, das durch und durch Schrott war« (Roubini und Mihm 2010, S. 18). Die Analysen und Schlussfolgerungen des Wirtschaftsprofessors Nouriel Roubini, dass ökonomische Krisen »keineswegs die Ausnahme sind, sondern die Regel«, »eine gewisse Ähnlichkeit mit Wirbelstürmen« (ebd., S. 13) haben und »ein fester Bestandteil unserer Zukunft« (ebd., S. 14) sein werden, bedeutet für jeden von uns, dass er überlegen sollte, wie er sich gegen solche (durchaus von Menschen gemachte) Wirbelstürme schützen kann.

Natürlich kann sich jeder an den Ratschlägen von *Verbraucherschutzorganisationen* oder relativ *unabhängigen Finanzexperten* orientieren, oder sich an Personen seines Vertrauens wenden. Nachfolgend werden ein paar allgemeine Prinzipen erläutert, die im Kontakt mit der professionellen Finanzbranche und bei finanziellen Überlegungen und Entscheidungen ggf. stressreduzierend oder stresspräventiv wirken können.

Absicherung durch Realwerte

Geld und andere Finanzprodukte erhalten ihren Wert durch die Möglichkeit des Eintauschs gegen reale Güter oder Dienstleistungen. Sinkt dieser Eintauschwert, wie z. B. bei einer Inflation, oder geht er gar gegen Null, so wird das jeweilige Finanzprodukt wertlos. Immobilien, Maschinen, Werkzeuge, Rohstoffe oder Nahrungsmittel stellen dagegen Realwerte dar. Gold, Edelsteine u. ä. sind zwar ebenfalls generalisierte Verstärker, hängen jedoch nicht an einer bestimmten Währung und können in vielen Fällen krisenfester sein als Geld, wenngleich sich ihr jeweiliger Tauschwert auch beträchtlich ändern kann. Bei der Absicherung durch Realwerte sollte man allerdings darauf achten, dass der jeweilige Realwert sich nur auf die direkte Verstärkungswirkung eines Gutes oder einer Dienstleistung bezieht, z. B. wenn man durch eine eigene Immobilie ein Dach über dem Kopf hat, das einem nicht einfach in einer Krise weggenommen werden kann. Keine Absicherung durch Realwerte läge z. B. vor, wenn man sich zwar ein Haus kaufen, dieses jedoch durch eine Hypothek »absichern« würde. Denn gerade hier könnten sich Annahmen wie die, dass Wohneigentum eine sichere Anlage sei, nie an Wert verliere und dass Immobilienpreise nie fallen, als Irrtum erweisen und im Fall einer Immobilienblase könnte der Realwert, hier das Haus, verloren gehen.

Absicherung durch Investition in Qualifikation und Kompetenz

Dass eine solide Ausbildung und Qualifizierung für einen Beruf einen geldwerten Vorteil darstellen kann, ist den meisten von uns bewusst. In Deutschland ist eine solche Qualifizierung in vielen Fällen relativ kostengünstig, während in anderen Ländern dafür oft hohe Beträge erforderlich sind. Sofern für die erworbene Qualifikation auch in Krisenzeiten ein Bedarf besteht, stellt sie in solchen Zeiten einen relativen Schutz dar. Hier kann sich also der Verzicht auf kurzfristige Vorteile (z. B. Gehaltszahlungen in einem bestimmten Beruf) lohnen, wenn langfristig mit der erlernten Qualifikation ein höheres Gehalt oder in Krisenzeiten eine qualifiziertere Existenzgrundlage erreicht werden kann.

Absicherung persönlicher bzw. spezieller Risiken

Berufsanfänger erhalten nicht selten Besuch oder Informationen von Vertretern der Versicherungsbranche, die ihnen zu verstehen geben, dass bereits in jungen Jahren bzw. beim Berufsantritt bestimmte Risiken versichert werden sollten. Oft sind diese Informationen gleich mit einem entsprechenden Vorschlag verbunden, wie dies am besten erfolgen könnte. Im Prinzip stimmt dieses Prinzip einer Absicherung, doch resultieren die entsprechenden Vorschläge nicht unbedingt aus einer altruistischen Unterstützungsabsicht für nachfolgende Generationen, sondern basieren auf handfesten Interessen beim Abschluss langjährig angelegter Versicherungsverträge mit entsprechenden Provisionen, Bonuszahlungen und Renditen für die jeweiligen Anbieter. Hier gilt es also im Einzelfall, zunächst den persönlich sinnvollen bzw. unbedingten Versicherungsbedarf festzulegen, sich diesbezüglich breit zu informieren (Familie, Freunde, Verbraucherschutz, unabhängige Finanzexperten) und dann Angebote von verschiedenen Anbietern einzuholen. Oft liegt es nicht unbedingt im Interesse der Versicherungsindustrie, dass ihre Angebote einfach und direkt vergleichbar sind. Deshalb sollte man sich auch beim Abschluss solcher Basisversicherungen die jeweiligen Versicherungsbedingungen der Anbieter genau ansehen, um sicher zu gehen, dass das, was man unbedingt versichern möchte, nicht nur relativ preiswert, sondern auch wirklich und im angemessenen Umfang versichert ist. Wichtig ist auch, wie ein Versicherungsunternehmen bei Eintritt des Versicherungsfalls mit seinen Kunden umgeht, z. B. wie fair oder kulant die Leistungspflicht gehandhabt wird, oder ob man sich als Versicherungsnehmer auf ein stressiges, ggf. jahrelanges Gerichtsverfahren einrichten müsste. Entsprechende Testberichte, z. B. beim Verbraucherschutz, können bei solchen Entscheidungen hilfreich sein.

Bevorzugung transparenter Finanzprodukte

Ein Aspekt, der Roubini und Mihm (2010) dazu bewogen hat, von einem »schrotthaften« Finanzsystem zu sprechen, war die Entwicklung immer komplizierterer und immer undurchsichtigerer Wertpapiere, bei der Darlehen der verschiedensten Art so verbrieft wurden, dass viele gutgläubige Investoren in aller Welt nicht mehr in der Lage waren, das ursprüngliche Risiko einzuschätzen. Deshalb sollte man beim Erwerb bzw. beim Handel mit Finanzprodukten darauf achten, ob und inwieweit man das jeweilige Risiko erkennen bzw. abschätzen kann. So sind z. B. Finanzprodukte, die der Börsenaufsicht unterliegen, relativ transparenter als Derivate, die im Freiverkehr »over the counter« (OTC) gehandelt werden.

Relative Diversifikation

Von vielen Finanzexperten wird empfohlen, bei der Kapitalanlage sein Vermögen auf unterschiedliche Anlageformen bzw. -werte zu streuen, um damit ein geringeres Gesamtrisiko zu erreichen und nicht in Schwierigkeiten zu geraten, wenn man nur auf ein Pferd setzt. Dieser allgemeine Rat ist nicht falsch, jedoch ist die Frage, was mit »unterschiedlich« gemeint ist. Was auf den ersten Blick unterschiedlich ist, z. B. Geldscheine in Euro-Währung und eine Immobilie, könnte funktional durchaus miteinander verbunden sein, wenn im Rahmen einer allgemeinen Finanzkrise sowohl die Währung als auch die Immobilie an Wert verlieren. Durch die Globalisierung und Verflechtung in der Finanzwelt kann dies unter Anlagegesichtspunkten also nur ein relativer Schutz sein.

Berücksichtigung globaler und gesellschaftlicher Entwicklungen

Jeder, der die Kursbewegungen an der Börse verfolgt, kann miterleben, wie diese von globalen und gesellschaftlichen Entwicklungen bis hin zu Einzelereignissen wie dem Wahlausgang in einem bestimmten Land abhängen. Auch für die persönliche Finanzplanung sollte zumindest bedacht werden, dass sich die aktuellen Bedingungen wesentlich ändern können und angesichts der historischen Erfahrungen sowie künftiger globaler, politischer und gesellschaftlicher Entwicklungen in der Zukunft Finanzkrisen eher wahrscheinlich, möglicherweise sogar häufiger und allumfassender sind. Hier sprechen wir also unser regelgeleitetes, kognitives Verhalten an, das uns davor bewahren soll, unsere finanziellen Entscheidungen auf möglicherweise falsche Regeln zu stützen, z. B. dass der Markt schon alleine alles richten werde oder dass aktuell relativ stabile Bedingungen des Finanzsystems auch weiterhin so stabil bleiben werden.

Natürlich wird sich ein gewiefter Investment-Banker mit Insiderwissen und Expertise in Finanzangelegenheiten ggf. auf einem ganz anderen Stress(präventions)niveau bewegen und den gewinnträchtigen Handel mit riskanten Finanzprodukten gegenüber einer renditearmen Absicherung durch Realwerte bevorzugen. Und wenn seine Investment-Entscheidungen kurzfristig zu Erfolgen und Bonuszahlungen führen, langfristig negative Konsequenzen seiner Entscheidungen ihn jedoch nicht selbst treffen, so wird verständlich, dass seine Verhaltens- und Entscheidungsmuster ganz anderen Kontingenzen folgen als die eines normalen Angestellten oder Beamten. Auch hier gilt es also, im Einzelfall das jeweilige Verhalten im Kontext der jeweiligen Situation und der maßgeblichen Kontingenzen zu betrachten.

9.1.3 Stressmanagement bei der Ernährung

Dass *Nahrungsmangel* eine unmittelbare Stressquelle darstellt, bedarf keiner weiteren Begründung, wohl aber, dass auch der *Überfluss* an Nahrungsmitteln zu Stress führen kann. Noch komplizierter wird es, wenn wie auf unserem Planeten beides zugleich auftritt. Wie aber sieht eine stressfreie, adäquate Ernährung aus?

Als lebende Organismen sind wir Menschen offene Systeme, für deren *Stoff- und Energieaustausch* mit ihrer Umwelt die Ernährung existenziell ist. Ernährung betrifft uns alle, stets und überall, und ist eng mit unserem Verhalten und den Bedingungen unserer Umwelt verknüpft, vom konkreten Essverhalten im Einzelfall bis hin zu unserem Lebensstil und den Ressourcen und Gewohnheiten unserer Gemeinschaft. Grund genug also, uns mit diesem zentralen Aspekt unseres Lebens zu beschäftigen. Dabei betrachten wir hier vor allem den Zusammenhang von *Ernährung und Stress*, oder genauer: unser Ernährungsverhalten unter Berücksichtigung möglicher Belastungen und Stressoren, sei es individuell oder auf der Systemebene der Gemeinschaft.

Zunächst werfen wir einen Blick auf unsere stammesgeschichtlichen Voraussetzungen im Vergleich mit den Bedingungen und Kontingenzen unserer Ernährung in der heutigen Zeit. Dabei werden wir sehen, dass sich das Thema Ernährung durch alle Systemebenen hindurchzieht, von der Welternährung bis hin zur individuellen Ernährung in den Lebensphasen und Lebenssituationen des Einzelnen. Abschließend wenden wir uns einigen Verhaltensregeln zu, die uns bei unserem Bemühen um Stressprävention und Stressreduktion helfen könnten.

Stammesgeschichtlich liegt es nahe, dass unsere Vorfahren in früheren Zeiten als Sammler, Jäger und Nomaden mit den Nahrungsmitteln zurechtkommen mussten, die ihnen ihr natürlicher Lebensraum regional und saisonal zur Verfügung stellte, und dass sich unser Verdauungssystem und der übrige Körper biologisch darauf einstellten, offensichtlich mit beträchtlicher Bandbreite und Toleranz in der stofflichen und energetischen Verwertung dessen, was dem Körper zugeführt wurde.

Mit der Ansiedlung, Sesshaftigkeit, Viehzucht und landwirtschaftlichen Nutzung des Bodens ergaben sich zusätzliche Optionen zur Deckung des Nahrungsbedarfs für eine adäquate Ernährung. Im Rahmen der weiteren kulturellen Entwicklung bis in unsere Zeit mit ihrer modernen Agrarökonomie und Lebensmitteltechnologie sowie den immer globaleren Handelswegen erreichten diese Optionen eine Bandbreite und Größenordnung, die das Ernährungsverhalten der Menschen in vielen Gebieten dieser Erde nachhaltig veränderte, besonders in den entwickelten Industrieländern. Auch hier sehen wir wieder das bereits oben erwähnte Skalierungsproblem, bei dem die Veränderung der Kontingenzen eine Änderung des Verhaltens erfordert, hier des Ernährungsverhaltens.

Auf der einfachen Skala der Frühmenschen war das Repertoire des Ernährungsverhaltens einfach und beschränkt auf den Verzehr der regionalen und saisonalen Nahrungsmittel, seien diese gesammelt, erjagt oder angebaut, wobei bei Letzterem auf das eigene Saatgut zurückgegriffen werden konnte. Die Zahl der daran Beteiligten in der Gemeinschaft war überschaubar. Und der zentrale Stressor für unsere Vorfahren war dabei vor allem der Mangel an Nahrungsmitteln.

Auf der um Größenordnungen höheren Skala der Menschen in den entwickelten Industrieländern umfasst das Ernährungsverhalten nicht nur den unmittelbaren Verzehr, sondern zahlreiche vorangehende *Selektions- und Entscheidungsprozesse* (R_1, R_2, ... , R_i, ... , R_{m-1}, R_m), sei es bei der Herstellung, Kultivierung oder Produktion, der Lagerung oder dem Handel, oder sei es bei der Wahl, Zusammenstellung und Zubereitung der präferierten Nahrungsmittel. Die Zahl der daran Beteiligten in der Gemeinschaft ist in vielen Fällen unüberschaubar. Die Stressoren basieren dabei vielfach auf dem Umgang mit dem Überfluss, den Unsicherheiten und potenziellen Risiken, etwa bei gesundheitsgefährdenden Inhaltsstoffen, sowie den Abhängigkeiten, z. B. auf dem agrarökonomischen Sektor.

Anders ausgedrückt: Der Frühmensch hatte für eine adäquate Ernährung nur relativ wenige Wahlmöglichkeiten, wobei die verhaltensrelevanten Kontingenzen für die Beschaffung, die Zubereitung und den Verzehr räumlich, zeitlich und erfahrungsmäßig eng zusammen lagen. Bei seinen Stressoren ging es nicht selten um den Nahrungsmangel, also um Hunger und das reine Überleben.

Der moderne Industriemensch dagegen hat eher die Qual der Wahl zwischen einer Vielzahl von Nahrungsangeboten, wobei die verhaltensrelevanten Kontingenzen für die Beschaffung, die Zubereitung und den Verzehr räumlich, zeitlich und erfahrungsmäßig oft weit auseinander liegen. Wenn die Herkunft und die Modalitäten des Anbaus oder der Produktion nicht hinreichend bekannt sind, wenn manche Lebensmittel eine Reise um den halben Erdball hinter sich haben, bevor sie beim Endverbraucher landen oder ihre industrielle Produktion Zutaten aus allen möglichen Ländern und Quellen umfasst, bleiben viele potenziell diskriminative oder aversive Stimuli für das Ernährungsverhalten im Verborgenen, d. h. werden nicht verhaltenswirksam, vor allem wenn auch entsprechende Kennzeichnungen lückenhaft oder unzureichend sind. Bei den Stressoren geht es dabei selten um das Überleben, sondern eher um die Unsicherheiten bei der Auswahl und im Umgang mit dem Überfluss an Nahrungsmitteln und um die Auswirkungen einer globalisierten und merkantilisierten Lebensmittelindustrie auf unsere Gesundheit, bzw. um Optimierung und Lifestyle.

Stammesgeschichtliche Entwicklungen brauchen ihre Zeit. Genetische Variation und Selektion können mit der Geschwindigkeit lebensmitteltechnologischer und lebensmittelindustrieller Entwicklungen nicht mithalten. Unsere *Darmflora*, der ein immer größerer biologischer Einfluss auf vielfältige biologische Funktionen in unserem Körper beigemessen wird, steht gleichermaßen unter Anpassungsdruck, und inwieweit sie durch die vielen Lebensmittelzusatzstoffe, wie z. B. Süßstoffe, beeinflusst wird, ist vielfach unbekannt (Ruiz-Ojeda et al. 2019). Auch viele epigenetische Wechselwirkungen zwischen Umwelteinflüssen (inklusive Nahrung) und unserem biologischen Verhalten sind unbekannt. Dies gilt auch für vieles, was uns derzeit als Segnungen der Lebensmitteltechnologie zugutekommen soll. Manchen mag es zwar beruhigen, dass die Verwendung von Lebensmittelzusatzstoffen gesetzlich geregelt ist, z. B. im Lebensmittel- und Futtermittelgesetzbuch, in der deutschen Zusatzstoff-Zulassungsverordnung oder in mehreren europäischen Verordnungen. Und wenn solche Stoffe als unbedenklich eingestuft werden, gehen viele Menschen nicht selten davon aus, dass diese Stoffe dann auch ohne Risiko sind. Das kann so sein, oder aber auch nicht.

> **Hinweis »Wissenschaft, Industrie, Politik, Verbraucher – zwischen Wahrheit und Interessen«:**
>
> Die wissenschaftliche Erforschung der Grundlagen unserer Ernährung kann nicht nur dem Einzelnen und der Gemeinschaft Orientierung bieten, sondern auch einen Segen für die Menschheit darstellen. So kann uns die moderne Lebensmittelchemie die Kompetenz verleihen, »Lebensmittel hinsichtlich Qualität und Sicherheit differenzierter beurteilen zu lernen« (Matissek und Baltes 2016, S. V).
>
> Auch wenn die Industrie wissenschaftliche Ergebnisse aufgreift und für ihre Zwecke verwendet, kann dies segensreich sein, solange die Interessen der Gemeinschaft und der einzelnen Verbraucher auf der Grundlage von Wahrheit, Wahrhaftigkeit, Ehrlichkeit und Transparenz angemessen berücksichtigt und nicht zugunsten eigener merkantiler und ökonomischer Interessen geopfert werden.
>
> Gesetze und Verordnungen unterliegen als Produkte der Politik vielfältigen Einflüssen und sind nicht selten das Resultat unterschiedlichster Interessen, zu denen auch der Lobbyismus gehört, ggf. verbunden mit Kompromissen.
>
> Wenn der Verbraucher sich sicher ist, dass alle oben genannten Akteure das Gemeinwohl, und damit auch sein eigenes Wohl, im Auge haben, wird er diesen Akteuren wohl eher vertrauen und sein Verhalten nach deren Aussagen und Empfehlungen ausrichten als wenn er befürchtet, dass unheilvolle Bündnisse dieser Akteure ihre eigenen Partikularinteressen verfolgen und sich dabei des Tarnens, Täuschens, Verschleierns, der Verwirrung oder anderer Quellen der Intransparenz bedienen.

Aber selbst wenn es uns gelänge, unlautere Formen der Intransparenz und interessengeleiteter Meinungsbildung zu minimieren, bliebe bei vielen Fragen der Ernährung noch ein Unsicherheitsraum bestehen, angesichts dessen wir uns entscheiden müssen, welchen Quellen wir vertrauen, was wir nachvollziehen können und für was wir uns entscheiden. Dies soll an zwei Beispielen verdeutlicht werden, der Diskussion um den Stellenwert von Vitaminen und den Stellenwert von Süßungsmitteln.

> **Beispiel »Vitamine – genug, zu wenig oder zu viel des Guten?«:**
>
> Die ausreichende Zufuhr von Vitaminen wird von vielen Menschen als wichtig für ihre Gesundheit angesehen. Und in der Tat, der gesundheitliche Nutzen von Vitamingaben bei Mangelzuständen ist durchaus belegt (Hahn 2016). Auch für ihren Nutzen bei umschriebenen Populationen gibt es Hinweise. So kann z. B. bei älteren Menschen die Nahrungsergänzung mit Vitamin D die Sturzgefahr verringern (Bischoff-Ferrari et al. 2009). Unsere Vitamin D-Versorgung basiert nur zu einem geringen Anteil auf unserer Ernährung; der größere Anteil entsteht durch unsere körpereigene Synthese in der Haut, abhängig von den UV-B-Anteilen des Sonnenlichts. Damit ist die Vitamin D-Verfügbarkeit nicht nur von unserem Ernährungs-, sondern auch von unserem Bewegungsverhalten abhängig, nämlich wie oft und wie lange wir uns im Freien aufhalten, zusammen mit anderen Wirkfaktoren wie die geographische Lage unseres Lebensraums und die Jahreszeit.
> Wissenschaftsgeschichtlich sorgte das Buch des Chemikers und zweifachen Nobelpreisträgers Linus Pauling (1970, deutsch 1972) für Aufsehen, der in seinen späten Forscherjahren vehement die Einnahme von Vitamin C als Schutz vor Schnupfen und Erkältung sowie vor anderen Krankheiten propagierte, diesen Vorschlag in wissenschaftlichen Publikationen leidenschaftlich verteidigte (z. B. Pauling 1971, 1974) und sich auch selbst bis zu seinem Tod (1994, mit 93 Jahren) an diesen Vorschlag hielt. Seine Aussagen und Dosisempfehlungen blieben nicht unwidersprochen bzw. wurden relativiert oder differenziert (Figueroa-Méndez und Rivas-Arancibia 2015; Hahn 2016) oder weitergetragen, z. B. mit Blick auf mögliche antivirale Eigenschaften von Vitamin C (Biancatelli et al. 2020). Die anhaltende Diskussion hierüber ist ein Lehrstück für die Schwierigkeiten und Unsicherheiten, die selbst bei umschriebenen wissenschaftlichen Fragestellungen in der Feldforschung unter naturalistischen Bedingungen auftreten können.
> Kann man von Vitaminen eigentlich genug oder gar zu viel haben? Nun, der Mensch muss z. B. Vitamin C mit der Nahrung zu sich nehmen, da er nicht wie viele andere Spezies zu dessen Bildung aus Glucose in der Lage ist und diese Fähigkeit zur Eigensynthese möglicherweise im Verlauf der Evolution verloren hat (Hahn 2016). Aber in welchen Mengen benötigen wir denn jedes der verschiedenen Vitamine? Und sollten wir prophylaktisch unsere Nahrung damit anreichern? Von manchen Experten wird eine solche Anreicherung, mit Ausnahme bei Mangelzuständen, durchaus skeptisch betrachtet. Denn die Ergebnisse etlicher Studien legen sogar gesundheitsschädliche und toxische Folgen bei Überdosierung nahe (Soni et al. 2010, Rutkowski und Grzegorczyk 2012). So können Neuropathien sowohl bei Vitaminmangel als auch bei Vitaminüberdosierung auftreten (Sommer et al. 2018). Entscheidend ist also auch hier das Gleichgewicht im Einzelfall, in diesem Fall die individuelle Dosis, getreu dem oft zitierten Spruch des Theophrast von Hohenheim, genannt Paracelsus (Benzenhöfer 1993): »Nur die Dosis macht das Gift« (lat. Sola dosis facit venenum) (Peck & Cross 2007, Wunderlich 2019), eine pharmakologische Weisheit, die sich auch die Verbraucherzentrale bei ihren Empfehlungen zu Nahrungsergänzungsmitteln zu eigen macht (Verbraucherzentrale 2020).

> **Hinweis »Zur Toxizität biologisch wirksamer Agentien«:**
>
> Auch die Regel des Paracelsus, »Nur die Dosis macht das Gift«, ist hinsichtlich ihrer Gültigkeit an Voraussetzungen gebunden, z. B. dass es sich bei den Stoffen um Konzentrationsgifte handelt, deren Bindungen an zelluläre Rezeptoren schnell reversibel sind; binden Stoffe dagegen irreversibel an zelluläre Rezeptoren, gilt die Regel »Dosis und Zeit machen das Gift«, auch bekannt als »Haber'sche Regel« (Wunderlich 2019).

Die Dosis steht auch im nächsten Beispiel zur Debatte, verbunden mit der Frage nach dem grundsätzlichen Nutzen synthetisierter Stoffe.

> **Beispiel »Die süße Seite unserer Ernährung«:**
>
> Auch bei den Süßungsmitteln (Zuckeraustauschstoffe wie Sorbit sowie Süßstoffe wie Saccharin und Aspartam) (Matissek und Kuhnert 2016) bedarf es einer differenzierten Betrachtung. So sorgt die Industrie einerseits dafür, dass jede Menge Zucker in Lebensmitteln, Süßigkeiten und Softdrinks enthalten ist, was kritisch diskutiert wird mit Blick auf chronische Erkrankungen wie Diabetes, Adipositas, Bluthochdruck und Herzerkrankungen. Andererseits bietet die Industrie wiederum den von diesen Erkrankungen Betroffenen Hilfen an in Form von Süßungsmitteln (Chattopadhyay et al. 2014). Diese Verzahnung zweier Marktsegmente mag unter dem Aspekt ökonomischer Gewinnmaximierung nachvollziehbar erscheinen, unter dem Aspekt der Gesundheit, der Krankheits- und Stressprävention würde man sich aber wohl andere Strategien wünschen. Zwar werden vielen Süßungsmitteln gesundheitliche Unbedenklichkeit und gute Verträglichkeit attestiert, doch zeigen Überblicksarbeiten und Metaanalysen, dass ihre Verwendung hinsichtlich der meisten gesundheitsrelevanten Ergebnismaße wie Körpergewicht, Body Mass Index, glykämische Kontrolle, Essverhalten sowie hinsichtlich verschiedener Erkrankungen wie Krebs und Herz-Kreislauferkrankungen keine Vorteile bietet oder entsprechende Risiken gar erhöht (Azad et al. 2017, Toews et al. 2019). Zudem werden ihre Wirkungen auf die Glukoseintoleranz sowie auf die Zusammensetzung der intestinalen Mikrobiota bzw. Darmflora durchaus kontrovers diskutiert (Ruiz-Ojeda et al. 2019). Und selbst diejenigen, die keine Süßstoffe verwenden, könnten betroffen sein, da diese Stoffe mittlerweile weltweit als Verunreinigungen in unserer Umwelt auftauchen, mit hoher Persistenz im Wasser und mit unklaren Auswirkungen auf unsere Gesundheit und die Umwelt (Praveena et al. 2019).

Wie sollen wir darauf reagieren? Auf Vitaminzusätze, Süßungsmittel, Geschmacksverstärker im Fleisch, auf Emulgatoren in der Eiscreme und vieles andere verzichten? Sorgfältig die Deklarationen auf den Packungen durchlesen? Nur noch in Bio-Läden einkaufen? Nur noch regionale Produkte in Hofläden wählen, von deren Qualität man weiß oder überzeugt ist? Nur noch in Restaurants unseres Vertrauens zum Essen gehen? Auch hier wird deutlich, dass eine individuelle Kontrolle unserer Ernährung einen hohen Aufwand mit sich bringt und an Grenzen stößt, im ungünstigen Fall sogar zu klinisch relevanten Störungen führt.

> **Beispiel »Orthorexia nervosa – wenn die richtige Ernährung zum Stress wird«:**
>
> Die Frage, welche Ernährung denn die »richtige« ist, treibt nicht wenige Menschen um und zeigt sich im Extrem in der sog. »Orthorexia nervosa«. Damit beschreibt man »die zwanghafte Fixierung auf den ausschließlichen Verzehr von Nahrungsmitteln, die subjektiv als gesund eingeschätzt werden« (Strahler 2018, S. 20). Die Namensgebung für dieses Ernährungsverhalten erinnert an andere klinisch relevante Störungsbilder wie die Anorexia nervosa oder die Bulimia nervosa, wobei die klinische Wertigkeit der Orthorexia nervosa derzeit noch zur Diskussion steht.

Im postfaktischen Zeitalter lässt auch das Vertrauen in die Wissenschaft, zumindest in Teilen der Gesellschaft, merklich nach. Manchmal sogar zu Recht. So helfen klassische Toxizitätsstudien zwar, unter kontrollierten Bedingungen die Giftigkeit eines Stoffes zu beurteilen. Wie dieser jedoch in unterschiedlichen biologischen Systemen mit jeweils anderen Ausgangsbedingungen wirkt, entzieht sich diesen Studien, vor allem wenn die Untersuchungszeiträume relativ kurz sind und wenn man die Vielzahl möglicher Wechselwirkungen in Rechnung stellt. Und denkt man bei unterschiedlichen Ausgangsbedingungen dann noch an den beschriebenen Schmetterlingseffekt in der Chaos-Theorie, verwandelt sich Unbedenklichkeit in Nachdenklichkeit.

Ernährung ist in unserer Gesellschaft ein häufiger Diskussions- und Streitgegenstand geworden, und da wir täglich darauf angewiesen sind, wären Zuverlässigkeit und Sicherheit sicher eine wertvolle Grundlage für unsere Nahrung. Allerdings keine falsche Sicherheit. Falsch wäre es zu glauben, dass jede Unbedenklichkeitsdeklaration Risiken ausschließt, jeder neue Zusatzstoff und jedes neue Fertigprodukt zum Zwecke unserer Gesundheit entwickelt wurde oder immer alles mit rechten Dingen zugeht. Falsch wäre es jedoch auch zu glauben, wir könnten durch eine Steinzeit- oder Paläo-Diät Risiken generell vermeiden. Nicht nur, dass es verschiedene Ansichten darüber gibt, wie eine Steinzeit-Diät (oder Steinzeit-Diäten) in Urzeiten aussah bzw. aussahen. Auch können wir kaum in unserer heutigen Gesellschaft die System-, Anfangs- und Randbedingungen realisieren, die für die damalige Ernährung unserer Vorfahren galten. Und wenn Ernährung und deren Wirkungen dynamische, nichtlineare Prozesse mit Sensibilität gegenüber Anfangsbedingungen aufweisen, können wir uns auch da trotz der möglichen evolutionären Vorteile einer solchen Diät nicht in Sicherheit wiegen.

Wie lässt sich Ernährungsverhalten unter den heutigen Bedingungen in unserer Gesellschaft verhaltenspsychologisch beschreiben und welche Schlussfolgerungen ziehen wir daraus, um uns vor »*Ernährungsstress*« zu schützen?

Betrachten wir hierzu zunächst die *Ernährungssituation*. Die schiere Vielfalt der Angebote erfordert *Selektion*. Dabei werden wir vermutlich die Nahrungsmittel auswählen, auf die wir im Laufe unserer bisherigen Lerngeschichte positiv konditioniert bzw. verstärkt worden sind. Die diskriminativen Reize umfassen dabei nicht nur die Eigenschaften der Nahrungsmittel selbst (Aussehen, Geruch, Geschmack usw.), sondern auch Eigenschaften der Verpackung (z. B. die Abbildung glücklicher Kühe bei Milchprodukten), die Art der Darbietung, die zahlreichen Informationen und Hinweise, von positiv getönten Werbeaussagen (»lecker«) bis hin zu getesteten Produkteigenschaften durch Verbraucherschutz-Institutionen, die Darstellung bekannter Personen und Idole als Werbeträger und vieles andere mehr. Wer objektive, reliable und valide Informationen sucht, wird dabei zwar von etlichen wissenschaftlichen und behördlichen Institutionen, von Nichtregierungsorganisationen (NGO) oder von engagierten Vereinen unterstützt, doch weist die Informationslandschaft insgesamt zahlreiche Lücken auf, bis hin zu verwirrungsstiftenden Darstellungen und Diskussionen sowie interessengeleiteten Aussagen. Lobbyisten, Interessenverbände, die Werbeindustrie und andere »Influencer« tragen das Ihre dazu bei, was besonders dann bedenklich ist, wenn es ihnen gelingt, hierfür unkritische oder ebenfalls interessengeleitete Wissenschaftler und Politiker einzubinden.

Dazu kommt, dass potenziell ernährungs- und gesundheitsrelevante Informationen sich auch auf das Vorfeld beziehen, d. h. auf die Modalitäten des Anbaus und der Herstellung von Nahrungsmitteln, auf die Herkunft, die Handelswege und Lieferketten. Die Diskussion um die gesundheitlichen Auswirkungen von *Glyphosat* beim Einsatz von Herbiziden zur Unkrautbekämpfung zeigt beispielhaft die Dynamik bei der Meinungsbildung durch alle Systemebenen hindurch bis hinunter zum einzelnen Verbraucher. Und da die Industrie um die Macht unmittelbar diskriminativer Stimuli für das Kaufverhalten weiß (z. B. makelloses Aussehen von Obst und Gemüse), schafft sie Bedingungen, die die entsprechenden Ansprüche erfüllen, ggf. auf dem Boden von Züchtungen und biotechnologischen oder gentechnischen Eingriffen.

> **Beispiel »Hybrid-Saatgut und Pflanzenzüchtung– wem nützt es?«:**
>
> Das Marketing und der Einsatz von Hybrid-Saatgut fördern die Gleichförmigkeit und Widerstandsfähigkeit pflanzlicher Produkte, allerdings meist nur für die nachfolgende erste Pflanzengeneration (mit der Bezeichnung »F1«). Denn da dieses Saatgut nicht samenfest ist, bleiben diese Merkmale in darauffolgenden Generationen meist nicht erhalten, so dass die Landwirte ggf. wieder auf den Kauf des Saatguts der großen Konzerne angewiesen sind. Die natürliche Generationenfolge unterbleibt und viele alte Sorten von Nutzpflanzen sterben aus. Bei der Bewertung solcher Entwicklungen reichen biologische und ökonomische Analysen nicht aus, sondern müssen ergänzt werden durch Analysen auf weiteren Gebieten, zu denen auch die Sozial- und Verhaltenswissenschaften gehören (Brandl 2012, Wissen 2005).
>
> Mit Blick auf die globale Ernährungssicherung wird von manchen Experten eine intensivierte Pflanzenzüchtung unter Einsatz molekularbiologischer und

gentechnischer Methoden gefordert (Stamp 2012). Welche Strategien der Pflanzenzucht sich künftig durchsetzen, welche Funktion Industrialisierung und Konzentration bei der weiteren Entwicklung des Saatgutmarkts haben werden (Brandl 2012) und ob es gelingt, »resiliente« Lösungen zu finden, wird unsere Ernährung maßgeblich beeinflussen (Lammerts van Bueren et al. 2018) und darüber entscheiden, welchen diesbezüglichen Stressoren wir künftig ausgesetzt sind.

Wie reagieren wir nun als Verbraucher auf diese Vielfalt potenziell verwirrender Stimuli, und wie auf ernährungsrelevante Situationen und Settings? Für das Essen zuhause können wir die Nahrungsmittel selbst und relativ gezielt einkaufen und zubereiten. In Gastronomiebetrieben sind wir auf entsprechende Informationen und ggf. auf Vertrauen angewiesen (z. B. auf Reisen), ebenso beim Kantinenessen im Betrieb. Hier sind zwischen allgemeiner Sorglosigkeit einerseits und orthorektischem Verhalten (siehe oben) andererseits alle Schattierungen des Verhaltens möglich.

Welche Bedeutung haben unsere *Persönlichkeit* und unsere *Einstellung* (als O-Komponente)? Die Einstellung zu Ernährung und dem eigenen Ernährungsverhalten ist entwicklungsabhängig und wird im Laufe der eigenen Lerngeschichte durch eine Vielzahl von Faktoren beeinflusst. Dies zeigt sich bereits im Säuglingsalter bei der Einstellung der Mutter zum Stillen, die meist auch nach Ende der Stillperiode großen Anteil an der weiteren Ernährungssituation zuhause hat. Der Einfluss reicht sogar noch weiter zurück. Denn bereits in der Zeit vor der Empfängnis haben die Ernährung und der Lebensstil von Frauen einen starken Einfluss auf ihre spätere *Gesundheit als Mütter* und auf die *Gesundheit ihrer Kinder*, möglicherweise sogar über Generationen hinweg (Stephenson et al. 2018). Weitere Etappen sind die Versorgung in der Kindertagesstätte, die Schulspeisung und weitere settingbezogene Versorgungsprozesse in Ausbildung und Beruf (Mensen, Kantinen usw.), die für die Sozialisation und Einstellungsentwicklung des Ernährungsverhaltens maßgebliche Kontingenzen bereitstellen. Durch Ausbildung und Bildung, aber auch durch Religion und andere Sozialisationsformen, sowie durch die zunehmende Ausweitung der Selbstkontrolle des Heranwachsenden, auch in Bezug auf Ernährungsfragen, bilden sich funktional wirksame Einstellungsmuster heraus, die im Zusammenspiel mit den unmittelbar situativen Kontingenzen das Ernährungsverhalten bestimmen. Diese können sich schließlich in Selbstattributionen niederschlagen wie »Veganer«, »Vegetarier«, »Pescetarier« usw. sowie in präferiertem Ernährungsverhalten und Diätformen wie Vollwertkost, Trennkost, Rohkost, Low Carb, Paleo-/Steinzeit-Diät, Makrobiotik, koscher oder halal, mit mehr oder weniger Toleranz gegenüber dem omnivoren Ernährungstyp (Allesesser). Bei ungünstigen Entwicklungen kann es auch zu Essstörungen mit klinischer Relevanz und Behandlungserfordernis kommen (Meermann und Borgart 2006).

Zur Sozialisation unserer Ernährung und zu den gesellschaftlichen Kontingenzen zur Kontrolle unseres Essverhaltens gehören auch Interventionen auf der gesellschaftlichen Systemebene, z. B. die Besteuerung von Lebensmitteln und Konsumgütern wie Alkohol (Effertz 2017; Effertz et al. 2016), Lebensmittelverbraucherinformationen (Fritsche und Holle 2013) oder Lebensmittelkennzeichnung.

> **»Einstellung zum Ernährungsverhalten, Lerngeschichte, Gesellschaft und Kultur«:**
>
> Ernährungsverhalten kann soziologisch als Spiegelbild oder Schauplatz latenter Werthaltungen (Wolf AA 2012) aufgefasst werden und ist eng mit der Kultur, der sozialen Herkunft und Schichtzugehörigkeit, der Religion, der Altersgruppe, dem Geschlecht, dem Lebensstil, dem Bildungsstand, der Persönlichkeit und vielen anderen Einflussfaktoren verbunden, die sich auf dem Boden gesellschaftlich gegebener Kontingenzen in der individuellen Erfahrungsbildung und Lerngeschichte niederschlagen (Wolf M-K 2012). Hierzu gehören auch Zeitströmungen, deren Ursprünge nicht nur in neuen wissenschaftlichen Erkenntnissen oder technologischen Entwicklungen liegen, sondern nicht selten auch im Marketing (z. B. »Superfood«) oder in politischen Entwicklungen (z. B. die »Volksernährung« im Dritten Reich) (siehe hierzu auch Bodenstedt et al. 1997).

Was können wir tun, um uns bei unserer eigenen Ernährung vor gesundheitlichen Risiken, Mangelzuständen, unerwünschten Entwicklungen, dysfunktionalen Einstellungen und anderen Stressbedingungen zu schützen? Die nachfolgend aufgeführten Vorschläge sollen normalen gesunden Menschen hierzu als Denkanregung und Entscheidungshilfe dienen. Für Menschen mit besonderen Erkrankungen oder anderen ernährungsrelevanten Voraussetzungen gelten ggf. gesonderte bzw. ergänzende Regeln.

Die Vorschläge sind keinesfalls präskriptiv gedacht, da jeder Mensch entsprechend seiner eigenen Lebenssituation, seinen eigenen Zielen und Wertvorstellungen den für sich besten Weg finden muss. Dies gilt auch für die Frage, wann, wie oft und wieviel wir eigentlich essen sollten.

Wenn die Deutsche Gesellschaft für Ernährung (DGE) e.V. (2012) »keine gesicherten Empfehlungen« ausspricht, »wie oft gesunde Personen am Tag essen sollten, um das Körpergewicht effektiv senken bzw. halten zu können« (DGE 2012, S. 98), hat sie dafür ihre Gründe. Diese liegen in der fehlenden Evidenz und dem mangelnden Konsens. Stammesgeschichtlich ist es eher unwahrscheinlich, dass der Frühmensch sich regelmäßig an einen fertig gedeckten Essenstisch setzen und so viel essen konnte, wie er wollte. Vermutlich musste er sich hierzu erst einmal bewegen, z. B. beim Jagen, oder zwischendurch auch mal längere Hungerphasen durchstehen. Heutzutage sind diese Phasen längerer Nahrungsabstinenz meist eher freiwilliger Art, z. B. beim Fasten, sei es in Form längerer Fastenperioden oder als intermittierende Form wie beim Intervallfasten. Hierfür gibt es durchaus Hinweise auf gesundheitlich positive Wirkungen, z. B. auf den Stoffwechsel, jedoch lassen sich auch hier viele Empfehlungen nicht durch zweifelsfreie Evidenz oder wissenschaftlichen Konsens belegen (Horne et al. 2015).

Nun aber zu den verhaltenspsychologischen Vorschlägen zur *ernährungsbezogenen Stressprävention* im Einzelnen. Auch hier sollten Sie kritisch hinterfragen, inwieweit diese passen, sei es für Ihre eigene Person und Lebenssituation oder für die von Ihnen beratenen oder behandelten Klienten. So könnten Sie diese Vorschläge bei der Analyse eines dysfunktionalen Ernährungsverhaltens als hypothetisch mögliche Alternativ-Verhaltensweisen (R'$_1$, R'$_2$, ... , R'$_m$) formulieren und prüfen, welche davon sich bei der Umsetzung in der Realität bewähren:

1. Begegnen Sie dem Thema Essen mit einer *entspannten Achtsamkeit* für sich selbst, was Ihre Gesundheit angeht und was Ihnen guttut, und mit Toleranz gegenüber anderen. Nehmen Sie beim Essen und Trinken eine Haltung des *bewussten Genießens* ein und beziehen Sie dabei, wenn möglich, auch die Umgebung und die Situation mit ein. In der Hektik des Alltags kann dabei die bewusste Entschleunigung helfen, z. B. durch achtsamen Einsatz aller Sinne beim Essen und Trinken. Machen Sie sich bewusst, was Sie verzehren und wie Sie es verzehren.
2. Wählen Sie eine abwechslungsreiche, ausgewogene Ernährungsform, bei der keine Mangelerscheinungen zu erwarten sind. Wenn Sie hierfür Ihr Ernährungswissen erweitern oder auffrischen wollen, so orientieren Sie sich an vertrauenswürdigen, wissenschaftlich ausgerichteten und nicht profitorientierten Institutionen des Verbraucherschutzes.
3. Sofern Sie sich für eine *besondere Ernährungsform* entscheiden, bei der Mangelerscheinungen auftreten können (z. B. bei vollständig veganer Ernährung), so informieren Sie sich über die entsprechenden Mangelerscheinungen und achten Sie auf deren mögliches Auftreten. Beugen Sie ggf. vor und kompensieren Sie den Mangel durch adäquate Supplementierung (z. B. Vitamin B$_{12}$ bei veganer Ernährung). Orientieren Sie sich dabei am Tagesbedarf (engl. daily acceptable intake, ADI). Informieren Sie Ihre Ärzte über Ihre besondere Ernährungsform und stimmen Sie sich ggf. mit ihnen ab.
4. Bevorzugen Sie *natürliche und naturbelassene Nahrungsmittel* mit bekannter und vertrauenswürdiger Herkunft, z. B. regionale und saisonale Produkte, die im Einklang mit der Stammesgeschichte des Menschen stehen und zu denen ein großer Wissens- und Erfahrungsschatz existiert. Cave bei industriell hergestellten Fertigprodukten, bei denen die Inhaltsstoffe, deren Herkunft und andere gesundheitsrelevante Merkmale nicht bekannt oder nicht ausreichend oder gar irreführend gekennzeichnet sind, oder die Zusätze enthalten, welche den täglichen Bedarf rasch überschreiten können (z. B. bei Zucker, Salz).
5. Machen Sie sich mit grundlegenden *Qualitätskriterien* für Lebensmittel vertraut (z. B. Zertifizierungen, Bio-Siegel) und orientieren Sie sich an diesen bei Ihrem Einkauf.
6. Achten Sie auf schonende *Zubereitung* der von Ihnen verzehrten Lebensmittel.
7. Bei starkem Hunger kann es sein, dass Sie zu hektisch oder zu viel essen. Hier könnte Ihnen helfen, kurz vor dem Essen ein Glas Wasser zu trinken, während des Essens nur kleine Portionen zu sich zu nehmen, diese langsam und vollständig zu kauen und Messer und Gabel zwischen den einzelnen Bissen abzulegen, bis Sie das Gekaute vollständig geschluckt haben.
8. Tischgebete sind heute wohl nicht mehr so gebräuchlich wie früher, haben aber eine wichtige Funktion, indem sie uns auf das bevorstehende Essen einstimmen und so auch unsere Achtsamkeit fördern können. Vielleicht finden Sie ein für Sie passendes *Essritual*, das hierzu funktional äquivalent ist, auch wenn es nur einen kurzen Augenblick des Innehaltens umfasst.

9. In bestimmten Lebenssituationen oder Lebensphasen kann es sein, dass Sie einen erhöhten oder *besonderen Bedarf* an bestimmten Nährstoffen haben, z. B. bei starker körperlicher Aktivität oder intensivem Sport, während der Schwangerschaft und Stillzeit, bei bestimmten Erkrankungen, bei der Einnahme bestimmter Medikamente und im höheren Alter. Oder Sie leiden an einer allergischen oder nicht-allergischen Lebensmittelunverträglichkeit und müssen ihr Ernährungsverhalten den besonderen Anforderungen anpassen bzw. entsprechend kontrollieren. Stimmen Sie sich dann für eine entsprechende Diätberatung und ggf. Supplementierung mit den Ärzten Ihres Vertrauens ab.
10. Wenn es Ihre Zeit und Lebenssituation erlauben, sich näher mit Nahrungsmitteln zu beschäftigen, so überlegen Sie, ob Sie daraus ein *befriedigendes Hobby* machen können, z. B. beim Anbau von Obst, Gemüse oder Kräutern im Garten oder auf dem Balkon. Vielleicht motiviert Sie dabei auch soziale Verstärkung, z. B. im Kleingärtnerverein. Oder Sie schließen sich einer Einkaufsgemeinschaft, einer Genossenschaft oder anderen ernährungsbewussten Institutionen an, die die gleichen Ziele wie Sie verfolgen. Nutzen Sie ggf. auch die soziale Verstärkung im Rahmen einer Partnerschaft für das gemeinsame Thema Ernährung.

Wollten Sie all diese Empfehlungen oder Ratschläge auf einmal berücksichtigen, könnte auch dies ihren Ernährungsstress schlagartig erhöhen. Betrachten Sie diese Anregungen deshalb als Denkanstöße und wählen Sie aus, was zu Ihnen passt und wann und wie Sie es in Ihr Verhaltensrepertoire einbinden wollen und können. Auch sind diese Anregungen keinesfalls vollständig. Vertrauen Sie deshalb auf Ihre eigene Kreativität, vielleicht sogar unter Einbeziehung Ihrer sozialen Umgebung.

> **»Essen und seine sozialen Funktionen«:**
>
> Begriffe wie »Festessen«, »Arbeitsessen«, »Essen zu zweit« usw. verdeutlichen die sozialen Funktionen des Essens. Wir können uns diese sozialen Funktionen für unsere Ernährung zunutze machen, v. a. bei wechselseitiger sozialer Verstärkung. Denn ein gemütliches Essen zu zweit in romantischer Atmosphäre bietet die Möglichkeit, das Essverhalten von der Hektik des Alltags abzukoppeln und es mit Achtsamkeit und Genuss zu verbinden. Vermutlich braucht es mehrere solcher »Rituale« bzw. Lerndurchgänge, um einen ausreichenden Verhaltenstransfer auf die Bedingungen des Alltags zu erreichen. Aber es zeigt die Richtung an, in die es gehen kann.
>
> Unterschlagen werden soll jedoch nicht der umgekehrte Fall, nämlich die Ernährungsform als potenzielle soziale Stressquelle. Sollten sich zwei Menschen ineinander verlieben, der eine streng vegan, der andere überzeugter Carnivore (Fleischfresser), ist nicht immer sicher, wer den Sieg davonträgt: die Liebe oder die Ernährungsform. Doch haben wir auch dabei die Hoffnung, dass manche Pärchen erst im Kampf zueinander finden.

9.1.4 Stressmanagement in sozialen Beziehungen

Unser Leben in der Gemeinschaft und unsere sozialen Beziehungen zu anderen Menschen können uns Halt und Sicherheit geben. Sie können uns jedoch auch in Verzweiflung stürzen, wütend machen und zu gewalttätigen Auseinandersetzungen bis hin zu Kriegen führen.

Unsere sozialen Beziehungen spielen sich auf mehreren Ebenen ab, je nachdem auf welcher Größenskala wir unseren Lebensraum betrachten. Als Gattung Mensch sind wir alle zusammen verantwortlich für globale Entwicklungen und die Zukunft unseres Planeten. Als Bürger sind wir verantwortlich für regionale Entwicklungen und die Zukunft unserer Gemeinde, unseres Bundeslandes, unserer Nation oder unserer Union mehrerer Staaten, und als Angehöriger sind wir verantwortlich für das Wohl einer Familie oder eines Partners. Dazu kommen noch unsere Rollen als Mitglied einer Institution oder Organisation, sei es bei der Arbeit oder im privaten Bereich.

Im Zeitalter der Globalisierung und Migrationsbewegungen durchmischen sich diese Ebenen immer mehr, was bei vielen Menschen zu Unsicherheit und Ängsten führt, bis hin zur Abgrenzung und Abschottung gegenüber anderen oder andersartigen Gruppierungen.

Soziale Grenzen zwischen dem »Wir« und den »Anderen« können vielerlei Gestalt annehmen: Arm vs. reich, gebildet vs. ungebildet, hetero- vs. homo- vs. bisexuell, inländisch vs. ausländisch, Mann vs. Frau, weiß vs. schwarz usw.

Vielfach sind diese Ab- und Ausgrenzungen mit der Frage der *sozialen Gerechtigkeit* verbunden. Wir werden uns deshalb zuerst dieser grundlegenden Dimension widmen, da sie nicht selten den gesamten Stresspegel einer Gesellschaft widerspiegelt. Danach wenden wir uns dem unmittelbaren Bei-, Mit- und Gegeneinander in direkten sozialen Beziehungen im Alltag zu.

> **Beispiel »Bürgerrechte«:**
>
> »Aber nach über fünfzig Jahren in der Bürgerrechtsbewegung weiß ich eines sicher: Die Armen werden sich nicht einfach still zum Sterben in eine dunkle Ecke zurückziehen, so sehr die neue politische Mehrheit sich dies wünscht. Wenn dein Bauch leer ist, tust Du, was du tun musst, damit die Hungerschmerzen aufhören. Du gehst auf die Straße, oder du stiehlst, oder du greifst nach einer Waffe.«
> *(Harry Belafonte 2013, S. 606).*

Die Allgemeine Erklärung der Menschenrechte (Vereinte Nationen 1948, S. 1) beschreibt »das von allen Völkern und Nationen zu erreichende gemeinsame Ideal« für unser Zusammenleben. Dass diese Erklärung noch unter dem Eindruck und drei Jahre nach dem Ende des 2. Weltkrieges verkündet wurde, ist wohl kein Zufall und erinnert uns an die gnadenlose Ausgrenzung, die vielen Menschen im Dritten Reich widerfahren ist. Aber auch nach der Verabschiedung der Menschenrechte sehen wir, wie schwierig es war und noch immer ist, diese kognitiven Leitschemata für die Gestaltung unserer sozialen Beziehungen zur Maxime unseres Handelns zu machen und verbindlich umzusetzen. Auch die Geschichte der *Bürgerrechtsbewegung* in den USA ist ein Beispiel dafür, wie selbst innerhalb der Grenzen eines demokratischen Staatsgebildes gewaltige Barrieren auf dem Weg zu diesem Ideal zu überwinden sind. In vielen Ländern der Erde werden auch heute noch die Menschenrechte verletzt bzw. als Ideal in Frage gestellt.

> **Beispiel »Haben oder nicht haben«:**
>
> »Parlamentswahlen stehen an, und der Premierminister ... und seine Konservativen haben überall neue Plakate angeklebt.
> YOU'VE NEVER HAD IT SO GOOD, steht da in riesigen Graffitilettern, ihr habt es noch nie so gut gehabt.
> Die örtliche Labour-Partei hat sich eine Antwort darauf einfallen lassen, und ihre Poster wiederholen den Tory-Slogan, nur dass die beiden letzten Worte ausgestrichen sind.
> YOU'VE NEVER HAD IT – ihr habt noch nie was gehabt.«
> *(Gordon Matthew Sumner (»Sting«) 2015, S. 61).*

Soziale Ungerechtigkeit ist für viele davon betroffene Menschen eng mit sozialem Stress verbunden. Sofern diese Ungerechtigkeit ein ganzes Gemeinwesen durchzieht, ist es die Aufgabe der Politik und anderer gesellschaftlicher Institutionen, hier gegenzusteuern, um den sozialen Frieden zu sichern. Dazu gehören auch die gesellschaftliche Diskussion und Konsensfindung darüber, was als sozial ungerecht angesehen ist, z. B. wenn die Schere zwischen Arm und Reich in einer Gesellschaft immer mehr auseinandergeht.

Aber auch in direkten, persönlichen Beziehungen ist soziale Gerechtigkeit ein Thema, das sich schon bei der sozialen Entwicklung von Kindern beobachten lässt. Bietet man z. B. jüngeren Kindern unter acht Jahren im Rahmen eines ökonomischen Spiels weniger Süßigkeiten an als ein anderes Kind dafür erhält (unvorteilhafte Ungleichheit), so lehnen die jüngeren Kinder dies Angebot ab. Dagegen akzeptieren sie für sie vorteilhafte Angebote, auch wenn ein anderes Kind hierfür weniger erhält (vorteilhafte Ungleichheit). Ältere Kinder ab acht Jahren dagegen lehnen beide Arten der ungleichen Angebote ab, egal ob diese für sie selbst nachteilig oder vorteilhaft sind (Blake und McAuliffe 2011). Sie verzichten also auf eine Belohnung, wenn dafür ein anderes Kind benachteiligt wird. Auch wenn sie als Dritte von außen entscheiden sollen, ob andere Kinder ein faires oder unfaires Angebot erhalten sollten oder nicht, lehnen ältere Kinder (ab sechs Jahren) mehr die unfairen Angebote ab, selbst dann, wenn sie selbst dafür Nachteile in Kauf nehmen müssen, dann allerdings seltener (McAuliffe et al. 2015).

Letztlich müssen die in einer Gemeinschaft zusammenlebenden Mitglieder untereinander aushandeln, was als sozial gerecht, fair oder angemessen angesehen wird (z. B. im Rahmen von Tarifverhandlungen). Der soziale Vergleich in Bezug auf die jeweils vorhandenen Ressourcen wird dabei in der Regel im Mittelpunkt stehen. Auch wird es oft schwierig sein, eine klare Grenze zu ziehen, so dass man eher auf einen Korridor der sozialen Gerechtigkeit und Fairness abhebt, oder eine zeitlich limitierte Einigung, die man zu einem späteren Zeitpunkt überprüft und ggf. anpasst.

Die *Maßstäbe* für soziale Vergleiche sind nicht immer identisch und in vielen Fällen auch schwer objektivierbar. Wir kennen das im Schulwesen, wo je nach Bundesland die schulischen Leistungen der Abiturienten zentral oder aber dezentral (von Seiten der Schule) bewertet werden. Und auch in der Arbeitswelt erleben Mitarbeiter häufig, wie sehr bei der Bewertung durch Vorgesetzte subjektive Eindrücke einen maßgeblichen Einfluss auf das Ergebnis haben.

Soziale Gerechtigkeit wird oft mit Chancengleichheit oder mit Chancengerechtigkeit in Verbindung gesetzt. Dies würde jedoch in vielen Fällen voraussetzen, dass wir eine Chancengleichheit bzw. Chancengerechtigkeit bei den Ausgangs- oder Startbedingungen haben. Empirische Daten zeigen jedoch, dass »regionale Disparitäten in der Chancengerechtigkeit und Leistungsfähigkeit der deutschen Schulsysteme« bestehen und die soziale Herkunft einen maßgeblichen Einfluss auf die erreichten Kompetenzen und den Bildungserfolg hat (Bertelsmann Stiftung et al. 2014, S. 1).

Die Wahl des Maßstabs zur Beurteilung der sozialen Gerechtigkeit ist also keinesfalls selbstverständlich und bedarf in vielen Fällen des demokratischen und fairen sozialen Dialogs, um die Kriterien und entsprechenden Entscheidungen transparent und nachvollziehbar sowie im Idealfall konsensfähig zu machen.

> **Beispiel »Weitsprung in der Schule«:**
>
> S. ist 11 Jahre alt und besucht die 5. Jahrgangsstufe in der Grund- und Hauptschule. Er ist ein sportlicher Schüler, der auch in seiner Freizeit gerne Leichtathletik und andere Sportarten betreibt.
>
> Heute kommt er von der Schule empört nach Hause und beschwert sich lauthals bei seiner Mutter, dass er von seinem Sportlehrer eine ungerechte Note beim Weitsprung erhalten habe. Mit 3,25 m Weite habe er locker die 3,20-Meter-Grenze übersprungen, für die er beim Deutschen Sportabzeichen Gold erhalten würde und an der viele Mitschüler scheitern würden, und doch habe er nur die Note 2 bekommen. Besonders gewurmt habe ihn aber, dass sein Klassenkamerad P., ein netter, kleiner und pummeliger Junge gleichen Alters, den er eigentlich recht gerne mag, mit einer Weite von 2,60 m ebenfalls die Note 2 erhalten habe. Dies sei total ungerecht, und er wolle, dass seine Mutter deshalb sofort mit dem Sportlehrer rede.
>
> Versetzen Sie sich in die Rolle der Mutter. Wie würden Sie sich Ihrem Sohn gegenüber verhalten? Was würden Sie ihm sagen?
>
> Würden Sie seinem Wunsch folgen und mit dem Sportlehrer reden?
>
> Wenn ja, welche Fragen würden Sie Ihrem Sohn sowie dem Sportlehrer stellen?
>
> Welche Kriterien würden Sie bei den beiden Schülern S. und P. anlegen, um deren Leistung im Weitsprung gerecht zu beurteilen?

Soziale Beziehungen und der Grad, wie eine Gemeinschaft nach den Prinzipien der Menschenrechte, der sozialen Gerechtigkeit und der Fairness das soziale Miteinander ihrer Mitglieder gestaltet und regelt, bestimmen in hohem Maße unser Stresserleben. Als soziale Unterstützung im Rahmen sicherer sozialer Netzwerke können sie uns Halt geben und uns resilienter gegenüber Belastungen machen. Fehlt diese Unterstützung oder stellen soziale Beziehungen gar selbst einen Belastungsfaktor dar, z. B. bei sozialer Ausgrenzung oder bei sozialen Konflikten, so macht uns das anfälliger für Überforderungen. Da die Art und Ausgestaltung sozialer Beziehungen ein wesentliches Merkmal unserer Kultur, unserer Gesellschafts- und Lebensform darstellt, wird verständlich, dass jedes Stressmanagement im Kontext dieser sozialen Beziehungen gesehen werden muss. Dies gilt vor allem dann, wenn in engen Lebensräumen verschiedene *Kulturen* aufeinandertreffen, die sich in der Gestaltung sozialer Beziehungen grundsätzlich unterscheiden, z. B. im Rollenverständnis von Männern und Frauen, im Stellenwert weltanschaulicher oder religiöser Bindungen, in der Toleranz gegenüber Andersdenkenden oder im Umgang mit sozialen Konflikten. Gerade in Zeiten zunehmender Globalisierung nimmt die Homogenität der jeweiligen Gesellschaft in vielen Ländern spürbar ab, und bis dahin für selbstverständlich gehaltene oder allgemein akzeptierte Werte und Muster sozialer Beziehungen werden durch das Aufeinandertreffen unterschiedlicher Subkulturen in Frage gestellt oder neu interpretiert. Im Rahmen gesetzlicher Regelungen zur Gestaltung sozialer Beziehungen sind Konstrukte wie »*Teilhabe*« und »*Inklusion*« Ausdruck gesellschaftlicher und politischer Bemühungen, den Auswirkungen von Vernachlässigung, Ausgrenzung und anderer sozialer Konflikte zu begegnen. Auch *Verfassungen* und unser Grundgesetz basieren auf Prinzipien, die das soziale Miteinander regeln sollen, z. B. Gewaltenteilung oder das staatliche Gewaltmonopol, bei dem die Angehörigen eines Gemeinwesens darauf verzichten, individuelle Gewalt (z. B. im Wege der Selbstjustiz) auszuüben. All diese Bemühungen können als *Stressmanagement höherer Ordnung* angesehen werden, die präventiv oder kompensatorisch (z. B. bei Behinderungen) für viele oder gar alle Mitglieder einer Gemeinschaft den potenziellen oder realen sozialen Stress, etwa bei sozialer Ungleichheit, sozialen Benachteiligungen oder sonstigen sozialen Barrieren, mindern und den sozialen Frieden sichern sollen.

Doch selbst ein hoher Grad gemeinschaftlich geregelten Stressmanagements lässt noch viel Spielraum, wie wir im alltäglichen Miteinander im Einzelfall mit sozialem Stress umgehen.

Damit kommen wir zum individuellen Stressmanagement im Rahmen sozialer Beziehungen. Dies kann in der Regel als komplementäres Stressmanagement betrachtet werden, da wir meist das Verhalten und Erleben unseres Gegenübers mitberücksichtigen müssen.

Beispiel »Sitzplatz-Reservierung im ICE«:

Endlich Wochenende. Die Verwaltungsangestellte A. aus Köln freut sich darauf, ihre Mutter in München besuchen zu können. Da die Fernzüge freitags oft voll sind, hat A. eine Fahrkarte im ICE mit Sitzplatzreservierung gekauft. Als sie im Zug ihren Platz einnehmen will, sitzt auf diesem bereits G., ein ca. 40-jähriger Geschäftsmann, der eifrig mit seinem Notebook beschäftigt ist. A. bittet G., den

Platz frei zu geben. Da erklärt ihr G., er habe aufgrund der Verspätung seines Vorzugs den Anschlusszug verpasst, für den er gleichfalls eine Platzreservierung gehabt habe. Deshalb habe er diesen Zug nehmen müssen. Zudem müsse er dringend einen Geschäftsbericht fertigstellen, und dies könne er ja schlecht im Stehen machen.

Beispiel »Hochzeitstag«:

M., ein erfolgreicher Ingenieur, und seine nicht minder erfolgreiche Ehefrau F., Unternehmensberaterin, möchten in diesem Jahr ihren 10-jährigen Hochzeitstag gebührend feiern. Beide sind sich einig, dass hierfür ein dreitägiges langes Wochenende in Berlin in einem schönen zentral gelegenen Hotel und mit einem ansprechenden Kulturprogramm genau das Richtige wäre. Allerdings würde M. dabei lieber der leichten Muse frönen und ein Musical oder Kabarett besuchen, wohingegen es F. eher zur Oper und zur Schauspielkunst zieht.

Beispiel »Parkscheibe abgelaufen«:

Studentin S. ist in die Stadt zum Einkaufsbummel gefahren und hat ihr Auto auf einem gebührenpflichtigen Parkplatz abgestellt. Als sie fröhlich mit ihrem neuen Wintermantel zum Auto zurückkommt, stellt sie fest, dass eine Politesse gerade dabei ist, ihren Block zu ziehen, um ihr einen Strafzettel zu verpassen. Voller Schreck schaut sie auf ihre Uhr und stellt fest, dass sie über eine halbe Stunde zu spät zurückgekehrt und die Parkuhr inzwischen abgelaufen ist. Sie geht rasch auf die Politesse zu, um das Knöllchen vielleicht noch abwenden zu können.

Übung »Einschätzen sozialer Situationen:«

Versetzen Sie sich in die jeweilige Situation der Protagonisten A., M. und F. sowie S. in den drei Beispielen. Alle sehen sich einer bestimmten Anforderung gegenüber, die sich aus der Situation (reservierter, aber besetzter Sitzplatz im Zug; unterschiedliche Präferenzen bei der Gestaltung des Hochzeittags; drohender Strafzettel) ergibt.

Worin unterscheiden sich die jeweiligen Anforderungen dieser drei Situationen?

Formulieren Sie die jeweilige Anforderung durch einen Begriff oder einen kurzen Satz, der den funktionalen Charakter (bzw. das Verhaltensziel in dieser Situation) charakterisiert.

Wie würden sie sich in jedem dieser drei Beispiele verhalten, um diesen Anforderungen zu genügen?

Der Umgang mit unterschiedlichen sozialen Situationen erfordert ein Verhaltensrepertoire, das wir »soziale Kompetenz« nennen. Der Erwerb dieser sozialen Kompetenz beginnt sehr früh im Leben. So lernen bereits Kleinkinder, wie sie das Verhalten ihrer Eltern »kontrollieren« können. Natürlich ist damit nicht gemeint, dass dieser »Kontrolle« ein bewusster, intentionaler Prozess oder ein Verhaltensplan zugrunde liegen. Beim sozialen Lernen, wie wir es bereits in der Beziehung zwischen Eltern und Kind beobachten können, finden sehr fein abgestimmte Prozesse statt, die daraus resultieren, dass u. U. schon kleine Verhaltensänderungen, etwa ein leichtes Quengeln des Kindes, als Stimulus entsprechende komplementäre Verhaltensweisen, z. B. Zuwendung, Schnuller bringen oder Windel wechseln, bei den Eltern bewirken. Wirkungen des eigenen Verhaltens auf die Umwelt, Modell- und Beobachtungslernen (wie verhalten sich andere und welche Konsequenzen sind damit verbunden) sowie das Lernen sozialer Regeln führen dann im Verlauf der sozialen Entwicklung zu dem oben angeführten individuellen Verhaltensrepertoire »soziale Kompetenz«.

In unseren drei Bespielen haben wir drei zentrale Teilbereiche der sozialen Kompetenz angesprochen, die in sozialen Beziehungen eine wesentliche Bedeutung haben. Hinsch und Pfingsten (2007) haben diese Kompetenzen in ihrem »Gruppentraining sozialer Kompetenzen« (GSK) näher herausgearbeitet und sie mit vielen Beispielen belegt. Dabei definieren sie »soziale Kompetenz« als »die Verfügbarkeit und Anwendung von kognitiven, emotionalen und motorischen Verhaltensweisen, die in bestimmten sozialen Situationen zu einem langfristig günstigen Verhältnis von positiven und negativen Konsequenzen für den Handelnden führen« (Hinsch und Pfingsten 2007, S. 90). Diese sozialen Situationen unterteilen sie in drei Typen, wobei jedem Situationstyp eine bestimme, typische Anforderung an unser Verhalten entspricht:

1. Recht durchsetzen (Typ R),
2. Beziehungen pflegen (Typ B),
3. Um Sympathie werben (Typ S).

In Situationen vom Typ R haben wir grundsätzlich eine sehr gute Ausgangsposition, nämlich einen Rechtsanspruch aufgrund gesellschaftlicher Normen und Konventionen, z. B. auf der Grundlage unseres Bürgerlichen Gesetzbuchs. Diesen Anspruch können wir ohne Weiteres einfordern. Sozial kompetent sind wir in solchen Situationen dann, wenn wir das durchsetzen, was uns rechtlich zusteht. Hierzu gehört z. B. die Reklamation einer fehlerhaften Ware mit der Forderung nach gleichwertigem Ersatz oder Rückerstattung des Kaufbetrags.

In Situationen vom Typ B ist die Rechtsfrage irrelevant oder nachrangig. Hierzu gehören z. B. unsere Beziehungen zu unserem Lebenspartner und zu unseren Freunden, die wir pflegen, d. h. aufrechterhalten oder verbessern wollen. Auch hier können im Rahmen der jeweiligen Beziehung durchaus Erwartungen oder sogar Forderungen mitspielen, aber dabei geht es nicht darum, diese rechtlich durchzusetzen, sondern darum, gemeinsam einen Konsens zu finden und sich zu einigen, mit gegenseitigem Verständnis und unter Berücksichtigung der Gefühle des anderen. Hierzu gehört z. B. die Einigung mit dem Partner über die Erziehung der gemeinsamen Kinder.

Auch in Situationen vom Typ S haben wir keine rechtliche Legitimation, auf die wir uns für eine Forderung stützen könnten. Stattdessen sind wir auf die Sympathie, das Entgegenkommen, die Bereitschaft oder das Wohlwollen unseres Gegenübers angewiesen, um unser Ziel im Rahmen dieser sozialen Beziehung zu erreichen. Hierbei kommt es darauf an, den anderen zu bitten bzw. bei ihm darum zu werben, dass er sich in der erwünschten Weise verhält. Hierzu gehört z. B. das Ansprechen einer fremden Person mit der Bitte um Auskunft, wo die nächste Bushaltestelle zum Bahnhof liegt.

Übung macht den Meister! Das gilt auch für soziale Kompetenz. Wenn wir im Rahmen unserer sozialen Entwicklung bestimmten sozialen Situationen häufig begegnen und diese immer mehr oder öfter erfolgreich bewältigen, werden wir entsprechende Eigenschaften entwickeln, wie z. B. durchsetzungsstark sein, selbstsicher, verhandlungsgeschickt, sympathisch oder charmant. Allerdings können sich auch Gegenpole entwickeln wie Selbstunsicherheit, Zaghaftigkeit, Misserfolgserwartung oder Ängstlichkeit.

> **Übung »Soziale Kompetenz und Persönlichkeit«:**
>
> Notieren sie Persönlichkeitseigenschaften, die sie mit jeder der drei Situationstypen (R, B, S) verbinden.
>   Überlegen Sie dann, für welche Berufe sich Menschen mit diesen Persönlichkeitseigenschaften besonders eignen könnten, und warum.
>
> **Übung »Soziale Kompetenz in der Psychotherapie«:**
>
> Beschreiben Sie Beispiele für Situationen vom Typ R, B, oder S, die in einer psychotherapeutischen Beziehung auftreten können.
>   Überlegen Sie dann, wie sie in diesen Situationen ihr Recht durchsetzen (R) bzw. sich zu einigen suchen (B) bzw. um Sympathie werben (S).

Nun ist die soziale Realität oft weit komplexer als die einfache Trichotomie sozialer Situationen und deren Anforderungen. Zum einen kann eine komplexe soziale Situation mehrere Komponenten vom Typ R, B, oder S gleichzeitig beinhalten, zum anderen kann es durchaus schwierig sein, sofort zu erkennen, um welchen Typ einer sozialen Situation es sich im konkreten Fall handelt.

> **Beispiel »Hauskauf«:**
>
> Betriebswirt B. ist glücklich verheiratet mit K., einer Krankenschwester. Beide freuen sich auf ihr drittes Kind. Da damit der Platz in ihrer bisherigen Mietwohnung knapp wird, wollen die beiden in eine größere Mietwohnung ziehen oder sich eine Eigentumswohnung kaufen oder vielleicht auch ein kleines Reihenhaus im Großraum Berlin.

Sowohl bei der Mietwohnung, der Eigentumswohnung als auch dem Reihenhaus sind vor dem Vertragsabschluss vor allem soziale Kompetenzen vom Typ S und B wichtig. Nach dem Vertragsabschluss ist die Kompetenz vom Typ R entscheidend, bei Beziehungen zu Vermietern oder zu Mitgliedern einer Eigentümerversammlung, u. U. sogar über Jahre bis Jahrzehnte hinweg.

Für die Verhaltenssicherheit in sozialen Beziehungen ist es wichtig, unterscheiden zu können, um welchen Typ der sozialen Situation es sich im konkreten Fall handelt. Das ist nicht immer einfach. Dass ich beim Warenkauf ein Reklamations- bzw. Rückgaberecht habe, ist mir vielleicht bekannt. Aber wie ist dies mit rabattierten Waren? Und innerhalb welchen Zeitraums muss ich reklamieren? Welche Rechte habe ich, wenn mein Flugzeug verspätet abhebt oder der Flug ausfällt? Welche Rechte habe ich, wenn ich einen Verwaltungsbescheid bekomme? Und selbst wenn ich das Recht zum Widerspruch und zur Klage habe: In welchen Fällen und zu welchem Grad ist mein Recht durchsetzungsfähig, sprich erfolgreich? Bei solchen Fragen bestehen heutzutage vielfältige Möglichkeiten zur Information sowie institutionelle Hilfen wie Verbraucherschutz, Rechtsberatung oder Rechtsschutzversicherung.

Aber auch in Situationen vom Typ B oder S kennen wir Varianten. So kann uns niemand aufgrund einer rechtlichen Grundlage dazu auffordern, eine Zeitschrift zu abonnieren. Also müsste ein Abonnement-Verkäufer eigentlich um Sympathie werben. Wir kennen jedoch auch Drückerkolonnen, die mit unmoralischen bis hin zu ungesetzlichen Methoden arbeiten und nicht nur Sympathiewerbung einsetzen, sondern auch sozialen Druck und Nötigung. In diesen Fällen hängt es nicht selten von der sozialen Kompetenz des Gegenübers ab, einem solchen Verhalten Grenzen zu setzen.

Wenn der soziale Stress einer Person häufig damit zusammenhängt, dass sie nicht unterscheiden kann, um welchen Typ einer sozialen Situation es sich handelt, und sie deshalb in ihrem Verhalten unsicher ist, kann ein *Diskriminationstraining* helfen.

Können wir die Art der Beziehungen in unterschiedlichen sozialen Situationen und daraus resultierende Verhaltens- und Belastungsmuster im Rahmen unseres SORKC-Modells darstellen? Prinzipiell ja, wobei wir berücksichtigen müssen, dass sich in sozialen Situationen mehrere Personen gleichzeitig verhalten und wir eigentlich eine übergeordnete funktionale Verhaltensanalyse der Interaktion aller Beteiligten in einer sozialen Situation zugleich erstellen müssten. Dabei kann ein und dieselbe soziale Situation durchaus unterschiedliche funktionale Bedeutungen für die verschiedenen Sozialpartner haben. Wir wollen dies am Beispiel einer dyadischen Beziehung, bei der nur zwei Personen beteiligt sind, verdeutlichen.

In Tabelle 9.2 sehen sie die fünf Komponenten des SORKC-Modells jeweils für eine Person P1 sowie für eine zweite Person P2 im Rahmen einer Zweierbeziehung (Dyade) aufgeführt (▶ Tab. 9.2). Die soziale Situation S kann für diese beiden Personen eine unterschiedliche funktionale Bedeutung haben, was wir durch S1 (für P1) und S2 (für P2) kennzeichnen. Bei der O-Komponente ist klar, dass beide Personen unterschiedliche persönliche (Organismus-)Voraussetzungen mitbringen. Bei der R-Komponente können sich beide Personen in derselben äußeren Situation gleich verhalten oder verschieden, z. B. komplementär. Auch die Konsequenzen ihres Verhaltens können für beide Personen gleich oder unterschiedlich ausfallen, ebenso die Kontingenzen.

Tab. 9.2: Das SORKC-Modell in sozialen Situationen (Dyade)

	P1	P2		Nachteil für P1 Vorteil für P2		Gleichgewicht zwischen P1 und P2		Vorteil für P1 Nachteil für P2
1	S1	S2	S1 < S2	situativer Nachteil	S1 = S2	gleiche Ausgangssituation	S1 > S2	situativer Vorteil
2	O1	O2	O1 < O2	nachteilige persönliche Eigenschaften	O1 = O2	gleiche persönliche Eigenschaften	O1 > O2	vorteilhafte persönliche Eigenschaften
3	R1	R2	R1 < R2	nachteiliges Verhalten	R1 = R2	gleiches Verhalten	R1 > R2	vorteilhaftes Verhalten
4	C1	C2	C1 < C2	aktuelle Benachteiligung	C1 = C2	aktuelle Gleichheit der Folgen	C1 > C2	aktuelle Bevorteilung
5	K1	K2	K1 < K2	überdauernde Benachteiligung	K1 = K2	überdauernde Gleichheit der Folgen	K1 > K2	überdauernde Bevorteilung

Die tabellarische Übersicht zeigt, dass prinzipiell 5 (SORKC-Komponenten) x 3 (Vergleichsergebnisse für P1 und P2) = 15 Kombinationsmöglichkeiten bestehen.

Schauen wir uns diese Möglichkeiten anhand der oben aufgeführten Beispiele »Sitzplatz-Reservierung im ICE« und »Hochzeitstag« näher an:

S1 < S2: P1 befindet sich gegenüber P2 in einer nachteiligen Situation (bzw. P2 gegenüber P1 in einer vorteilhaften Situation)

Im Beispiel »Sitzplatz-Reservierung im ICE« hat der Geschäftsmann G. (P1) keinen reservierten Sitzplatz und ist deshalb gegenüber der Verwaltungsangestellten A. (P2) im Nachteil, da diese über eine bezahlte und gültige Reservierung für den von G. eingenommenen Sitzplatz verfügt. G. befindet sich also in einer sozialen Situation vom Typ S und müsste sich dementsprechend um die Sympathie von A. bemühen, damit diese freiwillig auf ihren Sitzplatzanspruch verzichtet. Komplementär hierzu befindet sich die Verwaltungsangestellte A. in einer sozialen Situation vom Typ R und müsste ihr Recht gegenüber G. durchsetzen.

S1 = S2: P1 und P2 haben im Rahmen ihrer gleichberechtigten Beziehung die gleiche Ausgangssituation

Im Beispiel »Hochzeitstag« ist die Situation für die Gestaltung des gemeinsamen Hochzeittages für das Ehepaar M. und F. die gleiche, in diesem Fall vom Typ B. Die Anforderung besteht für beide darin, sich zu einigen.

S1 > S2: P1 befindet sich gegenüber P2 in einer vorteilhaften Situation (bzw. P2 gegenüber P1 in einer nachteiligen Situation)

Diese Situation ist die Komplementärsituation zu S1 < S2. Dementsprechend gelten im Beispiel »Sitzplatz-Reservierung im ICE« die vertauschten Rollen, d. h. die Verwaltungsangestellte A. ist in diesem Fall P1, der Geschäftsmann G. ist P2.

»Wenn ›gleiche‹ Situationen funktional verschieden sind«:

Die gleiche soziale Situation S kann für Sozialpartner die gleiche Funktion (S1 = S2) oder eine verschiedene Funktion (S1 < S2 oder S1 > S2) haben. Die gleiche Funktion liegt zum Beispiel dann vor, wenn eine echte Chancengleichheit vorliegt, z. B. wenn das Wahlrecht in einer Gemeinschaft gleichermaßen für alle gilt, unabhängig vom Geschlecht, von der Hautfarbe oder von den Vermögensverhältnissen. Eine funktionale Ungleichheit kann dagegen dann vorliegen, wenn die Ausgangsbedingungen verschieden sind, z. B. wenn arme Menschen nicht dieselben Bildungs- oder Aufstiegschancen haben wie vermögende Menschen.

Kommen wir nun zur Organismus-(O)-Komponente:

O1 < O2: P1 weist gegenüber P2 (funktional) nachteilige persönliche Eigenschaften auf (bzw. P2 gegenüber P1 vorteilhafte Eigenschaften)

Wir gehen im Beispiel »Sitzplatz-Reservierung im ICE« einmal davon aus, dass die Verwaltungsangestellte A (=P1) eine eher introvertierte, stille, leicht selbstunsichere und harmoniebedürftige Persönlichkeit ist, während der Geschäftsmann G (=P2) einen eher dominanten bis aggressiven, selbstsicheren, durchsetzungsfähigen und extrovertierten Charakter hat.

O1 = O2: P1 und P2 entsprechen sich im Wesentlichen in ihren persönlichen Eigenschaften (hinsichtlich der Anforderungen an ihr Verhalten in dieser Situation)

Wir gehen im Beispiel »Hochzeitstag« davon aus, dass beide Ehepartner für diese Situation über die gleichen persönlichen Eigenschaften für eine partnerschaftliche Einigung verfügen.

O1 > O2: P1 weist gegenüber P2 vorteilhafte persönliche Eigenschaften auf (bzw. P2 gegenüber P1 nachteilige Eigenschaften)

Dies ist wieder die komplementäre Situation zu O1 < O2 mit entsprechend vertauschten Eigenschaften.

> **»Persönlichkeit und Chancengleichheit«:**
>
> Dass »schöne« Menschen es in vielen Bereichen leichter haben, kann ebenso zutreffen wie die Beobachtung, dass großgewachsene Menschen in bestimmten Sportarten wie Basketball eher Erfolg haben. Auch kann es gut sein, dass »charmante und gewinnende Menschen« in bestimmten Situationen viel weiterkommen als eher ruppige Zeitgenossen. Die Variation persönlicher Eigenschaften hat sich evolutionär entwickelt und dies möglicherweise aus guten Gründen. Und die Welt wäre um vieles ärmer, wenn es nicht viele dieser unterschiedlichen »Persönlichkeiten« gäbe.

Wir kommen nun zum konkreten Verhalten R:

R1 < R2: P1 zeigt in seinem Verhalten eine funktional schwächere Reaktion im Vergleich zum Verhalten von P2 (bzw. P2 gegenüber P1 eine stärkere Reaktion)

»Funktional« ist hier im Hinblick auf die Anforderung der Situation zu sehen. Im Beispiel »Sitzplatz-Reservierung im ICE« könnte die Verwaltungsangestellte A. zum Beispiel Folgendes zu dem Geschäftsmann G. sagen: »Wären Sie vielleicht so freundlich, mir diesen Sitz zu überlassen?« Der Geschäftsmann G. könnte Folgendes antworten: »Nein! Das geht auf keinen Fall! Ich brauche diesen Sitzplatz, um in Ruhe meinen Bericht fertigschreiben zu können! Suchen Sie sich einen anderen Platz!« Obgleich das Verhalten von A. bei einem weniger dominanten Zeitgenossen durchaus den erwünschten Effekt haben könnte, ist ihre Reaktion auf die Besetzung ihres reservierten Platzes im Hinblick auf das Durchsetzen ihres Rechts hier nicht sehr funktional. Die abschwächende Wirkung des Konjunktivs (»Wären Sie«), die Einschränkung »vielleicht« und die geäußerte Verhaltenscharakterisierung (»freundlich«) machen auf G. keinen Eindruck, geschweige denn Nachdruck. Er dagegen stellt deutlich klar (»Nein! Das geht auf keinen Fall!«), dass er nicht bereit ist, den Sitzplatz frei zu geben, obgleich er objektiv im Unrecht ist.

R1 = R2: P1 zeigt in seinem Verhalten eine funktional gleichwertige Reaktion im Vergleich zum Verhalten von P2 (und umgekehrt)

Im Beispiel »Hochzeitstag« könnte dies dann der Fall sein, wenn beide Partner, M. und F., sich auf einen Kompromiss einigen, z. B. am ersten Abend zusammen in die Oper gehen, am zweiten Abend ins Kabarett, oder sich aber darauf einigen, zwei Wellness-Tage miteinander zu verbringen, auf die sie sich beide gleichermaßen freuen könnten.

R1 > R2: P1 zeigt in seinem Verhalten eine funktional stärkere Reaktion im Vergleich zum Verhalten von P2 (bzw. P2 gegenüber P1 eine schwächere Reaktion)

Dies ist wieder die komplementäre Situation zu R1 < R2 mit entsprechend vertauschten Rollen.

> **»Gesellschaftliche Verhaltensregeln«:**
>
> Zur Verhaltenssicherheit und Stressprävention in sozialen Beziehungen haben viele Gemeinschaften Regeln entwickelt, z. B. zu Fragen der (richtigen) Etikette, oder Benimm-Regeln oder Protokolle für »diplomatische« Verhaltensweisen in internationalen Beziehungen.

Kommen wir nun zu den Konsequenzen des Verhaltens:

C1 < C2: Die Konsequenzen sind für P1 nachteiliger als für P2 (bzw. vorteilhafter für P2 als für P1)

Mit »Konsequenz« meinen wir hier das Ergebnis aus dem Zusammenspiel der Situation mit dem konkreten Verhalten der beiden Personen P1 und P2 auf dem Hintergrund ihrer jeweiligen Persönlichkeit. So kann es im Beispiel »Sitzplatz-Reservierung im ICE« sein, dass die Verwaltungsangestellte A. trotz ihres Rechts auf diesen Sitzplatz den Kürzeren zieht, weil sie sich, eingeschüchtert von der ruppigen Reaktion von G., nicht traut, auf ihrem Recht zu bestehen und den sozialen Konflikt durchzustehen (C1 < C2). Sie ist dadurch hinsichtlich der Konsequenzen benachteiligt. Andererseits könnte ihr die Reaktion »Herbeirufen des Zugschaffners« helfen, ihr Recht durchzusetzen, so dass sie dann im Vorteil wäre (C1 > C2).

C1 = C2: Die Konsequenzen sind für P1 und P2 funktional gleichwertig

Im Beispiel »Hochzeitstag« sind die Konsequenzen für beide Partner, M und F, funktional gleichwertig, wenn sie sich auf eine der beiden oben genannten Möglichkeiten oder Kompromisse einigen (Oper/Kabarett oder Wellness).

C1 > C2: Die Konsequenzen sind für P1 vorteilhafter als für P2 (bzw. für P2 nachteiliger als für P1)

Dies ist wieder die komplementäre Situation zu C1 < C2.

> **»Gerechtigkeit zeigt sich in den Konsequenzen«:**
>
> Auch hier gilt unser oben erwähntes Primat gesellschaftlicher Regelungen. Einer Gemeinschaft, die sich um den sozialen Frieden bemüht, darf es nicht egal sein, wenn für dieselbe Tätigkeit bzw. Leistung je nach Geschlecht oder Hautfarbe ein unterschiedliches Gehalt gezahlt wird. Dabei reicht es nicht, wenn man dies rechtlich festlegt (dies würde in Bezug auf Gehaltsgerechtigkeit der Situation $S1 = S2$ entsprechen), sondern dass man dieses Recht auch durchsetzt, d. h. durch die entsprechenden Konsequenzen dafür sorgt, dass dieses Recht in allen Fällen befolgt wird.
>
> Schwieriger wird es oft im persönlichen Miteinander, wenn es darum geht, im Arbeitsleben Mitarbeitern für gleiche Leistungen gleiche Wertschätzung entgegen zu bringen, oder bei der Erziehung Geschwistern mit denselben Verhaltenskonsequenzen zu begegnen.
>
> Bei den Konsequenzen muss nicht immer Gleichheit das angestrebte Ziel sein. So werden wir behinderten Menschen gegenüber nichtbehinderten Menschen unter dem Aspekt der sozialen Solidarität kompensatorisch oft günstigere Konsequenzen zugestehen oder versuchen, sie vor relativen Nachteilen zu bewahren.

Kommen wir nun zu den Kontingenzen. Hierbei gehen wir der Frage nach, wie und unter welchen Bedingungen das soziale Verhalten der Beteiligten bisher in ihrer jeweiligen Lerngeschichte verstärkt, bestraft oder gelöscht wurde.

K1 < K2: Die Kontingenzen sind für P1 nachteiliger als für P2 (bzw. vorteilhafter für P2 als für P1).

Stellen wir uns für unser Beispiel »Sitzplatz-Reservierung im ICE« vor, dass die Verwaltungsangestellte A. seit Kindesbeinen an in einer Umgebung groß geworden ist, in der das Einstehen für die eigenen Rechte selten positiv verstärkt wenn nicht gar bestraft wurde. Die Zeiten, in denen Mädchen trotz prinzipieller Gleichberechtigung von ihren Eltern bei guter schulischer Leistung und entsprechendem Wunsch dennoch nicht auf eine höhere Schule geschickt wurden, weil sie ja »ohnehin heiraten und dann versorgt sind« oder ähnliches, sind noch nicht lange vorbei, ja vielleicht in manchen Ecken unserer Gesellschaft noch lebendig. Vielleicht hat A. solche oder ähnliche Erfahrungen gemacht und somit soziale Nachteile erfahren, die auch verständlich machen würden, warum sie als erwachsene Frau eher still, zurückhaltend und selbstunsicher ist. Demgegenüber hatte Geschäftsmann G. in seiner Lerngeschichte vielleicht oft Erfolg damit, sich über die berechtigten Ansprüche Anderer durch entsprechend aggressives Verhalten hinwegzusetzen. Und wenn die Verstärkung dieses Verhaltens intermittierender Art war, so wird es auch schwerer zu löschen sein.

K1 = K2: Die Kontingenzen sind für P1 und P2 funktional gleichwertig.

Im Beispiel »Hochzeitstag« sind die Konsequenzen für beide Partner, M. und F., funktional gleichwertig, wenn sie bisher ihre partnerschaftliche Beziehung im gleichberechtigten Umgang miteinander gepflegt haben, mit funktional gleichwertigen Verstärkungsplänen, die auch ihren unterschiedlichen Interessen Rechnung trugen.

> **»Es lebe der kleine Unterschied – auch bei der Gleichberechtigung«:**
>
> Wenn wir uns heutzutage um Gleichberechtigung, z. B. zwischen Mann und Frau, bemühen, so meinen wir damit nicht nur die Bereitstellung gleicher oder fairer Ausgangsbedingungen, sondern auch die Schaffung von Kontingenzen, die beide Geschlechter in ihrem jeweiligen gleichberechtigten Verhalten unterstützen. Dies kann bei bestehender Ungleichheit sogar zu entgegengesetzten Mustern führen, z. B. wenn wir Frauen unterstützen, trotz der Elternrolle in den Beruf zu gehen, und wir Männer unterstützen, trotz der beruflichen Rolle Elternzeiten wahrzunehmen. Wenn wir hier von gleichen Kontingenzen sprechen, beziehen wir uns auch hier auf einen sozial akzeptierten Korridor, innerhalb dessen wir die Kontingenzen für funktional gleichwertig ansehen, z. B. bei beruflichen Förderungsprogrammen.

K1 > K2: Die Kontingenzen sind für P1 vorteilhafter als für P2 (bzw. für P2 nachteiliger als für P1).

Dies ist wieder die komplementäre Situation zu K1 < K2 und erklärt sich aus den vorherigen Ausführungen.

Verhalten kann in einer Situation *mehrere positive oder negative Konsequenzen* haben, sei es gleichzeitig bzw. in einem umschriebenen Zeitraum, oder sei es hintereinander bzw. in voneinander unterscheidbaren Zeiträumen. Dies kann zu Entscheidungskonflikten führen, auch in sozialen Situationen.

> **Beispiel »Partnerschaft, Kinderwunsch und Karriere«:**
>
> Frau P., Mitte Dreißig, lebt seit vier Jahren in einer festen Paarbeziehung. Beide Partner leben und arbeiten in verschiedenen Orten, sie in Süddeutschland, er im Norden. Beide sind in ihren Berufen engagiert und erfolgreich, und auch wenn sie sich nur alle 2–3 Wochen sowie an Feiertagen und im Urlaub sehen können, fühlen sie sich glücklich miteinander. Frau P. merkt jedoch seit ein paar Monaten, dass sie diese Situation der räumlichen und zeitlichen Distanz auf Dauer nicht so weiterleben will. Immer öfters denkt sie an ihren aus Karrieregründen lange zurückgestellten Kinderwunsch, und dass sie sich für diesen Fall auch ein Familienleben wünscht. Allerdings wäre dies mit der Entscheidung verbunden, dass

einer von beiden oder sogar beide ihren derzeitigen Arbeitsplatz aufgeben müssten. Für Frau P. würde dies bedeuten, dass sie die Leitungsposition, die sie sich durch fortwährende Qualifizierung sowie großes Engagement erarbeitet hat, aufgeben müsste und eine vergleichbare Stelle am Arbeitsort ihres Partners nicht angeboten wird. Ähnliches gilt auch für ihren Partner, der sich durch die aktuelle Situation weniger belastet fühlt, jedoch gerne bereit ist, mit seiner Partnerin nach möglichen Lösungen zu suchen.

In diesem Beispiel stehen beide Partner, Frau P. mehr als ihr Partner, vor einem *doppelten Appetenz-Aversions-Konflikt* bzw. einem *doppelten Ambivalenz-Konflikt*. Bei diesem Konflikt hat jeder der beiden die Wahl zwischen zwei Alternativen, die jeweils positive und negative Seiten haben. So ist die Alternative »Fortführen der Beziehung an verschiedenen Wohn- und Arbeitsorten« für jeden der beiden mit der positiven Konsequenz einer Karriere verbunden, dagegen mit der negativen Konsequenz des Verzichts auf Kinder bzw. ein gemeinsames Familienleben. Umgekehrt würde die Verhaltensalternative »Zusammenziehen« positiv ein Familienleben ermöglichen, sich jedoch negativ auf die Karriere auswirken, zumindest bei dem, der seinen bisherigen Arbeitsplatz ohne entsprechende Alternative aufgibt.

Wenn es um gemeinsam auszuhandelnde Entscheidungen geht, sei es in Paarbeziehungen oder in größeren sozialen Gruppierungen, kommt es darauf an, dass die Sozialpartner im Dialog die Konsequenzen der möglichen Entscheidungen für alle Beteiligten erörtern, die Situation und die Interessen des Anderen verstehen lernen und sich nicht auf unverrückbare Positionen zurückziehen, sondern den größten gemeinsamen Nenner suchen und einen Ausgleich ihrer unterschiedlichen Interessen anstreben. Der oben erwähnte Klassiker der Verhandlungstechnik (Fisher et al. 2000) macht sich solche Prinzipien zu Nutze.

9.1.5 Stressmanagement bei Erkrankungen

Zitat »Gesundheit«:
»Besonders überwiegt die Gesundheit alle äußern Güter so sehr, daß wahrlich ein gesunder Bettler glücklicher ist als ein kranker König.«
(Arthur Schopenhauer 1917, S. 20).

Gesundheit gilt vielen Menschen in unserer Gesellschaft als hohes, wenn nicht gar höchstes Gut. Der Medizinethiker Giovanni Maio (2009) behandelt dieses Thema aus kritischer Distanz, indem er als Endpunkt einer gesellschaftlichen Verabsolutierung einen irrationalen Gesundheitskult konstatiert. Mit Blick auf die Gesundheitsbranche, die oft mit dem Arthur Schopenhauer zugeschriebenen Aphorismus »Gesundheit ist nicht alles – aber ohne Gesundheit ist alles nichts« (Maio 2009, S. 364) wirbt, ist für Maio der Gesundheitskult im Kontext unserer Leistungsgesellschaft »nichts anderes als der Ausdruck einer utopischen Erwartung eines Lebens ohne Mangel, ohne Verzicht, ohne Beschwerden« (Maio 2009, S. 365). Solche Strömungen rechnet Maio zu den Ideologien der modernen Medizin, zu der auch das Machbarkeitsdenken gehört: »Das Schicksal wird zum ›Machsal‹« (Maio 2009, S. 366).

Die Frage, wie Stress und somatische Erkrankungen zusammenhängen, kann man unter zwei Perspektiven betrachten. Zum einen unter dem psychosomatischen Aspekt, inwieweit Stress zu somatischen Erkrankungen führt, zum anderen unter dem somatopsychischen Aspekt, inwieweit eine somatische Erkrankung zu Stress führt. Wir können bei diesen beiden Aspekten das Krankheitsspektrum auch auf psychische Erkrankungen erweitern.

An dieser Stelle beschäftigen wir uns primär mit den Auswirkungen, die eine Erkrankung auf das Verhalten inklusive Erleben einer betroffenen Person haben kann.

Psychische und somatische Erkrankungen können je nach Art, Schwere und Verlauf wesentlichen Einfluss auf die Lebensführung und die Lebensqualität haben und aus vielen alltäglichen Belastungen Überlastungen machen. Den Umgang mit krankheitsbedingten bzw. krankheitsassoziierten Anforderungen und Belastungen bezeichnen wir oft mit besonderen Begriffen wie Krankheitsbewältigung (engl. *coping with disease*). Unsere Gesellschaft akzeptiert es weitgehend, wenn wir uns im Rahmen einer »Krankschreibung« eine Auszeit nehmen und uns »arbeitsunfähig« zunächst der Genesung widmen. Wir könnten statt Genesung auch von »Wiederherstellung« unserer Gesundheit sprechen, um damit unser Bemühen hervorzuheben, unsere Genesung durch unser entsprechendes Verhalten zu unterstützen, sehen dies jedoch kritisch, wenn man damit die oben beschriebene »Machbarkeit« bzw. »Machsal« verbindet.

9.1.5.1 Stressmanagement bei akuten Erkrankungen

Wie gehen wir in unserer Leistungsgesellschaft mit akuten Erkrankungen um? Wer männlich ist, zur mittleren Altersgruppe zählt und im Beruf steht, wird sich bei einem Bandscheibenvorfall eher einer Operation unterziehen als konservative Behandlungsmethoden auszuschöpfen (Bäuml et al. 2016), entgegen den Leitlinien der Deutschen Gesellschaft für Neurochirurgie. Bei der Frage, weshalb bei jedem dritten Bandscheiben-Patienten vorschnell operiert wird, werden nicht nur finanzielle Erwägungen der Krankenhäuser diskutiert, sondern auch die Befürchtungen vieler Patienten, ohne Operation ihren Beruf nicht mehr ausüben zu können (Hamburg Center for Health Economics 2016). Akute Erkrankungen oder Verletzungen als Störfaktor anzusehen, den es möglichst rasch auszuschalten gilt, damit das Leben in gewohnten (Leistungs-)Bahnen weitergehen kann, lässt sich nicht nur im Arbeitsleben oder beim Spitzensport beobachten, sondern ist als kognitives Schema auch im Alltag zu beobachten.

Bereits am Beispiel des Kardiologen Max Halhuber beim Umgang mit seinem eigenen Herzinfarkt haben wir gesehen, dass problematische Einstellungen im Sinne eines »Es kann nicht sein, was nicht sein darf!« einem sinnvollen Umgang mit einer akuten Erkrankung entgegenstehen. So kann allein die Anerkennung, dass man akut erkrankt und nicht mehr voll leistungsfähig ist, für manche Menschen so aversiv sein, dass man entsprechende Warnzeichen zur Seite schiebt. Vermeidung kann in bestimmten Fällen durchaus sinnvoll und entlastend sein, nicht jedoch, wenn dadurch weitere Komplikationen und u. U. ein schwererer Krankheitsverlauf gebahnt werden, wie es für viele somatische Erkrankungen der Fall ist. Da die Betroffenen nicht selten in ihren eigenen ängstlich-vermeidenden Emotionen gefangen sind, kommt dem Rat, manchmal sogar dem sanften, aber konsequenten Druck wohlmeinender Außenstehender, z. B. von Angehörigen, Freunden oder Kollegen, eine große Bedeutung zu. Dies gilt auch bei Erkrankungen, die in der Gesellschaft mit einem Stigma behaftet sind, z. B. *psychische Erkrankungen*. Klassische Beispiele hierfür sind der schädliche Gebrauch von Alkohol oder die Alkoholabhängigkeit, deren Störungs- bzw. Krankheitscharakter, obgleich medizinisch und rechtlich außer Frage stehend, von vielen Menschen nicht gesehen bzw. nicht anerkannt wird. Stattdessen wird den Betroffenen Willens- oder Charakterschwäche oder Haltlosigkeit unterstellt und notwendige Schritte der Hilfe unterbleiben oft, so dass sich chronifizierte Formen entwickeln. Tragisch im individuellen Fall, gesundheitspolitisch unsinnig sowie volkswirtschaftlich unökonomisch können also *falsche kognitive Schemata*, die sozial verbreitet sind, den angemessenen Umgang mit Erkrankungen erschweren oder gar verhindern und weiteren Chronifizierungen Vorschub leisten.

Falsche kognitive Schemata sowie dysfunktionale emotionale Reaktionen wie ängstliche Vermeidung können also dazu beitragen, dass das »eigentlich« Notwendige bei akuten Erkrankungen nicht erfolgt. Gibt es ein »richtiges« Verhalten?

Viele akute Erkrankungen wie z. B. Herzinfarkt oder Schlaganfall kündigen sich oft mit *Warnzeichen* an. Diese Warnzeichen frühzeitig wahrzunehmen und darauf zu reagieren, ist ein Gebot der *Achtsamkeit* für den eigenen Körper und das eigene Befinden. Ein Achtsamkeitstraining kann hier gute Dienste leisten.

Nimmt man solche Warnzeichen wahr, so ist die adäquate *kognitive Bewertung* wichtig. Dazu gehört zuvorderst, dass man die Unbestimmtheit und Unsicherheit, die mit dem Befinden bzw. den körperlichen Empfindungen zusammenhängen, anerkennt und nicht zur Seite schiebt. Nicht jedes Zeichen ist ein Warnzeichen, ebenso wenig jedoch ein Zeichen dafür, dass alles in Ordnung ist. In dieser Phase sind die möglichen Konsequenzen zu beachten, unter Berücksichtigung der Person (O-Variable) und der bisherigen Vorgeschichte. So wird ein kurzes, temporäres Schwindelgefühl bei einer jungen Frau mit bekanntem niedrigem Blutdruck nicht sofort ein Notfallalarmgefühl auslösen, wohl aber bei einem 78-jährigen Mann mit einem Schlaganfall in der Vorgeschichte. Doch selbst bei der jungen Frau sollte man bei plötzlichem oder wiederholten Auftreten von Symptomen nach Besonderheiten bzw. weiteren Warnzeichen fragen, z. B. nach der Einnahme von Ovulationshemmern, die als Nebenwirkung eine Thrombose mit entsprechenden Symptomen (z. B. ziehende oder krampfartige Schmerzen im Bein) auslösen können.

In der Medizin nennt man diese Vorgehensweise diagnostisch bzw. *differentialdiagnostisch*. Natürlich verfügen Personen ohne medizinischen Hintergrund nicht über ein entsprechend differenziertes Wissen. Gerade deshalb aber sollten auffällig plötzliche, ungewohnte oder wiederholt auftretende Symptome Anlass sein, einen Arzt bzw. Experten zu Rate zu ziehen.

> **»Krankheitsbewältigung, Frühwarn-Systeme und das ›FIFI-Prinzip‹«:**
>
> Die schädlichen Konsequenzen vieler Erkrankungen lassen sich in ihrem Frühstadium verhindern, vermindern oder begrenzen. Deshalb sind Früh-Identifikation und Früh-Intervention (FIFI) (engl. EIEI = Early Identification, Early Intervention) oft entscheidend für den Krankheitsverlauf. Eine regelmäßige Gesundheitsüberwachung für die eigene Person wird heutzutage immer einfacher, komfortabler und lässt sich nahezu »spielerisch« realisieren. Moderne digitale Armbanduhren (»Smartwatches«) und andere »Wearables« registrieren gesundheitsrelevante Parameter wie Herz-/Pulsfrequenz, Blutdruck oder Sauerstoffsättigung im Blut, geben Alarm und eine Mitteilung beim Über- oder Unterschreiten von Grenzwerten und ermöglichen ggf. das Absetzen eines raschen Notrufs.

Neben der Achtsamkeit, der kognitiven Bewertung, der adäquaten emotionalen Reaktion (Vermeidung vermeiden) und der diagnostischen Abklärung gehört auch die weitere *Selbstbeobachtung* zum angemessenen Umgang mit unklaren Symptomen. Sofern die Unklarheit bestehen bleibt bzw. keine rasche oder sichere diagnostische Klärung möglich ist, empfiehlt es sich, sich so zu verhalten, dass eine weitere Gefährdung minimiert wird. Größere oder längere Anstrengungen oder Reisen, auch Flugreisen, sollte man in solch einem Fall etwa meiden, vor allem auch dann, wenn eine Reise in ein fremdes Land mit deutlich niedrigerem medizinischen Standard führt.

Aber auch dann, wenn eine akute Erkrankung bekannt ist, kann ein angemessener Umgang damit Überlastungen vorbeugen. Bei ernsten Erkrankungen sollte angesichts unseres gut ausgebauten Versorgungssystems auf jeden Fall konsequente medizinische Hilfe durch Ärzte in Anspruch genommen werden. Dazu kommen vertrauensbasierte und vertrauensbildende Maßnahmen. Zum ersten gehört, dass man sich Informationen aus fachlich zuverlässigen Quellen holt und sich bei Fragen, Unklarheiten und Unsicherheiten an seinen behandelnden Arzt wendet. Zum zweiten gehört die offene und transparente Zusammenarbeit mit den medizinischen Experten. Wenn z. B. Zweifel an der Einnahme verschriebener Medikamente bestehen, sollten diese Zweifel besprochen werden; keinesfalls sollten diese Medikamente einfach weggelassen werden ohne Rücksprache, da die Ärzte sonst den Krankheits- und Behandlungsverlauf auf falscher Tatsachenbasis und somit ggf. irrtümlich beurteilen. Ebenso sollte man die zusätzliche Einnahme von Substanzen, auch solchen, die rezeptfrei erhältlich sind, seinem Arzt mitteilen, und zwar möglichst vorher, da auch solche Substanzen ebenso wie bestimmte Diätformen die Verstoffwechselung verschreibungspflichtiger Medikamente beeinflussen können. Darüber hinaus sollte man jede deutliche Veränderung im körperlichen oder seelischen Empfinden notieren und mit seinem Arzt besprechen, um die Konsequenzen einer Erkrankung oder deren Behandlung im Dialog besser abschätzen zu können. Entscheidend sind also hierbei die vertrauensvolle Beziehung, Transparenz sowie offener Dialog.

> **Beispiel »Auch Ärzte irren«:**
>
> V., ein etwa 70-jähriger Mann, ruft seinen Sohn S. an, der über 100 km von ihm entfernt in einer anderen Stadt lebt und dort Medizin im Praktischen Jahr studiert. V. erzählt seinem Sohn, dass die 70-jährige Mutter M. sich nicht wohl fühle und er den Verdacht habe, dass sie vielleicht einen kleinen Schlaganfall erlitten habe, da ihr linker Mundwinkel leicht herunterhinge. Er habe bereits den Hausarzt im Nachbarort deswegen angerufen. Dieser habe ihm gesagt, er solle sich keine Sorgen machen. M. habe wohl zu stark und heftig geatmet; es handele sich um eine Hyperventilationstetanie, die zu krampfartigen Symptomen führen könne und sich bessern würde, wenn V. ihr eine Tüte vor den Mund hielte, in die sie eine Zeitlang hineinatmen solle. Er, V., habe dies versucht, es habe sich jedoch nichts geändert und er mache sich weiter Sorgen um M.
>
> S. stellt seinem Vater noch ein paar gezielte Fragen, setzt sich dann sofort in sein Auto und fährt zu seinen Eltern. Dort angekommen, fährt er seine Mutter sofort in ein Krankenhaus, wo sie unverzüglich wegen eines akuten Schlaganfalls behandelt wird.

Dieses Beispiel zeigt, dass auch Ärzte irren können. Obwohl eigentlich jeder Arzt lernt, dass man im Prinzip am Telefon keine Diagnose stellt, kommt es im medizinischen Alltag durchaus vor, dass Bewertungen auf der Basis kommunizierter Daten vorgenommen werden. Und selbst wenn ein Arzt selbst eine Untersuchung durchgeführt hat, kann er einem Irrtum unterliegen. Um entsprechende Risiken aufgrund unzureichender oder falsch übermittelter oder falsch verstandener Informationen zu vermindern, hilft in vielen Fällen das Redundanzprinzip. So sind z. B. im Krankenhaus oder in der Praxis Ärzte meist von vielen anderen Fachkräften umgeben, die gleichfalls Kontakt zu den Patienten haben und deshalb mögliche Fehler ggf. kompensieren können.

Was folgt daraus? Auch im Rahmen einer vertrauensvollen Arzt-Patienten- oder Psychotherapeut-Patienten-Beziehung sollten Vorsicht und Skepsis nicht nur erlaubt sein, sondern sogar geboten, vor allem bei Fragen der Sicherheit. Dabei verstehen wir hier unter Skepsis eine reflektierende Grundhaltung und ein »in Zweifel ziehen« wesentlicher Aussagen, bevor diese nicht transparent und sicher belegt sind. Eine solch verstandene Skepsis kann auch »kritisches Mitdenken« oder »sich vergewissern« genannt werden. Bei Patienten und Klienten ist hierfür zu wünschen, dass sie den Mut haben, Zweifel zu äußern und zu erörtern, bei Ärzten und Psychotherapeuten ist zu wünschen, dass sie bei aller Zeitknappheit eine solchermaßen skeptische Grundhaltung wertschätzen, da sie das Bild des mitdenkenden und selbstverantwortlichen Patienten fördert und Teil einer *Sicherheitskultur* ist, die informierte Zustimmung und gemeinsame Entscheidungsfindung einschließt und alle Beteiligten vor Fehlern bewahren kann.

Die *Arzt-Patienten-* sowie die *Psychotherapeut-Klienten-Beziehung* kann jeweils als Beispiel dafür angesehen werden, wie wir in komplexen Einzelfällen mit dem Wissen von Laien und Experten umgehen. Der Patient bzw. Klient ist auf das Wissen und die Erfahrung des Arztes bzw. Psychotherapeuten angewiesen. Der Arzt bzw. Psychotherapeut ist wiederum auf das evidenzbasierte Wissen seiner medizinisch-wissenschaftlichen Gemeinschaft sowie auf die erfahrungsgeleiteten Prinzipien der besten Praxis (engl. »best practice«) in seinem Gebiet angewiesen. Formal gesehen ist der Patient als Betroffener Laie, Auftraggeber und Entscheider, der Arzt bzw. Psychotherapeut Experte, Dienstleister und Ratgeber. Wie die Beteiligten, bei aller Asymmetrie der jeweiligen Rollen, miteinander kommunizieren, um im Spannungsbogen zwischen Paternalismus und Patientenautonomie gemeinsam zu einer Entscheidung zu kommen, ist ein spannendes sozialpsychologisches Phänomen. Dabei sind Reflexion und Skepsis auf beiden Seiten wichtig. Wie Gigerenzer et al. (2008) zeigen, sind Ärzte und Patienten heutzutage bei ihren Entscheidungen in hohem Maß von Gesundheitsdaten bzw. -statistiken abhängig, von denen sie leider oft wenig verstehen und aus denen sie leider häufig falsche Schlussfolgerungen ziehen.

Zitat »Statistischer Analphabetismus«:
»Many doctors, patients, journalists, and politicians alike do not understand what health statistics mean or draw wrong conclusions without noticing. Collective statistical illiteracy refers to the widespread inability to understand the meaning of numbers.«
(Gigerenzer et al. 2008, S. 53).
[»Viele Ärzte, Patienten, Journalisten und ebenso Politiker verstehen nicht, was Gesundheitsstatistiken bedeuten oder sie ziehen falsche Schlussfolgerungen, ohne dies zu merken. Kollektiver statistischer Analphabetismus bezieht sich auf die weitverbreitete Unfähigkeit, die Bedeutung von Zahlen zu verstehen.« – Übersetzung durch den Verfasser].

Wenn bei wesentlichen Entscheidungen, z. B. für oder gegen eine große Operation oder die Wahl einer bestimmten Interventionsmethode, trotz Information und offenem vertrauensvollen Dialog mit dem Arzt seiner Wahl noch wesentliche Unsicherheit besteht, sollte man auch an die Möglichkeit denken, die Zweitmeinung eines weiteren unabhängigen Experten einzuholen. Wie wir bereits oben gesehen haben, brauchen emotionale Prozesse oft längere Zeit als nur die Bereitstellung und Sortierung kognitiver Schemata mit den entsprechenden Schlussfolgerungen.

9.1.5.2 Stressmanagement bei chronischen Erkrankungen

Übung »Sie sind HIV-positiv«:

Im Rahmen einer Routine-Screening-Untersuchung bei Aufnahme einer neuen Arbeitstätigkeit teilt Ihnen der behandelnde Arzt Folgendes mit:
»Herr/Frau X, ich muss Ihnen leider mitteilen, dass Sie HIV-positiv sind. Wir werden das Ergebnis Ihrer Laborwerte nochmals überprüfen, aber bis dahin müssen wir davon ausgehen, dass Sie das Risiko einer AIDS-Erkrankung in sich tragen!«

- Wie gehen Sie mit diesem Ergebnis um?
- Wie geht es Ihnen emotional?
- Welche Fragen haben Sie an den Arzt?
- Welche Konsequenzen ergeben sich daraus für Sie/für Ihnen nahestehende Angehörige/Bezugspersonen (kurzfristig und langfristig)?

Die Mitteilung des Arztes in der Übung »Sie sind HIV-positiv« ist nicht nur eine Mitteilung über das Vorliegen einer Infektion mit dem HI-Virus, sondern impliziert zugleich das Vorliegen eines chronischen Zustands, der mit der Infektion beginnt und in einer damit assoziierten und potenziell tödlichen Erkrankung (AIDS) enden kann.

Wenn Sie die Ausführungen zur gesunden Skepsis und zum »statistischen Analphabetismus« aufmerksam gelesen haben, könnten Sie an den Arzt folgende Frage stellen: »Können Sie mir sagen, wie groß die Wahrscheinlichkeit dafür ist, dass ich tatsächlich eine HIV-Infektion habe?«

Zu Zeiten, als die Mitteilung einer vorliegenden HIV-Infektion noch den Status eines Todesurteils hatte, haben sich etliche Menschen nach einer solchen Mitteilung umgebracht. Dies war dann tragisch, wenn die nachfolgende Überprüfung des Laborergebnisses ergeben hatte, dass das erste Ergebnis »falsch-positiv« war, also irrtümlicherweise das Vorliegen einer HIV-Infektion angab, obgleich dies falsch war. Dies liegt darin begründet, dass *Screening-Tests* in der Regel so gestaltet sind, dass man das Vorliegen einer ernsten Erkrankung nicht übersieht. Diese *Sensitivität* gegenüber Erkrankungen erkauft man sich aber leider durch eine relativ höhere Rate falsch-positiver Ergebnisse im Vergleich zu spezifischen Untersuchungen, die mit größerer Genauigkeit gesunde von kranken Personen trennen (*Spezifität*) und die man deshalb zur Bestätigung oder aber Zurückweisung vorheriger (Screening-)Ergebnisse verwendet.

Das Tragische an Selbsttötungen nach Mitteilungen eines positiven Ergebnisses besteht darin, dass man den Betroffenen durch entsprechende Information und Kommunikation ein differenzierteres und realistischeres Bild über die Wahrscheinlichkeit ihrer Erkrankung hätte geben können, was vielleicht den ein oder anderen von seiner Selbsttötung abgehalten hätte. Gigerenzer (2015, 2020) informiert über solche und ähnliche Sachverhalte sehr anschaulich in seinen populärwissenschaftlich abgefassten Büchern.

Für Ärzte, Psychotherapeuten und andere medizinische Experten ist es also wichtig, nicht nur die wesentlichen wissenschaftlichen Daten und Statistiken zu Erkrankungen ihres Fachgebietes zu kennen, sondern auch die daraus richtigen *Schlussfolgerungen* zu ziehen und diese ihren Patienten richtig und korrekt zu kommunizieren, um ihnen auf informierter Basis eine Entscheidungsfindung zu ermöglichen (Hoffrage et al. 2000).

Durch die heutzutage verfügbaren Medienangebote und sozialen Foren können Betroffene, die unter einer chronischen Erkrankung leiden, eine Vielzahl zusätzlicher Informationen erhalten und Kontakte mit Gleichbetroffenen knüpfen, z. B. im Rahmen der Selbsthilfe. Wir wollen uns deshalb an dieser Stelle den Aspekten eines krankheitsbezogenen Stressmanagements widmen, die in allgemeinerer Form für alle oder für die meisten Krankheitsbewältigungsansätze gelten. Hierzu gehören auch der oben beschriebene Umgang mit Zahlen, Statistiken, Wahrscheinlichkeiten und Schlussfolgerungen, die Einholung von Zweitmeinungen, die vertrauensbasierte aber durchaus auch skeptisch-mitdenkende Beziehung zu seinen Behandlern und viele andere Aspekte, die wir bereits beim Umgang mit akuten Erkrankungen thematisiert haben und die auch hier entsprechend gelten.

Bei chronischen Erkrankungen hat die *Selbsthilfebewegung* eine wichtige Funktion. Ihr großer Vorteil liegt darin, dass man sich mit in gleicher oder ähnlicher Weise Betroffenen über vieles austauschen kann, ohne alles erklären zu müssen, da diese über gleiche oder ähnliche Erfahrungen verfügen. Die Art und Weise, wie andere mit ihrer Erkrankung und deren Begleiterscheinungen umgehen, kann im Sinne des sozialen Lernens oder beim Lernen am Modell hilfreich sein, um seinen eigenen Weg zu finden. Dies berührt vor allem auch die emotionale Seite, die mit jeder chronischen Erkrankung einhergeht. Nicht zuletzt können Selbstbetroffene auch wertvolle Tipps zum *Leben mit der Erkrankung* im Alltag geben, z. B. in der Partnerschaft, bei der Arbeit oder bei Reisen.

Chronische Erkrankungen und Behinderungen können die Teilhabe am gesellschaftlichen Leben maßgeblich einschränken. Es ist deshalb wichtig, dass Ärzte und Psychologische Psychotherapeuten hierfür Verständnis haben und in ihrem Handeln berücksichtigen. Hierzu dient auch die bereits erwähnte »Internationale Klassifikation der Funktionsfähigkeit, Behinderung und Gesundheit« (ICF) der Weltgesundheitsorganisation (WHO), die besonders für die medizinische und berufliche Rehabilitation große Bedeutung hat.

Wir wollen hier nur ein Beispiel aus der Vielzahl möglicher anführen, und zwar die Frage der *Zärtlichkeit und Sexualität nach einem Herzinfarkt*. Diese Frage und damit verbundene Unsicherheiten und Ängste können für viele Betroffene und ihre Partner eine große Belastung darstellen. Hierzu haben der Kardiologe und Rehabilitationsmediziner Max Halhuber und Kollegen (Bernardo et al. 1996) bereits vor vielen Jahren Stellung genommen und dafür plädiert, diese und andere alltags- und lebensrelevanten Aspekte einer Erkrankung explizit mit den Patienten zu thematisieren. Dabei geht es nicht darum, dem Patienten wissenschaftliche Kenntnisse oder Daten zu vermitteln, sondern um die gemeinsame Überlegung, welche Lebensbereiche durch die jeweilige Erkrankung betroffen oder beeinträchtigt sind und wie sich der Patient, ggf. mit Rat und Unterstützung seines Behandlers und anderer Bezugspersonen, verhalten kann und will. Nicht zuletzt solche Fragen sind es, die auch von der Selbsthilfebewegung und von Stiftungen krankheitsbezogen erörtert werden (z. B. Deutsche Herzstiftung, www.herzstiftung.de).

Beispiel »Wann kann ich wieder Sex haben?«:

Max Halhuber war ein ausgesprochen kenntnisreicher, interessierter, freundlicher, netter, geselliger und humorvoller Mensch und engagierter Arzt. Als Leiter einer großen kardiologischen Rehabilitationsklinik war er mit den Alltagssorgen seiner Herzpatienten bestens vertraut.

In seiner humorvollen Art erzählte er auch von der typischen Frage von Patienten nach ihrem Herzinfarkt: »Herr Doktor, wann kann ich eigentlich wieder Sex haben?«, und von seiner entsprechenden Antwort: »Mit Ihrer Frau nach sechs Wochen, mit Ihrer Geliebten nach sechs Monaten!«

Natürlich entsprach diese scherzhafte Antwort nicht einer konkreten, auf den Individualfall bezogenen medizinischen Empfehlung auf evidenzbasierter Grundlage. Sie berücksichtigte aber trotz der scherzhaften Formulierung, dass ein Herzinfarkt nicht das Aus für sexuelle Beziehungen im weiteren Leben sein muss, aber die besonderen Umstände berücksichtigt werden müssen.

[Persönliche Begegnung mit Max Halhuber].

Der Wahrnehmung, Thematisierung, Kommunikation und dem Dialog, der kognitiven und emotionalen Bewertung und den Schlussfolgerungen beim Umgang mit krankheitsbezogenen Aspekten und Belastungen kommt große Bedeutung zu. Da der soziale Dialog immer auf dem Hintergrund eines bestimmten Krankheitsverständnisses und der persönlichen Sichtweise erfolgt, ist es wichtig, dass sich alle Beteiligten, ob Betroffene (Patienten) und ihre Angehörigen oder Behandler (Ärzte, Psychotherapeuten), sensibel und mit den richtigen Worten miteinander und untereinander verständigen.

Beispiel »Die richtigen Worte«:

Bei einer anderen Unterredung über den Umgang mit psychischen bzw. psychosomatischen Fragen bei Herzpatienten sagte Max Halhuber einst sinngemäß: »Wissen Sie, in der somatischen Medizin hören manche Kolleginnen und Kollegen das Wort ›psychisch‹ oder ›psychosomatisch‹ nicht so gerne. In solchen Fällen vermeide ich dann diese Begriffe und spreche einfach von ›höheren zentralnervösen Prozessen‹.«
[Persönliche Begegnung mit Max Halhuber].

9.2 Stressmanagement in bestimmten Lebensphasen (Entwicklungsaufgaben)

Lebensphasen sind Entwicklungszeiten, die mit funktional bedeutsamen »Entwicklungsaufgaben« einhergehen, oft in Verbindung mit bestimmten Umgebungen. Dies beginnt bereits in unserer pränatalen Zeit, in der der Uterus unserer Mutter und deren Organismus Teil unserer frühesten Umwelt darstellen und wir uns zu einem Individuum entwickeln, das nach seiner Geburt zu einer prinzipiell eigenständigen und immer mehr selbstkontrollierten Lebensweise fähig ist. Und es endet mit unserer letzten Phase, wenn unsere Leistungen und Kompensationsmöglichkeiten immer mehr nachlassen und mit unserem Tod ein natürliches Ende finden.

Jede unserer Entwicklungs- und Lebensphasen kann mit typischen Anforderungen, Belastungen und Überlastungen einhergehen. Auch zeigen viele Erkrankungen ein zeitliches Risikoprofil für das Auftreten innerhalb bestimmter Entwicklungszeiten. Im Folgenden skizzieren wir einige dieser Anforderungen und Entwicklungsaufgaben und bedienen uns hierzu einer pragmatischen Einteilung in drei Lebensphasen.

9.2.1 Kindheit und Jugend

Die moderne Ausbildungs- und Arbeitswelt sowie die Mobilitätserfordernisse der modernen Leistungsgesellschaft für berufstätige Erwachsene gehen an deren Kindern nicht spurlos vorbei. Dies beginnt schon mit dem Zeitpunkt ihrer Geburt, der sich, was das Alter der Eltern angeht, zumindest bei Akademikern immer mehr nach hinten verschiebt. Elternschaft deckt sich heutzutage nicht mehr so sehr mit dem Beginn der Geschlechtsreife, sondern richtet sich nach dem kulturell, beruflich, wirtschaftlich und individuell definierten »richtigen« Zeitpunkt, der durch die Möglichkeiten der Geburtenkontrolle sowie der modernen Reproduktionsmedizin steuerbar wird.

Haben es die Kinder so in die Welt geschafft, steht ihnen nicht mehr unbedingt ein Familienclan, eine Großfamilie oder eine anders geartete größere Lebensgemeinschaft zur Verfügung. Selbst die Großeltern sind oft nicht verfügbar, und Vater und Mutter sind in der Regel vielbeschäftigt, die Erziehung wird zum größeren Teil ausgelagert und in institutionelle Hände übergeben. Dies muss nicht unbedingt schlecht sein, und es gibt gute Gründe dafür, dass es so ist. Entscheidend ist dabei, welche situativen Verhaltensmöglichkeiten die jeweilige Sozialisationsumgebung bietet, wie das Verhalten der Kinder gefördert und belohnt (und möglichst nicht bestraft) wird und welche Werte durch die jeweilige (auch kulturelle) Umgebung gefördert werden, die wir mit Liebe, Zuneigung, Vertrauen, Zuversicht, Zuverlässigkeit, Beständigkeit, Geduld oder Neugier bezeichnen.

Viele kulturelle Bedingungen sind dabei stresspräventiv, ohne dass wir dies vielleicht so nennen würden. Aber die Einbindung in fürsorgliche Gemeinschaften, vom Elternhaus über den Kindergarten bis in die Schule, Ausbildungsstätten, Vereine oder Freundschaftscliquen gibt uns den sozialen Halt und die Unterstützung, mit der wir den weiteren Herausforderungen des Lebens begegnen können.

Defizite bei der Bewältigung von »Entwicklungsaufgaben« in Kindheit und Jugend sind oft mit Auffälligkeiten und sozial unverträglichen Abweichungen verbunden, z. B. häufiges Schulschwänzen, früher Kontakt mit und Konsum von Drogen, v. a. im Zusammenhang mit ungünstigen Milieus und Szenen. Wenn Cliquen zu Gangs werden, wenn das Ausprobieren von Drogen zum Regelkonsum wird, wenn Schule und Ausbildung vernachlässigt werden, wenn Aggression und Gewalt als akzeptierte Problemlösungsstrategien und kriminelle Handlungen als legitim angesehen werden, dann geraten Kinder und Jugendliche in Problemsituationen, die für sie und auch für andere zur Stressquelle werden. Auch hier hat unsere Gesellschaft institutionalisierte Stressmanagementmöglichkeiten geschaffen, die von der Erziehung im Kindergarten und in der Schule über Jugendhilfe und Jugendsozialarbeit bis zu Erziehungsheimen und Jugendgefängnissen reichen.

Zur Gesundheit von Kindern und Jugendlichen in Deutschland liegen Daten einer bundesweit repräsentativen Längs- und Querschnittstudie (KiGGS) im Rahmen des Gesundheitsmonitorings am Robert Koch-Institut vor (Hölling et al. 2012, Mauz et al. 2019). Auf diesen basiert auch die Strategie der deutschen Bundesregierung zur Förderung der Kindergesundheit, die hierzu eine Reihe von Projekten initiiert hat und in ihrer Broschüre (Bundesministeriums für Gesundheit 2008) auch Handlungsfelder aufführt, die sich auf den Umgang mit Stress beziehen.

Die vielfältigen »Entwicklungsaufgaben« in Kindheit und Jugend werden in der Entwicklungspsychologie und der Entwicklungspädagogik eingehend beschrieben (z. B. Braun 2018, Holodynski et al. 2008), so dass an dieser Stelle hierauf verwiesen werden kann. Im Rahmen unseres Stressmanagements betrachten wir die Bewältigung von Entwicklungsaufgaben bei Kindern und Jugendlichen als zunehmenden Kompetenzerwerb im Sinne eines Verhaltensrepertoires, bei dem die Kinder und Jugendlichen den Sozialisationsanforderungen ihrer Kultur, in die sie hineinwachsen, adaptiv entsprechen und durch zunehmende Selbstkontrolle und Selbstregulation ihre eigene Persönlichkeit ausbilden. In frühen Jahren erfolgt dieser Kompetenzerwerb eher spielerisch, in späteren Jahren dann immer mehr leistungs- und ergebnisbezogen. Eltern und andere Erziehungsverantwortliche haben dabei einen großen Einfluss auf die Verhaltenskontingenzen, die für die Entwicklung einer positiven, funktionalen Anforderungs- und Stressmanagementkompetenz maßgeblich sind. Zur Orientierung werden hierzu im Folgenden ein paar grundsätzliche verhaltenspsychologisch relevante Prinzipien beschrieben:

1. Für das Verhalten von Kindern gelten prinzipiell die gleichen *Gesetzmäßigkeiten des Lernens* wie für Erwachsene, natürlich unter Berücksichtigung der jeweiligen Alters- und Entwicklungsbedingungen. Diese Gesetzmäßigkeiten lassen sich bei Kindern sogar in vielen Fällen besser erkennen als bei Erwachsenen, da Kinder oft noch viel direkter und unmittelbarer auf die maßgeblichen situativen und materiellen Kontingenzen reagieren als Erwachsene.
2. Für jedes Lernen, besonders in seinen frühen Formen, sind stabile und nachhaltige, konstante und *verlässliche Kontingenzen* im Rahmen stabiler, *schützender und liebevoller Beziehungen* mit angemessenem Reagieren auf und Verstärken von sozial erwünschten und gesundheitsförderlichen Verhaltensweisen wesentlich. D. h. frühe Deprivationserfahrungen und inkonsistente Kontingenzen sind Risikofaktoren für spätere Verhaltensauffälligkeiten und Verhaltensdefizite.
3. Da Erziehung und Sozialisation in unserer Gesellschaft sich häufig auf verschiedene Settings verteilen (Elternhaus, Kita bzw. Vorschule, Schule, Ausbildungsstätte, Vereine, Clique etc.), können unterschiedliche Kontingenzen in diesen Settings zu Verhaltensproblemen führen, z. B. wenn Aggression in der Clique sozial verstärkt, in der Schule jedoch bestraft oder inkonsistent behandelt wird. Auch stellen solche verschiedenen Settings erhöhte Anforderungen an das soziale *Diskriminationsverhalten*, da die Kinder und Jugendlichen lernen müssen, in welchen Settings welches Verhalten angemessen ist und in welchen nicht.
4. *Soziales Lernen* beruht in hohem Maß auf Beobachtungslernen bzw. Lernen am Modell. Positive Modelle können erwünschtes Sozialverhalten fördern, z. B. auch adäquates Problemlöseverhalten. Negative Modelle können dagegen unsoziales Verhalten, Aggression und Gewalt verstärken.
5. Eltern sollten die verschiedenen *Settings*, in denen sich ihre Kinder aufhalten, und deren Verhaltenskontingenzen kennen. Dies gilt auch für virtuelle Settings, z. B. im Internet oder bei Online-Spielen.
6. Das *Elternhaus* vermittelt zentrale Werte und ist meist die wichtigste Lernumgebung in der Frühsozialisation. Eltern haben in hohem Ausmaß die situative und verhaltensbezogene Kontrolle über diese frühe Lernumgebung. Diese sollten sie

nutzen und konsequent, konsistent, sofort und unmittelbar auf das Verhalten ihrer Kinder reagieren, wo immer möglich in positiver, verstärkender Weise, aber auch klar in bestrafender Weise, wenn ein Verhalten vollkommen unakzeptabel oder gar schädlich für andere ist. Zur Konsistenz des Verhaltens gehört dabei auch, dass sich die Eltern über ihr eigenes Verhalten und ihre Reaktionen auf das ihrer Kinder einig sind und dieselben Regeln ceteris paribus bzw. rollengerecht für alle Familienmitglieder gelten und transparent sind.
7. Wenn Probleme auftreten, können Eltern wie auch andere Erzieher über *Verhaltensbeobachtungen* dysfunktionale Kontingenzen aufdecken, besonders in frühen Jahren.

Während der Schul- und Ausbildungszeit spielen Eltern in der Regel weiterhin eine wichtige Rolle bei der Erziehung und Sozialisation ihrer Kinder, ihr Einfluss relativiert sich jedoch durch die Lernerfahrungen ihrer Kinder in diesen anderen Umgebungen. Da unsere Gesellschaft immer multikultureller und inhomogener mit Bezug auf *Wert- und Moralvorstellungen* wird, sind hier konflikträchtige Entwicklungen nicht auszuschließen. Diese zu erkennen und darauf zu reagieren ist gleichermaßen für Eltern wie für Lehrer, Ausbilder und andere Vertreter sozialisationsrelevanter Institutionen wichtig. Hierbei haben der *soziale Dialog* der Beteiligten und die Thematisierung von Verhaltensmöglichkeiten oder Toleranz eine wichtige Funktion. In komplexen Fällen kann es sich für pädagogisch oder psychologisch geschulte Experten durchaus lohnen, Konfliktsituationen im Rahmen funktionaler Betrachtungen zu analysieren, wie wir dies am Beispiel sozialer Stresssituationen erläutert haben.

Die Pubertät geht mit körperlichen und psychischen Veränderungen und Verhaltensdispositionen einher, auf die die Jugendlichen selbst reagieren und damit neue Erfahrungen machen. Auch hier sind klare Regeln und unterstützende Lernumgebungen wichtig. Erste Beziehungen, Intimität und Sexualität gewinnen im Leben Bedeutung, zunehmend aber auch die Übernahme sozialer Verantwortung und die Selbstkontrolle des eigenen Verhaltens. Angesichts der *Vielfalt heutiger Gesellschafts- und Lebensformen* werden autoritär verordnete oder präskriptive Rollen immer weniger akzeptiert. Umso mehr gewinnen Toleranz einerseits, aber auch die Einhaltung unbedingter, für alle geltenden sozialer Regeln und die Beachtung entsprechender Grenzen andererseits zunehmende Bedeutung. Dies geht über ein persönliches Stressmanagement weit hinaus und stellt entsprechende Anforderungen an die Gesellschaft, an kommunale und regionale Entwicklungen und an die sozialen Gemeinschaften, in denen wir unser Leben führen und gestalten.

9.2.2 Erwachsenenalter

Im Erwachsenenalter erfolgt meist die Loslösung von der Primärfamilie mit Etablierung eines selbständigen, oft auch mobilen *Lebensstils*. Allerdings bleiben in unserer Gesellschaft nicht wenige Menschen selbst im weiteren Erwachsenenalter im Elternhaus, umgangssprachlich oft als »Hotel Mama« umschrieben. Nun kann das Verbleiben im Elternhaus durchaus sinnvoll sein, wenn es auf der Grundlage einer prinzipiell selbständigen Lebensführung erfolgt und nicht im Rahmen einer Vermeidungsstrategie. Auch finanzielle Überlegungen können entscheidend sein, oder die Delegation entsprechender Verantwortlichkeiten, z. B. die Delegation der Kindererziehung an Opa und Oma bei berufstätigen Alleinerziehenden. Entscheidend sind also auch hier der funktionale Zusammenhang und die Konsequenzen des Verhaltens der Beteiligten. Es kann durchaus sinnvoll sein, Opa und Oma als kompensatorische Entlastung in der Nähe zu haben, wenn beide Eltern berufstätig sind und dennoch wollen, dass ihre Kinder in einer liebevollen Umgebung aufwachsen. Auch gibt es Fälle, wo Großeltern im Ruhestand umziehen, um für die Enkel-Miterziehung, aber auch für ihre eigene, spätere Pflege in der Nähe ihrer Kinder zu sein.

Der *Berufseinstieg* und der Aufbau einer eigenen *Existenzsicherung* stellen für die meisten Erwachsenen eine wichtige Phase dar, je nach Lebenssituation und ggf. im Rahmen einer Partnerschaft, bei der die gemeinsamen, aber auch die verschiedenen Interessen in ein angemessenes Verhältnis gebracht werden müssen. Eigenständige soziale Absicherung, auch unabhängig vom Partner oder von der gegenwärtigen Lebensform, Kinderwunsch, die Verfolgung persönlicher Ziele oder eines bestimmten Lebensstils bringen Anforderungen an das eigene Verhalten sowie an das Verhalten des Partners mit sich, die auch in Konflikten enden können.

Konnte früher ein Auszubildender noch sagen, er habe »ausgelernt«, so bleibt von einer solchen Aussage heutzutage in den meisten Berufen nur noch die Floskel übrig. Ständige bzw. regelmäßige Fort- und Weiterbildung gehören heute für viele Berufstätige zum selbstverständlichen Arbeits- und Lebensstil. Auch Berufe sind keine Dauerinstitution mehr, ebenso wenig wie der jeweilige Arbeitsplatz. *Mobilität, Flexibilität* und *Übergänge* in jeder Form sind heute nicht selten der Standard. Dies schafft zum einen Freiräume, aber auch Unsicherheiten und Ängste. Patchwork-Familien können genauso glücklich sein wie die herkömmliche Standard-Familie, häufige Wechsel des Arbeitsplatzes oder der Wohnumgebung bereichernd sein für die Erfahrungsbildung. Entscheidend sind auch hier die funktionalen Aspekte, z. B. die Sicherung der eigenen Existenz, die Erhaltung der eigenen Gesundheit, positive soziale Beziehungen, und das Gefühl der Lebenszufriedenheit.

9.2.3 Alter

Wie bereiten wir uns auf das Alter vor, speziell auf die Zeit, wenn wir von der beruflichen Tätigkeit in den sog. *Ruhestand* wechseln?

Mit der zunehmend längeren Lebenserwartung, der zunehmenden Flexibilisierung des Übergangs in den Ruhestand, der zumindest in unserer Gesellschaft häufigen sozialen Absicherung im Alter und der soziodemografischen Entwicklung stellt der Eintritt in den Ruhestand den Beginn einer *neuen Lebensphase* dar, für die der Begriff »Ruhe« in vielen Fällen irreführend ist. Nicht nur, dass viele Menschen in dieser Lebensphase ausgesprochen aktiv sind, auch die Gesellschaft insgesamt muss sich politisch, wirtschaftlich und sozial auf diese Entwicklung einstellen, bis hin zu möglichen Generationenkonflikten, z. B. bei der Gestaltung unseres sozialen Sicherungssystems.

Auch beim Übergang vom Berufsleben in den Ruhestand bewegen wir uns in gesellschaftlich gestalteten Bahnen, z. B. im Rahmen gesetzlicher Bestimmungen, die, zumindest bei Beamten und Angestellten, diesen Übergang regeln und auch zur sozialen Sicherung in dieser Lebensphase beitragen sollen. Selbständige haben in unserer Gesellschaft meist größere Spielräume für die Ausübung, Reduzierung oder Beendigung ihrer beruflichen Tätigkeit, doch ist auch gesamtgesellschaftlich eine immer größere Flexibilisierung bei diesen Übergängen zu beobachten.

Im Ruhestand ändert sich die Lebenssituation, wobei in der Regel viele beruflich bedingte Anforderungen wegfallen oder reduziert werden. Was tritt an ihre Stelle? Da Arbeit und Beruf in der Regel mit vielen sozialen und finanziellen Gratifikationen und Belohnungen verbunden sind, kann im Ruhestand ein *relativer Verstärkerverlust* auftreten, der sogar mit Altersarmut verbunden sein kann.

Relativer Verstärkerverlust im Alter kann teilweise kompensiert werden, etwa durch Tätigkeiten, die entweder selbstverstärkend sind (künstlerische Tätigkeiten; Reisen) oder durch sozial verstärkte ehrenamtliche Tätigkeiten. Wenn die finanzielle Vergütung oder der materielle Nutzen solcher Tätigkeiten bzw. deren Kosten nicht wesentlich sind, eröffnen sich im Ruhestand Freiräume, die für viele Menschen erstrebenswert sind und den Ruhestand als attraktive Lebensphase erscheinen lassen.

Auch *soziale Rollen* wie »Opa« und »Oma« können im Zusammenhang mit diesen Freiräumen eine reichhaltige Quelle sozialer Verstärkungen sein, und die soziale Mobilität der »Alten« gehorcht weniger den Zwängen von Berufstätigen, sondern den Freiheiten der Ortswahl, sei es der Umzug zu den Kindern, seien es Reisen in nahe und ferne Länder, mit oder ohne ärztliche Begleitung, oder gar die Auswanderung in andere Länder, um dort den Lebensabend zu verbringen.

Allerdings haben wir bereits oben ausgeführt, dass für viele Lebensentwürfe die eigene *Gesundheit* eine zentrale Bedeutung hat und dass im Alter viele individuelle Fähigkeiten und körperliche Kompensationsmöglichkeiten nachlassen. Auch hier stellt sich unsere Gesellschaft darauf ein, wie die Entwicklungen zur Barrierefreiheit, zum Zusammenleben mehrerer Generationen, zum betreuten Wohnen, zum Reisen in ärztlicher Begleitung usw. zeigen.

Dennoch bleibt es bei aller Unterstützung von außen auch den älteren Menschen nicht erspart, ihr Verhalten den sich ändernden Bedingungen und möglichen zunehmenden *Einschränkungen* anzupassen. Dies ist keinesfalls eine leichte Aufgabe. Manchen Menschen gelingt dies sehr gut und sie leben bis zu ihrem Lebensende in Harmonie mit ihrer Umwelt. Andere Menschen wiederum tun sich mit dem möglichen zunehmenden *Verlust an Selbstkontrolle* schwer, hadern mit dem Älterwerden, entwickeln Ängste und geraten in zunehmenden Konflikt mit ihrer Umwelt, z. B. wenn es um die Frage geht, wie selbständig oder wie gefährdet oder wie hilfebedürftig sie im Alter in ihrer jeweiligen Lebenssituation sind. Wenn dann noch kognitive Einschränkungen bis hin zur Entwicklung einer Demenz hinzukommen, die auch die Bewertung der eigenen Situation einschränken können, entstehen nicht selten emotionale Belastungen nicht nur für die Betroffenen selbst, sondern auch für ihre Angehörigen und für professionelle Helfer.

Wie gehen wir mit den Entwicklungen im Rahmen des Älterwerdens um? Prinzipiell unterscheidet sich unser »Stressmanagement im Alter« (Günthner 2008) nicht vom Stressmanagement in anderen Lebensphasen, aber natürlich sind die Inhalte an diese Lebensphase angepasst. Betrachten wir hierzu wieder die Komponenten unseres SORKC-Modells:

Die Situation (S) des älteren Menschen

Finanziell und materiell sind die meisten älteren Menschen in unserer Gesellschaft abgesichert, einschließlich der medizinischen Versorgung im Krankheitsfall.

Leistungsanforderungen bestehen nach dem Übergang in den Ruhestand in der Regel nicht mehr. Die Altersrente wird leistungsunabhängig ausgezahlt.

Die Versorgung mit allen möglichen Hilfsmitteln, die ältere Menschen häufig benötigen bzw. von denen sie für ihre Lebensqualität profitieren, sind in unserer Gesellschaft in der Regel verfügbar.

Die kommunalen und regionalen Möglichkeiten vor Ort sind wichtig. Bietet die Infrastruktur altersadäquate Möglichkeiten für Einkauf, Transport, ärztliche bzw. medizinische bzw. pflegerische Versorgung, Teilnahme am kulturellen Leben, Sport und Bewegung (Vereine, Fitnessstudios)? Besteht eine funktionierende soziale Gemeinschaft, z. B. Nachbarschaftshilfe oder Dorfladen als Einkaufs- und Kontaktmöglichkeit?

Auch der Umzug in ein anderes Land stellt für manche Menschen im Alter eine Option dar, etwa wenn auch dort eine ausreichende Versorgungsstruktur bis hin zu Pflegeeinrichtungen besteht, die finanziellen Belastungen jedoch geringer oder die klimatischen Bedingungen attraktiver sind.

Die Geschwindigkeit, mit der sich soziale und auch technologisch geprägte Lebenswelten in unserer Gesellschaft ändern, bringt für ältere Menschen oft Belastungen mit sich. Doch auch hier ist angesichts der soziodemografischen Entwicklung zu beobachten, dass sich die Gesellschaft (z. B. im Rahmen kommunaler Entwicklungen) und auch die Märkte (z. B. Entwicklung altersentsprechender Technologieprodukte wie Senioren-Handys) darauf einstellen.

Die körperliche und seelische Verfassung des älteren Menschen (O-Komponente)

Hier besteht eine hohe interindividuelle Variabilität, die vom fitten Alten bis hin zum pflegebedürftigen Frührentner reicht.

Intraindividuell sind mit dem Alter zunehmende Einschränkungen zu erwarten, die vor allem die körperliche Leistungs- und Kompensationsfähigkeit und die Umstellungsfähigkeit gegenüber neuen Situationen betreffen. Psychische inklusive kognitiver Funktionen nehmen im Alter gleichfalls ab, vor allem in Bezug auf abstrakt-intellektuelle Höchstleistungen, wohingegen für die Alltagsbewältigung erforderliche Funktionen bis ins hohe Alter erhalten bleiben können und Einschränkungen durch Erfahrung kompensiert werden können.

Bei allen Einschränkungen sollten jedoch nicht die *Ressourcen* vergessen werden, die den älteren Menschen als Ergebnis einer langen Lebens- und Lerngeschichte zur Verfügung stehen. Hierzu zählen zum einen die Lebenserfahrung, die auf der kognitiven Ebene bis hin zur Lebens- und Altersweisheit reichen kann und auf der emotionalen Ebene mit Geduld, Nachsicht, Güte verbunden sein kann, und zum anderen die wichtigen sozialen Rollen, die sie im Alter ausfüllen können, als Geschichtenerzähler, Ratgeber, Zuhörer, Tröster, bis hin zum Weisen, der Orientierung bieten kann in einer sich ständig ändernden Welt voller Flüchtigkeiten.

Die Reaktionen und das Verhalten des älteren Menschen (R)

Auf der biologisch-physiologischen Ebene ändern sich im Alter die Strukturen und Funktionen unseres Körpers, hin zu einem Abbau bzw. zu einer Einschränkung der Leistungs- und Kompensationsfähigkeit. Daraus ergeben sich eine Reihe auch verhaltensrelevanter Risiken, z. B. Sturzgefahr mit dem erhöhten Frakturrisiko bei Osteoporose, oder Blutzuckerschwankungen (bei gestörter Glukosetoleranz bzw. Diabetes), die wir bei unserer künftigen Lebensführung berücksichtigen müssen.

Auf der motorischen Ebene erwarten wir von älteren Menschen keine Höchstleistungen mehr. Viele Ältere sind froh, wenn sie die alltagsüblichen Tätigkeiten ohne wesentliche Einschränkungen verrichten und sich frei (und schmerzfrei) fortbewegen können, ggf. mit Gehstock oder Rollator zur Unterstützung. Hierzu gehört auch eine altersentsprechende Bewegung bis hin zum Fitnessprogramm für Senioren.

Auf der kognitiven Ebene müssen Schemata angepasst werden. Selbst wenn die Eigenwahrnehmung noch mit der Realität übereinstimmt, kann das Nachlassen eigener Fähigkeiten für Betroffene schwierig sein, wenn sie dies als Defizit wahrnehmen, von denen andere nicht so betroffen sind. Dabei sollten die älteren Menschen ermutigt werden, ihre eigene Altersklasse als Maßstab zu nehmen und nicht frühere Lebensphasen. Noch schwieriger kann es werden, wenn die Eigenwahrnehmung in Konflikt mit der Realität gerät. Während die Selbstüberschätzung bei motorischen Verhaltensweisen schnell an den Realitäten der körperlichen Leistungsfähigkeit scheitert (z. B. in Form von Kurzatmigkeit, Muskelkrämpfen oder Schmerzen bei überengagierter Anstrengung), kann die eigene Selbstüberschätzung auf kognitivem Gebiet lange Zeit ungestraft bleiben. Das Nachlassen des Sehvermögens wird noch hingenommen, schließlich tragen ja die meisten Älteren auch eine Brille. Beim Hörvermögen wird schon relativiert, schließlich könnten die Anderen ja auch lauter sprechen. Bei der kognitiven Einschätzung komplexer Situationen zehrt man noch von seiner Erfahrung und merkt vielleicht nicht selbst, dass man manches übersieht oder sich die Welt in entscheidenden Punkten geändert hat. Auch Erinnerungslücken, Wortfindungsstörungen, Verlegen von Gegenständen oder Unaufmerksamkeiten werden nicht selten im Sinne eines Vermeidungsverhaltens relativiert. Dies ist durchaus verständlich, wenn man bedenkt, dass der relative Verlust von Eigenkontrolle und das Nachlassen für selbstverständlich gehaltener Fähigkeiten und Kompetenzen aversiv sein kann. Problematisch wird es dann, wenn die kognitive Bewertung in deutlichem Gegensatz zu den realen Lebenssituationen steht, wie sie auch von anderen wahrgenommen werden, und wenn daraus negative oder gar bedrohliche Konsequenzen für die ältere Person selbst oder für andere Beteiligte resultieren. Ein bekanntes Beispiel ist das Führen eines Kraftfahrzeuges, bei dem die Selbstüberschätzung bzw. Fehleinschätzung eines älteren Menschen hinsichtlich seiner Fahrtüchtigkeit gravierende Folgen haben kann. Auch die Einschätzung, noch den eigenen Haushalt führen und für sich selbst angemessen sorgen zu können, kann unrealistisch sein. Natürlich gibt es Menschen, die ihre kognitiven Schemata achtsam an ihre eigene Entwicklung anpassen, daraus ggf. sogar den Schluss ziehen, bei zunehmenden Einschränkungen frühzeitig in eine betreute Umgebung zu wechseln, um Gefährdungen vorzubeugen und sich auf diese Entwicklung einstellen zu können. Wenn sich diese Einsicht jedoch nicht parallel zu der übrigen Entwicklung herausbildet, ist die soziale Gemeinschaft, sind vor allem die Angehörigen, gefordert.

Auf der emotionalen Ebene entspricht die gefühlsmäßige Verarbeitung merklicher bzw. zunehmender Einschränkungen dem, was wir bereits für die kognitive Bewertung und Selbsteinschätzung ausgeführt haben. Ältere Menschen, die dabei in einer sicheren und sozialen, ihnen zugewandten Umgebung leben, dürften dabei eher profitieren als Menschen, die sozial zurückgezogen, allein oder gar vereinsamt ihr Leben verbringen. Wenn es dann zu realen Überforderungen im Alltag kommt, z. B. beim Führen des eigenen Haushalts, kann das emotionale Gleichgewicht kippen, begleitet von dem Gefühl zunehmender Hilflosigkeit und Angst. Was von außen vielleicht noch als Bemühen um eine eigenständige Lebensführung erscheint, kann im Inneren dann bereits ein verzweifelter Kampf ums Überleben sein in einer Welt, die einem immer mehr aus den Händen gleitet.

Die Konsequenzen des Verhaltens älterer Menschen (C-Komponente)

Wenn sich Einsicht und Verhaltensänderungen gleichermaßen bzw. parallel zur veränderten Lebenssituation und den damit einhergehenden Veränderungen entwickeln, können viele ältere Menschen einen ruhigen bis aktiven Lebensabend verbringen, der ihren Bedürfnissen entspricht und bei dem auch noch hinreichende soziale und sonstige Verstärker wirksam sein können, um auch in dieser Phase ein hohes Maß an Lebensqualität zu erhalten.

Wenn ältere Menschen nicht mehr für sich sorgen können, kann es zu einem Verstärkerverlust kommen, vor allem, wenn diese Menschen diese Veränderung nicht wahrnehmen oder nicht akzeptieren wollen. Dramatisch kann es dann werden, wenn nicht nur die bisher gewohnten sozialen oder sonstigen positiven Verstärkungen weniger werden oder ausbleiben, sondern ungewollte aversive Konsequenzen auftreten, z. B. ein selbstverursachter Unfall im Straßenverkehr infolge Unachtsamkeit oder ein Hausbrand infolge vergessener Herdabschaltung.

Wenn Konsequenzen auftreten, die eine zunehmende Gefährdung signalisieren, muss die Gemeinschaft, müssen vor allem die Angehörigen, reagieren. Es kann für erwachsene Kinder emotional schwierig sein, die Situation ihrer alt gewordenen Eltern und deren zunehmenden Kontrollverlust bei der Lebensführung richtig einzuschätzen und konsequent gegenzusteuern, indem man selbst die Verantwortung und Kontrolle übernimmt, je nach Situation unter Einbindung und in Abstimmung mit professionellen Helfern wie Ärzten, Pflegekräften oder Sozialdiensten. Solch eine Rollenumkehr zwischen Eltern und ihren Kindern kann bis hin zum Einrichten einer Betreuung oder bis hin zur Einweisung in eine Klinik gehen, selbst wenn sich der ältere Mensch als Betroffener mit Händen und Füßen wehrt. Wenn er aber eine reale Gefährdung seiner selbst nicht mehr erkennen kann, z. B. bei der Entwicklung einer schweren Demenz, wäre es verhängnisvoll, ihn einfach ohne Hilfe seinem Schicksal zu überlassen.

Die Kontingenzen (K) für das Verhalten älterer Menschen

Unsere Gesellschaft bietet uns ein soziales Netzwerk, das auch im Alter Schutz und Sicherheit fördert, von der finanziellen Absicherung über die medizinische Versorgung bis hin zu modernen Pflegeeinrichtungen. Auch unsere Gesetze, insbesondere unsere Sozialgesetzgebung und das Bundesteilhabegesetz, sowie die Vielzahl kommunaler Aktivitäten, schaffen einen Rahmen, innerhalb dessen auch im höheren Lebensalter eine hohe Lebensqualität möglich ist.

Allerdings zeigt auch das Beispiel zunehmender Altersarmut, dass dieses soziale Netzwerk Lücken und Barrieren aufweist, für die wir Lösungen finden müssen.

Da in vielen Fällen die verschiedenen Generationen einer Familie nicht mehr zusammenleben, wird die Versorgung älterer Menschen zunehmend institutionalisiert, vom Essen auf Rädern über das betreute Wohnen bis hin zum Seniorenheim und zur Pflegeeinrichtung. Wenn dabei Institutionen und Kommunen funktionieren, wird es auch unter solchen Bedingungen möglich sein, dass sich ältere Menschen zurechtfinden und zufrieden bis glücklich sind. Auch unter älteren Menschen sind Freundschaften und Gemeinsamkeiten möglich, die auch bei sonstigen Einschränkungen sozial verstärkend sein können.

Angehörige können wesentlich dazu beitragen, dass die Betroffenen sich aufgehoben fühlen. Das reicht von gemeinsamen Überlegungen, wann und unter welchen Umständen welches Seniorenheim in Frage kommen könnte (▶ Kap. 5.5, Fallbeispiel) bis hin zur Beantragung zustehender Leistungen, regelmäßigen Besuchen und Unterstützung im Alltag, verbunden mit Verständnis und Geduld. Bei der Begleitung älterer Menschen in neue Lebenssituationen ist darauf zu achten, dass auch in der neuen Umgebung ausreichende Anregungen und Verhaltensmöglichkeiten verbleiben, damit sich ein neues Gleichgewicht verstärkender Bedingungen bilden kann (z. B. musische Freuden, Gemeinschaftsveranstaltungen oder Ausflüge).

Auch Ärzte, Psychotherapeuten und Psychologen werden älter und können ihre Erfahrungen dabei an andere weitergeben. So hat der amerikanische Psychologe B. F. Skinner zusammen mit seiner Kollegin Margaret Vaughan einen praktischen Ratgeber geschrieben, wie man sich auch im Alter am Leben erfreuen kann (Skinner und Vaughan 1997). Dieser Ratgeber zeigt auf zuweilen humorvolle Art, wie es sich lohnen kann, Lebensumgebungen im und für das Alter so zu gestalten, dass vieles leichter fällt.

10 Stressmanagement – jenseits von Glück und Zufriedenheit?

Welche Bedeutung hat unser Umgang mit den Anforderungen und Belastungen unseres Lebens für unser persönliches Glück und unsere Zufriedenheit? Dieser Frage widmen wir uns zum Schluss, indem wir Stress und Stressmanagement in Beziehung setzen zu drei eng miteinander verwobenen Grunddimensionen unserer Existenz:

1. Unsere »Gesundheit«, die für viele von uns eine notwendige, wenn auch nicht unbedingt hinreichende Voraussetzung für Glück und Zufriedenheit darstellt.
2. Unsere »Biografie«, die untrennbar mit unserer Vorstellung von Glück und Zufriedenheit verbunden ist.
3. Unsere »Eigen- und Fremdverantwortung« für das eigene Glück und das Glück der Anderen. Hierbei gehen wir der Frage nach, inwieweit das bekannte Sprichwort »Jeder ist seines Glückes Schmied« auch für unser Stressmanagement gilt, und im Besonderen auch für unseren Umgang mit globalen Stressereignissen wie der COVID-19-Pandemie.

10.1 Stress, Stressmanagement und Gesundheit – ein dynamischer Zusammenhang

Stress bedroht unsere Gesundheit. Effektives Stressmanagement hält uns im Gleichgewicht und bewahrt unsere Gesundheit, die wiederum eine wichtige Ressource ist, um künftige Anforderungen bewältigen zu können. Diesen dynamischen Prozess betrachten wir im Folgenden anhand von vier Fragen:

1. Welche Spielräume haben wir, um unsere Gesundheit zu bewahren?
2. Welchen Stellenwert hat unsere individuelle Gesundheit im Vergleich mit der Gesundheit anderer Bezugssysteme?
3. Wie entwickeln sich unsere Gesundheit und unser Stressmanagement im Verlauf unseres Lebens, und welche Funktion hat dabei unsere Selbstkontrolle?
4. Was können wir im Rahmen unseres Stressmanagements tun, um unsere Gesundheit universal, global und nachhaltig zu schützen?

10.1.1 Gesundheit als Gleichgewicht – die Grenzen der Natur und unseres Verhaltens

Menschen wollen Schutz vor Kälte und Eis, brechen aber auf zu Expeditionen in die Arktis oder Antarktis. Sie wollen Schutz vor Hitze und Wassermangel, gehen aber auf Wüsten-Safaris. Sie wollen leben, riskieren dies aber beim Extremsport wie Freiklettern, Eisklettern, Klippenspringen und ähnlichen Risikosportarten. Sie wollen in Frieden mit ihren Liebsten leben, verlassen diese jedoch, um in den Krieg zu ziehen und ihr Leben aufs Spiel zu setzen.

Die Wurzeln dafür, wie wir den Anforderungen und Belastungen des Lebens begegnen, liegen in unserer Stammes- und Lerngeschichte begründet. Die Natur setzt hierfür Grenzen, manchmal mit engen, manchmal mit weiten Korridoren. Manche von uns gehen bei ihrer Suche nach »Grenzerfahrungen« bis an die Grenzen dieser »Gesundheits-Korridore« und gehen hierfür Risiken ein. Andere wiederum bleiben lieber in der sicheren Mitte.

Variabilität ist der Motor für unsere Entwicklung, sowohl im Rahmen der Evolution mit der Entstehung zahlreicher Arten als auch für unsere eigene Entwicklung als Individuen. Die Bandbreite bestimmt dabei das Ausmaß an Variabilität, das mit einem wie auch immer gearteten »*Gleichgewicht*« vereinbar ist. Außerhalb dieser Bandbreite oder Gleichgewichtszone geraten wir in Gefahr, sei es als Gattung oder als einzelner Mensch.

> **Beispiel »Wir alle stehen ziemlich unter Druck«:**
>
> Dass wir ständig unter Druck stehen, merken wir meistens gar nicht. Wir können ihn noch nicht einmal sehen. Wir brauchen ihn sogar zu unserem Leben. Dies merken wir z. B. dann, wenn wir hohe Berge erklimmen oder in die Tiefe des Meeres abtauchen. Denn dann ändern sich die Druckverhältnisse, die auf unseren Körper einwirken, so stark, dass sie unsere Lebensfunktionen beeinträchtigen und zum Tode führen können.
>
> Stammesgeschichtlich bedingt sind wir nämlich auf eine Komfort- und Überlebenszone eingerichtet, bei der in unserem Alltag der Luftdruck mit einer Kraft von etwa 15000 kp (in Meereshöhe) auf uns einwirkt. Dass wir dadurch nicht zerquetscht werden, verdanken wir dem Gegendruck unseres Körpers mit seinen Feststoffen, Flüssigkeiten und Gasen.

Unsere Gesundheit hängt davon ab, ob und inwieweit wir uns bei Anforderungen und Belastungen innerhalb der Grenzen entsprechender Sicherheitszonen bewegen und die Kontrolle über unser Gleichgewicht behalten. Risikofaktoren wie gesundheitliche Störungen können diese Sicherheitszonen einengen, ebenso Katastrophen. Dabei liegt es auch in unserer eigenen Hand, sei es als Individuum, als Gemeinschaft oder als Spezies, ob wir die Grenzen unseres Gleichgewichts durch unser eigenes Verhalten überschreiten.

10.1.2 Stress und Gesundheit im Querschnitt – die Bedeutung der Bezugssysteme

»*Gleichgewichtszustände*« sind in der gesamten Natur von zentraler Bedeutung, vom Universum bis hinab zum Mikrokosmos und zur Welt der Quantenphysik. Dies gilt auch für lebende biologische Systeme, für deren Struktur, Organisation und Dynamik universelle *Skalierungsgesetze* beschrieben wurden (West und Brown 2004).

Auch unser Stressmanagement zur Aufrechterhaltung unserer persönlichen Gesundheit ist eingebettet in eine *Kaskade stabiler Gleichgewichtssysteme*, die unser Leben bestimmen und schützen. Diese reichen von kosmischen Dimensionen und der Gesundheit unseres Planeten bis hinab zu unserer Existenz als Individuum und setzen sich fort bis auf die Ebene einzelner Zellen und Gene, die unser Erbe aus der Stammesgeschichte repräsentieren (▶ Abb. 10.1a und 10.1b).

Auf der *kosmischen Ebene* verdanken wir die Entstehung und Aufrechterhaltung des Lebens auf unserer Erde u. a. einem Gleichgewicht, bei dem der Abstand der Erde von der Sonne über die Zeit hinweg nur in engen Grenzen variiert und der stabile Umlauf der Erde um die Sonne grundlegenden Gesetzmäßigkeiten folgt, die durch die drei Keplerschen Gesetze beschrieben werden.

Auf der *Ebene unseres Planeten* schützt uns das Gleichgewicht unserer Erdatmosphäre, sowohl vor den schädigenden Wirkungen hochenergetischer Strahlen als auch vor dem Einschlag zahlreicher Meteoriten. Zusammen mit anderen Wirkfaktoren für die Strahlungs- und Energiebilanz der Erde trägt sie zu einer weitgehenden Stabilisierung unseres Klimas und unserer Lebensverhältnisse und somit zur Planeten-Gesundheit bei.

Auf der Ebene der »*Globalen Gesundheit*«, bei der es um Wirkfaktoren geht, »welche über Nationalgrenzen hinausgehen (von Pandemien über Patente auf Medikamente bis hin zum Klimawandel)« (Müller et al. 2018, S. A 1751), bemühen sich internationale Bündnisse um den Gesundheitsschutz der Weltbevölkerung, z. B. die Klimakonferenzen der Vereinten Nationen oder die Aktivitäten der Weltgesundheitsorganisation WHO.

Auf *nationaler Ebene* schützen uns Institutionen der Gesundheits- und Krankenversorgung sowie des öffentlichen Gesundheitsdienstes bis hinunter auf die Ebene der Gemeinde. Und unsere Einbindung in und Teilhabe an sozialen Gemeinschaften, privat oder in der Arbeitswelt, trägt zu unserer sozialen Gesundheit bei, einschließlich unserer Bindungen in der Familie oder Partnerschaft.

Erst am Ende dieser ganzen Kaskade steht dann unsere *individuelle Gesundheit*, sei es auf der Ebene des beobachtbaren Verhaltens (z. B. die Wahl unserer Umgebung, unser Lebensstil, unsere Ernährung, unsere Bewegung, Sport- und Fitnessaktivitäten), sei es durch die Balance unserer Stimmungslage und unserer Emotionen sowie gesundheitsrelevanter Kognitionen. Innerhalb unseres Körpers schützen uns ein hochentwickeltes Immunsystem und andere Organe vor den verschiedensten Stressoren, bis hinunter auf die Ebene der einzelnen Zellen und unserer Gene.

10.1 Stress, Stressmanagement und Gesundheit – ein dynamischer Zusammenhang

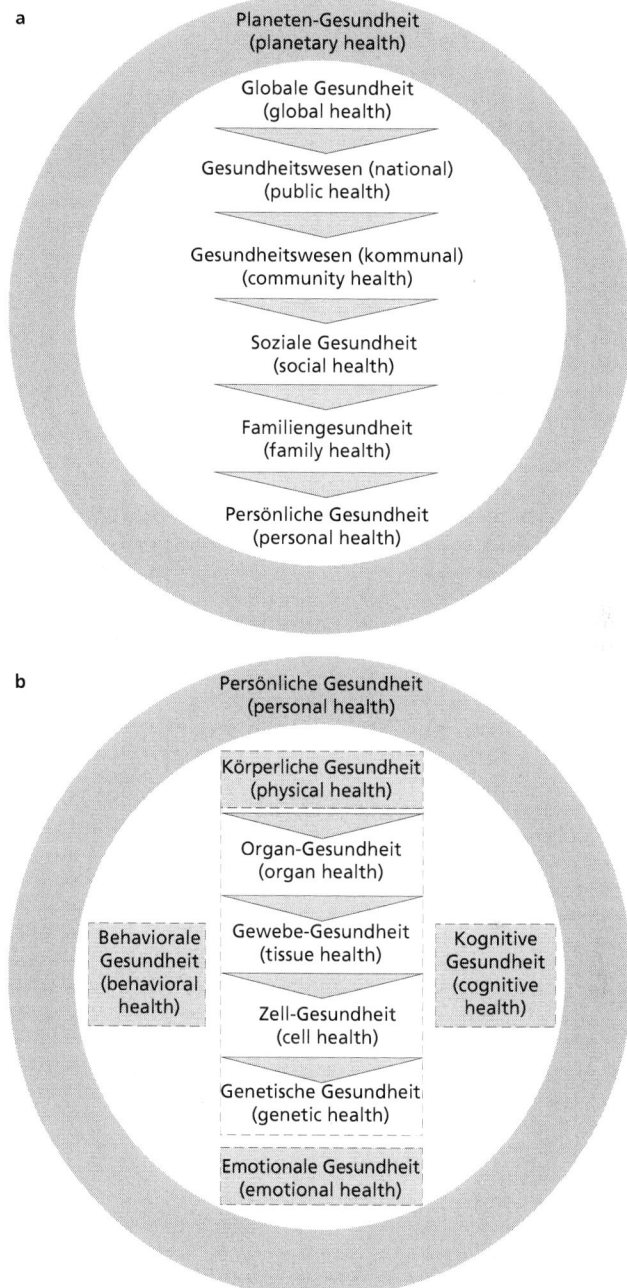

Abb. 10.1a: Die Ebenen unserer Gesundheit und unseres Stressmanagements im Querschnitt: (a) supraindividuell
Abb. 10.1b: Die Ebenen unserer Gesundheit und unseres Stressmanagements im Querschnitt: (b) intraindividuell

10.1.3 Stress und Gesundheit im Längsschnitt – die Bedeutung der Entwicklung

Mit der *Stammesgeschichte* beginnt auch die Längsschnitt-Betrachtung unseres Stressmanagements (▶ Abb. 10.2). So hat uns die Natur mit privilegierten Anti-Stress-Mechanismen ausgestattet, die uns nicht nur erlauben, in nahezu allen Klimazonen dieser Erde zu leben, sondern auch hochentwickelte Kulturen gemeinschaftlichen Lebens zu entwickeln. *Mutation* und *Selektion* haben dazu beigetragen, dass sich unsere Spezies in hocheffizienter Weise an ihre Umwelt angepasst und weiterentwickelt hat und immer aktiver auf diese Umwelt einwirkt und sie umgestaltet.

Unsere Zeit als Individuum beginnt in einer geschützten Umwelt im Uterus unserer Mutter, die für *Protektion* (Schutz) und *Nutrition* (Ernährung) sorgt, bevor dann im Rahmen der Geburt die *Transition* (der Übergang) in die Außenwelt und die *Initiation* (der Beginn) unserer Persönlichkeitsentwicklung erfolgen. Letztere basiert auf einer Lerngeschichte, bei der wir uns in ständiger Interaktion mit unserer materiellen und sozialen Umwelt an diese anpassen (*Adaption*) und uns so zu einzigartigen Individuen entwickeln (*Individuation*). In der letzten Phase unserer Existenz bis zum Tod stehen uns selbst immer weniger aktive Möglichkeiten des Stressmanagements zur Verfügung. Stattdessen sind wir selbst bei alltäglichen Anforderungen und Belastungen meist immer mehr auf passive und externe Hilfen angewiesen, bei aufkommenden Leiden auch auf die Linderung unserer Beschwerden (*Palliation*), bevor mit unserem Tod die Erlösung von allen Belastungen und Leiden eintritt und unsere individuelle Existenz endet (*Termination*).

Die Abbildung 10.2 zeigt, dass der Anteil unserer Selbstkontrolle beim Stressmanagement mit unserer Entstehung als individueller Mensch beginnt, im Erwachsenenalter sein Maximum erreicht und über lange Zeit bestehen bleibt, bevor er im höheren Alter wieder sinkt und mit unserem Tod jede Selbstkontrolle und jedes Stressmanagement ihr natürliches Ende finden (▶ Abb. 10.2). Der schraffierte Bereich in der Phase der pränatalen Entwicklung berücksichtigt dabei die Tatsache, dass Konditionierung und Lernen bereits in der geschützten Umgebung des Uterus auftreten und somit erste Spuren beginnender Selbstkontrolle darstellen.

10.1.4 Stressmanagement – universal, global und nachhaltig

Um unsere Gesundheit zu schützen, müssen wir bei unserem Stressmanagement alle Ebenen beachten und, soweit möglich, berücksichtigen. Auch dabei können wir die *Fehlertheorie* und das *Risiko-Modell* (Schweizer-Käse-Modell) von Reason (1990, 2000a) anwenden, sowohl im Quer- als auch im Längsschnitt.

So würden auf der Bezugsebene unseres Planeten sowohl akute Ereignisse wie der Einschlag eines großen Meteoriten als auch allmähliche Ereignisse wie die Vergrößerung des Ozonlochs die Anti-Stress-Schutzschilder für unsere Planeten-Gesundheit »durchlöchern«, ebenso wie der Klimawandel, das Artensterben und Pandemien unsere globale Gesundheit beeinträchtigen können. Auch ein Versagen unseres nationalen Gesundheitssystems oder unserer Sozial-, Arbeits- oder Finanzsysteme würde unser Stressmanagement durchlöchern, ebenso der Zusammenbruch unserer

10.1 Stress, Stressmanagement und Gesundheit – ein dynamischer Zusammenhang

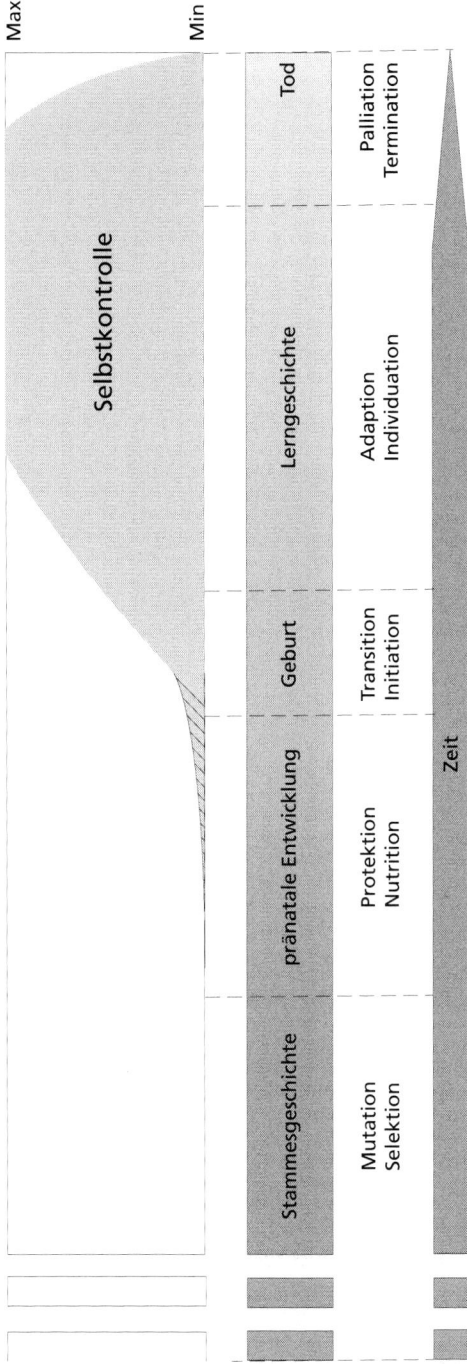

Abb. 10.2: Die Ebenen unserer Gesundheit und unseres Stressmanagements im Längsschnitt

familiären Strukturen oder wesentliche Beeinträchtigungen unserer persönlichen Gesundheit. Diese Kaskade potenzieller Löcher unserer Anti-Stress-Schutzschilder setzt sich fort auf der Ebene unserer eigenen Person, sei es körperlich (z. B. Erkrankungen), behavioral (z. B. Verhaltensdefizite), kognitiv (z. B. dysfunktionale Einstellungen) oder emotional (z. B. Hilflosigkeit).

Stammesgeschichtlich dürften die meisten Löcher durch Mutation und Selektion bereits geschlossen worden sein, doch bleiben noch genetische Risiken, etwa Erbkrankheiten. Risiken während der pränatalen Entwicklung sind z. B. virale Infektionen oder das Fehlverhalten von Müttern (z. B. beim fetalen Alkoholsyndrom). Geburtsrisiken sind in Industrieländern relativ selten, haben aber im Schadensfall oft lebenslange Auswirkungen. Unsere Lerngeschichte, von der Geburt bis zum Tod, kann mit zahlreichen Risiken für unser Stressmanagement verbunden sein, seien es negative Früherfahrungen und Bindungsstörungen, Sozialisationsprobleme, Verhaltensstörungen oder wesentliche Verhaltensdefizite hinsichtlich der Kompetenzen, die wir für unseren adäquaten Umgang mit Anforderungen unserer Lebenswelt benötigen.

Vielen Risiken und Stressoren können wir effektiv begegnen, indem wir mit den beschränkten Ressourcen unseres Planeten und der Natur behutsam umgehen und uns auf die kulturellen und sozialen Errungenschaften früherer und heutiger Generationen stützen. In deren Bewahrung steckt eine große gesellschaftliche Verantwortung für alle Generationen, die an dieser Entwicklung teilhaben und von ihr profitieren. Denn diese Errungenschaften bilden den schützenden Rahmen, innerhalb dessen unser persönliches Stressmanagement stattfindet.

Diese Risiken repräsentieren aber auch die Verletzlichkeit unseres Planeten, unserer menschlichen Spezies, unserer Kultur und unserer eigenen Person.

> **»Veränderungen und Bewahren des Bewährten«:**
>
> »Wechsle nie ein siegreiches Pferd!« Aber: »Wenn Du merkst, dass Du ein totes Pferd reitest, steig ab!«
> Diese beiden Varianten gängiger Sprichwörter verdeutlichen bildhaft den Spannungsbogen, wenn es um Veränderungen geht. Für unser Stressmanagement sind dabei die funktionalen Auswirkungen entscheidend:
> Bei zentralen Lebensbedingungen, die sich in der stammesgeschichtlichen Evolution bewährt haben bzw. an die wir uns angepasst haben, z. B. klimatische Bedingungen oder genetische Entwicklungen (von Saatgut oder bestimmten Arten), sollten wir mit Änderungen, zu denen wir aufgrund technologischer Entwicklungen zunehmend fähig sind, eher vorsichtig sein, wenn wir die Auswirkungen nicht wirklich sicher und im Konsens beurteilen können. Hier könnte es sein, dass der Wechsel von einem bisher siegreichen Pferd schlimmstenfalls bei einem toten Gaul endet, der uns noch dazu bei seinem Umfallen unter sich begräbt.
> Diese Vorsicht gilt auch für unser Bewahren zentraler sozialer Grundlagen, wie z. B. der Menschenrechte, deren Erklärung und Proklamation auf einer langen internationalen Entwicklung und Konsensbildung beruhen, oder der Gewal-

tenteilung in Demokratien, die durch wechselseitige Kontrolle der staatlichen Institutionen zur Stressprävention beitragen soll, indem sie potenzielle Willkür und schädliche Auswirkungen einer Machtkonzentration in einer Hand vermindert oder im besten Fall verhindert.

Dagegen gibt es bei vielen sozialen, wirtschaftlichen und technologischen Entwicklungen durchaus Zweifel, welches Pferd wir da eigentlich reiten, sei es bei unserem Umgang mit der Atomkraft, sei es bei der Gestaltung unseres Finanzsystems oder bei der Aufrechterhaltung eines Wirtschaftssystems, bei dem die Schere zwischen Arm und Reich immer weiter auseinandergeht.

10.2 Stress und Stressmanagement als persönliche Erfahrung – die Bedeutung der Biografie

Biografien mit all ihren Höhen und Tiefen sind gelebtes Stressmanagement. Und nicht selten ist die Durchwanderung der Tiefen die Voraussetzung für das Erreichen der Höhen.

In persönlichen Lebensschicksalen wird das Zusammenspiel aller oben genannten Ebenen und Entwicklungen bei der »Lebensbewältigung« deutlich. Dies macht viele Biografien und Autobiografien zu lesenswerten Quellen für unser Lernen am Modell und liefert uns Anregungen für unseren eigenen Umgang mit Anforderungen und Stress.

> **Beispiel »Was wir von österreichischen Bauern lernen können«:**
>
> In seiner Autobiografie beschreibt der Vater des Stresskonzepts Hans Selye (1907–1982), wie er als Kind den Ersten Weltkrieg erlebte, in dessen Verlauf sein Vater fünf Jahre lang von zu Hause fort war, und auch, wie er die große Grippeepidemie von 1918 überlebte. Für die Tatsache, dass er viele Ereignisse »unbeschadet« überstand, sieht er als Grund, sich in seinem Leben stets an den angenehmen Erlebnissen orientiert und die unangenehmen rasch vergessen zu haben (Selye 1984).

Wie man sieht, kann auch Verdrängung als regelgeleitetes Verhalten dem Stressmanagement dienlich sein. Dies gilt ebenso für die Leidenschaftlichkeit, die in der Empörung über unerträgliche Verhältnisse deutlich wird.

> **Beispiel »Widerstand, Empörung und Resilienz – ein beeindruckendes Leben«:**
>
> Wer wie Stéphane Hessel (1917–2013) als Mitglied der Resistance den Zweiten Weltkrieg und als Überlebender des KZ Buchenwald das Dritte Reich überstanden hat, dürfte in seiner Zeit als junger Mann ziemlich vielen Stressoren ausgesetzt gewesen sein. Dass Hessel mit seinen 93 Jahren auf dem Hintergrund dieser Erfahrungen in einer Streitschrift leidenschaftlich zum friedfertigen Widerstand gegen die Unzulänglichkeiten unserer Gesellschaft aufruft (Hessel 2011), ist kein Zufall, sondern Ausdruck seiner langen Lebens- und Lerngeschichte, in der er sich als junger Mann für die Grundsätze und Werte der Demokratie des befreiten Frankreich einsetzte und gegen Ende seines Lebens feststellt:
> »Genau diese Grundsätze und Werte sind uns heute nötiger denn je« (S. 7).
> »Wir alle sind aufgerufen, unsere Gesellschaft so zu bewahren, dass wir auf sie stolz sein können« (S. 7).
> »Mischt Euch ein, empört Euch! … Wenn man sich über etwas empört … wird man aktiv, stark und engagiert« (S. 10).
> »Zwei neue Menschheitsaufgaben sind für jedermann erkennbar:
>
> 1. Die weit geöffnete und noch immer weiter sich öffnende Schere zwischen ganz arm und ganz reich. …
> 2. Die Menschenrechte und der Zustand unseres Planeten« (S. 13).

In Hessels Streitschrift finden wir alle Ebenen des Stressmanagements, die wir gerade abgehandelt haben, wieder, von der Gesundheit des Planeten über die Gesundheit sozialer Gemeinschaften bis zur Gesundheit der eigenen Person. Und in seinen biografischen Ausführungen wird deutlich, wie sehr seine Erfahrungen mit existentiellen Stressoren seine eigene Entwicklung und Lerngeschichte bestimmt haben. Sowohl seine Tätigkeit nach dem Zweiten Weltkrieg als Vertreter Frankreichs bei den Vereinten Nationen und als Mitunterzeichner der Charta der Menschenrechte, als auch seine leidenschaftliche Streitschrift waren sein Beitrag dazu, Belastungen und Leid, das er selbst erfahren hatte, von künftigen Generationen abzuwenden.

10.3 »Jeder ist seines Glückes Schmied« – Stressmanagement mit Hammer und Amboss?

Das Schmieden ist ein uraltes Handwerk, bei dem Metalle so in eine neue Form gebracht werden, dass sie einer bestimmten Funktion dienen. Dies reicht von der Formgebung für Bedarfsgüter des Alltags bis hin zu kunsthandwerklichen Meister-

10.3 »Jeder ist seines Glückes Schmied« – Stressmanagement mit Hammer und Amboss?

werken der Schmiedekunst, wie wir sie z. B. aus den Zeiten des Barocks und Rokokos kennen.

Ein gut ausgebildeter, erfahrener und versierter Schmied kennt die Eigenschaften der von ihm bearbeiteten Metalle sehr genau, einschließlich seines Wissens um die Widerstandsfähigkeit (Resilienz) der von ihm gefertigten Güter, wenn sie Druck-, Zug- oder Scherungskräften ausgesetzt sind. Dieses Wissen setzt er bei der Gestaltung und Formgebung dieser Güter gezielt ein, verbunden mit meisterlicher Handhabung hierfür geeigneter Werkzeuge, die er, vor allem in früheren Zeiten, nicht selten selbst hergestellt hat.

Wenn wir davon sprechen, dass jeder seines Glückes Schmied sei, dann verwenden wir diese Metapher oft dazu, die *Eigenverantwortung* des Menschen für sein persönliches Glück hervorzuheben. Oft wird mit dieser Metapher auch die Vorstellung verbunden, dass sich Anstrengung, Tatkraft, Geschick und andere Verhaltenseigenschaften lohnen, um dieses Glück zu erreichen.

Nun ist eine hohe funktionale Kompetenz, sei es beim Schmieden oder beim Verfolgen von Glückszielen, sicher eine gute, wenn nicht gar notwendige Voraussetzung. Sie ist jedoch nicht hinreichend. Denn verhaltenspsychologisch wird in dieser Metapher vor allem die Organismus-Komponente im SORKC-Modell hervorgehoben. Wir haben aber gelernt, dass wir für eine funktionale Verhaltensanalyse die anderen Komponenten auch berücksichtigen müssen. Denn auch ein meisterlicher Kunstschmied kann unglücklich werden, wenn die Bedingungen und Kontingenzen seiner Lebenssituation seinem Glück entgegenstehen.

Übertragen wir diese Betrachtung auf unser Stressmanagement. In einer Welt voller Arbeitsteiligkeit und globaler Vernetzung brauchen wir *auf jeder Ebene* Glücksschmiede, die ihr Handwerk verstehen, miteinander kommunizieren und kooperieren, ihr Handeln aufeinander abstimmen, und hierfür durch die Bedingungen und Kontingenzen ihrer jeweiligen Umwelt (auch sozial) angemessen *verstärkt* werden.

Weiterhin bedarf es hierfür gemeinsamer und gemeinschaftlicher *Werte und Ziele*, denen sich jeder Glücksschmied verpflichtet fühlt, wie z. B. den folgenden:

1. Lasst uns die Gesundheit unseres Planeten und die natürlichen Lebensgrundlagen, die er uns beschert, achten und bewahren.
2. Lasst uns unsere globale Gesundheit bewahren und fördern, über alle Grenzen hinweg und mit höchster Priorität, trotz aller Einzel- und Gruppeninteressen, Egoismen, Nationalismen und sonstiger Ich- oder Wir-Bezogenheiten.
3. Lasst uns unseren Staat und unsere Gemeinschaft, unser Gesundheits- und unser Sozialwesen so gestalten, dass unsere öffentliche Gesundheit bewahrt und gefördert wird, einschließlich der Einhaltung der Menschenrechte sowie der Schaffung und Aufrechterhaltung sozial gerechter Lebensverhältnisse, auch bei der Vorbeugung und Handhabung von Krisen.
4. Lasst uns in jeder Form der Gemeinschaft, sei es im Arbeitsleben oder privat, die soziale Gesundheit bewahren und fördern, einschließlich des gemeinschaftsorientierten und friedfertigen Umgangs mit Konflikten.
5. Lasst uns unsere eigene, persönliche Gesundheit bewahren, durch achtsamen Umgang mit uns selbst, durch Förderung unserer körpereigenen Immunabwehr

und Resilienz, durch Erlernen von Verhaltenskompetenzen zur Bewältigung alltäglicher oder besonderer Anforderungen und Belastungen, sowie durch Entwicklung förderlicher und funktionaler Kognitionen (Wissen, Einstellungen) und Emotionen (Zuversicht, Gelassenheit, Entspannungsfähigkeit, Leidenschaftlichkeit, ggf. auch Empörung).

Als reine Appelle werden diese Aussagen vermutlich kaum oder nur selten etwas bewegen. Und wenn, dann wohl nur bei den wenigen unter uns, deren Verhalten universell und nachhaltig unter der Kontrolle realitätsgetreuer Kognitionen steht, ausschließlich der Wahrheit verpflichtet und bar jedes Eigennutzes oder sonstiger Interessen. Sie können uns aber als Wegweiser dienen, wohin die Reise gehen soll, wenn wir den Stressoren und Belastungen, die unsere Gesundheit und Integrität gefährden, vorbeugen oder effektiv beggegnen wollen. Zum Erreichen dieser Ziele müssen wir die hierfür maßgeblichen konkreten Bedingungen und Kontingenzen schaffen. Hierzu müssen wir gesundheitsorientiertes Verhalten fördern, d. h. materiell, sozial oder generell verstärken, sei es für die Gesundheit unseres Planeten, für unsere globale und soziale Gesundheit, oder für die Gesundheit unserer eigenen Person. Und wir müssen dem entgegentreten, was diese Gesundheit gefährdet. Dies erfordert oft auf allen Ebenen die Arbeit im Detail, die wechselseitige Kommunikation und Koordination sowie die gemeinsame Abstimmung und Konsensfindung.

> **»Zauberhafte Verhaltenstechnologie«:**
>
> Erinnern Sie sich noch an unseren Zauberer, wie er in der Einleitung zu diesem Buch beschrieben wurde? Um uns zu verzaubern bedient er sich einer oft unauffälligen, jedoch ausgefeilten Verhaltenstechnologie, bei der er nicht nur die Situation und sein eigenes Verhalten kontrolliert, sondern auch das seiner Assistenten und nicht zuletzt unser Verhalten als Zuschauer. Auch ein Dirigent und sein Orchester nutzen eine ausgefeilte Verhaltenstechnologie, wenn sie uns auf der Basis gut einstudierter Kooperation und Koordination mit den Klängen einer Symphonie, gespielt auf kunstvoll gefertigten und exakt gestimmten Instrumenten, verzaubern, oft in hierfür speziell eingerichteten oder ausgestalteten Räumen.
> Die Reihe solch positiver Beispiele, zu denen auch unser Kunstschmied gehört, ließe sich beliebig fortsetzen, nicht nur für die Kunst, sondern auch für die Wissenschaft, die Medizin, den Sport und viele andere Bereiche. Auch der bereits aufgeführte Hinweis »Was Ingenieure und Therapeuten gemeinsam haben« (▶ Kap. 3.6), betont die Rolle einer positiv und funktional gestalteten Verhaltenstechnologie.

Unser SORKC-Modell mit seinen Komponenten zur Analyse konkreter Verhaltenssituationen und Beschreibung möglicher funktionaler Zusammenhänge zählt auch zu den Werkzeugen für solch eine Verhaltenstechnologie, hier mit dem Ziel eines erfolgreichen Umgangs mit Stress. Dabei gilt für die Verhaltenstechnologie

10.3 »Jeder ist seines Glückes Schmied« – Stressmanagement mit Hammer und Amboss?

dasselbe wie für jede Technologie: beruhen ihre Errungenschaften auf Wahrheit (im Sinne wissenschaftlicher Erkenntnisse), auf Ehrlichkeit (im Sinne von Redlichkeit ohne falsche Versprechungen), auf Funktionalität (in Sinne der Erfüllung erwünschter Funktionen) sowie auf Kontrolle (im Sinne von Sicherheit, Steuerbarkeit, Zuverlässigkeit und Transparenz), so kann sie »zauberhaft« und positiv wirken und die weitere Entwicklung unserer Zivilisation in positiver Weise fördern. Erfüllen ihre Errungenschaften diese Ansprüche nicht, werden sie »durchlöchert« oder gar missbraucht, hätte auch dies Auswirkungen auf unsere Zivilisation, dann allerdings im Sinne einer negativen, »grauenhaften« Verhaltenstechnologie.

> **Beispiel »Wenn der Verhaltenscode interessanter ist als der genetische Code«:**
>
> Hans Selye führte viele Krankheiten »auf psychische Fehlfunktionen zurück, vor allem auf die Gewohnheit, einem ethischen Code zu folgen, der uns nicht angemessen ist« (Selye 1984, S. 138). Demzufolge interessierte er sich »sogar eher mehr für das Verhalten als für den genetischen Code« (ebd.) und propagierte leidenschaftlich einen Verhaltenscode, den er »altruistischen Egoismus« nannte (S. 141).

Wie wichtig eine *positive funktionale Verhaltenstechnologie* sein kann, zeigt sich in Krisen und besonders bei globalen Herausforderungen wie der COVID-19-Pandemie. COVID-19 verdeutlicht uns, dass es die unmittelbaren Bedingungen und Kontingenzen sind, die das Verhalten kontrollieren, sowohl bei den SARS-2-Viren, die jeden Kontakt und jede Gelegenheit zur Vermehrung wahrnehmen, als auch bei uns Menschen mit unserem ganzen Spektrum verschiedener Reaktionsweisen wie Angst, Sorglosigkeit, Gedankenlosigkeit, (wissenschaftliche) Neugier, Leugnung, Abwehr, Vorsicht (z. B. Abstandhalten), Gegenmaßnahmen (z. B. Hygiene, Behandlung Impfung) usw. bis hin zum Glauben und zur Verbreitung von Verschwörungstheorien.

Die Dynamik der Interaktion hat dabei zwei Richtungen: Zum einen stellen wir Menschen die unmittelbare Umgebung für die Viren dar, die sie für ihre Vermehrung benötigen. Zum anderen sind die Viren selbst wiederum Teil unserer unmittelbaren Umgebung, in der wir Menschen leben. Für beide, sowohl für die Viren als auch für uns Menschen, gilt dabei die folgende evolutionsbiologische und verhaltenspsychologische Regel:

> **Zitat**
> »the environment acts in an inconspicuous way: it does not push or pull, it *selects*«. (Skinner 1973, S. 22).
> »Die Umwelt verhält sich unauffällig: weder drückt sie noch zieht sie, sie wählt aus« – Übersetzung durch den Verfasser].

Wenden wir diese Regel auf unser Beispiel an:

Beispiel »SARS-CoV-2 als globaler Stressor«:

SARS-CoV-2-Viren haben sich zu globalen Stressoren unserer Umwelt entwickelt. Sie fordern nicht, sie verhandeln nicht, sie reagieren nicht auf Bitten, nicht auf Verbote und nicht auf Appelle, ja, sie lassen noch nicht einmal mit sich reden. Sie folgen keiner Überzeugung und jede Art von Kognition oder Emotion ist ihnen fremd. Aber soweit wir wissen, *reagieren* sie dennoch auf uns. Sie reagieren auf uns als Individuum, auf unser Abwehrsystem, auf unsere Vorerkrankungen, auf unser Alter, auf medizinische Maßnahmen bis hin zur Beatmung und zur Impfung, aber auch auf unser Kontaktverhalten, wenn wir uns ihnen nähern oder Orte aufsuchen, an denen sie zahlreich vorhanden sind. Sie reagieren auch darauf, wie wir uns als Gemeinschaft verhalten, ob wir Abstand halten, Masken tragen, uns im Freien oder in geschlossenen Räumen aufhalten, ob wir vor Ort bleiben oder reisen. Sie reagieren darauf, ob unser öffentliches Gesundheitssystem durch Kontaktverfolgung (noch) in der Lage ist, ihre weitere Ausbreitung durch entsprechende Maßnahmen (Quarantäne bzw. Isolation von Erkrankten und Gefährdeten) zu verhindern oder einzudämmen. Sie reagieren auf die Schließung oder die Öffnung von Grenzen und auf internationale Maßnahmen der Seuchenbekämpfung. Und sie, ihre Mutanten und ihre Verwandten reagieren langfristig vermutlich auch auf die globalen Auswirkungen unseres Handelns auf das Artensterben, das Klima und andere ökologische Faktoren, die ihre Ausbreitung begünstigen können.

SARS-CoV-2-Viren verhalten sich unauffällig: Sie drücken und ziehen uns nicht, sie wählen aus, und zwar gnadenlos, denn auch diese ethische Kategorie ist ihnen fremd. Dabei überleben von uns Menschen nur diejenigen, deren Abwehrsystem sie überwindet, ggf. mit medikamentöser Hilfe oder unterstützt durch wirksame Impfstoffe. Auch diejenigen überleben, die durch ihr Verhalten Orte und Kontakte mit Infizierten vermeiden (können) und somit diesen Viren ihr Vermehrungsmedium entziehen. Ebenso überleben diejenigen, die durch unser Gesundheitssystem rechtzeitig gewarnt, behandelt oder geimpft werden können. Überleben können auch diejenigen, denen die internationale Gemeinschaft rechtzeitig materielle Güter oder Dienstleistungen zu ihrem Schutz und zu ihrer Behandlung zukommen lässt. Dies oder Entsprechendes gilt auch für künftige Pandemien, deren Entstehung und Ausbreitung von den künftig wirksamen Natur- und Lebensbedingungen abhängen werden, auf die wir Menschen selbst immer mehr Einfluss haben, sei es zum (funktional) Guten oder (dysfunktional) Schlechten.

Das angesprochene *Selektionsprinzip* lässt sich durch zwei Gedankenexperimente illustrieren:

Beispiel »COVID-19 – zwei Gedankenexperimente«:

Stellen wir uns zum einen vor, dass alle Menschen und alle Tiere, die gleichfalls als Wirt oder Zwischenwirt für SARS-CoV-2 in Frage kommen, sich im Rahmen eines totalen Lockdowns vollständig voneinander isolieren, ohne jeglichen

> Kontakt zu irgendeinem anderen potenziellen Wirt, und dies über einen Zeitraum, der länger ist als die Summe der maximalen Dauer der Inkubationszeit plus der maximalen Dauer der Ansteckungsfähigkeit (Kontagiosität) plus der maximalen Überlebenszeit des Virus außerhalb eines (Zwischen-)Wirts. Dann wäre anzunehmen, dass bei Aufhebung dieser Isolation die Infektionsrate auf null gefallen ist und keinerlei Ansteckungsgefahr mehr besteht. SARS-CoV-2 wäre zu 100 % unter Kontrolle und eliminiert, allein durch das Isolationsverhalten potenzieller (Zwischen-)Wirte.
>
> Stellen wir uns zum andern vor, dass wir unser bisheriges Verhalten nicht ändern, insbesondere keine Hygiene- und keine anderen Vorsichts- oder Kontrollmaßnahmen ergreifen. Dann würden sich SARS-CoV-2 und seine Mutanten in dieser vom Menschen diesbezüglich nicht weiter kontrollierten Umgebung rasch ausbreiten, mit zu erwartendem exponentiellem Anstieg der Fallzahlen und prozentual hierzu der Todeszahlen. Ab einem bestimmten Ausbreitungsgrad in der Bevölkerung würde die Herdenimmunität die Ausbreitung immer mehr bremsen bis die Infektion die gesamte Bevölkerung durchlaufen hat. Auch dann wäre das Infektionsgeschehen beendet, wenn wir in unserem Gedankenexperiment unterstellen, dass keine Reinfektionen auftreten. Bis dahin allerdings wäre eine gravierende Überlastung des Gesundheitssystems zu erwarten, mit dadurch bedingter zunehmend schlechterer Versorgung der Infizierten und damit auch zu erwartender noch höherer Todesrate. In zweiter Linie wären durch hohe Fall- und Todeszahlen auch Systeme betroffen, die für ihre Produktions- und Dienstleistungen auf gesunde Mitarbeiter angewiesen sind, nicht nur im Gesundheitssystem selbst, sondern auch in Seniorenheimen, im Bildungs-, Verkehrs- und Transportwesen und in anderen Bereichen unserer Gesellschaft.

Diese stilisierte, stark vereinfachte und polarisierte Darstellung der COVID-19-Pandemie in den beiden Gedankenexperimenten ist unrealistisch und basiert auf etlichen Annahmen sowie Parametern, die wir derzeit nicht oder nicht sicher kennen, wie etwa die maximale Dauer der Kontagiosität oder die Überlebensdauer des Virus in verschiedenen Umgebungen. Sie kann aber aufzeigen, wie zwei gegensätzliche *Verhaltensstrategien* gravierend unterschiedliche Auswirkungen in der Zeit bis zum gleichen Endpunkt (Ende der Pandemie) haben können.

Die meisten Gesellschaften fahren einen der zahlreichen Mittelwege zwischen diesen beiden aufgezeigten Polen des Verhaltens, oft in Reaktion auf die beobachteten Entwicklungen der Infektionszahlen und die Auswirkungen der getroffenen Maßnahmen. Zu einer rationalen Verhaltenstechnologie und als Grundlage für politisches Handeln können dabei auch mathematisch-wissenschaftliche Modellierungen (z. B. an der Heiden und Buchholz 2020) beitragen, bei denen mögliche Auswirkungen der Pandemie und von Maßnahmen geschätzt werden können, auf der Basis des bisherigen Wissens, grundsätzlicher Annahmen und zunehmender Berücksichtigung empirischer Daten im Verlauf.

Die COVID-19-Pandemie als globaler Stresstest kann uns verdeutlichen, wozu eine rationale, *funktionale Verhaltenstechnologie* beim Stressmanagement beitragen kann: auf allen Ebenen die Konsequenzen unseres bisherigen Verhaltens mit den

Konsequenzen möglicher Verhaltensalternativen zu vergleichen, mit dem Ziel, mögliche Belastungen und Überlastungen auszuschließen oder zu vermeiden und bestehende Belastungen und Überlastungen auszuschalten, zu verringern, einzudämmen oder zumindest zu kompensieren. Wenn uns diese Kontrolle unseres Verhaltens und seiner Konsequenzen gelingt, trotz aller Unsicherheiten, denen wir dabei begegnen, erhöhen wir unsere Chancen, im Gleichgewicht zu bleiben und unsere Gesundheit zu wahren. Zugleich erhöhen wir damit auch die Chancen für die Freiräume und Freiheitsgrade unseres Verhaltens, die wir brauchen, um gemeinsam und für uns selbst ein Leben in Glück und Zufriedenheit zu führen.

> Jeder ist seines Glückes Schmied – doch eine Kultur des Glücks und einen glücklichen Planeten schaffen wir nur gemeinsam!

Arbeitsmaterial zum Download

Das Zusatzmaterial »Online-Arbeitsblatt_Meine persönliche Stresssituation (PSS)« können Sie unter folgendem Link kostenfrei herunterladen[2]:
https://dl.kohlhammer.de/978-3-17-036252-9

---

[2] Wichtiger urheberrechtlicher Hinweis: Alle zusätzlichen Materialien, die im Download-Bereich zur Verfügung gestellt werden, sind urheberrechtlich geschützt. Ihre Verwendung ist nur zum persönlichen und nichtgewerblichen Gebrauch erlaubt. Jede Verwendung außerhalb der engen Grenzen des Urheberrechts ist ohne Zustimmung des Verlags unzulässig und strafbar. Das gilt insbesondere für Vervielfältigungen, Übersetzungen, Mikroverfilmungen und für die Einspeicherung und Verarbeitung in elektronischen Systemen.

Literatur

Ärztliches Zentrum für Qualität in der Medizin (2015) Fehlertheorie. (https://www.aezq.de/patientensicherheit/fehlertheorie, Zugriff am 29.06.2020).
American Psychiatric Association (2013) Diagnostic and Statistical Manual of Mental Disorders. 5th ed. Washington DC.
an der Heiden M, Buchholz U (2020) Modellierung von Beispielszenarien der SARS-CoV-2-Epidemie 2020 in Deutschland. Robert Koch-Institut. (https://www.rki.de/DE/Content/InfAZ/N/Neuartiges_Coronavirus/Modellierung_Deutschland.pdf?__blob=publicationFile, Zugriff am 27.1.2020).
Antonovsky A (1979) Health, Stress, and Coping. San Francisco CA: Jossey-Bass.
Azad MB, Abou-Setta AM, Chauhan BF, Rabbani R, Lys J, Copstein L, Mann A, Jeyaraman MM, Reid AE, Fiander M, MacKay DS, McGavock J, Wicklow B, Zarychanski R (2017) Nonnutritive sweeteners and cardiometabolic health: a systematic review and meta-analysis of randomized controlled trials and prospective cohort studies. CMAJ 189(28): E929-E939.
Bäuml M, Kifmann M, Krämer J, Schreyögg J (2016) Bandscheibenoperationen – Patientenerfahrungen, Indikationsqualität und Notfallkodierung. In: Böcken J, Braun B, Meierjürgen R (2016) Gesundheitsmonitor 2016. Bürgerorientierung im Gesundheitswesen. Kooperationsprojekt der Bertelsmann Stiftung und der BARMER GEK. Verlag Bertelsmann Stiftung: 187-195.
Bamberg E, Busch C (1996) Betriebliche Gesundheitsförderung durch Streßmanagementtraining: Eine Metaanalyse (quasi-)experimenteller Studien. Zeitschrift für Arbeits- und Organisationspsychologie 40: 127-137.
Bayerischer Rundfunk (BR) (2018) Pilotenfehler führte zu Flugzeugabsturz in Kuba mit 112 Toten. (https://www.br.de/nachrichten/deutschland-welt/pilotenfehler-fuehrte-zu-flugzeugabsturz-in-kuba-mit-112-toten,Qy3BwGq, Zugriff am 29.06.2020).
Beck AT, Freeman A (1999) Kognitive Therapie der Persönlichkeitsstörungen. Weinheim: Beltz.
Bejdakic E, Fischer B, Hellmich M, Hutter J, Kopisch C et al. (2012) Die Katastrophe im Kernkraftwerk Fukushima nach dem Seebeben vom 11. März 2011. Beschreibung und Bewertung von Ablauf und Ursachen. Salzgitter: Bundesamt für Strahlenschutz, Fachbereich Sicherheit in der Kerntechnik. (http://doris.bfs.de/jspui/handle/urn:nbn:de:0221-201203027611, Zugriff am 26.07.2020).
Belafonte H (2013) My Song. Die Autobiographie. München: btb.
Benzenhöfer U (1993) In allen Bereichen begehrte er gegen die Autoritäten auf. Zum »500.« Geburtstag des Theophrast von Hohenheim, genannt Paracelsus. Deutsches Ärzteblatt 90 (10): A-704–706.
Berger M, Linden M, Schramm E, Hillert A, Voderholzer U et al. (2012) Positionspapier der Deutschen Gesellschaft für Psychiatrie, Psychotherapie und Nervenheilkunde (DGPPN) zum Thema Burnout. Der Nervenarzt 4: 537-543.
Bergner T (2010) Burnout bei Ärzten. Arztsein zwischen Lebensaufgabe und Lebens-Aufgabe. 2. Aufl. Stuttgart: Schattauer.
Bernardo A, Kockott G, Halhuber MJ (1996) Herz und Sex: Sexualität bei Herzinfarkt-Kranken und -Gefährdeten. Wien: Facultas Universitätsverlag.
Bertalanffy L von (1972) The history and status of general systems theory. In: Klir GJ (ed.) Trends in general systems theory. New York: Wiley-Interscience, pp 21-41.
Bertalanffy L von (1976) General systems theory: foundations, development, applications. New York: George Braziller Inc.

Bertelsmann Stiftung, Institut für Schulentwicklungsforschung der Technischen Universität Dortmund, Institut für Erziehungswissenschaft der Friedrich-Schiller-Universität Jena (Hrsg.) (2014) Chancenspiegel 2014. Regionale Disparitäten in der Chancengerechtigkeit und Leistungsfähigkeit der deutschen Schulsysteme. 1. Aufl. Gütersloh: Verlag Bertelsmann Stiftung. (https://www.chancen-spiegel.de/downloads-und-presse.html?no_cache=1, Zugriff am 29.06.2020).

Biancatelli RMLC, Berrill M, Marik PE (2020) The antiviral properties of vitamin C. Expert Review of Anti-infective Therapy 18(2): 99-101.

Bianchi R, Schonfeld IS, Laurent E (2015) Is it time to consider the »burnout syndrome« a distinct illness? Frontiers in Public Health 3: 1-3.

Bird A (2007) Perceptions of epigenetics. Nature 447: 396-398.

Bischoff-Ferrari HA, Dawson-Hughes B, Staehelin HB, Orav JE, Stuck AE et al. (2009) Fall prevention with supplemental and active forms of vitamin D: a meta-analysis of randomised controlled trials. BMJ 339: b3692. (https://www.bmj.com/content/339/bmj.b3692.long, Zugriff am 11.11.2020).

Blake PR, McAuliffe K (2011) »I had so much it didn't seem fair«: Eight-year-olds reject two forms of inequity. Cognition 120: 215-224.

Boccaletti S, Grebogi C, Lai Y-C, Mancini H, Maza D (2000) The control of chaos: theory and applications. Physics Reports 329: 103-197.

Bodenstedt A, Loos S, Oltersdorf U, Reinhardt D, Spiekermann U (1997) Materialien zur Ermittlung von Ernährungsverhalten. Karlsruhe: Bundesforschungsanstalt für Ernährung. (http://www.ernaehrungsdenkwerkstatt.de/fileadmin/user_upload/EDWText/TextElemente/Publikationen/171_OLT_Ernaehrungsverhaltensmaterialien_BFE_Bericht_1997_1_Vorworte.pdf, Zugriff am 08.11.2020).

Bowlby J (1951) Maternal care and mental health. World Health Organization Monograph, Serial No. 2.

Brandl B (2012) Industrialisierung und Konzentration. Die Analyse eines Zusammenhangs am Beispiel des Saatgutmarktes. PROKLA. Zeitschrift für kritische Sozialwissenschaft 42(169): 601-618.

Braun K-H (2018) Entwicklungspädagogische Theorien, Konzepte und Methoden 1: Kinder und Kindheit. Wiesbaden: Springer Fachmedien.

Breidenstein M (2020) Presseinformation. Loveparade-Strafverfahren: Beschluss des Gerichts vom 04.05.2020. Landgericht Duisburg. Der Pressesprecher. (https://www.lg-duisburg.nrw.de/behoerde/presse/zt_Lopa/loveparade/so_pe/2020_05_04-PE-65-anonymisierter-Beschluss-im-Wortlaut.pdf, Zugriff am 08.11.2020).

Bühler K (1982) Sprachtheorie: die Darstellungsfunktion der Sprache. Stuttgart.

Bundesanstalt für Arbeitsschutz und Arbeitsmedizin (2014) (Hrsg.) Gefährdungsbeurteilung psychischer Belastung. Erfahrungen und Empfehlungen. Berlin: Erich Schmidt Verlag.

Bundesministerium für Gesundheit (Hrsg.) (2008) Strategie der Bundesregierung zur Förderung der Kindergesundheit. Berlin. (https://www.bundesgesundheitsministerium.de/fileadmin/Dateien/5_Publikationen/Ministerium/BMG-G-07051-Strategie-Kindergesundheit.pdf, Zugriff am 29.06.2020).

Cannon WB (1932) The Wisdom of the Body. New York: W. W. Norton.

Cannon WB (1935) Stresses and strains of homeostasis. The American Journal of the Medical Sciences 189 (1): 1-14.

Chattopadhyay S, Raychaudhuri U, Chakraborty R (2014) Artificial sweeteners – a review. J Food Sci Technol 51(4): 611-621.

Cooper SJ (2008) From Claude Bernard to Walter Cannon. Emergence of the concept of homeostasis. Appetite 51: 419–427.

Davison GC, Neale JM (2014) Abnormal Psychology. New York: Wiley.

Deutsche Gesellschaft für Ernährung (2012) Essenshäufigkeit und Gewichtsregulation bei Erwachsenen. DGEinfo Juli 2012: 98-100. (https://www.dge.de/wissenschaft/weitere-publikationen/fachinformationen/essenshaeufigkeit-und-gewichtsregulation-bei-erwachsenen/?L=0, Zugriff am 15.11.2020).

Deutsche Gesellschaft für Psychiatrie, Psychotherapie und Nervenheilkunde (2012) Positionspapier der Deutschen Gesellschaft für Psychiatrie, Psychotherapie und Nervenheilkunde

(DGPPN) zum Thema Burnout. Berlin: DGPPN. (https://www.dgppn.de/fileadmin/user_upload/_medien/download/pdf/stellungnahmen/2012/stn-2012-03-07-burnout.pdf, Zugriff am 27.10.2016). (Auch publiziert in: Der Nervenarzt 2012; 4: 537-543).

Diekmann F (2016) Befristet einsatzbereit. Jung, schlecht bezahlt, kinderlos. Spiegel online, 08. Dezember 2016. (www.spiegel.de, Zugriff am 27.1.2020).

Diekmann A, Jann B (Hrsg.) (2004) Modelle sozialer Evolution. Wiesbaden: Deutscher Universitäts-Verlag.

Drake N (2017) Wird die Menschheit das sechste große Massenaussterben überleben? National Geographic. (https://www.nationalgeographic.de/umwelt/2017/03/wird-die-menschheit-das-sechste-grosse-massenaussterben-ueberleben, Zugriff am 29.06.2020).

Effertz T (2017) Die Auswirkungen der Besteuerung von Lebensmitteln auf Ernährungsverhalten, Körpergewicht und Gesundheitskosten in Deutschland. Universität Hamburg. (https://www.praeventologe.de/images/stories/Aktuelles/2017/Studie_Zucker_Fett_Steuer_Deutschland.pdf, Zugriff am 08.11.2020).

Effertz T, Engel S, Verheyen F, Linder R (2016) The Costs and Consequences of Obesity in Germany - A new approach from a prevalence and lifecycle perspective. European Journal of Health Economics 17(9): 1141-1158.

Ellis A, Ellis DJ, Kloosterziel R (2012) Rational-Emotive Verhaltenstherapie (Wege der Psychotherapie). München: Reinhardt.

Engel GL (1977) The need for a new medical model: a challenge for biomedicine. Science 196 (4286): 129-136.

Farmer R, Sundberg ND (1986) Boredom proneness: the development and correlates of a new scale. Journal of Personality Assessment 50: 4-17.

Fenichel O (1951) On the psychology of boredom. In: Rapaport D (ed.) Organization and pathology of thought: Selected sources. New York: Columbia University Press, pp. 349-361.

Ferster CB, Skinner BF (1957) Schedules of reinforcement. New York: Appleton-Century-Crofts.

Feynman RP (1986) Personal observations on the reliability of the Shuttle. Appendix F of the Presidential Commission on the Space Shuttle Challenger Accident (PCSSCA) Report, volume II. (https://science.ksc.nasa.gov/shuttle/missions/51-l/docs/rogers-commission/Appendix-F.txt, Zugriff am 31.10.2020).

Figueroa-Méndez R, Rivas-Arancibia S (2015) Vitamin C in Health and Disease: Its Role in the Metabolism of Cells and Redox State in the Brain. Frontiers in Physiology 6, Article 397: 1-11.

Fisher R, Ury W, Patton BM (2000) Das Harvard-Konzept: Sachgerecht verhandeln – erfolgreich verhandeln. Frankfurt New York: Campus.

Freudenberger HJ (1974) Staff burn-out. Journal of Social Issues 30(1): 159-165.

Freudenberger HJ, Richelson G (1980) Burnout: the high cost of high achievement. Garden City NY: Anchor Press.

Fritsche J, Holle M (2013) Lebensmittelverbraucherinformation: Gesetzgebung, Instrumente und Auswirkung auf das Markt- und Ernährungsverhalten. Bundesamt für Verbraucherschutz und Lebensmittelsicherheit (BVL) J Verbr Lebensm. (https://www.researchgate.net/profile/Jan_Fritsche/publication/259322842_Summer_School_2013_Food_Science_JVL-online_first/links/02e7e52aff64fdf312000000.pdf, Zugriff am 08.11.2020).

Gawande A (2013) Checklist-Strategie. Wie Sie die Dinge in den Griff bekommen. München: Verlagsgruppe Random House, btb-Verlag.

Genkova P, Ringeisen T, Leong F (Hrsg.) (2013) Handbuch Stress und Kultur. Wiesbaden: Springer VS.

Gesundheitsministerkonferenz der Länder (Hrsg.) (2017) Nationaler Pandemieplan Teil I. Berlin: Robert Koch Institut. (https://www.gmkonline.de/documents/pandemieplan_teil-i_151 0042222_1585228735.pdf, Zugriff am 08.11.2020).

Gigerenzer G (2015) Das Einmaleins der Skepsis: Über den richtigen Umgang mit Zahlen und Risiken. München/Berlin: Piper.

Gigerenzer G (2020) Risiko. Wie man die richtigen Entscheidungen trifft. München: Pantheon.

Gigerenzer G, Gaissmaier W, Kurz-Milcke E, Schwartz LM, Woloshin S (2008) Helping doctors and patients make sense of health statistics. Psychological Science in the Public Interest 8(2): 53-96.

Gölnitz S (2016) Test 2016: Vario-Trapeztampen. Surf-Magazin (online, 30.03.2016). (http://www.surf-magazin.de/zubehoer/trapeze/test-2016-vario-trapeztampen/a19479.html, Zugriff am 27.1.2020).
Gordon J E (1989) Strukturen unter Stress: mechanische Belastbarkeit in Natur und Technik. Heidelberg: Spektrum der Wissenschaften.
Gosling SD (2008) Personality in non-human animals. Social and Personality Psychology Compass 2(2): 985–1001.
Günthner A (2008) Stressbewältigung im Alter – mit Freude älter werden. Dem Leben nicht nur Jahre, sondern den Jahren auch Leben hinzufügen. Psychiatrie 4: 26-31.
Günthner A, Batra A (2012) Stressmanagement als Burn-out-Prophylaxe. Bundesgesundheitsblatt 55: 183–189.
Günthner A (2013) Stressmanagement. In: Batra A, Wassmann R, Buchkremer G (Hrsg.) Verhaltenstherapie. 4. Aufl. Stuttgart: Thieme. S. 143-148.
Günthner A, Batra A (2015) Burn-out-Prophylaxe durch Stressmanagement. Ziele und Ansatzpunkte für ärztliches Handeln. Arzneimittel-, Therapie-Kritik & Medizin und Umwelt (4): 913-925.
Hacke D (2014) Der Selbstoptimierer. Der Spiegel 38: 122-124.
Hacke D, Eberle L (2016) »Leiden ist mein Antrieb«. Der neue Formel-I-Weltmeister Nico Rosberg, 31, über heilsame Niederlagen und darüber, was ein Zen-Meister in Japan damit zu tun hat. SPIEGEL-Gespräch. Der Spiegel 49: 114-116.
Hacker W, Richter P (1984) Psychische Fehlbeanspruchung. Psychische Ermüdung, Monotonie, Sättigung und Stress. Berlin: Springer.
Hagemann D, Spinath FM, Bartussek D, Amelang M, Stemmler G (2016) Differentielle Psychologie und Persönlichkeitsforschung. Stuttgart: Kohlhammer.
Hahn A (2016) Vitamine. In: Matissek R, Baltes W (Hrsg.) Lebensmittelchemie. 8. Aufl. Berlin Heidelberg: Springer Spektrum. S. 35-53.
Halhuber MJ (1985) Erfahrungen mit dem eigenen Herzinfarkt. Versuch einer subjektiven Kasuistik. Herz + Gefäße 5: 638-643.
Hall JL (2003) Columbia and Challenger: organizational failure at NASA. Space Policy 19: 239-247.
Hamann H (2019) Schwarmintelligenz. Berlin: Springer Spektrum.
Hamburg Center for Health Economics (HCHE) (2016) Jede dritte Bandscheiben-OP nicht leitlinienkonform. Presseinformation, 12. Dezember 2016. (https://www.hche.uni-hamburg.de/presse/pressemeldung-bandscheibe.pdf, Zugriff am 27.1.2020).
Hammond D (2003) The science of synthesis. Exploring the social implications of general system theory. Boulder University Press of Colorado.
Harlow H (1958) The nature of love. American Psychologist 13: 673-685.
Heidenreich T, Michalak J (2003) Achtsamkeit («Mindfulness») als Therapieprinzip in Verhaltenstherapie und Verhaltensmedizin. Verhaltenstherapie 13: 264–274.
Heino (2016) Mein Weg. Autobiografie. Köln: Bastei Lübbe.
Helmrich R, Tiemann M, Troltsch K, Lukowski F, Neuber-Pohl C et al. (2016) Digitalisierung der Arbeitslandschaften. Keine Polarisierung der Arbeitswelt, aber beschleunigter Strukturwandel und Arbeitsplatzwechsel. Bonn: Bundesinstitut für Berufsbildung.
Hempel CG, Oppenheim P (1948) Studies in the logic of explanation. Philosophy of Science, 15 (2): 135-175. (http://www.sfu.ca/~jillmc/Hempel%20and%20Oppenheim.pdf, Zugriff am 29.06.2020).
Hessel S (2011) Empört Euch. 15. Aufl. Berlin: Ullstein.
Hinsch R, Pfingsten U (2007) Gruppentraining sozialer Kompetenzen (GSK). Grundlagen, Durchführung, Anwendungsbeispiele. 5. Aufl. Weinheim: Beltz.
Hobfoll SE (1989) Conservation of resources: A new attempt at conceptualizing stress. American Psychologist 44: 513–524.
Höcker A, Engberding M, Rist F (2013) Prokrastination - Ein Manual zur Behandlung des pathologischen Aufschiebens. Göttingen: Hogrefe.
Hölling H, Schlack R, Kamtsiuris P, Butschalowsky H, Schlaud M et al. (2012) Die KiGGS-Studie. Bundesweit repräsentative Längs- und Querschnittstudie zur Gesundheit von Kin-

dern und Jugendlichen im Rahmen des Gesundheitsmonitorings am Robert Koch-Institut. Bundesgesundheitsblatt 55: 836–842.

Hölzel BK, Carmody J, Vangel M, Congleton C, Yerramsetti SM et al. (2011) Mindfulness practice leads to increases in regional brain gray matter density. Psychiatry Res 191(1): 36–43.

Hoffrage U, Lindsey S, Hertwig R, Gigerenzer G (2000) Communicating Statistical Information. Science 290: 2261-2262.

Hofstede G (1980) Culture's consequences: International differences in work-related values. Beverly Hills: Sage.

Holodynski M, Stallmann F, Seeger D (2008) Entwicklung als soziokultureller Lernprozess. Die Bildungsbedeutung von Bezugspersonen für Kinder. In: Apolte T, Funcke A (Hrsg.) Frühkindliche Bildung und Betreuung. Reformen aus ökonomischer, pädagogischer und psychologischer Perspektive. Baden-Baden: Nomos. S. 91-130.

Horne BD, Muhlestein JB, Janderson JL (2015) Health effects of intermittent fasting: hormesis or harm? A systematic review. The American Journal of Clinical Nutrition 102(2): 464–470.

Hoth KF, Paul RH, Williams LM, Dobson-Stone C, Todd E et al. (2006) Associations between the COMT Val/Met polymorphism, early life stress, and personality among healthy adults. Neuropsychiatr Dis Treat 2(2): 219-225.

Hughes DJ, Kratsiotis IK, Niven K, Holman D (2020) Personality Traits and Emotion Regulation: A Targeted Review and Recommendations. Emotion 20(1): 63-67.

Huntington SP (1996) Kampf der Kulturen: Die Neugestaltung der Weltpolitik im 21. Jahrhundert. München: Goldmann.

Kabat-Zinn J (1991) Gesund durch Meditation. Das große Buch der Selbstheilung. Bern: Barth.

Kaluza G (2018) Stressbewältigung. Trainingsmanual zur psychologischen Gesundheitsförderung. 4. Aufl. Berlin Heidelberg: Springer.

Kanfer FH, Philipps JS (1975) Lerntheoretische Grundlagen der Verhaltenstherapie. München: Kindler.

Kanfer FH, Reinecker H, Schmelzer D (2012) Selbstmanagement-Therapie. Ein Lehrbuch für die klinische Praxis. 5. Aufl. Berlin Heidelberg: Springer.

Kanfer FH, Saslow G (1965) Behavioral analysis: An alternative to diagnostic classification. Archives of General Psychiatry 12(6): 529–538.

Kanfer FH, Saslow G (1974) Verhaltenstheoretische Diagnostik. In: Schulte D (Hrsg.) Diagnostik in der Verhaltenstherapie. München: Urban und Schwarzenberg. S. 24–59.

Karasek R (1979) Job demands, job decision latitude, and mental strain: Implications for job redesign. Administrative Science Quarterly 24(2): 285-308.

Kaschka WP, Korczak D, Broich K (2011) Modediagnose Burn-out. Dtsch Arztebl Int 108(46): 781-787.

Kobasa SC (1979) Stressful life events, personality, and health: An inquiry into hardiness. Journal of Personality and Social Psychology 37: 1–11.

Krause R (2015) Archäologie im Gebirge. Montafoner Zeitmaschine. Frühe Besiedlungsgeschichte und Bergbau im Montafon, Vorarlberg (Österreich). Mit Beiträgen von Lisa Bringemeier, Rudolf Klopfer, Astrid Röpke, Astrid Stobbe, Franziska Würfel. Bonn: Dr. Rudolf Habelt.

Krohne HW, Hock M (2007) Psychologische Diagnostik: Grundlagen und Anwendungsfelder. Stuttgart: Kohlhammer.

Lammerts van Bueren ET, Struik PC, Eekeren N van, Nuijten E (2018) Towards resilience through systems-based plant breeding. A review. Agronomy for Sustainable Development 38 (42): 1-21.

Lazarus RS (1966) Psychological Stress and the Coping Process. New York: McGraw-Hill.

Lazarus RS (1991) Emotion and Adaptation. New York NY: Oxford University Press.

Lazarus RS (1997) Fifty years of the research and theory of R.S. Lazarus: An analysis of historical and perennial issues. Malwah NJ: Lawrence Erlbaum Associates.

Lazarus RS (1999) Stress and Emotion. A New Synthesis. London: Free Association Books.

Lazarus RS (2000) Toward better research on stress and coping. American Psychologist 55(6): 665-673.

Lazarus RS, Folkman S (1984) Stress, appraisal, and coping. New York: Springer.

Lewis C, Roberts NP, Andrew M, Starling E, Bisson JI (2020) Psychological therapies for posttraumatic stress disorder in adults: systematic review and meta-analysis, European Journal of Psychotraumatology 11:1, 1729633. (https://doi.org/10.1080/20008198.2020.1729633, Zugriff am 29.06.2020).

Lohmann-Haislah A (2012) Stressreport Deutschland 2012. Psychische Anforderungen, Ressourcen und Befinden. Dortmund/Berlin/Dresden: Bundesanstalt für Arbeitsschutz und Arbeitsmedizin.

Lorenz EN (1972) Predictability; does the flap of a butterfly's wings in Brazil set off a tornado in Texas? American Association of the Advancement of Science, 139th Meeting, 29.12.1972. (Vortrag). (http://web.mit.edu/lorenzcenter/about/LorenzPubs/Butterfly_1972.pdf, Zugriff am 07.01.2017).

Lorenz K (1978) Vergleichende Verhaltensforschung. Grundlagen der Ethologie. Wien New York: Springer.

Lorenz K (1988) Hier bin ich – wo bist du? Ethologie der Graugans. München Zürich: Piper.

Maio G (2009) Gesundheit als oberstes Gut? Ethische Reflexionen zur ideologischen Verstrickung der modernen Medizin. In: Biendarra I, Weeren M (Hrsg.) Gesundheit – Gesundheiten? Eine Orientierungshilfe. Würzburg: Königshausen & Neumann, 363-370.

Mann T (1997) Bekenntnisse des Hochstaplers Felix Krull. Stuttgart: Verlag Das Beste.

Markus HR, Kitayama S (1991) Culture and the self: Implications for cognition, emotion, and motivation. Psychological Review 98(2): 224–253.

Marx D (2017) Faktor Mensch. Sicheres Handeln in kritischen Situationen. 2. Aufl. Ottendorf: MEDI-LEARN-Verlag.

Maslach C, Jackson SE, Leiter MP (1996) Maslach Burnout Inventory manual. 3. ed. Palo Alto: Consulting Psychologists Press.

Maslach C, Leiter MP, Schaufeli W (2009) Measuring Burnout. In: Cartwright S, Cooper CL (eds.) The Oxford Handbook of Organizational Well-being. Oxford New York: Oxford University Press. pp 86-108.

Maslach C, Schaufeli WB, Leiter MP (2001) Job burnout. Annual Review of Psychology 52: 397-422.

Matissek R, Baltes W (Hrsg.) (2016) Lebensmittelchemie. 8. Aufl. Berlin Heidelberg: Springer Spektrum.

Matissek R, Kuhnert P (2016) Zusatzstoffe. In: Matissek R, Baltes W (Hrsg.) Lebensmittelchemie. 8. Aufl. Berlin, Heidelberg: Springer Spektrum. S. 229-279.

Mauz E, Lange M, Houben R, Hoffmann R, Allen J et al., on behalf of the KiGGS Cohort Research Team (2019) Cohort profile: KiGGS cohort longitudinal study on the health of children, adolescents and young adults in Germany. International Journal of Epidemiology 49(2): 375-375k. (https://doi.org/10.1093/ije/dyz231, Zugriff am 29.06.2020).

McAuliffe K, Jordan JJ, Warneken F (2015) Costly third-party punishment in young children. Cognition 134: 1-10.

McFarlane A, Clark CR, Bryant RA, Williams LM, Naura R et al. (2005) The impact of early life stress on psychophysiological, personality and behavioral measures in 740 non-clinical subjects. Journal of Integrative Neuroscience 4(1): 27–40.

McLuhan M (1964) Understanding media: the extensions of man. New York: McGraw Hill.

McLuhan M, Fiore Q (1967) The Medium is the Massage: An Inventory of Effects. London: Penguin Books.

Meermann R, Borgart E (2006) Essstörungen: Anorexie und Bulimie. Ein kognitiv-verhaltenstherapeutischer Leitfaden für Therapeuten. Stuttgart: Kohlhammer.

Meichenbaum D (1985) Stress inoculation training. New York: Pergamon Press.

Meichenbaum D (1999) Behandlung von Patienten mit Posttraumatischer Belastungsstörung: Ein konstruktiv-narrativer Ansatz. Verhaltenstherapie 9:186–189.

Meichenbaum D (2012a) Intervention bei Stress: Anwendung und Wirkung des Stressimpfungstrainings. Bern: Hans Huber.

Meichenbaum D (2012b) Roadmap to resilience: a guide for military, trauma victims and their families. Clearwater Florida: Institute Press.

Mensel N (2004) Organisierte Initiativen für Innovationen. Wiesbaden: Deutscher Universitäts-Verlag / GWV Fachverlage.

Miller WR, Rollnick S (2015) Motivierende Gesprächsführung: Motivational Interviewing. Freiburg im Breisgau: Lambertus.

Mitscherlich A, Mitscherlich M (2007) Die Unfähigkeit zu trauern. Grundlagen kollektiven Verhaltens. München: Piper.

Mohr R, Schubert M (2000) Funkuhrtechnik und Funkuhrentwicklung. WechselWirkungen, Jahrbuch aus Lehre und Forschung der Universität Stuttgart. S. 76-86 (http://dx.doi.org/10.18419/opus-3999, Zugriff am 29.06.2020).

Morschhäuser M, Beck D, Lohmann-Haislah A (2014) Psychische Belastung als Gegenstand der Gefährdungsbeurteilung. In: Bundesanstalt für Arbeitsschutz und Arbeitsmedizin (Hrsg.) Gefährdungsbeurteilung psychischer Belastung. Erfahrungen und Empfehlungen. Berlin: Erich Schmidt Verlag. S. 19-44.

Müller O, Jahn A, Gabrysch S (2018) Planetary Health: Ein umfassendes Gesundheitskonzept. Deutsches Ärzteblatt 115(40): A-1751-1752.

Nagano K, Kloepfer I (2016) Erwarten Sie Wunder! München: Piper.

Novaco RW (1975) Anger Control. The Development and Evaluation of an Experimental Treatment. Lexington: Lexington Books.

Olds J, Milner P (1954) Positive reinforcement produced by electrical stimulation of septal area and other regions of rat brain. J Comp Physiol Psychol 47 (6): 419–427.

Pauling L (1970) Vitamin C and the Common Cold. San Francisco: W. H. Freeman.

Pauling L (1971) Vitamin C and the common cold. Canadian Medical Association Journal 105: 448-450. [Replik zum Review seines gleichnamigen Buches].

Pauling L (1972) Vitamin C und der Schnupfen. Weinheim: Verlag Chemie.

Pauling L (1974) Are recommended daily allowances for vitamin C adequate? Proc Nat Acad Sci 71(11): 4442-4446.

Peck CC, Cross JT (2007) Getting the Dose Right«: Facts, a Blueprint, and Encouragements. Clinical Pharmacology & Therapeutics 82(1): 12-14.

Peitgen H-O, Jürgens H, Saupe D (1992) Chaos and fractals. New York: Springer.

Peitgen H-O, Jürgens H, Saupe D (1994) Chaos: Bausteine der Ordnung. Berlin: Springer / Stuttgart: Klett-Cotta.

Pekrun R, Goetz T, Daniels LM, Stupnisky RH, Perry RP (2010) Boredom in Achievement Settings: Exploring Control- Value Antecedents and Performance Outcomes of a Neglected Emotion. Journal of Educational Psychology 102: 531-549.

Praveena SM, Cheema MS, Guo H-R (2019) Non-nutritive artificial sweeteners as an emerging contaminant in environment: A global review and risks perspectives. Ecotoxicology and Environmental Safety 170: 699-707.

R+V Allgemeine Versicherung AG (2020) R+V Langzeitstudie. Grafiken: Die Ängste-Zahlen im Überblick. (https://www.ruv.de/presse/aengste-der-deutschen/grafiken-die-aengste-der-deutschen, Zugriff: 05.10.2020).

Reason J (1990) Human Error. Cambridge: Cambridge University Press.

Reason J (1995) Understanding adverse events: human factors. Qual Health Care 4(2): 80-89.

Reason J (1998) Achieving a safe culture: theory and practice. Work & Stress 12(3): 293-306.

Reason J (2000a) Human error: models and management. British Medical Journal 320 (7237): 768–770.

Reason J (2000b) Safety paradoxes and safety culture. Injury Control & Safety Promotion 7(1): 3-14.

Reason J (2002) Combatting omission errors through task analysis and good reminders. Qual Saf Health Care 11(1): 40-44.

Reason J (2008) The human contribution. Unsafe acts, accidents and heroic recoveries. Farnham: Ashgate Publishing.

Richter P, Hacker W (2014) Belastung und Beanspruchung: Stress, Ermüdung und Burnout im Arbeitsleben. Kröning: Asanger.

Riedel J (2005) Der Zusammenhang zwischen subjektiven Arbeitsbedingungen und psychischen Störungen aus Sicht des Anforderungs-Kontroll-Modells. Inaugural-Dissertation. Greifswald: Ernst-Moritz-Arndt-Universität, Medizinische Fakultät.

Ringeisen T (2013) Stressbewältigung im Kulturvergleich. In: Genkova P, Ringeisen T, Leong F (Hrsg.) Handbuch Stress und Kultur. Wiesbaden: Springer VS. S. 255-278.

Romeike F (Hrsg.) (2008) Rechtliche Grundlagen des Risikomanagements. Haftungs- und Strafvermeidung für Corporate Compliance. Berlin: Erich Schmidt Verlag.
Rosling H, Rosling R, Rosling O (2018) Factfulness. Wie wir lernen, die Welt so zu sehen, wie sie wirklich ist. Berlin: Ullstein.
Rossmann JS, Dym CL (2009) Introduction to engineering mechanics. A continuum approach. Boca Raton FL: CRC Press Taylor & Francis Group.
Rothenbacher F, Fertig G (2016) Eheschließungen und Ehescheidungen. Bonn: Bundeszentrale für politische Bildung. (https://www.bpb.de/nachschlagen/zahlen-und-fakten/deutschland-in-daten/219962/eheschliessungen-und-ehescheidungen, Zugriff am 29.06.2020).
Rothlin P, Werder PR (2007) Diagnose Boreout. Warum Unterforderung im Job krank macht. Heidelberg: Redline Wirtschaft.
Roubini N, Mihm S (2010) Crisis Economics. A Crash Course in the Future of Finance. New York: The Penguin Press. Deutsch: Crisis Economics. Das Ende der Weltwirtschaft und ihre Zukunft. Frankfurt/Main: Campus-Verlag.
Ruiz-Ojeda FJ, Plaza-Díaz J, Sáez-Lara MJ, Gil A (2019) Effects of sweeteners on the gut microbiota: a review of experimental studies and clinical trials. Advances in Nutrition 10(suppl 1): S31–S48.
Rutkowski M, Grzegorczyk K (2012) Adverse effects of antioxidative vitamins. International Journal of Occupational Medicine and Environmental Health 25(2): 105-121.
Sadler-Smith E (1998) Cognitive style: Some human resource implications for managers. The International Journal of Human Resource Management, 9(1): 185-202.
Schäffner P (2016) Respekt. Die Rheinpfalz am Sonntag, 04.12.2016, S. 9.
Schaufeli WB, Salanova M (2014) Burnout, boredom and engagement in the workplace. In: Peeters MCW, Monge J de, Taris TW (eds.) An introduction to contemporary work psychology. Chichester, West Sussex: Wiley Blackwell. pp. 293-320.
Schaufler K (2017) Sicherheit in der Luft. Technikjournal.de. Sankt Augustin: Hochschule Bonn-Rhein-Sieg. (http://archiv.technikjournal.de/cms/front_content.php?idcat=58&idart=1723&lang=1wm, Zugriff: 29.06.2020).
Schellong J (2015) Traumafolgestörungen. Diagnostik und Behandlung. Internist Prax 55: 333–345.
Schliehe F, Schäfer H, Buschmann-Steinhage R, Döll S (2000) Aktiv Gesundheit fördern. Gesundheitsbildungsprogramm der Rentenversicherung für die medizinische Rehabilitation. Stuttgart: Schattauer.
Schmid R, Hönsch H, Böcking H-J (2016) Vergütungsstudie 2016. Vorstands- und Aufsichtsratsvergütung im Dax und MDax 2014 und 2015. Frankfurt a. M.: PricewaterhouseCoopers AG Wirtschaftsprüfungsgesellschaft (PwC). (https://www.pwc.de/de/aufsichtsraete/assets/pwc-verguetungsstudie-2016.pdf, Zugriff am 29.06.2020).
Schneider F, Fink GR (Hrsg.) (2013) Funktionelle MRT in Psychiatrie und Neurologie. Berlin Heidelberg: Springer.
Schopenhauer A (1917) Aphorismen zur Lebensweisheit. Leipzig: Insel-Verlag.
Schulkin J, Sterling P. Allostasis (2019) A brain-centered, predictive mode of physiological regulation. Trends Neurosci 42(10):740-752.
Schulz von Thun F (1981) Miteinander reden. 1: Störungen und Klärungen. Reinbek bei Hamburg.
Seligman ME (1970) On the generality of the laws of learning. Psychological Review 77(5): 406–418.
Seligman MEP (1971) Phobias and preparedness. Behavior Therapy 2(3): 307-320.
Selye H (1936) A syndrome produced by diverse nocuous agents. Nature, 138: 32.
Selye H (1978) The stress of life. Revised ed. New York: McGraw-Hill.
Selye H (1984) Stress – mein Leben. Erinnerungen eines Forschers. Frankfurt am Main: Fischer.
Siegrist J (1996) Soziale Krisen und Gesundheit. Göttingen: Hogrefe.
Siegrist J (2008) Effort-reward imbalance and health in a globalized economy. Scandinavian Journal of Work, Environment & Health, Suppl. 6: 163-168.
Siegrist J (2013) Burn-out und Arbeitswelt. Psychotherapeut 58(2): 110–116.
Siegrist J, Dragano N (2008) Psychosoziale Belastungen und Erkrankungsrisiken im Erwerbsleben. Bundesgesundheitsblatt 51: 305–312.

Siegrist J, Li J, Montano D (2014) Psychometric Properties of the Effort-Reward Imbalance Questionnaire. Düsseldorf: Department of Medical Sociology, Faculty of Medicine, Düsseldorf University, Germany.

Siegrist J, Rödel A (2005) Chronischer Distress im Erwerbsleben und depressive Störungen: epidemiologische und psychobiologische Erkenntnisse und ihre Bedeutung für die Prävention. In: Bundesanstalt für Arbeitsschutz und Arbeitsmedizin (2005) (Hrsg.) Arbeitsbedingtheit depressiver Störungen. Zur Bedeutung arbeitsbedingter Faktoren für das Auftreten depressiver Störungen. Bremerhaven: Wirtschaftsverlag NW, Verlag für neue Wissenschaft GmbH. S. 27-37.

Skinner B (1948) Superstition in the pigeon. Journal of Experimental Psychology 38: 168-172.

Skinner BF (1953) Science and Human Behavior. New York: Macmillan Company.

Skinner BF (1973) Beyond dignity and freedom. Harmondsworth: Penguin Books.

Skinner BF (1974) About behaviorism. New York: Vintage Books.

Skinner BF, Vaughan ME (1997) Enjoy old age. A practical guide. New York: W. W. Norton & Company.

Sommer C, Geber C, Young P, Forst R, Birklein F et al. (2018) Polyneuropathien. Ursachen, Diagnostik und Therapieoptionen. Deutsches Ärzteblatt 115(6): 83-90.

Sommers J, Vodanovich SJ (2000) Boredom proneness: its relationship to psychological- and physical-health symptoms. J Clin Psychol 56: 149–155.

Soni MG, Thurmond TS, Miller ER, Spriggs T, Bendich A et al. (2010) Safety of vitmains and minerals: controversies and perspective. Toxicological Sciences 118(2): 348-355.

Spangler G, Zimmermann P (Hrsg.) (2019) Die Bindungstheorie. Grundlagen, Forschung und Anwendung. Stuttgart: Klett-Cotta.

St. Pierre M, Hofinger G, Buerschaper C (2011) Notfallmanagement. Patientensicherheit und Human Factors in der Akutmedizin. Berlin: Springer.

Stamp P (2012) Warum nur eine intensivierte Pflanzenzüchtung die globale Ernährungssicherung ermöglicht. Vierteljahrsschrift der Naturforschenden Gesellschaft in Zürich 157(1/2): 1–8.

Stephenson J, Heslehurst N, Hall J, Schoenaker DAJM, Hutchinson J et al. (2018) Before the beginning: nutrition and lifestyle in the preconception period and its importance for future health. Lancet 391(10132): 1830-1841.

Sterling P (2012) Allostasis: a model of predictive regulation. Physiol Behav 106: 5–15.

Sterling P (2020) What is health?: Allostasis and the evolution of human design. Cambridge MA: The MIT Press.

Stichweh R (1999) Kultur, Wissen und die Theorien soziokultureller Evolution. Soziale Welt 50 (4): 459-470.

Sting (Sumner GM) (2015) Broken Music. Die Autobiographie. Frankfurt a. M.: Fischer.

Strahler J (2018) Orthorexia nervosa: EinTrend im Ernährungsverhalten oder ein psychisches Krankheitsbild? Aktuelle wissenschaftliche Erkenntnisse. Psychotherapeutenjournal 17(1): 20-26.

Tadelis S (2013) Game Theory. An Introduction. Princeton: Princeton University Press.

Teigen KH (1994) Yerkes-Dodson: A Law for all Seasons. Theory & Psychology 4(4): 525-547.

Toews I, Lohner S, Küllenberg de Gaudry D, Sommer H, Meerpohl JJ (2019) Association between intake of non-sugar sweeteners and health outcomes: systematic review and meta-analyses of randomised and non-randomised controlled trials and observational studies. BMJ 364: k4718.

Triandis HC (1995a) Individualism and collectivism. Boulder CO: Westview Press.

Triandis HC (1995b) The self and social behavior in differing cultural contexts. In: Goldberger NR, Veroff JB (Eds.) The culture and psychology reader. New York: New York University Press. pp. 326–365.

Valiant L (2013) Probably approximately correct: nature's algorithms for learning and prospering in a complex world. New York: Basic Books.

Verbraucherzentrale (2000) Die Dosis macht das Gift. Stand 20.04.2020. (https://www.verbrauch erzentrale.de/wissen/projekt-klartext-nem/die-dosis-macht-das-gift-13392, Zugriff am 11.11. 2020).

Vereinte Nationen (1948) Resolution der Generalversammlung. 217 A (III). Allgemeine Erklärung der Menschenrechte. 183. Plenarsitzung, 10. Dezember 1948. (http://www.un.org/depts/german/menschenrechte/aemr.pdf, Zugriff am 29.06.2020).
Vodanovich SJ (2003) Psychometric measures of boredom: A review of the literature. The Journal of Psychology: Interdisciplinary and Applied: 137(6): 569–595.
Vogel H, Worringen U, Wagner RF, Schäfer H (2000) Seminareinheit: Stress und Stressbewältigung. In: Schliehe F, Schäfer H, Buschmann-Steinhage R, Döll S (Hrsg.) Aktiv Gesundheit fördern. Gesundheitsbildungsprogramm der Rentenversicherung für die medizinische Rehabilitation. Stuttgart: Schattauer. S. 413-491.
Watzlawick P (2009) Anleitung zum Unglücklichsein. München Zürich: Piper.
Watzlawick P, Beavin JH, Jackson DD (1969) Menschliche Kommunikation. Formen, Störungen, Paradoxien. Bern: Huber.
Weber A, Hörmann G, Heipertz W (2007) Arbeitslosigkeit und Gesundheit aus sozialmedizinischer Sicht. Deutsches Ärzteblatt 104 (43): A2957-A2962.
Weimer S, Kraus T (2011) Herr L. Diagnose Burn-out. Psychotherapeut 56:239-246.
Weitekamp T, Wenzel S (2016) »Mission erfüllt«. Die Rheinpfalz am Sonntag, 04.12.2016, S. 9.
Weltgesundheitsorganisation WHO (2020) ICD-11 for Mortality and Morbidity Statistics: QD85 Burnout (https://icd.who.int/browse11/l-m/en#/http://id.who.int/icd/entity/129180281, Zugriff am 30.10.2020).
West GB, Brown JH (2004) Life's universal scaling laws. Physics today 57(9):36. (https://doi.org/10.1063/1.1809090, Zugriff am 30.10.2020).
Willutzki U, Teismann T (2013) Ressourcenaktivierung in der Psychotherapie. Reihe: Fortschritte der Psychotherapie - Band 52. Göttingen: Hogrefe.
Winkler M (2005) Erschöpfung und Depression in der (modernen?) Arbeitswelt aus Sicht der stationären psychosomatischen Rehabilitation. In: Bundesanstalt für Arbeitsschutz und Arbeitsmedizin (Hrsg.) Arbeitsbedingtheit depressiver Störungen. Bremerhaven: Wirtschaftsverlag NW, Verlag für neue Wissenschaft. S. 66-75.
Wissen M (2005) Modernisierte Naturbeherrschung. Agrobiodiversität, Biotechnologie und die Krise der industriellen Landwirtschaft: PROKLA. Zeitschrift für kritische Sozialwissenschaft 35(140): 445-461.
Wolf AA (2012) Das Ernährungsverhalten als Schauplatz latenter Werthaltungen. Dissertation. Stuttgart: Universität Hohenheim. Fakultät Wirtschafts- und Sozialwissenschaften.
Wolf M-K (2012) Persönlichkeit und Ernährungsverhalten: Unterschiede in Persönlichkeitseigenschaften, Werthaltungen und moralischer Urteilsfähigkeit von vegetarisch, vegan und omnivor lebenden Menschen. Diplomarbeit Psychologie, Universität Wien. (http://othes.univie.ac.at/27037/1/2012-12-03_0505374.pdf, Zugriff am 08.11.2020).
Wolf-Arehult M, Beckmann C (2018) Achtsamkeitstraining. 2. Aufl. Stuttgart: Kohlhammer.
World Health Organization (WHO) (2001) International Classification of Functioning, Disability and Health (ICF). Genf: WHO.
Wunderlich V (2019) Dosis und Wirkung in der Toxikologie: die Haber'sche Regel und Ableitungen. BIOspektrum 25: 584-585.
Wyatt S, Langdon JN (1937) Fatigue and boredom in repetitive work. Industrial Health Research Board Report Medical Research Council, No. 77. London: H.M.S.O.
Zwack J (2013) Wie Ärzte gesund bleiben. Resilienz statt Burnout. Stuttgart: Thieme.
Zwack J (2014) Resilienz im Beruf. Strategien für einen nachhaltigen Umgang mit organisationalen Wirklichkeiten. Systeme 28(1): 47-76.

Stichwortverzeichnis

A

Abergläubisches Verhalten 101
Abreagieren 143–144, 147
Achtsamkeit 20, 183–185
aktive Bewegung 148, 176, 217
Aktivitäten, befriedigende 45, 149
Allgemeines Adaptationssyndrom 36
Allostase 35
Alter 118, 191, 198, 290–293, 295
alternatives Verhaltensmuster 126
Ambivalenz 130–132, 244–245, 278
Anforderungs-Kontroll-Modell 238
Ängste 118, 207, 228, 230, 264, 285, 290–291
Anpassung 35–36, 40, 63–64, 74, 88, 147, 237, 255
Ansatz
– idiographischer 14–15, 17
– nomothetischer 14, 17
– Person-A. 235
– System-A. 235, 238, 247
– transaktionaler 37
Arbeitslosigkeit 103, 248
Arbeitsplatz 15, 23, 39, 47, 54, 87, 123, 150–151, 155–157, 163, 165, 167, 170–171, 197–198, 202, 204–205, 221–222, 229, 232, 235, 237–240, 245, 278, 290
Arbeitsschutzgesetz 23, 237
Arbeitswelt 235–236
Ärger 126–127
Ärgermanagement 187, 190
Aufmerksamkeit 65, 75, 77, 143, 183, 186–187, 214, 230
Auswanderung 163–165, 221, 291
Auszeit 138–140, 214, 216
Autogenes Training 177
Automat 56, 74, 99–100, 150, 156, 177

B

bedeutsame Lebensereignisse 47
Bedingungsmodell 49, 123, 125, 128, 161, 205, 209, 212, 219

Befriedigende Aktivitäten 95, 200, 205, 223–224
Belastbarkeit 34, 49
Belohnung 53, 83–86, 91, 93, 95, 102–103, 152–153, 161, 210, 213, 265, 291
Belohnungsaufschub 152–153
Belohnungszentrum 213
Berufswahl 131, 242–244
Bestrafung 53, 67, 82–83, 85–88, 93, 99, 101–102
Beziehungsebene 65–67
Beziehungsstress 44, 157
Biofeedback 64, 89
Biografie 12, 14, 43, 49, 68, 100, 296, 303
Biopsychosoziales Modell 15, 116
Boredom (engl.) 230–231
Burnout (zum Begriff) 33, 38–39, 43, 148, 177, 202
Burnout-Prävention 45, 180, 202, 222, 224, 226, 228–229, 245

C

Challenger-Katastrophe 61, 121
Chancengleichheit 266, 273–274
Chaos 26–33, 36, 167, 258
Chaotische Sensitivität 28–29
Checklisten 135–136, 142, 186
Coping 21, 37, 43
COVID-19-Pandemie 46, 51, 59, 70, 73, 81, 101–103, 111, 113–117, 296, 307–309

D

denotativ 65
Deprivation 72, 83–85, 288
Diagnostik 49
Diagnostische Abbildbarkeit 16
Diathese-Stress-Modell 22
Digitale Kompetenz 75
Digitalisierung 74, 93, 155, 236
Diskrimination 54–57, 59–60, 121, 271, 288
Distress 36
Dosisfindung 127

Drehbuch-Prinzip 174
DSM-5 38–39

E

Einstellungen 172–173, 180–181, 223
Emotionale Erschöpfung 205, 207–208, 210, 213–214
Emotionsregulierung 187, 190
Entspannung 177–178
Entwicklung
- berufliche 197
- Entwicklungsaufgaben 42, 48, 164, 193, 286–288
- Entwicklungsphasen 164, 168, 198
- gesellschaftliche 21, 38, 252
- globale 264
- industrielle 27
- menschlichen Verhaltens 28
- Persönlichkeits-E. 72, 74, 102, 300
- pränatale 300, 302
- soziale 48, 182
- stammesgeschichtliche 64, 127
- technologische 118, 175, 236
- von Strukturen 35
Epigenetik 71, 117, 255
Ergonomie 150, 239
Erkrankungen 279–280
Ernährung 253–254
Erwartungen 77–78, 159, 196, 240
Eustress 36
Evolution 21, 35, 41, 302
Experten 119
Extinktion 85, 93–96, 101–102
Extinktionsresistenz 96, 127

F

Fairness 265–266
Feedback 31, 64, 88–89
Fehlertheorie 111, 300
Fehlertoleranz 235
FIFI-Prinzip 281
Finanzen 90, 248–249
Fitness 35, 37, 77, 176, 180–181, 190, 206, 292–293, 298
Freiheitsgrade 220, 242, 310
Früherfahrungen 71–72, 102, 302

G

Gefährdungsbeurteilung 23, 237
Gemeinsame Entscheidungsfindung 226, 231
Gerechtigkeit 264–266, 276

Gesprächsführung 132
Gesundheit 229, 278, 296–297
Gleichgewicht 19, 42–43, 48, 297–298
Glück 13, 17, 296, 305, 310
Gratifikationskrise 89, 95, 238–239

H

Hempel-Oppenheim-Schema 15
Hochstapler (Felix Krull) 78–79
Homöostase 35, 148

I

ICD-10 18, 38, 179, 202–205, 211
ICD-11 39
ICF 15, 115, 117, 285
Ich-Kontinuität 79
Individualität 20, 43, 49, 69, 73, 78
Intelligenz 21, 74, 77, 100, 108
Ist-Analyse 49, 129, 219, 239

K

Katastrophen 20–22, 63, 67, 79, 111, 113, 120, 179, 194, 297
Klassische Konditionierung 55, 63, 88
kognitiv (zum Begriff) 65
kognitive Fähigkeiten 187
kognitive Stile 186–187
kognitive Strategien 187
kognitive Umstrukturierung 37, 173, 223
kognitive Wende 121
Kommunikation 61, 65–66, 88, 119, 121, 237, 284, 286, 306
Kompetenzen (Verhaltens-K.) 37, 171, 173, 176, 180, 188, 206, 306
Konditionierung 51, 55–56, 63, 71, 88, 90, 99, 300
Konflikt 54, 66–67, 103, 139–140, 157–159, 182, 196, 275, 278, 291, 293
konnotativ 65
Konsequenzen
- aversive 80, 82, 193, 210, 294
- funktionale 81, 85
- globale 104
- individuelle 105
- negative 86, 150–151, 213, 253, 277
- positive 67, 94, 96, 152–153, 219
- System-K. 105
Kontingenzen
- (zum Begriff) 91
- kognitive 121
- komplexe 119
- Kontingenzmanagement 154, 161

Stichwortverzeichnis

- soziale 102, 104, 199
- System-K. 102

Kontrolle
- (zum Begriff) 26, 31, 33, 56, 269
- behaviorale 148
- chemische 148
- des Verhaltens 13, 27, 88, 93, 108, 135–136, 142, 159, 176
- kognitive 80
- Selbstkontrolle 28, 35, 49, 146, 260, 288–289, 291, 296, 300

Konvergenz 29, 33
Koordination 119, 306
Krankheitsbewältigung 279, 281, 284
Krisen 72, 249–250, 305, 307
Kultur 23, 46, 48, 54–55, 62, 72, 102, 110, 114–115, 118, 145, 180, 182, 187–188, 190, 197–198, 221, 261, 267, 288, 302, 310

L

Langeweile 187, 230–231
LCL-Methode 125
Lebensqualität 46, 103, 163, 179, 200, 221, 235, 248, 279, 292, 294–295
Lebensstil 110, 114, 132, 181, 200, 224–226, 253, 260–261, 289–290, 298
Lebenszyklus 42, 48
Leitsätze 12, 146, 177–178, 223
Lernen
- Beobachtungslernen 80, 82, 146, 269, 288
- Lernen am Modell 42, 80, 146, 285, 288, 303
- lernende Automaten 56, 74, 99–100
- lernende Systeme 45, 89
- soziales 51, 147, 269, 285

Lerngeschichte 12, 20–21, 27, 32–33, 41, 43, 47, 49, 52, 55, 64–65, 70, 72, 76, 84, 91–92, 100, 114, 128, 130, 146, 154, 157, 168, 182, 190, 229, 259–261, 276, 292, 297, 300, 302, 304
Lerntheorie 19
Löschung 85–86, 88, 95–96, 99, 127
Loveparade 111–112, 114

M

Manual 24, 29, 39, 50, 153
Maslach-Burnout-Inventory (MBI) 212
Medien 51, 58, 73, 75, 113, 227–228
Meditation 177, 180, 228, 230
Migration 188, 196, 199, 264

Mitarbeiter-Unterstützungs-Programme 237
Mobilität 75, 169–170, 180, 237, 290–291
Modell beruflicher Gratifikationskrisen 238
Modellierung 28, 123–125, 309
Motivation 129, 152–153, 213, 215, 241
Muskelrelaxation 177–178, 229

N

Nachhaltigkeit 225
Natur 13, 21, 23, 26–27, 33, 35–36, 41, 45, 48, 63, 69–70, 73, 82, 90, 115, 117, 121, 127, 142, 151, 179, 181, 190, 250, 297–298, 300, 302, 308
Naturheilverfahren 147

O

öffentliches Ereignis 64
Ökorithmen 56, 99–100
operant 55, 64, 88–90, 99
operante Konditionierung 90, 99
Organismus (Komponente) 72, 75, 305

P

paradoxe Intervention 78, 161
perception algorithm (engl.) 56
Perfektionismus 69, 223
Persönlichkeit
- (zum Begriff) 69
- Persönlichkeitsdimensionen 183
- Persönlichkeitseigenschaften 69, 77–78, 182–183, 270
- Persönlichkeitsentwicklung 72, 74, 102, 300
- Persönlichkeitsmerkmale 69–71, 173
- Persönlichkeitsstörungen 71
- Persönlichkeitstypologien 125, 183
- Persönlichkeitswandel 182
- Persönlichkeitszüge 71, 203

Perturbation 29–31
Planung 111, 120, 137–138, 173–174, 225
posttraumatische Belastungsstörung 179, 204
Prägung 71–72
preparedness (engl.) 71
private Ereignisse 65
proaktiv 168, 174, 193
Problemlösen, systematisches 175
Progressive Muskelrelaxation 177–178
Prokrastination 153

Q

Qualifikation 155–156, 163–164, 171, 188, 190, 239, 251

R

Raumfähre Columbia 60, 121
Reaktion
- (zum Begriff) 62
- bedingte 63
- emotionale 65
- kognitive 65
- motorische 64
- unbedingte 55, 63

Relationales Stress-Modell (RSM) 24–25, 33, 116, 205–206
Resilienz 37, 43, 70, 208–209, 304–306
Ressourcen 37–38, 40, 62, 73, 84, 102, 164, 193–194, 196, 205, 216, 220, 224, 253, 265, 292, 302
Ressourcen-Aktivierung 223–224
Ressourcenerhaltung 37
Risiko 33, 51, 69, 101, 103–104, 112, 120, 193, 204–205, 208–209, 212, 229, 235, 252, 255, 283, 286, 288, 297, 300
Risse 63
Rituale 58, 135, 142, 144–145, 147, 262–263
Rolle 23, 77–78, 103, 115, 121, 171, 205, 232, 243, 266, 277, 289, 306
Rollenspiel 131, 167, 174, 180, 224
Routine 44, 135, 145, 155, 185–186, 200, 283

S

Säbelzahntiger 18, 23, 51, 62, 68, 130, 133
Sachebene 65–67
salutogenetisch 37
Schlaf 12, 145, 148, 181, 211
Schmerz 82, 86–87, 113, 144–145, 147–149, 280, 293
Schmetterlingseffekt 28, 258
Schutzfaktoren 209
Schwarmintelligenz 114, 117
Schweizer-Käse-Modell (Risiko-Modell) 111, 120, 234, 300
Selbstähnlichkeit 79
Selbstbeobachtung 49, 224, 281
Selbsthilfe 29, 68, 195, 225, 284–285
Selbstregulation 35, 49, 288
Sensible Phasen 72
Setting (zum Begriff) 57

Sicherheit 74, 90, 111, 118–120, 135–136, 145, 147, 151, 174, 186, 236, 255, 258, 264, 282, 295, 307
Sicherungssysteme 46
Skalierbarkeit 40
Skalierungsfalle 40
Skalierungsproblem 156–157, 254
Skepsis 248, 282–284
Social Media 75
Soll-Analyse 129, 215, 219, 239
Soll-Ist-Vergleich 219, 240–241
Sorglosigkeit 91, 111, 152, 260, 307
SORKC-Modell 68, 72, 107, 123, 125, 128, 205–207, 209, 219, 239, 241, 244, 247, 271–272, 292, 305–306
Soziale Beziehungen 171, 197, 215, 264, 267, 269, 271, 275
Soziale Bindungen 71, 102–104
soziale Kompetenz 16, 187, 268–270
soziale Wahrnehmung 78
sozialer Wandel 73
Soziales Handeln 102, 105, 110–111
Spieltheorie 108
Stabilität 19, 26, 29, 32, 34–35, 219, 240
Stimulus
- (zum Begriff) 52
- aversiver 52, 135
- diskriminativer (SD) 53
- konditionierter 55
- neutraler 63
- S-Delta (SΔ) 54

Stimuluskontrolle 56, 88–89, 130–131, 134–136, 141–142, 150, 154, 161
Stimulusqualität 55, 57, 59
Stressimpfungstraining 37, 122, 187
Stressmanagement
- aktives 180
- höherer Ordnung 267
- individuelles 72, 110, 169, 180, 238
- institutionalisiertes 149, 287
- kurzfristiges 133, 142
- langfristiges 162, 179–180
- organisiertes 198
- passives 179–180
- präventives 229
- soziales 73

Stressoren 15, 23, 46, 51–53, 57, 62, 70, 230, 238, 253–254, 260, 298, 302, 304, 306, 308
Stressprävention 41, 45, 67, 110, 136, 148, 189–190, 198, 242, 253, 257, 261, 275, 303
Stressresistenz 70, 147–148
Subkultur 55, 58, 73, 103, 197, 267
Supervision 188

System 17, 19, 21–22, 24–25, 29–36, 39–41, 46, 48, 56, 63–64, 67, 74, 89, 92–93, 102–103, 105–108, 110–112, 115, 117–118, 120–122, 136, 150, 157, 175, 221, 235, 237–238, 247–249, 253, 258, 281, 298, 309
Systemebene 21, 23, 104, 111, 117–119, 198, 253, 259–260
Systemfehler 111
Systemlücken 120
Systemtheorie 35–36

T

Taylorismus 150, 153
Teilhabe 23, 47, 201, 248, 267, 285, 298
Trauma 37, 47, 72, 179
Turbulenzen 13, 26, 28, 209

U

Überforderung 52, 118, 148–149, 155, 157, 164, 166–167, 173, 190, 204–208, 211–212, 222–225, 232, 245, 267, 294
Überlastung 27–28, 30, 34, 44, 60, 76, 144, 148, 156, 164, 168, 171, 176, 181, 205, 218–219, 221, 245, 247–248, 279, 281, 286, 309–310
Ungewissheit 118
Unsicherheit 51, 118–119, 151, 166, 182, 189, 199, 235–236, 244, 250, 254–256, 264, 280–281, 283, 285, 290, 310

V

Variabilität 80, 292, 297
Veränderungsplan 18, 215–216, 219, 224–226
Verantwortung 16, 112–113, 117, 188–189, 198, 289, 294, 302
Verhalten
- kontingenzgesteuertes 145–146
- regelgeleitetes 80, 135, 145–146, 171–172, 252, 303
- Verhalten-in-einer-Situation 19–20, 22, 24, 32, 39, 42, 45, 48–49, 64, 93, 128–129, 139, 143–144, 169, 241
- Verhaltensebene 64–65, 68–71, 75–77, 126, 180–181, 187, 195, 206, 215, 245
- Verhaltenshierarchie 130–132, 140, 144, 167, 214
- Verhaltensrepertoire 25, 70, 74–76, 102, 126, 130–133, 143, 147, 152–153, 162, 164, 178, 188, 190, 211, 263, 268–269, 288

Verhaltensanalyse, funktionale 18–20, 26, 30, 33, 39–40, 45, 49, 91–92, 108, 123–125, 128, 202, 204, 206, 208–210, 212, 219, 231, 239, 241, 271, 305
Verhaltensdiagnostik 18
Verhaltensdiffusion 112
Verhaltensmodifikation 19, 26, 33, 37, 64
Verhaltenstechnologie 124, 306–307, 309
Verhaltenstherapie 19, 23, 26, 33, 37, 49, 56, 64, 97, 127, 145, 167, 173
Verhältnismodifikation 45
Verhältnisprävention 45, 229
Verhältnisse 16, 45–46, 48, 68, 119, 194, 303
Verhandeln 107–108
Verkettung 135, 142, 144–145
Vermeidung 82, 86–87, 141, 279–281, 290, 293
Versagen 16, 112, 235, 300
Verstärker
- (zum Begriff) 53, 83
- generalsierter 85, 251
- intermediärer 153
- positiver 83, 86
- primärer 85
- sekundärer 85
- Verstärkerverlust 101–102, 177, 180, 186, 200, 203, 210, 291, 294
Verstärkung
- (zum Begriff) 53, 87
- akzidentielle 100
- intermittierende 96–98, 133
- Intervall-V. 97
- kontinuierliche 94, 97
- negative 86–87, 94, 96
- positive 54, 83, 86, 94, 210
- Quoten-V. 97
Verstärkungspläne 85, 92–94, 96–103, 123, 126–129, 133, 141, 161, 164, 166, 182, 194–197, 208, 277
Vertrautheitsfalle 186
virtuelle Umgebungen 58
Vorgang 53, 136–137, 143
Vorsorge 174, 249

W

Wachstum 34, 40, 43, 156, 181
Wahrnehmungslenkung 139, 143, 146–148, 177, 184
Wellness 148, 217, 274–275
Weltbild 59

327

Werkzeuge 32, 37, 137, 154, 161, 251, 305–306
Widerstandsfähigkeit 37, 43, 70, 208, 259, 305
Wirklichkeit 22, 32, 58–59, 128, 175, 208
Wissenschaft 14, 18, 21, 26, 28, 59, 70, 101, 114–115, 255–256, 258–259, 306
Wissenschaftstheorie 14, 18, 124
Wohnen 169–170, 291, 295
Work-Life-Balance 35, 205, 211, 219
Worst-Case-Szenario 119

Y

Yerkes-Dodson-Gesetz 139
Yoga 177

Z

Zeitmanagement 16, 175
Zielfindung 30, 32, 129, 215
Zufriedenheit 163, 244, 296, 310